THE GREAT INFLUENZA
그레이트 인플루엔자

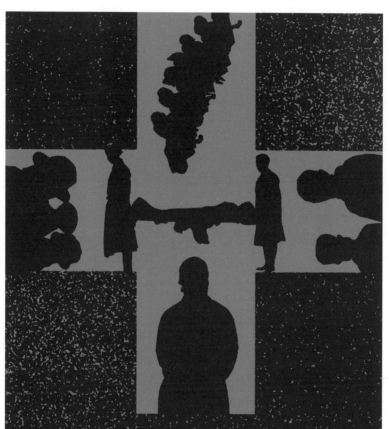

그레이트
인플루엔자

존 M. 배리 지음 | 이한음 옮김

인류 역사상
가장 치명적이었던
전염병 이야기

해리북스

사랑하는 앤과
고인이 된 폴 루이스에게

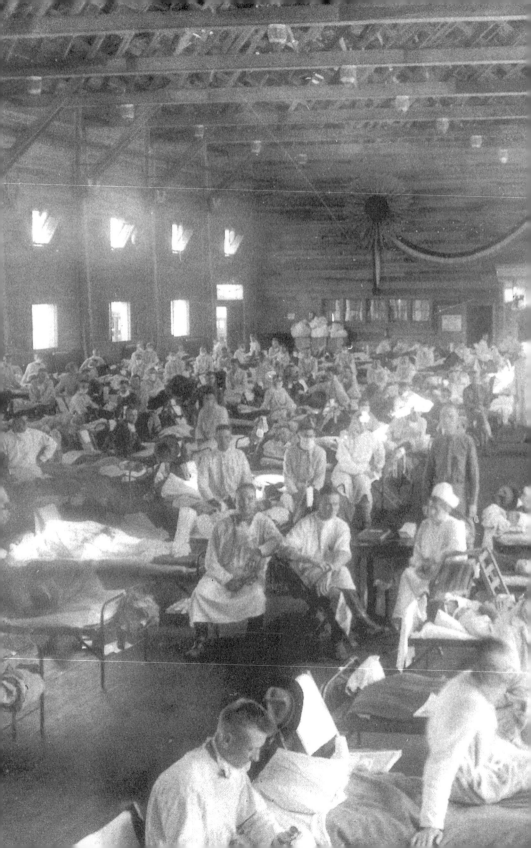

차례

들어가는 말

제1차 세계대전이 정점에 이른 1918년에 폴 루이스Paul Lewis는 소령으로 해군에 입대했다. 하지만 군복을 입은 그의 모습은 전혀 편안해 보이지 않았다. 군복은 그에게 전혀 어울리지 않고 어딘가 불편해 보였다. 해병들이 경례를 해와도 그는 허둥대면서 적절한 반응을 보이지 못하는 때가 많았다.

그러나 그는 어느 모로 보나 전사였다. 그는 죽음을 사냥했다.

그는 죽음을 발견했을 때 그것에 정면으로 맞서고 도전하며 나비 연구자가 나비를 핀으로 꽂듯이 그것을 꼼짝 못하게 만들고자 애썼다. 그런 뒤 그것을 낱낱이 해부하고 분석하고 꺾을 방법을 찾을 수 있었다. 그는 위험을 무릅쓰는 것이 일상이 될 만치 죽음과 자주 대면했다.

하지만 1918년 9월 중순 현재 그는 여지껏 결코 만난 적이 없던 죽음과 대면하고 있었다. 병동에 환자들이 줄지어 들어왔고, 그들 중 상당수는 본 적이 없는 끔찍한 방식으로 출혈을 일으키면서 죽어 가고 있었다.

그는 임상의들을 아연실색하게 만들고 있던 이 수수께끼를 해결해 달라는 요청을 받고 왔다. 루이스는 과학자였다. 그는 의사이긴 했지만, 환자를 진료한 적은 한 번도 없었다. 대신에 그는 미국의 1세대 의학자 중 한 명으로서, 연구실에서만 살아 온 터였다. 그는 이미 놀라운 경력을 쌓으며 국제적인 평판을 얻고 있었지만, 아직 젊어서 이제 막 인생의 전성기에 진입하는 것처럼 보였다.

10년 전 뉴욕시의 록펠러 연구소에서 스승과 일할 때, 그는 바이러스가 소아마비를 일으킨다는 것을 증명했다. 지금까지도 바이러스학의 역사에서 이정표로 여겨지는 발견이었다. 그 뒤에 그는 원숭이를 소아마비로부터 거의 100퍼센트 보호하는 백신을 개발했다.

그런 성취들을 이룬 덕에 그는 펜실베이니아 대학교의 협력 기관인 헨리 핍스 연구소의 초대 소장 자리에 올랐다. 그리고 1917년에는 매우 큰 영예로 여겨지는 그해의 하비 강연 연사로 뽑히는 영예를 얻기까지 했다. 하지만 이는 그가 이후에 얻을 수 있는 수많은 영예의 시작일 뿐이었다. 그를 알았고 여러 노벨상 수상자와도 알고 지낸 두 저명한 과학자의 자녀들은 자기 아버지가 자신들에게 이렇게 말했다고 한다. 루이스가 자신들이 만난 사람들 중 가장 똑똑한 인물[1]이었다고 말이다.

지금 임상의들은 그에게 이 해병들이 보이는 증상들을 설명하고 있었다. 그들의 몸 곳곳을 뒤덮고 있는 피는 상처에서 나온 것이 아니었다. 적어도 쇠붙이나 폭발물에 팔다리가 찢겨 나가서 생긴 것이 아니었다. 피는 대부분 코에서 흘러나온 것이었다. 몇몇 병사들은 기침을 하면서 피를 토했다. 귀에서 피를 흘리는 병사들도 있었다. 기침을 너무 심하게 하는 바람에 나중에 부검을 하니 배의 근육과 갈비뼈 연골이 다 찢겨 나가 있었던 병사들도 있었다. 그리고 많은 병사들은 고통에 몸부림치거나 착란에 빠지곤 했다. 의사소통이 가능한 이들은 거의 다 마치 누군가가 눈 바로 뒤쪽 머리뼈에 쐐기를 대고 망치로 박고 있는 양 두통이 극심하고, 뼈가 부러지고 있는 것처럼 온몸이 심하게 아프다고 말했다. 구토를 하는 병사들도 몇 명 있었다. 마지막으로 몇몇 병사들은 피부의 색깔도 특이하게 변했다. 입술 주위와 손가락 끝만 푸르스름하게 변한 환자도 있지만, 백인인지 흑인인지 구별하기 어려울 만치 피부가 검게 변한 이들까지 있었다. 거의 까맣게 보였다.

루이스는 이와 어떤 식으로든 비슷한 질병을 본 적이 단 한 번밖에 없었다. 두 달 전 한 영국 배의 선원들이 부두에서 구급차에 실려서 필라델피아의 병원으로 와서 격리된 적이 있었다. 선원들 중 많은 이들이 사망했다. 부검을 해보니 폐가 독가스나 가래톳페스트의 더 악성 형태인 폐페스트로 죽은 사람의 것과 비슷했다.

그 선원들이 어떤 질병을 앓았든 간에, 그 질병은 다른 곳으로 전파되지 않았다. 그들 말고 앓은 사람은 아무도 없었다.

하지만 지금 병동에 입원한 병사들은 단지 루이스를 어리둥절하게 만들기만 한 것이 아니었다. 루이스는 그들을 보며 두려움으로 오싹한 기분이 들었을 것이 분명했다. 자기 목숨이 위태로워질 수 있다는 두려움만이 아니라 이 질병으로 벌어질 가능성이 있는 사태에 관한 두려움이었다. 이 해병들을 공격하고 있는 질병이 무엇이든 간에 그것은 그냥 퍼지고 있는 정도가 아니었다. 그 질병은 폭발적으로 번지고 있었다.

그리고 전파를 막기 위해 관계자들이 계획을 잘 짜서 협조하여 노력을 하고 있는데도 퍼지고 있었다. 이 병은 열흘 전에 보스턴의 한 해군 시설에서 발생했다. 첼시 해군 병원의 밀턴 로즈노Milton Rosenau는 잘 알고 지내던 루이스에게 그 이야기를 했다. 로즈노도 과학자였다. 그는 미국이 1차 세계대전에 참전하자 하버드 대학교의 교수 자리를 떠나 해군에 입대했다. 그가 쓴 공중보건 교과서는 육군과 해군 소속 의사들에게 "성서"라고 불렸다.

필라델피아 해군 당국은 로즈노의 경고를 진지하게 받아들였다. 특히 해병들이 보스턴에서 막 도착했기에, 발병을 막기 위해 아픈 해병들을 격리할 준비를 했다. 그들은 격리를 통해 질병을 통제할 수 있다고 확신했다.

그러나 보스턴에서 온 부대가 도착한 지 나흘 뒤, 필라델피아의 해병 19명이 같은 병처럼 보이는 증상으로 입원했다. 그들을 즉시 격리하고 그들과 접촉했던 모든 병사들도 격리했지만, 다음 날 해병 87명이 입원했다. 그들과 그들이 접촉한 병사들도 마찬가지로 격리했다. 그러나 이틀 뒤 이 기이한 질병에 걸려서 입원한 병사들은 600명으로 늘었다. 병원에는 더는 누울 침대가 없었고, 병원 의료진도 앓기 시작했다. 그러자 해군은 늘어나는 군인 환자 수백 명을 한 민간 병원으로 보내기 시작했다. 그리고 보스턴에서 그러했듯이, 군인과 민간 인력이 도시와 해군 시설을 끊임없이 오가고 있었다. 그리고 보스턴에서도 필라델피아에서도 전국으로 병력의 이동이 이루어져 왔고, 지금도 여전히 진행 중이었다.

그 점도 루이스를 두려움에 떨게 했을 것이다.

루이스는 최초로 발병한 환자들을 방문하여 피와 소변, 침을 받고, 코를 세척하고, 목을 면봉으로 문질렀다. 그런 뒤 다시 돌아가서 시료를 채집하고 단서를 더 찾기 위해 증상들을 살펴보는 과정을 되풀이했다. 연구실에서 그는 연구원들과 함께 어떤 병원체가 병사들을 앓게 했는지 알아내기 위해 병원체를 배양하는 데 심혈을 기울였다. 그는 병원체를 찾아야 했다. 병의 원인을 알아내야 했다. 더 나아가 치료 혈청이나 예방 백신을 만들어야 했다.

　루이스는 연구실을 좋아했다. 그 어떤 사람이나 사물보다도 좋아했다. 그의 작업 공간은 이런저런 것들로 꽉 들어차서 비좁았다. 시험대에 빼곡하게 들어찬 시험관, 층층이 쌓인 페트리접시, 피펫 등은 언뜻 보면 고드름에 두껍게 뒤덮인 것 같은 착각을 일으켰지만, 그는 연구실에 들어설 때마다 따스한 느낌을 받았다. 집에 식구들과 있을 때만큼, 아니 아마 그보다 더 편안한 기분이었을 것이다. 그러나 그는 지금처럼 일하는 것은 좋아하지 않았다. 답을 찾아야 한다는 압력 때문이 아니었다. 사실 그의 소아마비 연구도 상당 부분은 뉴욕시가 사람들에게 이동하려면 허가증을 받도록 할 만큼 유행병이 심각하던 시기에 이루어진 것이었다. 그를 심란하게 만든 것은 과학적 원칙을 고수하면서 일을 할 수 없는 상황이라는 점이었다. 백신이나 혈청을 개발하는 데 성공하려면, 기껏해야 확정적이지 않은 결과들을 토대로 일련의 추측을 해야 할 터이고, 각 추측이 들어맞아야 하는 상황이었다.

　그는 이미 한 가지 추측을 해 놓은 상태였다. 이 병의 원인이 무엇인지를 아직 정확히 모를뿐더러, 어떻게 예방하거나 치료할 수 있을지, 아니 치료나 예방이 가능한지조차 몰랐지만, 그는 그 병이 자신이 아는 것이라고 믿었다. 그는 그것이 독감이라고 믿었다. 비록 여태까지 알려진 그 어떤 독감과도 다르긴 했지만 말이다.

　루이스의 추측은 옳았다. 1918년 전 세계로 퍼져 나갈 독감 바이러스가 출현했고(아마도 미국에서), 그것이 치명적인 형태로 최초로 모습을 드러낸 곳 중 하나는 필라델피아였다. 1920년 이 전염병의 전 세계적 유행이 잦아들 때까지, 이 병은 인류 역사에서 발생한 그 어떤 질병보다 많은 인명을 앗아 가게 된다. 인구 비율로 따지면 1300년대의 흑사병이 훨씬 더 높은 비율로 목숨을 앗아 갔지만(유럽 인구의 4분의 1 이상이 죽었다), 사망자 수로 따지면 흑사병보다, 그리고 오늘날의 에이즈보다 그 독감으로 죽은 사람이 더 많았다.

이 감염병의 세계적 유행에 따른 사망자 수는 최소 2,100만 명으로 추정된다. 세계 인구가 현재의 3분의 1에 못 미치던 시절에 일어난 일이다. 그 추정값은 당시에 그 병을 연구한 어느 논문에 실린 것이었고 그 뒤로 언론에 종종 인용되어 왔지만, 틀린 것이 거의 확실하다. 현재 역학자들은 그 독감으로 전 세계에서 적어도 5,000만 명[2]에서 1억 명에 달하는 사람들이 사망했을 것으로 추정하고 있다.

그러나 그 숫자조차 그 질병의 공포를 과소평가하고 있다. 다른 자료들을 보면 그 공포를 더욱 실감하게 된다. 대개 독감은 노인과 아기의 목숨을 앗아 가지만, 1918년의 팬데믹 때 사망한 사람의 절반은 인생의 전성기인 20대와 30대에 있던 젊은 남녀였다. 훗날 큰 명성을 얻게 되는 뛰어난 젊은 외과의 하비 쿠싱Harvey Cushing은 이 독감에 걸려 심하게 앓았고 합병증일 가능성이 높은 질환에 평생 시달렸다. 그는 훗날 희상자들이 "너무 젊은 나이에 죽었기에 이중으로 죽었다"[3]고 말하게 된다.

당시에 얼마나 많은 사람이 죽었는지 정확히 아는 사람은 아무도 없다. 하지만 사망자 수를 높게 추정한 값이 옳다면 당시 살고 있던 젊은 성인 중 8퍼센트에서 10퍼센트가 이 바이러스에 희생되었다고 볼 수 있다.

게다가 그들은 유달리 격렬하면서 빠르게 목숨을 잃었다. 독감의 전 세계적 유행은 2년에 걸쳐 지속되었지만, 아마도 사망자의 3분의 2는 대유행이 시작된 지 24주 사이에 목숨을 잃은 것으로 보인다. 그리고 그중 절반 이상은 그보다 훨씬 짧은 기간에, 즉 1918년 9월 중순에서 12월 초 사이에 사망했다. 중세에 흑사병이 돌 때 한 세기 동안 사망한 사람보다 1년 동안 이 독감으로 사망한 사람이 더 많았다. 24주 동안 독감으로 죽은 사람이 24년 동안 에이즈로 죽은 사람보다 더 많았다.

이 독감의 세계적 대유행은 다른 측면들에서도 이 두 재앙과 닮았다. 에이즈처럼 가장 인생의 전성기에 있는 이들을 죽였다. 그리고 가래톳 페스트 때의 사제들이 그랬듯이, 1918년 당시 세계에 존재하는 그 어떤 도시 못지않게 현대적인 도시였던 필라델피아에서조차 사제들은 말이 끄는 마차에 시신을 싣고 거리를 내달리게 된다. 공포에 질려서 문을 꽉 닫은 채 집 안에서 제발 시신을 가져가 달라고 소리를 질러대는 이들을 뒤로하고서 말이다.

그러나 1918년 독감 바이러스의 이야기는 단지 파괴와 죽음, 황폐함에 관한 이야기, 또 다른 인류 사회와 전쟁을 벌이던 한 사회가 여기에 더해 자연과 전쟁을 벌여야 했던 사태에 관한 이야기만은 아니다.

이 이야기는 과학에 관한 이야기, 발견에 관한 이야기이자 사람들이 어떻게 생각하는지에 관한 이야기, 사람들이 생각하는 방법을 어떻게 바꾸었는지에 관한 이야기, 그리고 그 지독한 혼란의 와중에 침착하게 사태를 응시하며 탁상공론에 빠지지 않고 단호하고 굳건하게 대처하고자 애쓴 몇몇 사람들에 관한 이야기이다.

왜냐하면 1918년에 터진 독감의 세계적 대유행은 자연과 현대 과학이 전면적으로 충돌한 최초의 사건이었기 때문이다. 그것은 자연의 힘과 한 사회 사이에 일어난 거대한 충돌이었다. 그 사회 안에는 자연의 힘에 굴복하거나 그 힘으로부터 자기들을 구원해 달라고 신에게 요청하기를 거부한 개인들이 있었다. 그들은 발전하는 기술과 결연한 마음으로 무장하고서 자연의 힘에 직접 맞서기로 작정했다.

미국에서 그 이야기는 특히 폴 루이스를 비롯한 소수의 비범한 사람들을 중심으로 전개된다. 그들은 한 치의 물러섬 없이 현대 의학의 상당 부분의 토대가 된 기초 과학의 발전에 앞장섰던 남성들과 극소수의 여성들이었다. 그들은 오늘날까지 쓰이는 백신과 항독소와 치료법을 이미 개발해 놓은 상태였다. 그들은 몇몇 사례에서는 이미 오늘날에 가까운 수준까지 지식의 경계를 넓혀 놓았다.

어느 면에서 이 연구자들은 1918년에 일어날 재앙을 대비하면서 생애의 대부분을 보냈다. 일반적인 차원에서만 그런 것이 아니었다. 적어도 그 연구자들 중 일부는 아주 구체적으로 다가올 사태에 대비했다. 그때까지 미국 역사에서 일어난 모든 전쟁에서 질병으로 죽은 병사가 전투로 죽은 병사보다 더 많았다. 역사상 수많은 전쟁에서, 전쟁은 질병을 퍼뜨리는 역할을 했다. 미국의 손꼽히는 연구자들은 제1차 세계대전이 벌어지는 동안 모종의 질병이 전 세계적으로 대유행할 거라고 이미 예견하고 있었다. 그들은 가능한 한 대비를 하려고 이미 준비를 마친 상태였다. 그런 뒤 일이 터지기만을 기다리고 있었다.

그러나 그 이야기는 더 일찍부터 시작한다. 의학이 이 질병에 맞서 효과적으로 대응하려면, 우선 과학적이 되어야 했다. 의학에는 혁신이 필요했다.

의학은 지금도 완전한 과학은 아니다. 아마 영원히 그럴지도 모른다. 환자와 의사 개개인이 가진 신체적, 정신적 특질이 의학이 완전한 과학이 되는 것을 막아서고 있기 때문이다. 하지만 제1차 세계대전이 벌어지기 수십 년 전까지 의료 행위는 2천여 년 전 히포크라테스의 시대이래 말 그대로 거의 변하지 않은 상태로 남아 있었다. 그 무렵에 이르러서야 유럽에서 처음으로 의학에 변화가 일어났고, 결국 의료 행위에도 변화가 일어났다.

그러나 유럽의 의학이 달라진 뒤에도, 미국의 의학은 변하지 않았다. 특히 연구와 교육 부문에서 미국 의학은 유럽보다 훨씬 뒤처져 있었고, 마찬가지로 의료 행위도 한참 뒤처져 있었다.

예를 들어, 1900년을 기준으로 할 때 유럽의 의과 대학들은 이미 수십 년 전부터 학생들에게 먼저 화학과 생물학 및 기타 과학 지식을 탄탄히 갖출 것을 요구하고 있었지만, 미국에서는 의대에 입학하는 것보다 명성 있는 대학에 들어가기가 더 어려웠다. 적어도 100곳 이상의 미국 의대는 수업료를 지불할 의향만 있으면 어떤 남성이든 받아들였다(여성은 받아들이지 않았다). 그 의대들 중에서 고등학교 졸업장이라도 요구하는 곳은 기껏해야 20퍼센트에 불과했고(과학을 공부했는지는 따지지도 않았다), 대학 학위를 요구하는 의대는 단 한 곳뿐이었다.[4] 게다가 학생들이 입학한 후에도 미국의 의대들은 학생들에게 한참 부족한 과학적 배경 지식을 채워 주려 하지 않았다. 많은 의대가 그저 강의에 출석하고 시험을 통과했는지 여부만 따져서 학위를 주었다. 몇몇 과목에서 낙제를 하고, 환자를 한 명도 치료한 적이 없는 상태에서 의학 학위를 받는 사례도 있었다.

19세기 말에, 그것도 거의 막바지에 이르러서야 미국 의학의 몇몇 실질적인 지도자들이 미국 의학을 선진국 중에서 가장 뒤처진 상태에서 세계 최고 수준으로 변모시킬 혁신을 계획하기 시작했다.

이 지도자들 중 몇 명과 친구로 지내던 철학자 윌리엄 제임스William James(그의 아들은 나중에 그들 밑에서 일하게 된다)는 재능 있는 사람들을 임계 질량만큼 모으면 문명 전체를 "진동시키고 뒤흔들"[5] 수 있을 것이라고 썼다. 그들은 세계를 뒤흔들 생각을 품었고, 실제로 그렇게 하게 된다.

그렇게 하려면 지성과 훈련만이 아니라 진정한 용기가 필요했다. 모든 지원과 특권을 포기할 용기가 말이다. 아니, 필요한 것은 무모함뿐이었는지도 모른다.

괴테는 『파우스트』에 이렇게 썼다.

이렇게 적혀 있나니, "태초에 말씀이 있었다!"
여기서 벌써 막힌다, 당혹스럽다! 나를 도와줄 이가 있을까?
나는 말씀을 그렇게 지고하다고 평가할 수 없다.
내가 정령에게 올바른 인도를 받고 있다면,
나는 그것을 다르게 번역해야만 한다.
"태초에 생각이 있었다."[6]

여기서 "말씀"은 권위, 안정성, 법칙에 기댔다. 반면에 "생각"은 그것이 무엇을 빚어낼지를 알지도 관심을 갖지도 않은 채 날뛰고 찢겨지고 생겨났다.

제1차 세계대전이 터진 직후에, 미국 의학을 변모시키기를 염원하던 이들은 성공을 거두었다. 그들은 새로운 방식으로 생각할 수 있고 자연의 질서에 도전할 수 있는 인재들을 배출할 수 있는 체제를 만들었다. 그들은 자신들이 훈련시킨 첫 세대의 과학자들—폴 루이스와 그의 몇몇 동료들—과 함께 유행병이 일어나지 않기를 바라면서도 발생할 것이라고 예상하면서 대비를 하는 일종의 경계 부대를 짰다.

실제로 유행병 사태가 벌어지자, 그들은 목숨을 내걸고 그 병의 앞길을 가로막았고 자신들이 지닌 모든 지식과 능력을 동원하여 이를 물리치고자 애썼다. 질병이 그들을 압도하자, 그들은 최종적으로 승리하는 데 필요한 지식 체계를 구축하는 데 힘을 모았다. 궁극적으로 그 독감의 세계적 대유행 사태에서 나온 과학 지식은 의학의 미래가 어디에 놓여 있는지를 곧바로 가리키고 있었다. 과학 지식이야말로 의학의 미래였으며, 그 사실은 지금도 변함이 없다.

1부

전사들

01

1876년 9월 12일, 볼티모어 음악원 강당을 가득 채운 군중은 기대감에 한껏 분위기가 고조되어 있었다. 하찮은 일로 그런 것이 아니었다. 사실 여성이 유달리 많이 참석해 있었고, 그들 중 상당수는 지역 사회의 최상류층이었는데도, 한 기자가 쓴 바에 따르면 "드레스나 패션을 과시하는 이는 전혀 없었다." 이 행사의 목적이 워낙 진지했기 때문이다. 바로 존스 홉킨스 대학교의 출범을 알리는 행사였다. 이 학교의 설립을 주도한 이들은 단지 대학교 하나를 더 신설하려는 것이 아니라, 미국 교육 전반을 바꾸겠다는 포부를 품었다. 하지만 실제로 그들은 그 이상의 것을 추구했다. 그들은 미국인들이 자연을 이해하고 파악하는 방식을 바꿀 계획이었다. 기조 강연자로 나선 영국 과학자 토머스 H. 헉슬리Thomas H. Huxley는 그들의 목표를 보여주는 인물이었다.

그 취지는 전국의 주목을 받았다. 『뉴욕 타임스』를 비롯한 많은 신문들이 이 행사를 다룬 기사를 실었다. 행사 뒤에는 헉슬리의 강연 전문도 실었다. 국가의 상황을 말하자면, 종종 그래 왔듯이 당시 미국은 내

전 중이었다. 사실 각각 몇몇 전선에서 진행되고 있는 여러 전쟁을 동시에 치루는 중이었다. 현대 아메리카의 단층선을 따라 펼쳐지는 전쟁들이었다.

하나는 팽창과 인종이 관련된 전쟁이었다. 다코타 지역에서는 조지 암스트롱 커스터George Armstrong Custer가 이끌던 제7기병대가 백인의 침략에 저항하던 원시적인 야만족들의 손에 막 전멸한 참이었다. 헉슬리가 연설한 날, 『워싱턴 스타Washington Star』 전면에는 "식량과 무기를 잘 갖춘 호전적인 수족Sioux"이 막 "광부들을 대량 학살"했다는 기사가 실렸다.[1]

남부에서는 훨씬 더 중요하면서도 마찬가지로 야만적인 전쟁이 벌어지고 있었다. 대통령 선거를 앞두고 남부 전역에서 예전 남부 연방의 "소총 클럽", "기병 클럽", "소총 팀"이 보병대와 기병대를 조직하고 있었다. 공화당원과 흑인을 향한 위협, 구타, 채찍질, 살인 문제가 이미 수면으로 떠오른 상태였다. 미시시피주의 한 카운티에서 흑인 300명이 살해된 뒤, 민주당원들이 자신의 입으로 직접 말한다면 자신들이 구상하는 세상이 옳다고 납득시킬 수 있을 것이라고 확신한 누군가는 『뉴욕 타임스』에 이렇게 탄원했다. "제발 대배심 앞에서 민주당원들이 증언하게 해달라."[2]

개표는 이미 시작된 상태였고 — 따로 정해진 국민투표일이 없었다 — 두 달 뒤 민주당의 새뮤얼 틸든Samuel Tilden은 유권자 투표에서 충분한 표차로 이겼다. 그러나 그는 대통령에 취임하지 못하게 된다. 대신에 공화당원인 전쟁부 장관은 투표 결과를 "힘으로 뒤엎겠다"고 위협하고, 연방 군대가 총검을 든 채로 워싱턴을 순찰하고, 남부인들은 남북전쟁을 다시 일으키자는 말을 하고 다니게 된다. 이 위기 상황은 결국 헌법에 없는 특별위원회와 정치적 이해관계를 통해 해결되게 된다. 공화당 측은 3개 주 — 루이지애나주, 플로리다주, 사우스캐롤라이나주 — 의 개표 결과를 폐기하고, 오리건주의 논란이 된 선거인단 표 하나를 자기 쪽으로 돌림으로써 러더퍼드 B. 헤이즈Rutherford B. Hayes를 대통령 자리에 오르게 한다. 그런 한편으로 그들은 남부에서 모든 연방 군대를 철수하고, 흑인들이 알아서 스스로를 지키라고 방치한 채 남부의 일에 간섭하는 것을 중단하게 된다.

홉킨스와 관련된 전쟁은 그보다 눈에 덜 띄면서 진행되었지만 그렇다고 덜 중대한 것은 아니었다. 그 결과는 국가의 특징을 결정하는 요소 하나를 정의하는 데 기여하게 된다. 국가가 현대 과학을 받아들일지 거부할지, 그리고 그보다 좀 덜하긴 하지만 국가가 얼마나 세속적으로 될지, 얼마나 신성 국가처럼 남아 있을지 말이다.

오전 11시 정각에 사람들이 차례로 연단으로 올라왔다. 홉킨스 대학교 총장인 대니얼 코잇 길먼Daniel Coit Gilman이 먼저 연단에 올랐고, 그의 팔을 잡고 헉슬리가 뒤따랐다. 이어서 주지사, 시장 등 저명인사들이 함께 올라왔다. 그들이 자리에 앉자 시끌시끌했던 청중석은 곧 조용해졌고, 일종의 선전포고를 기대하는 듯한 분위기가 팽배해졌다.

헉슬리는 보통 키에 머리카락은 희끗희끗하고 구레나룻은 허옇게 세웠지만, 아직 중년이었다. "유쾌한 얼굴"이라는 평을 듣는 그는 전사처럼 보이지 않았다. 그러나 그는 전사의 무자비함을 지니고 있었다. 그의 견해는 이런 선언에 담겨 있었다. "도덕의 토대는 결국 거짓말로 이루어져 있다." 뛰어난 과학자이자 나중에 왕립협회 회장이 되는 헉슬리는 연구자들에게 이렇게 조언했다. "사실 앞에서 어린아이처럼 얌전히 앉아 모든 선입견을 버릴 준비를 하라. 자연이 어디로 어떤 심연으로 이끌든 그대로 따르라. 그렇지 않으면 아무것도 배우지 못할 것이다." 또 그는 학습에는 목적이 있다고 믿었다. "삶의 원대한 목표는 지식이 아니라 행동이다."

스스로 세상을 바꾸기 위해서, 헉슬리는 인간 이성을 믿는 신자로 개종했다. 1876년 즈음에 그는 세상에서 가장 앞장서서 진화론과 과학자체를 옹호하는 인물이 되어 있었다. 실제로 문화 비평가 H. L. 멩켄H. L. Mencken은 "19세기에 인류의 사상에 가장 큰 변화를 일으킨 사람은 다른 누구도 아닌 바로 그였다"[3]라고 말했다. 신임 총장 길먼은 짧고 간단하게 그를 소개했다. 그러고 나서 헉슬리 교수가 강연을 시작했다.

보통 때 같으면 그는 진화에 관해 강연을 했을 테지만, 오늘은 훨씬 더 큰 규모의 주제를 이야기하고 있었다. 그는 지적 탐구의 과정에 관해 말하고 있었다. 홉킨스 대학교는 미국의 다른 모든 대학교와 다른 학교가 될 예정이었다. 거의 전적으로 대학원생 교육과 과학의 발전만을 목표로 삼았기에, 홉킨스의 신탁 재산 관리인들은 하버드 대학교나 예일 대학교를 경쟁 상대로 여기지 않았다. 그들이 보기에 하버드나 예일은 모방할 가치가 없었다. 그들이 경쟁 상대로 삼은 것은 유럽의 가장 위대한 기관들, 특히 독일의 기관들이었다. 이런 일은 오로지 미국이기에 가능한 일이었다. 막 스스로를 창조해 가고 있던 나라였기에 그런 기관이 그렇게 완전한 건학 이념을 갖추고 이미 명성을 갖춘 채로 탄생할 수 있었다. 건물 하나 올리지 않은 상태였음에도 그러했다.

한 청중은 당시 상황을 이렇게 전했다. "그의 목소리는 나직하고 맑고 또렷했다. 청중은 강연자의 입술에서 나오는 단어 하나하나에 최대한 주의를 기울이면서 때때로 박수를 치면서 동의를 표했다." 또 한 청중은 이렇게 말했다. "헉슬리 교수의 방법은 서두르지 않고 정확하고 명징하며, 그는 기민하면서 솜씨 좋게 자신의 입장을 옹호한다. 그는 구실을 대면서 설득을 이끌어내려 하는 무모한 방식으로 뭔가를 말하는 것이 아니라, 연구와 세밀한 탐구를 촉진하는 신중한 태도로 말한다."[4]

헉슬리는 홉킨스 대학교의 대담한 목표를 언급한 뒤 자신의 교육 이론―곧 윌리엄 제임스와 존 듀이의 이론에 영향을 미치게 될 이론―에 관해 상세히 설명했고, 홉킨스 대학교의 설립이 "마침내 정치도 종파도 진리의 추구를 방해하지 않게" 될 것임을 의미한다고 격찬했다.

사실 헉슬리의 강연은 지금의 관점에서 들으면 놀라울 만치 밋밋해 보인다. 그러나 헉슬리와 그 행사 자체가 전국에 너무나 깊은 인상을 남겼기에, 길먼은 그 뒤로 여러 해 동안 헉슬리가 찬사를 보낸 목표를 충족시키려 애쓰는 한편으로, 그로부터 거리를 두려고 시도하게 된다.

그 행사의 가장 의미심장한 단어는 누구도 말하지 않은 것이었다. 참석자 중에 "신God"이라는 단어를 말하거나 신의 전능함을 떠올리게 하는 말을 한 사람은 아무도 없었다. 기계론적인, 따라서 필연적으로 신을 믿지 않는 우주관을 우려하거나 거부하는 이들은 이 대담한 생략에 분개했다. 미국 대학교들에 신학 교수직은 거의 200곳에 달한 반면 의학 교수직은 5곳도 안 되던 시절이었기에, 드루 대학교의 총장이 자신의 많은 연구와 경험을 토대로 복음의 사도만이 대학 교수가 되어야 한다고 결론을 내렸던 시절이었기에 더욱 그러했다.[5]

이 생략은 일종의 선언 역할도 했다. 홉킨스 대학교는 진리를 추구할 예정이었다. 그 길이 어떤 심연으로 이어지든 간에 말이다.

생명의 연구만큼 진리가 위협적인 분야는 없었다. 또 생명과학과 의학만큼 미국이 세계에서 가장 뒤처진 분야도 없었다. 그리고 바로 그 분야에서 홉킨스 대학교는 엄청난 영향을 미치게 된다.

1918년에 미국이 제1차 세계대전에 참전하게 되었을 때, 미국은 대체로 (당연히 전적으로 그런 것은 아니다) 홉킨스 대학교와 연관된 사람들이 일으킨 변화에 의지하게 되었다. 그뿐만이 아니었다. 미 육군은 이들을 동원해 하나의 적과 싸울 준비를 하는 데 초점이 맞춰진 잘 훈련된 특수 부대에 배치했다.

과학에서 가장 중요한 두 가지 질문은 "나는 무엇을 알 수 있는가?"와 "나는 그것을 어떻게 알 수 있는가?"이다.

과학과 종교는 사실 무엇을 알 수 있는가라는 첫 번째 질문에서 서로 갈라진다. 종교는 자신이 "왜?"라는 질문에 답할 수 있거나 적어도 그 질문을 다룰 수 있다고 믿는다. 어느 정도는 철학도 그렇다.

대다수 종교에서는 이 질문의 답이 궁극적으로 신이 그렇게 명령했다는 식으로 귀결된다. 종교는 본질적으로 보수적이다. 심지어 새로운 신만이 새로운 질서를 창조할 수 있다고 주장하는 종교도 있다.

"왜"라는 질문은 과학이 감당하기에는 너무 깊은 질문이다. 과학은 대신에 무언가가 "어떻게" 일어나는가만 알아낼 수 있다고 믿는다.

현대 과학 혁명, 특히 현대 의학 혁명은 과학이 "나는 무엇을 알 수 있는가"라는 질문에 그 방향으로만 답하기로 결정하고, 더 중요하게는 그 탐구 방법을 바꾸어 "나는 그것을 어떻게 알 수 있는가"라는 질문에 다른 방식으로 답하기로 했을 때 시작되었다.

이 답은 단순히 학문적 목적에만 관련된 것이 아니다. 괴테가 『파우스트』에 썼듯이, 어느 사회가 "말씀을 그렇게 지고하다고" 평가한다면,

다시 말해 진리를 알고 그 믿음에 의문을 제기할 필요가 없다고 믿는다면, 그 사회는 법령을 엄격하게 강화할 가능성이 크고, 변화의 여지는 별로 남지 않게 된다. 반면에 진리에 의구심을 품을 여지를 둔다면, 자유롭고 개방되어 있을 가능성이 더 크다.

과학이라는 좀 더 협소한 맥락에서 보면 그 답은 개인이 자연을 탐구하는 방식을 결정한다. 즉 과학을 어떻게 하느냐가 정해진다. 그리고 개인이 어떤 의문에 답하는 방식, 즉 개인의 방법론은 질문 자체만큼이나 중요하다. 탐구 방법은 지식의 토대를 이루고 때로는 개인이 무엇을 발견할지를 결정하기 때문이다. 의문을 어떻게 추구하느냐에 따라서 답이 결정된다. 아니, 적어도 답의 범위가 한정된다.

사실 방법론이야말로 그 무엇보다 중요하다. 한 예로, 과학 발전에 관한 토머스 쿤Thomas Kuhn의 유명한 이론도 방법론이다. 쿤은 어느 과학 분야에서든 간에 어느 한 시점에는 특정한 패러다임, 즉 일종의 지각된 진리가 사상의 주류가 된다고 주장함으로써 "패러다임paradigm"이라는 단어가 폭넓게 쓰일 여지를 만들었다. 그러자 그의 개념을 과학 이외의 분야들에도 적용하는 이들이 나타났다.

쿤에 따르면, 주류 패러다임은 진보를 가로막는 경향이 있다. 간접적으로는 창의적인 생각에 정신적 장애물을 드리움으로써, 직접적으로는 진정으로 새로운 착상에 ─ 특히 그것이 패러다임과 충돌하는 것이라면 ─ 가야 할 연구비를 가로막음으로써 그렇게 한다. 그는 그럼에도 연구자들은 결국 패러다임에 들어맞지 않는 이른바 "변칙 사례anomaly"를 발견한다고 주장한다. 각 변칙 사례는 패러다임의 토대를 침식시키고, 토대가 충분할 만치 훼손되면 패러다임은 무너진다. 그러면 과학자들은 기존 사실들과 새로운 사실들을 전부 설명해 줄 새로운 패러다임을 모색한다.

그러나 과학의 과정과 그 발전은 쿤의 개념이 시사하는 것보다 더 유동적이다. 부드럽고 경계가 불분명한 아메바와 더 비슷하게 움직인다. 더 중요한 점은 방법을 바라보는 시각이다. 쿤의 이론은 한 설명에서 다른 설명으로 옮겨 가는 과정의 배후에 있는 추진력이 방법론에서, 즉 우리가 과학적 방법이라고 부르는 것에서 나온다고 본다. 그러나 그는 질문을 하는 이들이 기존 가설을 끊임없이 시험한다는 것을 공리로 삼는다. 어떤 패러다임에서든 발전에는 가설을 찾고 시험하는 방법론이 필수적이다. 그런 방법론이 없다면, 발전은 그저 우연의 산물이 된다.

그러나 자연을 탐구하는 이들이 언제나 과학적 방법을 썼던 것은 아니었다. 알려진 인류 역사의 대부분에 걸쳐서, 자연 세계를 꿰뚫어보고 우리가 과학이라고 부르는 것을 통찰하고자 했던 연구자들은 오로지 정신에만, 오로지 이성에만 의지했다. 그들은 자신이 옳은 전제라고 여긴 것에서부터 논리적으로 지식을 추론한다면, 무엇이든 알아낼 수 있다고 믿었다. 그리고 그들의 전제는 주로 관찰에 토대를 두었다.

이렇게 논리에 깊이 의지하는 태도는 포괄적이고 일관적으로 전체 세계를 보려는 인간의 야심과 결합되면서 사실상 과학 전반 그리고 특히 의학 발전에 지장을 주었다. 역설적이게도 순수 이성이 발전의 주된 적이 되었다. 그리고 무려 2500년 동안 의사들이 환자를 치료하는 방식에는 사실상 거의 아무런 발전이 없었다.

이 같은 발전의 부재를 종교나 미신의 탓으로 돌릴 수는 없다. 서양에서 의학은 예수가 탄생하기 적어도 500년 전에 시작되었고, 대체로 세속적이었다. 히포크라테스 전통을 이은 치료사들 — 히포크라테스의 여러 문헌들은 쓴 사람이 서로 달랐다―은 사원을 운영하지 않았고 질병에 대한 다원적인 설명을 받아들였고, 물질적인 설명을 추구했다.

히포크라테스Hippocrates는 기원전 460년경에 태어났다. 히포크라테스의 문헌 중 가장 유명한 편에 들며 그 자신이 직접 썼다고 여겨지곤 하는 『신성한 질병에 관하여On the Sacred Disease』는 뇌전증이 신의 개입으로 이루어진다는 이론을 비웃기까지 했다.[6] 히포크라테스와 그의 계승자들은 정확히 관찰을 한 뒤에 이론을 세우라고 역설했다. 그 문헌에는 이렇게 적혀 있었다. "이론이란 감각적 지각을 통해 이해한 것들의 복합 기억이기 때문이다." "그러나 단지 말뿐인 결론은 열매를 맺을 수 없다." "어떤 일의 토대가 깔리고 연역한 결론이 현상들에 들어맞는다면, 나는 이론을 세우는 것에 찬성한다."[7]

그러나 그런 접근법이 현대 연구자, 현대 과학자의 접근법과 비슷하게 들린다고 해도, 거기에는 두 가지 매우 중요한 요소가 빠져 있었다.

첫째, 히포크라테스와 그의 계승자들은 자연을 그저 관찰하기만 했다. 그들은 자연을 탐구하지 않았다.

그들이 이렇게 자연을 탐구하지 않은 것은 어느 정도 이해할 수 있는 일이다. 당시에 인체를 해부한다는 것은 상상도 할 수 없는 일이었다. 그러나 히포크라테스 문헌의 저자들은 자신의 결론과 이론을 검증하지 않았다. 하나의 이론이 과학적이거나 유용한 것이 되려면 예측을 해야 한다. 궁극적으로 하나의 이론은 **이러하다면 저러하다고** 말해야 한다. 그리고 그 예측을 검증하는 것이 현대 방법론의 가장 중요한 요소다. 일단 그 예측이 검증되면 이론은 검증을 위한 또 다른 예측으로 나아가야 한다. 이러한 과정은 결코 중단될 수 없다.

그러나 히포크라테스 문헌을 쓴 이들은 수동적으로 관찰하고 적극적으로 추론했다. 그들은 점액 분비, 생리혈 분비, 이질에 따른 설사를 꼼꼼하게 관찰했고, 가만히 놔둔 피가 시간이 흐르면서 거의 맑은 층, 좀 노란 혈청 층, 더 짙은 피로 된 층 등 몇 층으로 분리된다는 것도 관찰했을 가능성이 크다. 이런 관찰을 토대로 그들은 "체액humor"에는 네 종류가 있다는 가설을 세웠다. 혈액, 점액, 담즙, 흑담즙이었다.[8] (체액의 이 옛 단어는 오늘날 핏속에서 순환하는 항체 같은 면역계 성분을 가리키는 "체액성 면역humoral immunity"이라는 용어에 남아 있다.)

이 가설은 이치에 맞았고, 관찰과 들어맞았고, 많은 증상들을 설명할 수 있었다. 예를 들어, 기침은 점액이 가슴으로 흘러들어서 생긴다고 설명할 수 있었다. 기침할 때 점액이 나온다는 사람들의 관찰 결과는 확실히 이 결론을 지지했다.

훨씬 더 넓은 맥락에서 보면, 이 가설은 그리스인들이 자연을 보는 방식과도 들어맞았다. 그들은 자연에 4계절, 환경의 4가지 측면 — 추위, 더위, 습함, 건조함 — 과 4원소 — 흙, 공기, 불, 물 — 가 있다고 보았다.

의학이 그다음 단계로 나아가는 데는 갈레노스Galenos가 등장할 때까지 무려 600년의 시간을 더 기다려야 했다. 그러나 갈레노스는 이런 가르침들을 타파한 것이 아니었다. 그는 그것들을 체계화함으로써 완성시켰다. 그는 이렇게 주장했다. "나는 트라야누스가 이탈리아 전역에 다리와 도로를 건설함으로써 로마 제국에 기여한 것만큼 의학에 기여했다. 의학의 진정한 길을 밝힌 사람은 나, 오로지 나 혼자다. 물론 히포크라테스가 이미 이 길을 표시했다는 점은 인정해야 한다. 그는 그 길을 닦을 준비를 했지만, 그 일을 가능하게 만든 것은 나다."[9]

갈레노스는 수동적으로 관찰만 하지 않았다. 그는 동물을 해부했고, 사람을 부검하지는 않았지만 검투사들의 의사로 일하면서 많은 상처를 통해 피부 밑 깊숙한 곳까지 들여다볼 수 있었다. 그럼으로써 그 어떤 선배 의사들보다 훨씬 더 많은 해부학 지식을 갖추었다. 그러나 그는 주로 이론가, 논리학자로 남아 있었다. 그는 히포크라테스의 전제를 받아들인다면 결론이 불가피하게 보이도록 명확히 추론을 하고 모순되는 부분들을 조화시킴으로써, 히포크라테스 체제에 질서를 부여했다. 그는 체액 이론을 완벽하게 논리적으로, 더 나아가 우아하게 구축했다. 역사가 비비안 누튼Vivian Nutton이 말했듯이, 그는 체액을 몸의 액체들과 직접적인 상관관계가 없도록 분리하여 "오직 논리를 통해서 알아차릴 수 있는"[10] 보이지 않는 실체로 만듦으로써, 그 이론을 진정으로 개념적인 차원으로 끌어올렸다.

갈레노스의 저서는 아랍어로 번역되었고, 의미 있는 수준의 도전에 직면하기 전까지 거의 1500년 동안 서양과 이슬람 의학의 토대가 되었다. 히포크라테스 문헌의 저자들처럼, 갈레노스는 질병이 본질적으로 몸의 불균형에서 비롯된다고 믿었다. 또한 그는 개입을 통해 균형을 회복시킬 수 있다고 보았다. 그럼으로써 의사가 병을 성공적으로 치료할 수 있다고 여겼다. 몸에 독소가 있다면, 배출을 통해서 독소를 제거할 수 있었다. 땀, 소변, 대변, 구토는 모두 균형을 회복할 수 있는 방법들이었다. 그런 믿음을 토대로 의사들은 강력한 설사제 등을 처방했을 뿐 아니라 몸을 자극하는 겨자 석고 붕대 같은 것을 썼다. 몸에 수포가 생기면 이론상 균형이 회복된다고 보았다. 수세기에 걸친 이 모든 의료 행위 중에서, 가장 오래 쓰였던, 그러나 오늘날 우리의 시각에서는 도저히 이해가 안 되는 것 중 하나는 히포크라테스와 갈레노스

사상의 완벽한 논리적 연상선상에 있으며, 양쪽에서 다 권한 것이었다.

바로 환자의 피를 빼는 치료법이었다. 사혈bleeding은 모든 질병에 적용된 가장 널리 쓰인 치료법에 속했다.

19세기 중반까지 히포크라테스와 그의 뒤를 이은 의사들은 대부분 자연적으로 일어나는 과정에는 간섭을 하지 말아야 한다고 믿었다. 설사제 같은 다양한 배출 촉진제들은 자연적인 과정을 촉진하고 강화하려는 것이지, 막으려는 것이 아니었다. 예를 들어, 고름은 모든 종류의 상처에서 으레 보이는 것이므로, 치료에 꼭 필요한 것이라고 여겼다. 1800년대 말까지 의사들은 고름 생성을 막으려는 노력을 전혀 하지 않았으며, 고름을 빼내려는 시도조차 하지 않으려 했다. 그러기는커녕 "대견한 고름"이라고 부르기까지 했다.

비슷한 맥락에서 히포크라테스는 수술을 순리에 어긋나는 것이라고, 자연의 과정을 방해하는 것이라고 경멸했다. 더 나아가 그는 수술을 지극히 기계적인 기술로 보며 훨씬 더 지적인 세계를 다루는 일을 하는 의사의 품격을 떨어뜨리는 일로 여겼다. 이 지적 오만은 2천 년 넘게 서양 의사들의 태도에 배어 들게 된다.

그렇다고 해서 2천 년 동안 히포크라테스 문헌과 갈레노스의 사상이 건강과 질병을 설명하는 유일한 이론적 구성물이었다는 말은 아니다. 그 세월 동안 몸이 어떻게 작동하고 질병이 어떻게 생기는지를 설명하는 많은 개념과 이론이 제시되었다. 그리고 히포크라테스-갈레노스 전통 내에서 경험과 경험주의를 높게 평가하고 순수한 이론적인 관점에 도전하는 경쟁 학파가 서서히 세를 불려 갔다.

이 모든 이론들을 몇 문장으로 요약하기란 불가능하지만, 거의 모든 이론들이 공통적으로 지닌 특정한 개념들이 있었다. 건강이란 평형과

균형의 상태이고, 질병이란 몸속의 불균형 상태나 나쁜 공기 같은 외부 환경의 영향, 또는 양쪽의 조합에서 비롯된다는 개념이었다.

그러나 1500년대 초에 세 인물이 적어도 의학의 방법론에 의문을 제기하고 나섰다. 파라셀수스Paracelsus는 "낡은 가르침을 따르지 않고 직접 자연을 관찰하고 실험과 …… 추론을 통해 확인하는"[11] 식으로 자연을 조사하겠다고 선언했다.

베살리우스Vesalius는 시신을 해부한 끝에 갈레노스의 가르침이 동물을 해부하여 얻은 것이며 심한 결함이 있다고 결론지었다. 그가 쓴『사람 몸의 구조De humani corportis fabrica』는 화가 티치아노의 제자가 삽화를 그려 넣은 것으로 보이며 이 책은 르네상스의 초석이 되었다.

천문학자, 수학자, 식물학자, 시인이었던 프라카스토리우스Fracastorius는 질병마다 구체적인 원인이 있으며, 전염이 "한 곳에서 다른 곳으로 전달되며, 본래 눈에 안 보이는 입자의 감염을 통해 일어난다"는 가설을 세웠다. 한 의학사가는 그의 연구가 "히포크라테스와 파스퇴르 사이의 기간에 어느 누구도 따라오지 못할 정점"[12]을 이루고 있다고 평가했다.

이 세 사람은 세상을 바꾼 인물들인 마르틴 루터Martin Luther 및 코페르니쿠스Copernicus와 동시대를 살았다. 하지만 파라셀수스, 베살리우스, 프라카스토리우스의 새로운 의학적 개념들은 세상을 바꾸지 못했다. 그들은 실제로 이루어지는 의료 행위에 아무런 변화도 일으키지 못했다.

그러나 그들이 요구한 접근법은 거의 모든 탐구 분야를 무력화했던 중세 시대의 스콜라철학이 막 무너지기 시작할 무렵에 파장을 일으켰다. 1605년 프랜시스 베이컨Francis Bacon은『신기관Novum Organum』에서 논리학의 순수 연역 추론을 비판했다. "아리스토텔레스는 …… 그저 자기 논리의 종에 불과하며, 그럼으로써 논리학을 논쟁거리이자 거의 무용지물로 만든다." 그는 이렇게도 비판했다. "현재 쓰이는 논리학은 진리 탐구를 돕기보다는 널리 받아들여진 개념의 토대에 놓인 오류를 고정시키고 안정시키는 역할을 한다. 그러니 유익하기보다는 해를 더 끼친다."

1628년 하비Harvey는 혈액의 순환을 추적했는데, 이는 아마 의학에서 이루어진 가장 위대한 성취라고 말할 수 있을 것이다. 그리고 유럽에서는 지적 격변이 일어나는 중이었다. 그로부터 반세기 뒤 뉴턴은 물리학과 수학을 혁신시켰다. 뉴턴과 동시대인으로 의학을 공부했던 존 로크John Locke는 원래 의학을 공부했고, 경험을 통한 지식 추구를 강조했다. 1753년 제임스 린드James Lind는 영국 선원들을 대상으로 선구적인 대조군 실험을 수행하여 괴혈병을 라임을 먹어서 예방할 수 있음을 보여주었다. 그 뒤로 영국인은 "라이미limey"라는 별명을 얻었다. 이 결과가 나온 뒤 로크의 뒤를 이어서 데이비드 흄David Hume은 "경험론" 운동을 주도했다. 동시대인인 존 헌터John Hunter는 수술에 관한 탁월한 과학적 연구를 함으로써, 수술을 이발사의 손재주에서 더 높은 수준으로 격상시켰다. 또 헌터는 모형 과학 실험을 수행했다. 자신을 대상으로 실험하기도 했다. 그는 한 가설을 증명하려고 임균 환자의 고름을 자기 몸에 묻혔다.

그리고 1798년 헌터의 제자 에드워드 제너Edward Jenner가 자신의 연구 결과를 발표했다. 헌터는 제너에게 이렇게 조언한 바 있었다. "생각하지 마. 그냥 해봐."[13] 젊은 의대생이었던 제너는 우유 짜는 일을 하는 여성에게서 이런 말을 들었다. "나는 우두에 걸린 적이 있어서 천연두에 걸릴 리가 없어요." 우두 바이러스는 천연두 바이러스와 매우 비슷하기에 우두에 걸리면 천연두에도 면역이 된다. 하지만 우두 자체는 심각한 증상을 일으키는 일이 거의 없었다. (우두를 일으키는 바이러스를 "백시니아vaccinia"라고 하는데, 백신 접종vaccination에서 나온 이름이다.)

제너의 우두 연구는 하나의 이정표가 되었다. 하지만 그가 최초로 사람들을 천연두에 면역시켰기 때문이 아니었다. 중국, 인도, 페르시아에서는 오래전부터 각기 다른 방법을 써서 아이들을 천연두에 노출시켜 면역력을 얻었고, 유럽에서도 적어도 1500년대 초에는 의사가 아닌 일반인들이 천연두를 가볍게 앓는 사람의 고름물집을 짜서 그 병에 걸리지 않은 사람의 피부를 긁어낸 뒤 바르곤 했다. 이런 방식으로 감염된 이들은 대개 가볍게 앓은 뒤 면역력을 얻었다. 1721년 매사추세츠주에서 코튼 매서Cotton Mather는 한 아프리카 노예의 조언을 받아들여서 이 방법을 시도했다. 그럼으로써 치명적인 유행병을 막았다. 그러나 이런 "마마 접종variolation"을 받았다가 죽을 수도 있었다. 우두를 이용한 접종이 마마 접종보다 훨씬 안전했다.

과학적 관점에서 볼 때, 제너의 가장 중요한 공헌은 그의 엄밀한 방법론이었다. 그는 자신의 발견에 대해 이렇게 말했다. "나는 그것을 절대 움직이지 않을 거라고 스스로 확신한 반석 위에 올려 놓고 나서야 대중에게 와서 보라고 초대했다."[14]

그러나 이미 나온 개념은 좀처럼 사라지는 법이 없다. 제너가 자신의 실험을 하고 있을 때도, 하비와 헌터를 통해서 지식이 엄청나게 늘어났음에도, 의료 행위는 거의 달라진 것이 없었다. 그리고 의학에 관해 깊이 고민을 하는 의사들도 설령 대부분은 아니라고 해도 상당수가 의학을 여전히 논리와 관찰이라는 관점에서만 보고 있었다.

히포크라테스로부터는 2200년이 지나고 갈레노스로부터는 1600년이 지난 시점에, 미국 필라델피아에서는 한 인물이 여전히 논리와 관찰만으로 "세계가 아직 보지 못한 더 단순하면서 일관된 의학 체계"[15]를 정립하고 있었다. 그는 바로 정신질환을 보는 관점을 바꾼 선구자이자 독립선언서의 서명자이면서 미국에서 가장 저명한 의사인 벤저민 러시Benjamin Rush였다.

1796년 그는 자신이 뉴턴 물리학처럼 논리적이면서 우아하다고 믿는 가설을 내놓았다. 모든 열이 붉어진 피부와 관련이 있음을 관찰한 그는 피부 홍조가 모세혈관 팽창으로 생긴다고 결론을 내리고 열의 근접 원인이 이런 혈관의 비정상적인 "경련 활동"임이 틀림없다고 추론했다. 그는 여기에서 더 나아가 모든 열이 모세혈관의 장애로 생기며, 모세혈관이 순환계의 일부이므로 순환계 전체의 고혈압이 수반된다고 결론지었다. 러시는 정맥절개술, 즉 "사혈"을 통해 이 경련 활동을 줄이자고 제안했다. 완벽하게 이치에 맞았다.

그는 이른바 "영웅적 의학heroic medicine"*을 가장 적극적으로 옹호한 인물에 속했다. 물론 영웅적 행위는 환자가 하는 것이었다. 1800년대 초에는 유럽 전역에서 그의 이론을 찬미하는 말들을 들을 수 있었고, 런던의 한 의사는 러시가 "명석함과 판단력을 거의 유례없는 수준으로"[16] 겸비한 인물이라고 말했다.

의료계에서 사혈 치료법이 널리 쓰였다는 사실을 오늘날 상기시키는 것 중 하나는 영국에서 발행되는 세계적인 의학 잡지 『랜싯The Lancet』이다. 랜싯은 의사가 환자의 정맥을 자르는 데 쓰는 도구였다.

그러나 의학의 첫 번째 결함, 2천 년 동안 거의 도전을 받지 않은 채 버텨 오다가 그 뒤로 300년에 걸쳐서 겨우 서서히 침식된 결함이 실험을 통해 자연을 탐구하지 않고 그저 관찰하고 그 관찰로부터 추론을

* 사혈, 설사, 땀 배출 등을 통해서 몸에 충격을 가해 체액의 균형을 회복하는 치료 — 옮긴이.

통해 결론에 이르는 것이었다면, 그 결함은 마침내 바로잡히려 하고
있었다.

나는 무엇을 알 수 있는가? 나는 그것을 어떻게 알 수 있는가?

이성만으로 수학 문제를 풀 수 있다면, 뉴턴이 물리학을 통해 자신의
길을 생각해 낼 수 있었다면, 몸이 작동하는 방식도 추론으로 알아내
지 못할 이유가 어디 있겠는가? 그런데 의학에서는 이성이 홀로 나섰
을 때 그토록 처참하게 실패한 이유가 무엇일까?

한 가지 설명은 히포크라테스와 갈레노스의 이론이 원하는 효과를
낳는 듯이 보이는 치료 체계를 제공했다는 것이다. 즉 작동하는 듯이
보였다. 따라서 히포크라테스-갈레노스 모형이 그토록 오래 유지된 것
은 논리적 일관성이 있었을 뿐 아니라, 효과가 있는 듯이 보였기 때문
이었다.

사실 사혈은 피가 너무 많이 생기는 희귀한 유전질환인 적혈구증가
증polycythemia이나 피에 철분이 너무 많은 혈색소침착증hemachromatosis
같은 몇몇 희귀 질환에는 실제로 도움이 될 수 있다. 그리고 폐에 체액
이 차는 급성폐부종acute pulmonary edema 같은 훨씬 더 흔한 사례에서도
사혈은 당면한 증상을 완화하는 데 도움이 될 수 있어서 지금도 간혹
시도된다. 예를 들어, 울혈성 심장기능상실congestive heart failure에서는 폐
에 지나치게 체액이 많아지면서 환자가 극도로 불편함을 느낄 수 있는
데, 심장이 그 체액을 빼내지 못하면 결국 환자는 죽는다. 이런 증상에
시달릴 때 피를 빼냈다면, 아마 환자에게 도움이 되었을 것이다. 이런
사례는 이론이 옳다는 생각을 강화했다.

의사가 사혈로 환자가 쇠약해지는 것을 관찰했을 때조차, 그 쇠약은

여전히 긍정적인 징후로 보일 수 있었다. 환자가 열 때문에 홍조를 띤다면, 사혈로 환자가 창백해지면서 그 증상이 완화된다면 좋은 일이라고 보는 것이 논리적이었다. 사혈로 실제로 환자가 창백해진다면, 처치가 효과가 있다는 뜻이었다.

마지막으로, 피를 흘릴 때면 때로 황홀한 기분을 느끼곤 한다. 이 점도 그 이론을 강화한다. 따라서 사혈은 히포크라테스 체계와 갈레노스 체계에서 논리적으로 들어맞을 뿐 아니라, 때때로 의사와 환자에게 더욱 긍정적인 것으로 받아들여졌다.

다른 요법들도 어떤 의미에서는 하도록 되어 있는 일을 했다. 19세기까지, 미국에서는 남북전쟁 한참 뒤까지, 대다수의 의사와 환자는 몸을 상호 의존적인 전체로서만 보았고, 개별 증상을 몸 전체의 불균형 또는 불안정의 산물이라고 보았고, 질병을 주로 몸 안에서 몸 자체가 일으키는 무언가라고 보고 있었다. 역사가 찰스 로젠버그Charles Rosenberg가 지적했듯이, 천연두조차 병의 진행 양상이나 백신 접종으로 예방할 수 있다는 사실이 알려져 있었음에도, 여전히 전신 질환의 발현 형태로 여겨지고 있었다.[17] 히포크라테스-갈레노스 모형 이외의 의학 전통들 — 카이로프랙틱chiropractic의 "아탈구"에서 중국 의학의 "음양"에 이르기까지 — 도 질병을 몸의 불균형에 따른 결과로 보는 경향이 있다.

의사와 환자는 요법이 질병의 자연적인 경과, 자연적인 치유 과정을 막는 것이 아니라 강화하고 촉진하기를 원했다.[18] 몸 상태는 수은, 비소, 안티몬, 요오드 같은 독성 물질을 처방함으로써 바꿀 수 있었다. 몸에 수포를 일으키도록 고안된 요법들, 땀을 내거나 구토를 하게 만들도록 고안된 요법들은 그럼으로써 몸을 변화시켰다. 예를 들어, 한 의사는 가슴막염 환자에게 장뇌를 처방하자 "심하게 땀이 나면서 갑작스럽게 상태가 나아졌다"[19]고 적었다. 그는 자신의 처방으로 환자가 치료되었다고 믿었다.

그러나 물론 환자의 상태가 나아졌다고 해서 치료 효과가 있다는 걸 증명하는 것은 아니다. 예를 들어, 1889년판 『머크 의학 정보 편람*Merck Manual of Medical Information*』은 기관지염 치료법 100가지를 추천했고 이 치료법들에는 제각각 열성적인 신봉자들이 있었다. 하지만 오늘날 이 편람의 편집자는 "그중 어느 것도 효과가 없었다"고 인정한다. 또한 그 편람은 멀미에 샴페인, 스트리크닌, 니트로글리세린 등 여러 가지가 효과가 있다고 추천했다.

그리고 어떤 요법이 효과가 없다는 것이 분명해지면, 의사와 환자 사이에 뒤얽힌 관계와 친밀함이 작동하면서 그 방정식에 감정을 주입한다. 히포크라테스 이래로 지금까지 변하지 않은 진리가 하나 있다. 가망 없는 환자를 대할 때, 의사는 아무런 처방도 하지 않을 만큼 냉정을 유지하지 못할 때가 많다. 환자만큼 절실하기에 의사는 해를 끼치지 않는 한, 효과가 없다는 것을 알고 있는 치료까지 포함하여 할 수 있는 모든 시도를 다 해볼 가능성이 크다. 그럴 때 적어도 환자는 위안을 받을 것이다.

한 암 전문가는 이렇게 인정한다. "나도 거의 다를 바 없다. 울먹이는 가망 없는 환자를 치료한다면, 알파인터페론을 저용량으로 쓰려 할 것이다. 그런다고 완치될 사람이 한 명도 없으리라는 것을 모르지 않는다. 하지만 그런 처방에는 부작용이 없다. 그리고 환자에게 희망을 준다."

암은 다른 사례들도 제시한다. 에키나시아echinacea가 암에 어떤 효과가 있다는 진정한 과학적 증거는 전혀 없지만, 오늘날 이 꽃의 추출물은 독일에서 말기 암 환자에게 널리 쓰이고 있다. 일본 의사들은 치료할 때 으레 속임약을 처방한다. 최초로 면역계를 자극하여 암을 치료했고 최초로 인간 유전자 요법 실험을 수행한 연구진도 이끌었던 국립암연구소의 스티븐 로젠버그Steven Rosenberg는 지금까지 췌장암 환자의 수명을 하루라도 연장했다는 것이 증명된 화학요법은 단 한 가지도 없었지만 오랫동안 화학요법이 거의 모든 췌장암 환자에게 쓰여 왔다는 점을 지적한다. (이 글을 쓰는 지금 막 연구자들은 젬시타빈gemcitabine이 평균 기대수명을 1~2개월 연장할 수 있다는 연구 결과를 내놓았지만, 이 약물은 독성이 무척 강하다.)

논리와 관찰만으로 의학을 발전시키는 데 실패한 이유를 다른 식으로 설명하는 견해도 있다. 이를테면 물리학처럼 한 논리 형식 — 수학 — 을 자연어로 쓰는 분야와 달리, 생물학에는 논리학이 별 도움이 안 된다는 것이다. 저명한 물리학자인 레오 실라르드Leo Szilard는 물리학에서 생물학으로 방향을 바꾼 뒤에 자신이 한 번도 마음 편히 욕조에 몸을 담그지 못했다고 투덜거리면서 그 점을 지적했다. 물리학자일 때 실라르드는 욕조에 뜨끈하게 몸을 담근 채 어떤 문제를 곰곰이 생각하곤 했다. 그러면 추론 과정을 따라 생각을 죽 이어갈 수 있었다. 그런데 생물학자가 된 뒤에는 어떤 사실이 맞는지 확인하기 위해 끊임없이 욕조 밖으로 나와야 했다.[20]

사실 생물학은 혼돈이다. 생명의 체계는 논리가 아니라 진화, 즉 우아하지 못한 과정의 산물이다. 생명은 새로운 상황에 들어맞을 논리적으로 최상의 설계를 고르는 것이 아니다. 생명은 이미 있는 것에 맞추어서 적응한다. 인간의 유전체genome에는 "보존된" 유전자들이 많이 있다. 즉 본질적으로 훨씬 더 단순한 종들에게 있는 것들과 동일한 유전자들이다. 진화는 이미 있는 것을 토대로 이루어진다.

그래서 명쾌하게 직선적으로 이어지는 논리와 달리, 그 결과가 불규칙적이고 뒤죽박죽인 경우가 많다. 이를 에너지 효율이 높은 농가를 짓는 것에 비유해 볼 수 있다. 맨땅에서 시작한다면, 논리적으로 따져서 킬로와트시를 염두에 두고서 건축 재료, 창과 문의 디자인을 고르고, 지붕에 태양전지판도 설치하는 등의 계획을 짤 것이다. 그러나 18세기 농가를 에너지 효율을 높이는 쪽으로 보수하고자 한다면, 가능한 한 집의 모양을 그대로 유지하면서 일을 한다. 이미 있는 것에서, 즉 기존 농가에서 시작한다는 점을 염두에 두고서 고칠 수 있는 것들을 고치며 논리적으로 일을 진행한다. 틈새를 막고 메우고 단열재를 붙이고, 새 난로나 열 교환기를 설치한다. 낡은 농가는 아마도 처음에 시작할 때와 비교하면 최대한으로 보수가 이루어질 테지만 그 모습에서 규칙을 찾기는 힘들 것이다. 창문 크기, 천장 높이, 건축 재료 등이 에너지 효율을 최대로 고려하여 새로 지은 집과는 비슷한 점이 거의 없을 것이다.

논리를 생물학에 적용하려면, 어디에서 시작하는지를 염두에 두고 적용해야 한다. 즉 이미 있는 게임 규칙을 써서 해야 한다. 그래서 실라르드는 사실이 맞는지 확인하기 위해 욕조를 들락거려야 했다.

결국 당시 논리와 관찰이 몸의 활동을 파악하는 데 실패한 것은 히포크라테스 가설, 히포크라테스 패러다임의 힘 때문이 아니었다. 논리도 관찰도 그 가설을 엄밀하게 검증하지 않았기 때문이다.

그러다가 연구자들이 현대의 과학적 방법과 비슷한 것을 적용하기 시작하자, 그 가설은 무너졌다.

수세기 더 앞서 시작된 정량적 측정의 이용이라는 혁신을 토대로 다른 과학 분야들은 이미 1800년경에 엄청난 발전을 이룬 상태였다. 베이컨과 데카르트는 비록 순수 논리의 유용성을 바라보는 시각이 정반대이긴 했지만, 자연 세계를 새로운 방식으로 보는 철학적 기본 틀을 제시했다. 뉴턴은 논리를 통해 수학을 발전시키는 한편으로 실험과 관찰을 통해 확인을 함으로써 둘을 잇는 다리를 놓았다. 조지프 프리스틀리Joseph Priestley, 헨리 캐번디시Henry Cavendish, 앙투안-로랑 라부아지에Antoine-Laurent Lavoisier는 현대 화학을 창설했고 자연 세계를 탐구했다. 생물학에 특히 중요한 의미를 지닌 것은 라부아지에가 연소의 화학을 밝혀냈고 그 깨달음이 호흡의 화학적 과정을 밝혀내는 데 쓰였다는 것이다.

이런 발전들이 있었음에도, 1800년에 실제 의료 행위자들은 여전히 히포크라테스와 갈레노스의 이론을 인정하고 대체로 그 이론에 동의하고 있었다. 1800년에 의학은 한 역사가가 "과학의 야윈 팔"[21]이라고 부른 상태에 머물러 있었다.

19세기에 들어서고 나서야 마침내 변화가 일어나기 시작했다. 게다가 그 변화는 유달리 빨랐다. 가장 큰 변화는 프랑스 혁명과 함께 일어났다고 할 수 있다. 새 혁명 정부가 "파리 임상학파Paris clinical school"라고 불리게 될 것을 창설하면서부터였다. 이 운동의 지도자 중 한 명인 그자비에 비샤Xavier Bichat는 인체 장기를 해부했는데, 그는 장기가 서로 다른 종류의 물질들로 층층이 쌓여 있곤 한다는 것을 알았다. 그는 이런 층에 "조직tissues"이라는 이름을 붙였다. 이 운동의 지도자들 중에는 청진기의 발명자인 르네 레넥René Laennec도 있었다.

한편 의학은 다른 객관적인 척도들과 수학을 이용하기 시작했다. 이점도 새로운 현상이었다. 의사들은 그 어떤 객관적인 척도보다 히포크라테스의 저술을 훨씬 더 중요하다고 생각해 왔기에, 의학이 논리를 이용한다고 해도 의사들은 언제나 몸이나 질병을 살펴볼 때 수학을 적용하는 것을 기피해 왔다. 온도계가 발명된 지 200년이 **지난** 1820년대에 와서야 프랑스 의사들은 체온계를 쓰기 시작했다. 그들은 또한 맥박과 혈압을 정확히 재기 위해서 1700년대에 발견된 방법들도 쓰기 시작했다.

그 무렵 파리에서는 피에르 루이Pierre Louis가 더욱 중요한 걸음을 내디뎠다. 환자 수백 명이 도움을 기다리는 병원들에서 그는 산수나 다름없는 가장 기초적인 수학 분석을 써서 동일한 질병을 앓는 환자들이 받는 다양한 치료법들과 그 결과 사이의 상관관계를 파악했다. 역사상 처음으로 한 의사가 신뢰할 수 있는 체계적인 데이터베이스를 구축하고 있었다. 물론 의사들은 더 일찍 이러한 일을 할 수도 있었다. 현미경도 전문성도 필요하지 않은 일이었으니까. 그저 꼼꼼하게 기록만 하면 되었다.

그러나 현대 의학이 더 이전의 의학과 갈라서는 진정한 분기점이 된 것은 루이를 비롯한 이들이 한 병리해부학 연구였다. 루이는 치료법과 결과의 상관관계를 분석하여 치료법의 효과가 어떻다는 결론을 내렸을 뿐 아니라(그는 환자의 피를 **빼는** 것이 무익한 요법이라고 거부했다), 다른 의사들과 함께 부검을 통해 장기의 상태와 증상 사이의 상관관계도 파악했다. 그들은 해부를 통해서 병든 장기와 건강한 장기를 비교함으로써 장기의 기능을 상세히 파악했다.

그가 발견한 내용은 놀라우면서 대단했으며, 질병이 나름의 정체성을 지닌 무엇, 즉 객관적인 실체라는 새로운 개념을 탄생시키는 데 기여했다. 1600년대에 영국의 임상의학자 토머스 시드넘Thomas Sydenham이 질병을 분류하는 일을 시작한 바 있지만, 그와 그를 계승한 이들은 대부분 여전히 히포크라테스와 갈레노스의 이론에 맞게 질병을 불균형의 산물이라고 보았다. 이제 새로운 "질병분류학nosology", 질병을 분류하고 목록을 작성하는 새로운 방식이 출현하고 있었다.

질병은 혈액의 불균형이 가져온 결과가 아니라 독자적인 실체로서, 몸의 고형 부위에 침입한 무언가로 보이기 시작했다. 이렇게 내디딘 기본적인 첫걸음은 이윽고 혁명으로 이어지게 된다.

루이가 끼친 영향과 "수 체계numerical system"라고 알려지게 된 것의 중요성은 아무리 강조해도 지나치지 않다. 이런 발전들—청진기, 후두경, 검안경, 체온과 혈압 측정, 신체의 개별 부위 연구—은 모두 환자와 의사 사이, 또 환자와 질병 사이의 거리를 벌려 놓았다. 즉 인간을 객관화했다. 비록 미셸 푸코Michel Foucault는 파리에서 펼쳐진 이 운동이 인체를 처음으로 대상으로 전환시킨 사례라고 비판했지만,[22] 의학에 발전이 이루어지려면 이 단계가 필요했다.

그런데 이 운동은 당시 사람들로부터도 비난을 받았다. 한 전형적인 비평가는 이렇게 불평했다. "이 견해에 따르면 의료 행위는 전적으로 경험적이며, 그 어떤 합리적인 추론도 배제하고, 가장 질 낮은 실험 관찰과 단편적인 사실만을 다룰 뿐이다."[23]

수 체계는 비판을 견뎌 내고서 잇달아 의사들을 개종시키기 시작했다. 1840년대와 1850년대에 영국에서 존 스노John Snow는 수학을 새로운 방식으로 적용하기 시작했다. 역학자로서였다. 그는 콜레라의 발병 양상을 꼼꼼하게 관찰했다. 누가 앓고 누가 앓지 않았는지, 환자가 어디에서 어떻게 살았는지, 건강한 사람은 어디에서 어떻게 살았는지를 조사했다. 이윽고 그는 그 병이 런던의 한 오염된 우물에서 시작되었다는 것을 알아냈다. 그는 오염된 물이 병을 일으킨다고 결론지었다. 탁월한 조사 활동이자, 탁월한 역학이었다. 윌리엄 버드William Budd는 즉시 스노의 방법을 장티푸스 연구에 적용했다.

스노와 버드가 결론에 다다르는 데에는 과학 지식도, 실험을 통한 발견도 전혀 필요 없었다. 게다가 그들은 1850년대에 그 일을 해냈다. 당시에 질병의 세균론은 아직 등장하기 전이었다. 사혈이 거의 모든 상황에서 무용지물인 차원을 넘어서 해를 끼친다는 것을 입증한 루이의 연구처럼, 그들의 연구는 백 년 더 일찍, 아니 천 년 더 일찍 이루어질 수도 있었다. 그러나 그들의 연구는 세계를 보는 새로운 방식, 설명을 추구하는 새로운 방식, 새로운 방법론, 수학을 분석 도구로 새롭게 이용하는 방식을 대변했다.*

또 다른 과학들의 성과를 도입하는 움직임도 의학 발전에 기여하고 있었다. 연구자들은 물리학에서 이루어진 발견을 토대로 신경섬유의

* 치료와 결과를 연관 지으려는 노력은 아직 완전한 승리에 이르지 못했다. 최근에는 "증거기반 의학evidence-based medicine"이라는 새로운 운동이 출현했다. 최상의 치료법이 무엇인지를 판단하고 그것을 의사와 논의하려는 노력을 잇는 운동이다. 오늘날 훌륭한 의사 중에 세심한 연구를 통해 체계적으로 추적된 증거들, 통계의 가치를 내던질 사람은 없을 것이다. 그러나 자신의 개인적 경험을 통해 얻은 일화적 증거나 관행을 믿고서, 어떤 치료를 할지 결정할 때 통계와 확률을 이용하는 것을 비판하고 거기에서 나온 결론을 마지못해 받아들이는 의사도 여전히 있다. 한 예로, 암 외과의들은 설득력 있는 증거들을 보면서도, 여러 해가 지난 뒤에야 비로소 모든 유방암에 근치 유방절제술을 시도하는 관행을 멈추었다.
  "임상 연구", 즉 사람들을 대상으로 한 연구의 방법론도 이와 관련 있는 현안이다. 마찬가지로 암을 사례로 들자면, 전직 국립암연구소 소장 빈스 드비타Vince DeVita, 손꼽히는 종양학자 새뮤얼 헬먼Samuel Hellman, 국립암연구소 수술분과장 스티븐 로젠버그는 표준 암치료 지침서를 저술했다. 드비타와 로젠버그는 세심하게 구상한 무작위 대조 연구—즉 각 환자에게 치료약을 줄지 속임약을 줄지를 무작위로 결정해서 하는 실험—가 어떤 치료제가 가장 효과가 좋은지를 찾아내는 데 필요하다고 믿는다. 그러나 헬먼은 『뉴잉글랜드의학회지』에서 무작위 임상시험이 비윤리적이라고 주장했다. 그는 어떤 치료제의 효과가 알려져 있지 않을 때에도, 어떤 치료제가 가장 잘 듣는가라는 질문에 답할 때, 설령 환자에게 모든 내용을 알리고 동의를 구한 상태라고 해도 의사가 우연에 기대서는 안 되고 스스로 최선을 다해 판단하여 어떤 치료를 할지를 결정해야 한다고 믿는다.

전기 활동을 추적할 수 있었다. 화학자들은 세포를 구성 성분으로 나누고 있었다. 그리고 연구자들이 경이로운 새 도구(1830년대에 쓰이기 시작한 새로운 색지움 렌즈를 장착한 현미경)를 쓰기 시작하면서, 더욱 넓은 우주가 열리기 시작했다.

이 우주를 탐사하는 일은 독일이 앞장섰다. 현미경을 이용하기로 결심한 사람이 프랑스인보다 독일인이 더 많았기 때문이기도 하고, 19세기 중반에 프랑스 의사들이 대체로 자연을 탐구하거나 더 나아가 조작할 통제된 조건을 조성하여 실험을 하는 일에 대체로 관심이 덜했기 때문이기도 하다. (실험을 했던 프랑스의 위인들인 파스퇴르와 클로드 베르나르Claude Bernard가 의대 교수가 아니었다는 것은 결코 우연이 아니었다. 헌터가 제너에게 했던 조언과 비슷하게, 생리학자였던 베르나르는 한 미국 학생에게 이렇게 말했다. "왜 생각하나? 일단 철저히 실험을 해. 생각은 그다음에 하고."[24])

한편 독일에서 루돌프 피르호Rudolf Virchow — 그와 베르나르는 둘 다 1843년에 의학 학위를 받았다 — 는 세포병리학이라는 분야를 창시하고 있었다. 질병이 세포 수준에서 시작된다는 개념이었다. 그리고 독일에서는 세계 어느 곳보다도 더 실험을 통해 자연을 적극적으로 탐구하는 명석한 과학자들을 중심으로 탁월한 연구실들이 생겨나고 있었다. 처음으로 현대 세균론을 정립한 과학자인 야코프 헨레Jacob Henle는 프랜시스 베이컨과 같은 맥락의 말을 했다. "자연은 오로지 질문할 때만 답한다."[25]

그리고 프랑스에서 파스퇴르는 이렇게 쓰고 있었다. "나는 수수께끼의 가장자리에 와 있으며 장막은 점점 얇아지고 있다."

의학에서 이토록 흥분 가득한 시기는 결코 없었다. 새로운 우주가 열리고 있었다.

하지만 콜레라와 장티푸스에 관한 발견을 제외하고(게다가 이 발견들도 아주 서서히 받아들여졌다), 이런 새로운 과학 지식이 질병의 치료나 예방에 적용되는 사례는 거의 없었다. 게다가 발견되고 있던 것들 중 상당수는 이해되지 않고 있었다. 한 예로 1868년 한 스위스 연구자는 세포핵에서 데옥시리보핵산deoxyribonucleic acid, 즉 DNA를 분리했지만, 그것이 어떤 일을 하는지 전혀 몰랐다. 그로부터 75년이 지난 뒤 1918년 독감 대유행과 직접적으로 관련되어 있는 어떤 연구의 결론이 나올 때까지, DNA가 유전 정보를 지닌다는 것을 보여주는 것은 고사하고 그럴 거라고 추측한 사람조차 없었다.

따라서 과학의 발전은 사실상, 그리고 역설적이게도, "치료 허무주의"로 이어졌다. 의사들은 전통 치료법에 더는 매력을 못 느꼈지만, 대신할 치료법이 전혀 나와 있지 않았다. 루이를 비롯한 이들의 발견에 대응하여 1835년 하버드 대학교의 제이컵 비글로Jacob Bigelow는 한 주요 연설에서 이렇게 주장했다. "올바른 판단력과 오랜 경험을 지닌 대다수 의료인의 편향되지 않은 견해에 비추어 볼 때 …… 모든 질병을 그냥 놔 두는 편이 세계에 죽음과 재앙이 더 적어질 것이다."[26]

그의 연설은 파장이 컸다. 또 그는 의학이 빠진 혼란과 의사들의 좌절감도 표현했다. 의사들은 몇 년 전부터 그 접근법을 포기하고 있었고, 어떤 요법이 유용한지를 점점 덜 확신하게 되었고, 치료를 하려는 노력을 훨씬 덜하고 있었다. 1800년대 초에 필라델피아에서 러시는 대량 사혈을 주장했고 널리 찬사를 받았다. 그런데 1862년에 필라델피아에서 이루어진 연구에서는 9,502건을 조사했는데 의사가 환자의 정맥을 절개한 사례가 "단 한 건"뿐이었다.[27]

일반인도 영웅적 의학에 대한 믿음을 잃고서 그 고문을 받아들이기를 꺼리게 되었다. 그리고 기존 의학계에서 나오고 있는 신지식이 아직 새 요법의 개발로 이어지지 않고 있었기에, 대안 형태의 질병과 치료의 새로운 개념들이 나오기 시작했다. 그중에는 사이비과학인 것도 있었고, 과학이 아니라 종교에서 유래한 것들도 있었다.

이런 혼란은 미국에만 국한된 것이 아니었다. 독일에서 동종요법을 개발한 사무엘 하네만Samuel Hahnemann이 대표적이었다. 그는 독일 과학계가 대륙에서 주류 세력으로 부상하기 직전인 1810년에 자신의 개념을 발표했다. 그러나 개인들이 가장 자유롭게 권위자에게 의문을 제기한 곳은 미국이었다. 그래서 미국이야말로 가장 혼돈 상태였다.

남북전쟁 이전에 널리 퍼진, 자신의 이름을 딴 운동의 창시자인 새뮤얼 톰슨Samuel Thomson은 의학이 누구나 이해할 수 있을 만치 단순하며, 따라서 누구나 의사 역할을 할 수 있다고 주장했다. 그 운동 출판물에는 이렇게 쓰여 있었다. "자치 정부, 평등한 권리, 도덕철학이 모든 분야의 모든 대중적인 직업을 대신하게 되어 모든 남녀가 자신의 사제, 의사, 변호사가 될 날이 곧 올지 모른다."[28] 그의 체계는 "식물성" 치료제를 썼고, 그는 "거짓 이론과 가설이 거의 의학 전체를 구성하고 있다"[29]고 비난했다.

톰슨주의Thomsonism는 가장 인기 있는 대중 의학 운동이었지만, 유일한 것은 아니었다. 종파라고 부를 수 있는 수십 가지 운동이 미국 전역에서 일어났다. 한 톰슨주의 신봉자가 쓴 시는 이러한 태도를 압축적으로 보여준다. "대학의 둥지는 세 곳이지 / 법학, 의학, 신학이야 / 그리고 이 세 곳은 결합된 채로 / 세상을 계속 억압하고 눈멀게 해 / …… 이제 자유로워질 때야 / 사제와 의사의 노예 상태로부터."[30]

이런 개념들이 널리 퍼져 가고, 전통적인 의사가 환자를 치료할 능력이 있음을 보여주지 못하고, 앤드루 잭슨Andrew Jackson*의 등장으로 민주주의와 반엘리트주의 열풍이 전국을 휩쓸고 있을 때, 미국 의학은 변경 지대만큼 거칠고 민주주의적인 곳이 되었다. 1700년대에 영국은 의사들의 면허 기준을 완화한 바 있었다. 이제 미국의 몇몇 주는 의사 면허 제도를 아예 폐지했다. 면허가 왜 필요한가? 의사들이 뭐 아는 것이 있나? 의사들이 아픈 사람을 **치료할** 수 있나? 1846년 한 비평가는 이렇게 썼다. "이 의학 면허만큼 귀족적인 독점이 판치는 곳은 없다. 게다가 이보다 심한 사기도 없다."³¹ 영국에서 "교수Professor"라는 직함은 대학에 자리가 있는 사람만을 가리켰는데, 존 헌터가 과학을 외과에 도입한 뒤에도, 외과의는 "미스터Mister"라고 불리곤 했다. 반면에 미국에서는 "교수"와 "의사Doctor"라는 직함은 원하기만 하면 누구나 가질 수 있는 것이었다. 1900년에 약사 면허는 41개 주, 치과의사 면허는 35개 주에서 발급했지만, 의사 면허는 34개 주만 발급했다.³² 1858년 한 전형적인 의학 잡지에는 이렇게 묻는 기사가 실렸다. "어떤 이유로 미국 대중은 의료직에 대한 존경심을 잃게 된 것일까?"³³

남북전쟁이 일어날 무렵, 미국 의학은 천천히 발전하기 시작했지만, 말 그대로 아주 천천히였다. 가장 유망해 보이던 분야는 외과였다. 1846년 매사추세츠 종합병원에서 처음 시연을 보인 마취제가 큰 도움이 되기도 했지만, 갈레노스가 검투사들을 치료하면서 해부학에 관해 많은 것을 배웠듯이, 미국 외과의들은 전쟁을 통해 많은 것을 배움으로써 유럽 의사들보다 앞서 나갔다.

그러나 감염병과 다른 질병들을 치료하는 의사들은 여전히 몸에 수

* 서민 출신으로서는 최초로 미국의 대통령이 된 인물 — 옮긴이.

포를 일으키는 겨자 석고 붕대와 비소, 수은 같은 독물을 써서 몸을 공격했다. 너무나 많은 의사들이 이 원대한 철학 체계를 계속 고수하고 있었고, 남북전쟁은 프랑스의 영향이 아직 미국 의학에 거의 침투하지 못했다는 것을 보여주었다. 유럽의 의대는 체온계, 청진기, 검안경을 쓰는 법을 가르쳤지만, 미국인들은 그런 것들을 거의 쓰지 않았고 가장 규모가 큰 북부군에도 체온계는 겨우 여섯 개뿐이었다. 미국인들은 주사기로 아편을 주사하는 대신에, 여전히 상처에 아편 가루를 뿌려서 통증을 덜고 있었다. 그리고 북부군 의무감 윌리엄 해먼드William Hammond가 강한 설사제 중 몇 가지를 금지했을 때, 그는 미국의학협회의 비난을 받고 군법회의에 회부되었다.[34]

남북전쟁이 끝난 뒤, 미국에서는 새롭고, 단순하고, 완벽하며, 자족적인 치유 체계를 설파하는 예언자들이 속속 나왔다. 그중 두 가지인 카이로프랙틱과 크리스천 사이언스Christian Science는 지금까지 살아남았다. (척추 교정이 근골격계 증상을 완화시킬 수 있음을 시사하는 증거들이 있긴 하지만, 질병이 척추가 어긋나 생긴다는 카이로프랙틱의 주장을 뒷받침하는 증거는 전혀 없다.)

의학은 키니네, 디기탈리스, 아편 같은 혜택을 제공하는 약물들을 발견했지만, 한 역사가가 보여주었듯이 이 약물들은 어떤 특정한 목적도 없이 몸에 전반적인 영향을 미치겠다는 의도로 으레 무차별적으로 처방되곤 했다. 키니네조차 말라리아를 치료하는 용도가 아니라, 일반적으로 처방되었다.[35] 이름이 같은 연방대법관의 부친인 의사 올리버 웬델 홈스Oliver Wendell Holmes가 다음과 같이 선언한 것도 그다지 과장이아니었다. "지금 쓰이고 있는 모든 약물을 바다 밑으로 가라앉힐 수 있다면 나는 그편이 인류에게는 오히려 더 나을 것이라고 굳게 믿는다. 물론 물고기들에게는 아주 안 좋은 일이겠지만 말이다."[36]

미국에는 또 다른 특징이 있었다. 미국은 매우 실용적인 나라였다. 미국은 에너지로 충만한 나라였기에, 게으름이나 몽상이나 시간 낭비를 두고 보지 않았다. 1832년 루이는 미국인이었던 가장 유망한 제자 중 한 명에게 의사로 개업하기 전에 몇 년 동안 연구에 정진할 것을 권했다. 학생의 부친도 의사였는데, 그는 바로 매사추세츠 종합병원의 설립자 중 한 명인 제임스 잭슨James Jackson이었다. 그는 루이의 제안을 경멸하는 어투로 거절하며 이렇게 항변했다. "이 나라에서 그런 과정을 밟는 사람은 그 아이뿐일 겁니다. 그렇게 되면 남들과 전혀 다른 삶을 살게 되겠지요. 우리는 일을 하는 사람입니다. …… 해야 할 일이 엄청나게 많아요. 만약에 제 아들이 일을 하지 않는다면 무위도식하는 자가 되고 말 거예요."[37]

미국에서는 과학이 치료법의 기반을 허물어뜨리고 있었다. 그리고 바로 그 사실 때문에 대학은 과학을 지지하는 일에 관심이 없었다. 물리학, 화학, 실용적인 공학 기술들은 번성했다. 특히 공학자의 수는 폭발적으로 늘어나고 있었고(19세기 말에는 7,000명이었다가 제1차 세계대전 직후에는 22만 6,000명으로 늘었다[38]), 그들은 놀라운 일들을 해내고 있었다. 공학자들은 철강 생산을 기술에서 과학으로 바꾸었고, 전신을 개발했고, 미국과 유럽을 연결하는 전선을 깔았고, 대륙을 가로지르는 철도와 하늘 높이 치솟은 고층건물을 건설했고, 전화를 개발했다. 머지않아 자동차와 비행기도 나왔다. 세상은 바뀌고 있었다. 연구실에서 생물학에 관해 알아내고 있는 것이 무엇이든 간에 그로부터 기초 지식이 쌓이고 있었다. 그러나 마취제를 제외하면, 연구실에서 이루어지는 연구는 거의 쓸모가 없었고, 대신할 것을 아무것도 제공하지 않았다.

하지만 1870년대에 유럽의 의과 대학들은 엄격한 과학 교육을 요구하고 제공했으며, 전반적으로 국가의 지원을 받았다. 대조적으로 미국의 대다수 의대는 학생들의 수업료로 봉급을 받고 소득을 올리는 교수진이 소유하고 있었기에 학교는 오로지 수업료를 지불할 능력만을 입학 기준으로 삼을 때가 많았다. 미국의 의대 중에 학생들에게 상시적으로 부검을 하거나 환자를 진료하도록 허용하는 곳은 전혀 없었고, 의학 교육은 4개월에 걸친 강의를 두 차례 듣는 것에 불과할 때가 많았다. 의대medical school 중에 대학교university와 조금이라도 관련이 있는 곳은 거의 없었고, 병원과 연결된 곳은 더욱 없었다. 1870년에 하버드 의대 학생은 아홉 개 강좌 중 네 개 강좌에서 낙제하고도 학위를 받을 수 있었다.[39]

미국에는 개인적으로 연구하며 탁월한 성과를 내는 몇몇 독립 연구자들이 있었지만, 그들은 어떤 기관으로부터도 지원을 받지 못하고 있었다. 미국의 손꼽히는 실험생리학자인 S. 위어 미첼S. Weir Mitchell은 "내 앞에 아주 짙게 깔린 새로운 진리들을 탐구할 시간이나 힘을 빼앗길까"[40] 봐 걱정스럽다고 썼다. 그러나 이미 국제적인 명성을 얻었고, 면역계의 기본적인 이해와 항독소의 개발로 직접 이어질 뱀독 연구를 시작한 뒤인 1870년대에 그는 펜실베이니아 대학교와 제퍼슨 의대 Jefferson Medical College 양쪽에 생리학을 가르치겠다고 지원했지만 거절당했다. 두 대학 모두 교육이나 연구 목적의 연구실은커녕, 연구 자체에도 전혀 관심이 없었다. 1871년 하버드 대학교는 미국 대학교 중 최초로 의학 실험을 할 연구실을 만들었지만, 그 연구실은 한 다락방에 해당 교수의 부친이 낸 돈으로 지은 것이었다. 또한 1871년 하버드 대

학교의 한 병리해부학 교수는 현미경을 어떻게 쓰는지 모른다고 실토했다.[41]

그 무렵인 1869년에 명문가 출신의 찰스 엘리엇Charles Eliot은 하버드 대학교의 총장으로 취임했다. 얼굴 한쪽이 기형인 선천적 결함이 있어서 그쪽이 보이는 사진은 절대로 찍지 못하게 했던 엘리엇은 취임 일성으로 이렇게 선언했다. "이 나라의 의학 교육 제도를 전면적으로 개혁해야 한다. 학위를 받아서 사회에 나가는 미국 의대 졸업생은 평균적으로 생각하기조차 끔찍할 만치 무지하고 전반적으로 무능하다."[42]

이 선언 직후에 새로 배출된 하버드 의대 출신 의사의 손에 환자 세명이 잇달아 사망하는 일이 벌어졌다. 자신이 주사한 모르핀이 치사량이라는 사실을 몰랐기 때문이다. 엘리엇은 이 사건까지 개혁의 발판으로 삼으려 했지만, 교수진의 저항 때문에 온건한 수준의 개혁밖에 이루지 못했다. 당시 가장 막강했던 인물인 외과 교수 헨리 비글로는 하버드 감독이사회에 이렇게 항의했다. "엘리엇은 사실상 의학박사 학위를 딸 때 필기시험을 받게 하자고 주장하고 있다. 나는 그에게 하버드 의대생의 수준을 전혀 모른다고 알려주지 않을 수 없었다. 그들 중 절반 이상은 거의 글을 쓸 줄 모른다. 당연히 필기시험을 통과할 수 없다.[43] …… 더 엄격한 기준을 도입함으로써 기존의 대규모 강좌와 많은 수입액을 위험에 빠뜨리는 것이 옳다고 생각할 의대는 한 곳도 없다."[44]

많은 미국 의사들은 사실 유럽의 연구실들에서 이루어지고 있던 발전에 매료되어 있었다. 그러나 그것들을 배우려면 유럽으로 가야 했다. 돌아와도 그 지식을 써먹을 데가 거의 없었다. 어쨌거나 미국에서는 의학 연구를 지원하는 기관이 한 곳도 없었다.

유럽에서 공부를 했던 한 미국인은 이렇게 썼다. "독일에 있을 때 나는 왜 미국은 의학 분야에서 과학 연구를 전혀 하지 않는지, 독일에 와서는 연구도 잘하고 뛰어난 재능을 보여줬던 많은 이들이 귀국해서는 훌륭한 연구를 하거나 했다는 소식이 전혀 들리지 않는 이유가 무엇이냐는 질문을 종종 받았다. 답은 이곳에서는 그런 연구를 할 기회도 없고, 연구를 하더라도 인정도 못 받고, 연구를 해달라는 요청도 전혀 없다는 것이다. …… 이 나라의 의학 교육 환경은 끔찍하기 그지없다."[45]

1873년 존스 홉킨스는 사망하면서, 대학교와 병원을 세우라며 350만 달러의 유산을 남겼다. 당시 한 대학교에 기부된 최대 금액이었다. 당시 프린스턴 대학교 도서관에는 당황스러울 만치 책이 적었다. 게다가 일주일에 한 시간만 문을 열었다. 컬럼비아 대학교는 그나마 나은 편이었다. 컬럼비아 대학교 도서관은 매일 오후에 두 시간씩 문을 열었다. 하지만 신입생은 특별 허가를 받지 않으면 들어갈 수 없었다. 또한 하버드 대학교 교수들 중 박사학위 소지자는 10퍼센트에 불과했다.

홉킨스의 신탁 재산 관리인들은 신중하게 행동하지만 단호하게 결정을 내리는 퀘이커교도들이었다. 그들은 하버드 대학교 총장 찰스 엘리엇, 예일 대학교 총장 제임스 버릴 에인절James Burrill Angell, 코넬 대학교 총장 앤드루 D. 화이트Andrew D. White의 조언을 무시하고[46], 독일의 가장 우수한 대학교들을 존스 홉킨스 대학교의 모델로 삼기로 결정했다. 그리고 단순히 자신이 믿는 것을 가르치는 대신에 새로운 지식을 생성하는 일에 매진하는 이들을 다수 교수진으로 뽑았다.

신탁 재산 관리인들이 이런 결정을 내린 이유는 명확했다. 미국에 그런 대학이 아예 없기 때문이기도 했고, 시장 조사와 같은 일을 하고 난 후 그런 기관의 필요성을 인식했기 때문이기도 했다. 한 이사회 임원은 나중에 이렇게 설명했다. "이 나라의 젊은이들 사이에 대학이나 과학대의 통상적인 강좌를 넘어서는 공부를 할 기회를 달라는 요구가 강했다. …… 이 요구의 가장 확실한 증거로 독일 대학교에서 강의를 듣는 미국 학생들이 점점 늘어나고 있었다."[47] 신탁 재산 관리인들은 그 점을 널리 알리기로 결정했다. 그들은 저명한 교수들만을 고용하여 첨단 연구를 할 기회를 주기로 했다.

그들의 계획은 여러 면에서 전적으로 미국다운 야심이었다. 무에서 혁신을 일으키겠다는 것이었다. 그러니 지저분한 산업 도시이자 항구 도시인 볼티모어에 새 기관을 세운다는 것은 별 의미가 없었다. 필라델피아, 보스턴, 뉴욕과 달리, 자선 사업 전통이 전혀 없었고, 기관을 이끌 준비가 된 사회 엘리트도 전혀 없었으며, 지적 전통조차 아예 없었기 때문이다. 낮은 집들이 길을 따라서 세 걸음 간격으로 죽 이어져 있으면서도 거리에 활기가 거의 없어서 볼티모어는 건축조차 유달리 지루해 보였다. 볼티모어 주민들은 뒤뜰과 앞마당에서, 즉 집 안에서 주로 지내는 듯했다.

사실 어느 모로 보나 굳이 그곳에 뭔가를 지을 이유가 전혀 없었다. …… 미국의 또 다른 특징인, 돈이 넘친다는 것만 빼고 말이다.

신탁 재산 관리인들은 대니얼 코잇 길먼을 총장으로 뽑았다. 그는 주 의원들과 다툰 뒤에 신설된 캘리포니아 대학교 총장 자리에서 물러난 참이었다. 그보다 앞서 그는 예일의 셰필드 과학대 설립에 기여했고, 그 기관의 학장도 맡은 바 있었다. 셰필드 과학대는 예일 대학교와는 별개의 학교였다. 사실 그 학교는 예일 대학교가 과학을 기초 교과 과정에 포함시키지 않겠다고 하는 바람에 설립되었다고 할 수 있었다.

길먼은 홉킨스 대학교로 오자마자 세계적으로 존경받는 ― 그리고 인맥이 좋은― 교수들을 뽑았다. 이러한 조치는 곧바로 대학의 신용도 상승으로 이어졌다. 유럽에서 헉슬리 같은 인사들은 홉킨스 대학교가 미국의 폭발적인 에너지와 개방성을 과학 탐구와 결합했다고 보았다. 세계를 뒤흔들 잠재력이 있다고 본 것이다.

이런 홉킨스 대학교의 출범을 기념하고, 이 전망을 찬미하고, 이 새로운 신조를 널리 퍼뜨리기 위해서 토머스 헉슬리는 미국으로 왔다.

존스 홉킨스 대학교는 학사 관리를 엄격하게 할 예정이었다. 미국의 그 어떤 대학교도 한 적이 없는 수준으로 말이다.

홉킨스 대학교는 1876년에 문을 열었다. 의대는 1893년이 되어서야 설립되었지만, 뛰어난 인재들이 모여들면서 금방 성공을 거둔 덕분에 미국의 의학은 제1차 세계대전이 터질 무렵 이미 유럽을 따라잡고 막 넘어서려 하고 있었다.

독감은 바이러스 질환이다. 독감이 인명을 앗아 가는 방식은 대개 둘 중 하나다. 한 가지는 격렬한 바이러스성 폐렴을 일으켜서 폐가 타는 것처럼 심하게 손상되면서 직접적으로 빨리 사망에 이르는 것이다. 다른 한 가지는 몸의 방어 체계를 서서히 간접적으로 무너뜨리면서, 세균이 폐에 침입할 수 있도록 길을 여는 것이다. 그 결과로 더 흔한 세균성 폐렴에 걸려서 더 천천히 죽음에 이른다.

제1차 세계대전이 터질 무렵, 홉킨스 대학교에서 직접적으로 또는 간접적으로 훈련을 받은 이들은 이미 폐렴을 연구하는 쪽으로 세계 선두에 서 있었다. 당시 폐렴은 "인류를 죽이는 질환의 대장"이라고 불리고 있었다. 그들은 몇몇 사례에서 그 병을 예방하고 치료할 수 있었다.

그리고 그들의 이야기는 한 사람에게서 시작된다.

02

월리엄 헨리 웰치William Henry Welch의 유년기와 청년기에는 훗날의 그를 시사하는 특징이 전혀 드러나지 않았다.

그래서 그의 전기는 유년기에서 시작하는 대신에 1930년의 색다른 80번째 생일에서 시작하는 편이 가장 나을 듯하다.[1] 친구와 동료, 찬미자들이 그의 생일을 축하하기 위해 그가 사는 볼티모어뿐 아니라 보스턴, 뉴욕, 워싱턴에, 시카고, 신시내티, 로스앤젤레스에, 파리, 런던, 제네바, 도쿄, 베이징에 모였다. 축하 행사장들은 전신과 무선으로 연결되었고, 시간대가 다른 지역들끼리 가능한 한 행사 시간이 겹칠 수 있도록 개최 시간을 지역마다 다르게 했다. 많은 행사장은 노벨상 수상자들을 비롯한 여러 분야의 과학자들로 가득 찼고, 미국 대통령 허버트 후버Herbert Hoover가 워싱턴 행사장에서 웰치에게 바친 헌사는 미국의 무선망을 통해서 생중계되었다.

그 헌사는 세계에서 가장 영향력 있는 과학자라고 할 수 있는 사람에게 바쳐졌다. 그는 국립과학원 원장, 미국과학진흥협회 회장, 미국의학협회 회장을 비롯하여 말 그대로 수십 곳의 과학 단체 수장이나 유력 인사로 활동한 사람이었다. 정부가 연구비 지원을 전혀 하지 않던 시절에, 그는 워싱턴 카네기협회의 집행위원회 위원장이자 32년 동안 록펠러 의학연구소(현재의 록펠러 대학교)의 과학이사회 의장으로 일하면서 미국에서 가장 규모가 큰 이 두 자선 단체의 자금을 관리했다.

하지만 웰치는 자신이 속한 의학 연구 분야에서조차 결코 위대한 선구자였던 적이 없었다. 그는 루이 파스퇴르도, 로버트 코흐도, 파울 에를리히Paul Ehrlich도, 시어벌드 스미스Theobald Smith도 아니었다. 그는 탁월한 통찰력을 선보인 적도, 엄청난 발견을 한 적도 없었다. 심오하면서 독창적인 질문을 던진 적도 없었고, 연구나 과학 논문을 통해 어떤 중요한 성과를 내놓은 적도 없었다. 국립과학원 원장은커녕 회원으로 뽑힐 만한 심오한 연구 성과를 내놓은 적도 거의 없었다. 그냥 연구를 하지 않았다고 말하는 게 합리적인 판단일지도 모른다.

그럼에도 이날 모인 전 세계의 손꼽히는 과학자 수백 명은 모든 것을 측정할 때처럼 냉철하고 객관적으로 그를 측정한 끝에 그가 축하를 받을 자격이 있다고 판단했다. 그들은 그의 삶을 기리기 위해 모였다. 그가 과학에서 거둔 성과가 아니라 그가 과학을 위해 해낸 일 때문이었다.

그가 한평생을 사는 동안 세상은 말이 끄는 마차가 다니던 곳에서 무선 통신과 항공기, 심지어 최초의 텔레비전까지 있는 곳으로 급격하게 바뀌었다. 코카콜라는 1900년 이전에 발명되어 전국으로 빠르게 퍼졌고, 1920년대에는 울워스의 점포가 1,500곳을 넘었으며, 미국이 기술 관료제 체제로 재편되면서 진보 시대Progressive Age에 들어섰다.[2] 그런 추세는 1930년에 백악관에서 열린 아동 문제 회의에서 정점을 찍었다. 이 회의는 육아에서 부모보다 전문가가 더 우위에 있다고 선언했다.

"우리가 발전시켜 온 복잡하고 뒤얽혀 있고 상호 의존적인 사회 경제 체제에 적합하게 아이를 교육시키는 일은 개별 부모의 능력 범위를 넘어서는"[3] 일이기 때문이었다.

물론 웰치는 이런 변화들에 아무런 역할도 하지 않았다. 그러나 그는 의학, 특히 미국 의학 분야에서 이에 상응하는 재편을 이루는 데 직접적인 큰 역할을 했다.

그는 처음에는 일종의 아바타 역할을 했다. 그의 경험이 자기 세대의 많은 이들의 경험을 구현하고 요약하고 있었기 때문이다. 그러나 그는 결코 단순한 상징이나 대변자가 아니었다. 에셔Escher의 그림처럼, 그의 삶은 다른 사람들의 삶을 대변하는 동시에 그의 뒤를 이은 사람들, 그리고 그 뒤를 이은 사람들을 거쳐서 죽 현재까지 이어지는 사람들의 삶을 규정했다.

그는 결코 혁신적인 과학을 한 적이 없었지만, 혁신적인 삶을 살았다. 그는 배우인 동시에 무대였다. 감독이자 창작자이자 건축자였다. 라이브 무대의 배우처럼, 그는 단 한 차례의 공연으로 관중에게 영향을 미치고, 그들을 통해 시공간으로 그 영향이 메아리치게 되는 삶을 살았다. 그는 세상에서 가장 큰 과학적 의료 산업, 아니 아마도 모든 과학 분야를 통틀어 가장 클 산업을 창출한 운동을 이끌었다. 그의 유산은 객관적으로 측정할 수 있는 것이 아니었지만, 그럼에도 실재하는 것이었다. 그 유산은 타인들의 영혼을 사로잡는 그의 능력이 남긴 것이었다.

웰치는 1850년 코네티컷주 노포크에서 태어났다. 코네티컷주 북부에 있는 이곳은 지금도 숲이 울창한 외진 산악 지대로 남아 있다. 조부,

종조부, 부친, 삼촌 네 명이 모두 의사였다. 부친은 국회의원으로도 일했고, 1857년 예일 의대 졸업식에서 연설을 하기도 했다. 연설에서 그는 최신 의학 발전을 상당히 이해하고 있음을 보여주었다. 1868년에야 하버드 대학교에서 언급될 한 기술과 당시 독일어 학술지에만 발표하던 루돌프 피르호의 이름과 함께 놀라울 만큼 새로운 "생리학과 병리학에 영향을 미치는 세포론"[4]을 언급했다. 또한 그는 이렇게 선언했다. "우리가 얻은 바람직한 모든 지식은……사실들의 정확한 관찰에서 나왔다."[5]

여기까지 보면 웰치가 의사가 되리라는 것은 이미 정해진 운명처럼 보일지 모른다 .하지만 실상은 그렇지 않았다. 훗날 그는 자신의 제자인 위대한 외과의 하비 쿠싱에게 젊을 때 자신이 의학에 심한 반감을 가졌었다고 말했다.[6]

아마 그 반감은 어느 정도 주변 환경에서 비롯되었을 것이다. 웰치의 모친은 그가 생후 6개월 때 사망했다. 세 살 더 많았던 누나는 어딘가로 보내졌고, 부친은 정서적으로나 신체적으로 아들과 거리를 두었다. 웰치는 평생 그 누구보다도 누나와 더 가깝게 지내게 된다. 여러 해 동안 누나와 주고받은 편지들은 그가 누나에게는 속내를 기꺼이 털어놓았음을 잘 보여준다.

그의 삶을 평생 지배하게 되는 패턴이 유년기에도 뚜렷이 드러났다. 그것은 바로 사회 활동 속에 가려진 외로움이다. 처음에 그는 사회에 소속되려고 애썼다. 그는 고립되어 있지 않았다. 또래인 사촌들과 삼촌 한 명이 이웃에 살았기에 늘 함께 놀곤 했다. 그러나 그는 더 친밀해지고 싶었고, 사촌들에게 자신을 "형제"라고 불러 달라고 간청했다.[7] 그들은 거부했다. 다른 영역들에서도 그는 어울리고, 소속되기 위해 애썼다. 열다섯 살 때는 복음주의 열정에 사로잡혀서, 신의 뜻을 받들겠다고 공식 선언했다.

그는 예일 대학교에 다닐 때 자신의 신앙과 과학 사이에서 아무런 갈등을 느끼지 못했다. 그 대학은 공학 같은 실용적인 기술을 가르치기 시작했지만, 남북전쟁 직후였던 당시에는 과학적 열정과 상당히 거리를 두고 있었다. 하버드 대학교가 유니테리언교도의 영향하에 있었기에, 그 반발로 보수적인 조합교회 쪽의 입장에 섰다. 아무튼 웰치의 지적 분야에 대한 관심이 대학을 졸업한 뒤에야 시작되었다고 해도, 그의 성격은 이미 형성되어 있었다. 특히 세 가지 속성이 두드러졌다. 사실 그 속성들의 조합은 강력한 효과를 발휘한다는 것이 드러나게 된다.

대학 시절 내내 그의 지성은 돋보였고, 그는 학급에서 3등으로 졸업했다. 그러나 사람들은 그의 명석함이 아니라 성격에서 깊은 인상을 받았다. 그에게는 무언가에 열정적으로 참여하면서도 객관적으로 조망할 수 있는 특별한 능력이 있었다. 한 학생은 그를 열띤 토론 중에도 "냉정을 유지한 유일한 사람"이라고 했으며, 그는 여생 동안 이 성격을 간직하게 된다.

웰치에게는 다른 사람들이 자신을 좋아해 주기를 바라게 만드는 묘한 매력이 있었다. 당시에는 신입생을 골리는 야만적인 행위가 흔했고, 한 급우는 2학년생이 괴롭히지 못하게 방에 권총을 갖다놓으라는 충고를 받을 정도였다. 그러나 웰치를 건드리는 사람은 아무도 없었다. 그러자 아마 미국에서 가장 은밀할 사교 모임으로서 회원에게 든든한 배경이 되어 주는 스컬 앤 본즈Skull and Bones가 그를 끌어들였고, 그는 평생 그 모임에 깊은 애착을 갖게 된다. 아마 소속되고 싶어 하는 그의 욕망을 충족시켰기 때문일 것이다. 어쨌든 이전까지 어디엔가 소속되고자 절실했던 그의 마음은 이제 자족감으로 대체되었다. 룸메이트는 그와 헤어질 때 특이한 쪽지를 남겼다. "네가 늘 내게 보여준 친절함에 큰 빚을 졌다는 점을 말하고 싶어. 너는 내게 순수함 그 자체야. …… 네게는 아니었지만 내가 남들에게 종종 말하곤 했던 진리를 이제 더 깊이 느껴. 내가 너 같은 친구에게 아무 가치도 없는 사람이었다는 것을 말이지. 나는 종종 네가 딱하다고 느꼈어. 능력, 품위, 모든 고귀하면서 훌륭한 품성 면에서 너보다 못한 나와 한 방을 써야 했다고 생각하니까."[8]

전기작가라면 동성애적이라고 해석할지도 모를 유형의 내용이다. 아마 맞을지도 모른다. 적어도 오직 열정이라고 부를 수밖에 없는 태도로 웰치에게 몰두한 남성이 나중에 적어도 한 명 더 있게 된다. 그러나 웰치는 이후 여생을 살아가는 동안 그 정도까지는 아니더라도 뭐라고 규정할 수 없는 방식으로 다른 사람들에게 그와 유사한 감정을 불러일으키는 듯했다. 그가 그렇게 보이려고 애쓴 것이 아니었다. 일부러 애쓰지 않아도 그는 사람들을 매혹했고, 그들에게 영감을 주었다. 애착은커녕 개인적인 연줄조차 없는데도 사람들은 그에게 강하게 이끌렸다. 후대 사람들은 이러한 특성을 "카리스마"라고 부르게 된다.

학급 석차 덕분에 그는 졸업 연설을 맡게 되었다. 대학생 때 쓴 「믿음의 붕괴」라는 제목의 글에서, 그는 세상을 "정의의 신의 인도를 받지 않는" 기계로 본다며 기계론적 과학을 비난한 바 있었다. 그런데 다윈이 『종의 기원』을 출간하고 나서 10년이 지난 1870년, 웰치는 한 연설에서 과학과 종교를 화해시키고자 시도했다.

그는 그 일이 어렵다는 것을 알았다. 과학에는 언제나 혁명적이 될 가능성이 잠재되어 있다. 무언가가 "어떻게" 일어날까라는 세속적으로 보이는 질문에 대한 모든 새로운 답은 기존의 모든 질서를 혼란에 빠뜨리고 신앙도 위협할 인과 사슬을 드러낼 수 있다. 웰치는 19세기 후반기에 많은 이들이 성인으로서 처음 겪는 고통을 나름 겪고 있었다. 과학이 자연의 질서, 신의 질서를 인류가 규정한 질서로 대체하겠다고 위협하면서 나타난 고통이었다. 밀턴Milton이 『실낙원』에서 "두려운 혼돈과 깊은 밤의 지배"라고 한 질서, 어느 누구도 안다고 약속할 수 없는 질서로 말이다.

10여 년 전에 그의 부친이 했던 말에서 한 걸음 뒤로 물러나서, 웰치는 에머슨Emerson과 유니테리언교의 인격신을 거부하고, 성경에 계시된 진리가 중요하다고 되풀이했고, 그 계시가 반드시 이성적으로 이해할 수 있는 것은 아니라고 주장하며, "사람이 자신의 마음으로는 결코 발견할 수 없는"[9] 것이 있다고 했다.

웰치는 결국 자신의 마음으로 세계의 모든 것을 발견하고, 다른 사람들도 그렇게 하도록 부추기는 일에 평생을 바치게 될 터였다. 하지만 아직은 아니었다.

그는 고전 문학을 공부했고 예일 대학교에서 그리스어를 가르치고 싶어 했다. 그러나 예일 대학교가 그에게 교수직을 내주지 않으면서, 그는 어느 신설 사립학교의 교사가 되었다. 하지만 그 학교는 문을 닫았다. 예일 대학교는 여전히 그에게 아무런 자리도 내주지 않았고, 곧 취직이 될 가능성이 전혀 보이지 않는 상태에서 식구들이 그에게 의사가 되라고 종용하는 통에 결국 그는 노포크로 돌아가서 부친의 수습생으로 들어갔다.

전통적인 방식의 수습이었다. 부친이 하는 진료 중에서 최신 의학 개

넘에 관한 지식을 반영한 것은 전무했다. 대다수의 미국 의사들처럼 그는 체온과 혈압 같은 객관적인 척도를 무시했고, 용량을 측정하지 않은 채 처방약을 섞어 썼다. 때로는 맛만 보고서 섞기도 했다. 이 수습 기간은 웰치에게 그다지 즐겁지 않았다. 훗날 자신이 어떤 교육을 받았는지 이야기할 때, 그는 마치 그런 시기가 전혀 없었다는 양 넘어갔다. 그러나 의학에 대한 그의 관점이 변한 것은 바로 그 시기였다.

어느 시점에 그는 의사가 될 거라면 자기 방식으로 그리하기로 결심했다. 당시에 대개 의사가 되려고 하는 사람들은 6개월이나 1년쯤 수습생으로 일한 뒤에 의대에 들어갔다. 그는 이미 수습 기간은 마친 상태였다. 그러나 다음 단계에서 그는 새로운 경로를 취했다. 그는 학교로 돌아가긴 했지만, 의대로 가지 않았다. 그는 화학을 공부했다.

당시 미국에는 학생들에게 과학 지식이나 대학 학위를 입학 조건으로 요구하는 의대가 한 곳도 없었을 뿐 아니라, 과학의 중요성을 강조하는 의대도 전혀 없었다. 미국의 의대는 과학과 거리가 멀었다. 1871년 하버드 의대의 한 선임 교수는 이렇게 주장했다. "지금과 같은 과학의 시대에 응용과학의 숭배자들은 열광적으로 그 지식의 중요성을 설파한다. 물론 그 의도는 선하다. 하지만 평균적인 의대생들에게 더 큰 위험은 그런 지식의 부족으로 고생하는 데 있다기보다는 그런 지식의 습득에 몰두한 나머지 유용하며 심지어 필수적이기까지 한 것에서 멀어지는 데 도사리고 있다. …… 우리는 의대생들이 화학과 생리학의 미로에서 시간을 허비하도록 부추겨서는 안 된다."[10]

웰치의 견해는 달랐다. 화학은 그에게 몸을 들여다보는 창으로 보였다. 나중에 웰치의 스승이 될 카를 루트비히Carl Ludwig를 비롯한 몇몇 앞서 나가는 독일 과학자들은 그 무렵에 베를린에서 모임을 갖고서

"생리학을 화학-물리적 토대에 올려놓고 물리학과 동등한 과학적 지위를 부여하자"고 결정했다.[11]

웰치가 그 결정을 알았을 가능성은 거의 없지만, 그의 본능은 같은 말을 하고 있었다. 1872년 그는 화학을 공부하기 위해 예일의 셰필드 과학대에 들어갔다. 그는 이 대학의 시설이 "훌륭하다"고 생각했다. "내가 아는 한 화학이 매우 경시되고 있는 여느 의대보다 확실히 더 낫다."

반년 동안 기초 지식을 닦은 뒤, 그는 뉴욕시의 내외과 대학College of Physicians and Surgeons에서 의학 공부를 시작했다. 그곳은 아직 컬럼비아 대학교와 연계가 이루어지지 않은 상태였다.* (그는 예일 의대를 경멸했다. 50년 뒤 예일 의대가 초기에 의학에 기여한 바를 강연해 달라는 요청을 받자, 그는 전혀 기여한 것이 없다고 대꾸했다.) 내외과 대학은 전형적인 좋은 미국 의대였다. 입학하는 데 아무런 조건이 없었고 어느 과목에서 어떤 성적을 받던 상관없었다. 다른 곳들과 마찬가지로 교수진 봉급은 학생의 수업료에서 나왔고, 그래서 교수진은 학생 수를 최대한 늘리고 싶어 했다. 교육은 거의 전적으로 강의만으로 이루어졌다. 학교는 실험 같은 것은 전혀 제공하지 않았다. 이 역시 전형적이었다. 미국 대학 중에 학생에게 현미경을 쓰게 하는 곳은 전혀 없었다. 사실 웰치는 한 과목에서 우수한 성적을 올려서 현미경을 상으로 받았다. 그는 그 현미경을 소중히 간직했지만 쓰는 법을 몰랐고, 그 방법을 알려주는 교수도 전혀 없었다. 대신에 그는 교수들이 현미경을 가지고 작업하는 모습을 부러운 눈길로 바라보며 이렇게 언급했다. "분명 복잡해 보이는 현미경 메커니즘의 사용법을 모르니 그저 감탄하며 바라볼 도리밖에 없다."[12]

* 현재는 컬럼비아 대학 소속 의학전문대학원으로 있다 ─ 옮긴이.

그러나 다른 많은 대학들에서와 달리 내외과 대학의 학생들은 시신을 검사할 수 있었다. 웰치는 부검을 통해 장기에 무슨 일이 일어났는지를 알아내는 병리해부학에 매료되었다. 뉴욕시에는 의대가 3곳 있었다. 그는 3곳 모두에서 병리해부학 강의를 들었다.

그 뒤에 그는 대학이 의학 학위에 유일하게 요구하는 조건을 완수했다. 그는 최종 시험을 통과했다. 그는 그 시험을 "기숙학교를 떠난 이후로 본 가장 쉬운 시험"[13]이라고 평했다.

웰치가 시험을 보기 직전, 예일 대학교는 마침내 앞서 그가 그토록 간절히 원하던 자리였던 그리스어 교수직을 제안했다. 그는 거절했다.

그는 부친에게 이렇게 썼다. "나는 직업을 택했고, 그 분야에 점점 더 흥미를 느껴요. 다른 걸 하기 위해서 포기하고 싶은 마음이 전혀 없어요."

그는 정말로 흥미를 느꼈다.

또한 그는 인정을 받기 시작하고 있었다. 그의 교수 중 한 명인 프랜시스 델러필드Francis Delafield는 파리의 피에르 루이에게서 병리해부학을 공부했고, 루이처럼 수백 건의 부검 사례를 상세히 기록했다. 델러필드가 한 연구는 미국에서 최고였고, 가장 정확하고 가장 과학적이었다. 이제 그는 웰치를 동료로 끌어들였고, 자신의 신성한 일지에 웰치가 부검을 통해 발견한 사항들을 적을 수 있는 특권을 주었다.

그러나 웰치의 지식에는 아직 빈 곳들이 엄청나게 많았다. 그는 아직 현미경 사용법을 몰랐다. 마이크로톰(조직을 아주 얇게 자르는 장치)을 직접 만들 정도로 현미경 기술의 전문가였던 델러필드는 한쪽 눈을 대안렌즈에 붙인 채 파이프 담배를 피우면서 몇 시간 동안 앉아 있곤 했고, 웰치는 그 옆에서 무력하게 지켜보곤 했다. 하지만 델러필드는 웰치에게 아주 많은 부검을 할 수 있도록 특권을 주었다. 부검을 할 때마다 그는 새로운 것을 배우려 애썼다.

그러나 그 지식만으로는 만족할 수 없었다. 그를 가르치는 최고의 교수들은 파리, 빈, 베를린에서 공부한 이들이었다. 비록 웰치는 여전히 환자를 진료하는 의사가 될 생각이었지만—당시 미국에서 연구를 생계 수단으로 삼은 의사는 한 명도 없었다—미국 교수들이 자신에게 가르칠 수 있는 모든 것을 접한 뒤인 1876년 4월 19일 가족과 친구들로부터 돈을 빌려서 과학 공부를 계속하기 위해 유럽행 배를 탔다. 헉슬리가 존스 홉킨스 대학교의 기공식 강연을 하기 몇 달 전이었다. 웰치의 제자이자 탁월한 과학자인 사이먼 플렉스너Simon Flexner는 이 여행을 "미국 의사가 간 길 중에서 아마 가장 중요한 결과를 낳았다고 할 수 있는 탐험 여행"[14]으로 규정했다.

당시 최고의 과학이 이루어지고 있던 곳인 독일로 지식을 추구하기 위해 간 사람이 그 혼자일 리는 없었다. 한 역사가는 1870년부터 1914년 사이에 미국 의사 15,000명이 독일이나 오스트리아에서 공부했고, 영국, 프랑스, 일본, 터키, 이탈리아, 러시아에서 온 의사들도 수천 명이 있었다고 추정했다.[15]

이 의사들의 압도적인 대다수는 오로지 환자를 치료하는 일에만 관심이 있었다. 빈에서 교수들은 외국 의사들, 특히 미국 의사들에게 임상 의학의 특정한 측면만을 단기 강좌로 가르치는 거의 조립라인을 구축했다. 이 미국인들은 어느 정도는 배우고 싶은 욕구 때문에, 또 어느 정도는 고국의 경쟁자들보다 더 유리한 입장에 서고자 강좌를 들었다.

웰치는 의료 행위로 생계를 꾸릴 생각이었고, 독일에서 하는 공부가 그런 경력에 큰 도움이 될 거라는 것을 잘 알았다. 그는 금전적으로 지원을 하는 부친과 누나, 매형에게 이렇게 장담했다. "내가 독일에서 1년 동안 공부해서 얻을 지식과 명성은 분명히 성공 기회를 높여 줄 겁니다. 뉴욕에서 잘 나가는 젊은 의사들은 대부분 해외에서 공부한 이들이에요."[16]

그러나 그의 진정한 관심사는 새로운 우주를 탐구하기 위해 독일로 간 소수의 미국인들과 같았다. 그는 실험 과학을 배우고 싶었다. 미국에서 그는 이미 동료들보다 훨씬 더 많이 안다는 평판을 얻은 바 있었다. 그런데 독일에서는 아는 게 거의 없다는 이유로 두 군데 연구실에서 거절을 당했다. 그는 실망하기보다는 의욕이 생겼다. 곧 그는 연구를 시작할 곳을 발견하고 흥분해서 새어머니에게 편지를 썼다. "마치 의학이라는 위대한 학문에 이제 막 입문한 느낌이에요. 이전의 경험을 현재의 것과 비교하는 일은 좋은 나라에 관한 글을 읽는 것과 그 나라를 눈으로 직접 보는 것의 차이와 같아요. 이 과학 작업장과 연구실의 분위기에서 사는 것, 현재의 과학을 형성했고 형성하고 있는 이들과 어울리는 것, 좀 독창적인 조사를 직접 할 기회를 얻는 것 모두 이점이에요. 그것들이 나중 삶에 결실을 가져온다고 입증되지 않는다고 해도, 언제나 내게 기쁨과 이익의 원천일 거예요."[17]

그는 라이프치히 대학교를 이렇게 평했다. "멋지면서 온갖 실험 기기가 갖추어진 생리학, 해부학, 병리학, 화학 연구실들을 방문하고 이미 세계적인 명성을 지닌 교수들과 열심히 일하는 조수들, 그리고 학생들을 만나 볼 수 있다면, 연구에 몰두하고 작업에 집중함으로써 독일이 의학 분야에서 다른 나라들을 능가해 왔다는 사실을 깨닫게 될 거예요."[18]

그는 학습법을 배우는 데 초점을 맞추었고 새로운 세상을 들여다볼 또 다른 창을 제공하는 것, 더 뚜렷하고 깊게 볼 수 있도록 해줄 모든 것, 즉 새로운 기술에 계속 관심을 기울였다. 한 과학자와 함께한 연구의 "주된 성과는 새 조직을 다루는 중요한 방법들, 특히 특정한 요소를 분리하는 방법을 배운"[19] 것이었다. 웰치는 자신이 싫어한 어느 과학자에 대해 이렇게 말했다. "더욱 중요한 점은 앞으로 내 스스로 실험을 할 수 있도록 표본을 준비하고 고정하는 방법을 배웠다는 거예요."[20]

이때쯤 그는 교수들의 주목을 받고 있었고, 그중에는 세계적인 과학자들도 있었다. 하지만 그들이 그에게 남긴 인상이 더 강했다. 그는 카를 루트비히를 "권위자의 견해를 전혀 받아들이지 않고 모든 과학 이론을 가장 철저히 검증하는 과학자의 이상형"이라고 말했다. "느슨한 사고와 절반의 증명에 만족하지 않고, 추측하고 이론화하는 대신에 세밀하고 꼼꼼하게 관찰하는, 모든 과학자에게 가장 중요한 루트비히 교수의 가르침과 행동을 배우고 싶어요."[21]

또 한 명의 스승인 율리우스 콘하임Julius Cohnheim은 그에게 새로운 유형의 호기심을 자극했다. "콘하임은 사실을 설명하는 쪽에 집중해요. 그는 콩팥이 충혈되면 심장병이 생긴다는 사실을 아는 것만으로는 만족하지 않아요. …… 그런 상황에서 왜 그런 일이 일어나는지를 계속 탐구해요. …… 그는 이른바 실험적 또는 생리학적 병리학과의 창시자이자 지도자일 것이 거의 확실해요."[22]

웰치는 모든 것을 분석하기 시작했다. 마음속 가장 깊은 곳에 품고 있던 신앙도 예외는 아니었다. 5년 전에 그는 정의의 신이 아닌 다른 무언가가 세계를 지배한다는 개념을 비난한 바 있었다. 이제 그는 다윈을 받아들였다고 부친에게 말했다. "내가 아는 한 진화 교리에 비종

교적인 내용은 전혀 없어요. …… 결국 우리의 기존 믿음은 바뀌고 적
응해야 해요. 과학의 사실들이 바뀔 리는 없을 테니까요."[23]

또한 그는 독일 과학이 그런 성취를 이룬 수단을 분석했다. 그는 독
일 의대의 학생들에게 요구되는 철저한 준비, 학교의 독립 재정, 정부
와 대학교의 연구 지원이 세 가지 중요한 요소라고 판단했다.

존스 홉킨스 대학교가 문을 연 이듬해인 1877년 대니얼 길먼 총장은
유럽의 어떤 대학과도 경쟁할 수 있도록, 미국에서 가장 뛰어난 의학
교수진을 모을 계획을 세웠다. 전국, 아니 실제로는 전 세계를 훑는다
는 결정은 그 자체로 혁신적이었다. 앤아버라는 소도시에 있던 미시간
대학교를 제외하고, 미국의 모든 의대는 오로지 지역 의사들로 교수진
을 채웠다. 길먼이 후보자를 찾는 일을 맡긴 사람은 완벽한 인물이었
다. 의사 존 쇼 빌링스John Shaw Billings였다.

빌링스는 미국에서 최초로 과학적 의학에 큰 기여를 하게 되는 일을
주도했다. 바로 도서관이었다. 이 도서관은 육군 의무감의 지시로 남북
전쟁의 상세한 의학 역사를 기록하는 사업에서 비롯되었다. 육군은 또
한 의학 "박물관"을 세웠다. 실제로는 표본 자료실이었다.

이 박물관과 역사서 둘 다 놀라웠다. 1998년 이 박물관의 직계 후손
이라 할 육군병리학연구소Armed Forces Institute of Pathology의 과학자들은
1918년에 보존된 표본들을 써서 1918년 독감 바이러스의 유전자 조성
을 파악했다. 그리고 의학사는 대단히 정확하고 유용했다. 피르호조차
"거기에서 발견한 경험의 풍요로움에 끊임없이 놀랐다"[24]고 말할 정도
였다. "가장 사소한 사항까지도 가장 정확한 수준으로 꼼꼼하게 상세
히 통계를 냈고, 의료 경험의 모든 측면을 포괄하는 학술적인 평가들

도 담겨 있다."

빌링스가 그 역사서를 쓴 것은 아니었지만, 그는 그 역사서에 영감을 받아 그에 상응하는 수준의 의학 도서관을 만들었다. 그는 한 의학 사가가 "아마도 세계에서 가장 크면서 가장 유용한 의학 도서관"[25]이라고 평가한 것을 지었다. 1876년에 이 도서관의 소장 도서는 이미 8만 권에 달했다. 그리고 궁극적으로 그 도서관은 오늘날의 국립의학도서관 National Library of Medicine이 되었다.

그러나 그는 책과 논문을 모으는 데에서 그치지 않았다. 지식은 접근할 수 없다면 무용지물이다. 빌링스는 지식을 전파하기 위해서 유럽의 그 어떤 도서관보다 훨씬 뛰어난 분류 체계를 개발했고, 아메리카, 유럽, 일본에서 나오는 새로운 의학 서적과 논문의 목록을 담은 월간지인 『인덱스 메디쿠스*Index Medicus*』를 발간하기 시작했다. 이런 수준의 서지학 자료는 전 세계에서 유일했다.

그리고 전 세계의 모든 연구실에서 벌어지고 있는 일들에 대해 전 세계적으로 봐도 빌링스보다 더 잘 아는 사람은 아무도 없었다.

그는 세계적으로 저명한 과학자들을 비롯하여 홉킨스 교수로 적합한 후보자들을 만나기 위해서 유럽을 돌아다녔다. 그는 젊은이들도 찾았다. 차세대 지도자가 될 젊은이들을 말이다. 그는 웰치와 그의 잠재력에 관해 익히 듣고 있었다. 그런 말을 한 과학자가 한두 명이 아니었다. 많은 과학자들이 그를 추천하고 있었다. 마치 독일의 모든 사람이 웰치를 아는 듯했다. 19세기나 20세기에 가장 위대한 의학자로 떠오르게 되는 로베르트 코흐와 파울 에를리히도 그들이 그토록 유명해지기 전에 이미 웰치를 추천했다. (사실 당시 무명이었던 코흐가 탄저균의 한살이를 극적으로 보여주었을 때, 웰치도 같은 연구실에 있었다.)

빌링스는 라이프치히의 한 오래된 맥줏집에서 웰치를 만났다. 이 맥줏집 자체가 신화의 일부였다. 벽에는 파우스트와 악마의 만남을 그린 16세기 벽화가 그려져 있었는데 그 만남이 바로 그 방에서 이루어졌다고 여겨졌기 때문이다. 빌링스와 웰치는 밤이 깊도록 열정적으로 과학에 관해 이야기를 나누었고, 벽화는 그들의 말에 공모 분위기를 부여했다. 빌링스는 홉킨스 대학교의 미래 계획을 이야기했다. 유례없는 입학 기준, 큰 건물들을 가득 채운 연구실, 세계에서 가장 현대적인 병원, 명석한 교수진. 그들은 인생과 서로의 목표에 관해서도 이야기를 나누었다. 웰치는 자신이 면접을 보고 있음을 잘 알았다. 그래서 그는 솔직하게 자신을 보여주었다.

식사를 마친 뒤, 빌링스는 아직 세워지지 않은 존스 홉킨스 병원의 원장인 프랜시스 킹Francis King에게 웰치가 "때가 되었을 때, 확보해야 할 첫 번째 인물들 중 한 명"[26]이어야 한다고 알렸다.

아직은 때가 아니었다. 홉킨스는 출범할 때 대학원만 있었고, 대학생은 아직 받지 않았다. 그러나 곧 대학까지 갖추었다. 갑작스럽게 규모를 더 확대하자 문제가 생겼다. 원래 받은 기부금이 주로 볼티모어앤오하이오 철도의 주식이었기 때문이다. 미국 경기가 4년째 침체에 빠져 있자 볼티모어앤오하이오 철도와 펜실베이니아 철도는 임금을 10퍼센트 삭감했고, 그러자 메릴랜드의 철도 노동자들이 격렬한 파업에 돌입했다. 파업은 곧 피츠버그, 시카고, 세인트루이스에 이어서 더 멀리 서쪽까지 확산되었다. 볼티모어앤오하이오 철도 주가는 급락했고, 의대 설립 계획은 미루어져야 했다. 홉킨스 대학교는 새로운 교수를 뽑을 여력이 없었다.

1877년 웰치가 과학에서 "어떤 기회"를 얻고 "동시에 적당히 생계를 유지할"[27] 방안을 찾고자 뉴욕으로 돌아왔을 때에도 상황은 달라지지 않았다. 결국 자리를 구하는 데 실패하자 그는 유럽으로 돌아갔다. 그리고 1878년에 뉴욕으로 다시 돌아왔다.

역사상 의학이 이렇게 빨리 발전하던 시대는 없었다. 유럽으로 수천 명이 몰려갔다는 것은 미국 의사들이 이런 발전에 몹시 관심을 갖고 있었음을 증명했다. 그러나 미국에서는 웰치도 다른 그 누구도 이 장엄한 행군에 참가하거나 자신이 배운 것을 가르칠 기회를 얻지 못했다.

웰치는 내외과 대학의 예전 스승에게 실험 강좌를 맡아 가르치겠다고 제안했다. 그러나 그 대학은 실험실이 없었고, 실험실을 설치할 생각도 없었다. 미국의 의대 중에 교육을 위한 실험실이 있는 곳은 전혀 없었다. 대학 측은 그의 제안을 거절했지만, 병리학 강의는 해도 좋다고 했다. 대신 봉급은 없었다.

웰치는 벨뷰Bellevue 의대로 눈을 돌렸다. 벨뷰는 상대적으로 수준이 낮은 의대였다. 벨뷰 의대는 그에게 강좌를 맡기고 방 3개도 제공했다. 방에는 빈 탁자만 덩그러니 놓여 있었다. 현미경도, 유리 기구도, 배양기도, 실험 기구도 전혀 없었다. 빈 방을 보고 실망한 그는 이렇게 썼다. "지금으로서는 뭔가 이룰 여지가 없다. 지닌 자원을 연구실 장비를 갖추는 데 다 투입해야 할 것 같고, 그다지 뭔가를 이룰 수 있을 것 같지가 않다."[28]

그에게는 걱정거리가 또 있었다. 봉급이 오로지 학생의 수업료에서 나올 텐데, 그의 3개월짜리 강좌는 필수 과목이 아니었다. 그는 누나에게 이렇게 털어놓았다. "인생에서 열망하는 것을 과연 실현할 수 있을까 생각할 때면 좀 우울해지곤 해.……이 나라에서는 기회가 전혀 없어.

그리고 앞으로도 있을 것 같지 않아. …… 현미경과 병리학을 가르칠 수 있고, 아마 진료도 좀 해서 얼마간 생계를 유지할 수 있겠지만, 그건 모두 날품팔이로 하는 단조로운 일이고 많은 이들이 하고 있는 거지."[29]

그의 생각은 틀렸다.

사실 그는 미국 의학을 변모시킬 과학자들, 1918년에 독감에 맞설 과학자들, 오늘날까지 영향을 미치고 있는 그 유행병에 관한 이런저런 발견을 할 과학자 세대를 배출하는 촉매가 되었다.

03

웰치의 강좌는 곧 엄청난 인기를 끌기 시작했다. 이내 뉴욕시 세 곳
의 의대 모두에서 학생들이 몰려와 그의 강좌를 듣기 위해 줄을 섰다.
웰치의 이 새로운 과학, 현미경, 실험이 그들을 매혹시켰다. 그리고 웰
치는 단지 가르치기만 하지 않았다. 그는 영감을 주었다. 그의 말은 언
제나 확고하고 탄탄한 근거를 갖추고 논리적인 듯했다. 한 동료는 이
렇게 평했다. "그의 입에서 지식이 흘러나오곤 했다."[1] 그리고 고양된
분위기가 있었다. 매번 학생이 슬라이드에 표본을 고정하고 현미경으
로 들여다볼 때마다, 완전히 새로운 우주가 열렸다. 그 우주를 발견하
고, 그 안으로 들어가고, 그것을 조작하기 시작하면서 몇몇 학생들은
그 우주를 창조하는 것과 비슷한 기분을 느꼈다. 자신이 거의 신적인
존재인 양 느꼈을 것이 분명하다.

내외과 대학은 다른 의대들과 경쟁하기 위해서 실험 강좌를 제공할
수밖에 없었다. 대학 당국은 웰치에게 강좌를 맡아 달라고 간청했다.
웰치는 벨뷰 대학 강좌에 충실하려고 제안을 거절하면서 대신에 유럽

에서 알고 지냈던 미국인이자 자신이 홉킨스 교수직 경쟁자로 여기던 T. 미첼 프루던T. Mitchell Prudden을 그 자리에 추천했다. 그 뒤로 그는 무수히 많은 일자리 제안을 그런 식으로 처리하게 된다. 한편 그의 학생 한 명은 그가 "진지하면서 열정적인 모습, 웃는 얼굴로 주변에 몰려든 젊은이들에게 늘 관심을 보였다"고 회상했다. "그는 늘 자신이 어떤 일을 하고 있든 간에 하던 일을 멈추고 어떤 주제에 관한 것이든 아무리 사소한 질문에도 대답해 주려 했다. 사실 그는 백과사전같이 광대한 지식을 가지고 있었기에 답 없이 넘어가는 법이 없었다. 나는 그가 벨뷰에서 시간을 낭비하고 있으며, 더 많은 청중이 있는 곳으로 갈 운명임을 직감했다."[2]

배우려는 의욕에 넘치는 학생들이 줄을 섰음에도, 프루던도 웰치도 풍족해지지 못했다. 2년이 흐르고, 다시 3년, 4년이 흘렀다. 생계를 꾸려 나가기 위해서 웰치는 한 주립 병원에서 부검을 했고, 한 저명한 의사의 조수로 일했으며, 최종 시험을 볼 의대생들에게 개인 교습을 했다. 30세 생일이 지날 때까지 그는 진정한 과학 연구는 전혀 하지 못하고 있었다. 명성을 얻고 있었고, 개업을 하여 진료에 집중한다면 부유해질 것이 명백했다. 당시 미국에서 의학 연구는 아주 조금밖에 이루어지지 않고 있었는데 — 비록 그렇게 조금 이루어진 연구가 중요한 것이긴 했지만 — 그 적은 것에서조차 그가 기여한 부분은 전혀 없었다. 그사이에 유럽에서는 과학이 발전을 거듭하면서 연이어 혁신이 이루어지고 있었다. 그중 가장 중요한 것은 질병의 세균론이었다.

세균론을 증명하고 발전시키는 과정은 궁극적으로 모든 감염병에 대처할 길을 열게 된다. 또한 웰치를 비롯한 이들이 나중에 독감과 맞서 싸우는 데 쓸 개념 틀과 전문 도구를 창안하게 된다.

단순히 말하자면, 세균론은 아주 작은 생물이 몸에 침입해 불어나면서 질병을 일으키며, 특정한 병원균이 특정한 질병을 일으킨다고 말했다.

마침 새로운 질병 이론이 필요한 시점이었다. 19세기가 흐르는 동안 과학자들이 부검을 통해 발견한 것들을 살아 있을 때 보고된 증상들과 연관 짓고, 동물과 시신의 기관을 현미경으로 조사하고, 정상 기관을 병든 기관과 비교하고, 질병의 범위와 위치와 특성을 더 명확히 밝혀 냄에 따라서, 히포크라테스와 갈레노스의 체액 및 전신 질환이라는 개념은 마침내 폐기되고 더 나은 설명을 찾는 일이 시작되었다.

세 가지 이론이 세균론의 경쟁자로 등장했다.

첫 번째는 "미아즈마miasma" 이론이었다. 이 개념에는 몇 가지 변이 형태가 있지만, 기본적으로 많은 질병이 공기가 어떤 식으로든 부패하거나, 기후의 영향을 받거나, 썩어 가는 유기물에서 나오는 해로운 증기 때문에 생긴다고 주장했다. 중국에서는 바람을 질병을 일으키는 귀신이라고 생각했다. 미아즈마는 유행병에 아주 잘 들어맞는 설명 같았고, 습지 지역의 불결함은 이 이론을 뒷받침하는 듯했다. 1885년 웰치가 세균론이 증명되었다고 여기던 때, 뉴욕시 보건위원회는 "한 계절에 모든 전선을 땅속에 묻는 것은······ 대체로 유해한 기체로 가득 차 있는 심토를 대기에 지나치게 많이 노출함으로써······ 도시의 건강에 매우 치명적임이 증명될 것"이라고 경고했다. "할렘 플래츠Harlem Flats는 인구의 절반을 중독시킬 만큼 고약한 기체를 뿜어낼 썩어 가는 오물을 충분히 공급했다."[3] 1930년대까지도 저명하면서 매우 존중받는 어느 영국 역학자는 미아즈마 이론을 계속 옹호했고, 1918년 독감이 세계적으로 대유행한 이후에는 상관관계를 찾기 위해서 기후 조건이 상세히 조사되기도 했다.

질병의 "불결함filth" 이론은 미아즈마 이론에서 거의 따라 나왔다. 이 이론은 빅토리아 시대의 관습에도 완벽하게 들어맞았다. "습지 기체swamp gas"(종종 배설물의 냄새를 가리키는 완곡어법으로 쓰인다)에 대한 두려움과 실내 화장실 설치는 모두 위생을 개선하고 동시에 당시 사람들이 혐오스럽다고 여긴 모든 것으로부터 인체를 떼어 놓으려는 빅토리아 시대 사람들의 욕망과 관련이 있었다. 그리고 불결함은 질병과 관련이 있을 때가 많다. 이는 티푸스를 옮긴다. 오염된 물은 장티푸스와 콜레라를 옮긴다. 쥐는 벼룩을 통해 페스트를 옮긴다.

미아즈마 이론과 불결함 이론은 둘 다 공중보건 당국과 몇몇 대단히 탁월한 과학자를 포함하여 나름의 지지자들이 있었지만, 세균론의 가장 강력한 경쟁자인 과학 이론은 오로지 화학으로 질병을 설명했다. 이 이론은 질병을 화학 과정이라고 보았다. 이 이론을 지지할 이유는 많았다.

과학자들은 화학을 생물학의 많은 부분을 집중적으로 들여다볼 렌즈로 삼았을 뿐 아니라, 일부 화학 반응은 질병의 행동을 모방하는 듯했다. 예를 들어, 질병의 화학 이론을 옹호하는 이들은 불이 화학 과정이며, 성냥 한 개비가 숲이나 도시 전체를 불태울 연쇄 반응을 일으킬 수 있다고 주장했다. 그들은 이른바 "자임zyme"이라는 화학 물질이 성냥처럼 행동한다는 가설을 세웠다. 자임이 몸에서 발효에 해당하는 것, 즉 감염을 촉발할 수 있는 일련의 화학 반응을 일으킨다는 것이다. (질병의 화학 이론은 사실 그 이름으로 불리지 않은 상태에서 꽤 인정을 받아 왔다. 과학자들은 화학 물질, 방사선, 환경 요인이 질병을 일으킬 수 있음을 명확히 보여주었다. 비록 대개는 장기 노출이나 대량 노출을 통해서만 그렇고 자임 이론zymote theory이 가정하듯이 갑작스럽게 연쇄 반응을 촉발함으로써 일어나는 것은 아니었지만 말이다.)

궁극적으로 이 이론은 자임이 몸에서 증식할 수 있음을 시사하는 쪽으로 발전했다. 따라서 자임은 촉매이면서 살아 있는 생물로 행동했다. 사실 자임 이론의 이 더 정교한 판본은 본질적으로 오늘날 바이러스라고 부르는 것을 기술하고 있다.[4]

그러나 많은 과학자들은 이런 이론들에 만족하지 못했다. 질병은 종종 저절로 싹터서 불어나고 퍼지는 양 보이곤 했다. 그렇다면 씨앗과 같은 기원 지점이 있어야 하지 않을까? 야코프 헨레는 1840년에 쓴 논문 「미아즈마와 감염에 관하여On Miasmata and Contagia」에서 처음으로 현대적인 세균론을 정립했다. 또한 그는 그 이론의 증거를 내놓았고, 들어맞는다면 그 이론을 입증하게 될 기준들을 제시했다.

그러다가 1860년 파스퇴르가 화학 연쇄 반응이 아니라 살아 있는 생물이 발효를 일으킨다는 것을 입증했다. 이는 세균론에 승리를 안겨 주었다. 세균론으로 돌아선 가장 중요한 초기 인물은 조지프 리스터Joseph Lister였다. 그는 이 발견을 즉시 외과 수술에 적용했다. 수술실을 소독하자 수술 후 감염으로 죽는 환자의 수가 급감했다.

그러나 로베르트 코흐의 연구가 가장 강렬했다. 코흐 자신도 강렬한 인물이었다. 공학자의 아들이자 다섯 살 때 글을 스스로 깨우칠 만치 명석했던 그는 헨레 밑에서 배운 뒤 연구자 자리를 제안받았지만, 가족을 부양하기 위해 임상의가 되었다. 그러나 코흐는 자연을 탐구하는 일을 멈추지 않았다. 그는 홀로 일하면서 가장 엄격한 기준을 충족시키는 일련의 실험들을 수행하여 탄저균의 한살이를 온전히 규명했다. 그는 탄저균 포자가 여러 해 동안 흙에서 휴면 상태로 존재할 수 있음을 보여주었다. 1876년 그는 웰치의 스승 중 한 명인 페르디난트 콘Ferdinand Cohn의 연구실을 찾아가서 자신이 발견한 것을 보여주었다. 그는 곧 유명 인사가 되었다.

그는 그 뒤에, 비록 헨레가 앞서 대체로 비슷한 개념을 내놓긴 했지만, "코흐의 원칙Koch's postulate"이라고 알려지게 되는 것을 내놓았다. 이 원칙은 해당 질병을 일으키는 것이 미생물이라고 말할 수 있으려면, 첫째 연구자는 모든 환자에게서 그 병원균을 찾아야 하고, 둘째 배양을 통해 그 병원균을 분리해야 하고, 셋째 취약한 동물에게 그 병원균을 접종했을 때 그 병에 걸려야 하고, 넷째 그 동물에게서 그 병원균을 분리해야 한다는 것이었다. 코흐의 원칙은 거의 즉시 기준이 되었다. (이 기준을 충족시키는 것은 단순하지 않다. 인간 병원체에 감염되었을 때 인간과 동일한 증상을 앓는 실험동물을 늘 찾아낼 수 있는 것은 아니기 때문이다.)

1882년 코흐는 결핵의 원인이 결핵균tubercle bacillus임을 발견함으로써 과학계에 충격을 안겨 주었고 더 나아가 세균론을 입증했다. 결핵은 목숨을 빼앗는 질병이었다. 사람들은 결핵을 "소모병consumption"이라고 불렀는데, 이 같은 별칭은 결핵이 얼마나 끔찍했는지를 말해 준다. 결핵은 말 그대로 사람을 소모시킨다. 암처럼 남녀노소 가리지 않고 감염시켜서 기력을 앗아 가고, 쇠약한 껍데기만 남은 상태로 만들었다가 이윽고 목숨을 앗아 갔다.

세균론을 믿는 이들에게 코흐의 발견은 아무리 강조해도 지나치지 않을 만큼 중요한 것이었다. 뉴욕에서 웰치의 친구 한 명이 코흐가 결핵균을 발견했다는 기사가 실린 신문을 들고 그의 침실로 뛰어들어 왔다. 자고 있던 웰치는 벌떡 일어났고 그들은 함께 다른 친구에게 이 소식을 알리러 달려갔다. 웰치는 그 흥분의 열기를 곧바로 느꼈다. 그는 코흐의 방법을 따라하면서 그 발견을 강의 때 학생들에게 보여주었다. 그가 소모병 환자에게서 얻은 가래를 카르볼푹신carbol-fuchsin으로 염색하자 강의실은 흥분에 휩싸였다. 염색약이 결합하자 슬라이드에 놓인 결핵균이 눈에 보였다. 가장 놀라운 최신 발견을 직접 눈으로 보게 된 것이었다! 학생들은 현미경으로 슬라이드를 들여다보면서, 코흐가 보았던 것을 직접 보면서 흥분했다. 많은 학생은 여러 해가 지난 뒤에도 그 순간을 생생하게 기억했다. 나중에 저명한 인물이 된 허먼 빅스Hermann Biggs도 그중 한 명이었다. 그는 그 순간에 세균학에 인생을 걸기로 결심했다.

그러나 웰치의 입장에서는 코흐의 발견을 재연하는 것이 썩 기분이 좋지는 않았을 것이다. 그는 그 독일 연구자들을 알았고, 그들이 거의 다 과학의 미지의 세계를 탐구하고 있다는 것을 알고 있었다. 그러나 이곳 미국에서 그는 자기 연구는 전혀 하지도 못한 채 그들이 한 연구를 따라 하고 있을 뿐이었다.

이어서 1883년에 코흐는 과학으로 질병을 정복하는 최초의 위대한 업적을 이루었다. 19세기 들어서 이미 두 차례 콜레라가 대유행하면서 유럽과 미국을 황폐화한 바 있었다. 이제 이집트에서 새 유행병이 돌면서 유럽 국경을 위협하자, 프랑스는 세균학이라는 이 새로운 분야의 연구자들을 파견하여 질병의 원인을 조사하도록 했다. 독일은 코흐를 보냈다.

그전까지 의학의 큰 성과들은 관찰에서 시작하여 거의 우연히 이루어졌다. 제너는 시골 사람들이 스스로 접종하여 면역을 얻은 경험을 진지하게 고찰하기 시작하면서 천연두 접종에 이르렀다. 그러나 이제는 달랐다. 이번에는 표적을 미리 예상한 상태였다. 프랑스인들과 코흐는 합리적으로 접근법을 설계한 뒤, 연구실과 세균학이라는 일반 도구로 특정한 표적을 겨냥했다.

프랑스인들은 실패했다. 그 탐사대의 가장 젊은 대원인 루이 튈리에 Louis Thuillier는 콜레라로 사망했다. 파스퇴르와 코흐 사이에 국가의 자존심을 건 치열한 경쟁이 벌어지고 있었지만, 코흐는 그의 시신을 프랑스로 가져와서 장례식장에서 운구자로 나섰고, "용맹한 자들에게 으레 그래왔듯이"[5] 그의 무덤 안에 월계관을 떨구었다.

코흐는 이집트로 돌아가서 콜레라균cholera bacillus을 분리했고, 더 깊이 탐구하기 위해 콜레라의 근원을 인도까지 추적했다. 앞서 존 스노는 런던에서 역학 조사를 통해서 오염된 물이 콜레라를 일으킨다는 것을 얼마간 입증한 바 있었다. 이제 코흐의 증거와 결합되자, 세균론은 콜레라 사례에서 입증된 듯했다. 그리고 암묵적으로는 세균론 자체가 입증된 듯했다.

미국만이 아니라 전 세계의 가장 손꼽히는 의사들이 1885년 미국의 한 저명한 공중보건 전문가가 내린 다음과 같은 선언에 일제히 동의했다. "이론이었던 것이 사실이 되었다."[6]

그러나 미국과 유럽 양쪽 모두에서 여전히 세균론을 거부하는 이들이 소수 있었다. 그들은 파스퇴르와 코흐 같은 이들이 세균이 존재한다는 것을 입증했을 뿐, 세균이 질병을 **일으킨다**는 점을 증명한 것은 아니라고 믿었다. 아니, 적어도 질병의 유일한 원인은 아니라고 믿었.*

*비판자들의 지적에는 몇 가지 타당한 점이 있었다. 공격하는 생물이 누가 앓을지 여부를 전적으로 결정하는 것은 분명히 아니다. 같은 생물이 두 사람을 공격했는데 한 명만 죽고 다른 한 명은 아무 증상도 없을 수도 있다. 개인의 유전자, 면역계, 환경, 심지어 스트레스 같은 요인들도 모두 영향을 미친다.

1911년까지도 프랑스의 공중보건 군의관을 배출하는 의대의 학장은 세균 홀로는 "유행병을 일으킬 능력이 없다"[7]고 말했다. 그러나 그때쯤에는 그 견해는 그저 소수 의견이 아니라 별난 축에 들었다.

비판자 중 가장 두드러진 인물은 막스 폰 페텐코퍼Max von Pettenkofer
였다. 그는 과학에 실질적이면서 중요한 기여를 한 인물이었다. 그는
코흐의 세균이 콜레라를 일으키는 여러 요인 중 하나일 뿐이라고 주장
했다. 그와 코흐의 논쟁은 점점 신랄하고 격렬해졌다. 흥행사와 줄타기
곡예사의 기질이 좀 있었는지 페텐코퍼는 자신이 옳다는 것을 증명하
기 위해서 치명적인 콜레라 세균이 가득 든 시험관을 준비했다. 그는
학생 몇 명과 함께 그 내용물을 들이켰다. 놀랍게도 비록 학생 두 명이
약하게 콜레라 증세를 보이긴 했지만, 모두 살아남았다. 페텐코퍼는 자
신이 승리했고, 자신의 주장이 옳다고 주장했다.

하지만 그 주장은 값비싼 대가를 치렀다. 1892년 함부르크와 그 인
근의 작은 도시 알토나의 수원지가 콜레라에 오염되었다. 알토나는 물
을 여과했고, 덕분에 시민들은 병에 걸리지 않았다. 반면 함부르크는
물을 여과하지 않았고, 8,606명이 콜레라로 사망했다. 페텐코퍼는 조
롱과 욕설의 대상이 되었다. 결국 그는 자살하고 말았다.

아직 콜레라 치료제는 나오지 않았지만, 과학은 수원을 보호하고 그
세균이 있는지 검사함으로써 콜레라를 예방할 수 있다는 것을 보여주
었다. 함부르크의 사망자들은 결정적인 증거였다. 그 뒤로도 고집스럽
게 세균론을 거부하는 이들이 나타나긴 했지만 그들은 고립되고 불신
을 받았을 뿐이다.

그때쯤 웰치는 홉킨스 대학교로 자리를 옮긴 상태였다. 볼티모어로
옮기는 일은 쉽지 않았다.

1884년에 마침내 자리를 주겠다는 제안이 왔을 때, 웰치는 뉴욕 생
활에 익숙해져 있었고 원하면 얼마든지 부를 쌓을 수 있는 입장이었

다. 그의 강좌를 이수한 학생들은 거의 다 그를 대단히 존경했고, 이 무렵에는 그중 많은 이들이 의사로 일하고 있었다. 이미 명성도 널리 퍼져 있었다. 그 명성과 매력에 힘입어서 그는 원한다면 어디든 들어갈 수 있었다.

그와 가장 가까운 친구는 예비학교 룸메이트였던 프레더릭 데니스Frederick Dennis였다. 그는 한 철도왕의 부유한 아들이자 독일에서 공부한 의사이기도 했다. 데니스는 과학 학술지 편집자들에게 웰치의 재능을 칭찬하고, 인맥을 활용하여 뉴욕에서 그를 돕고, 때로 간접적으로 경제적 지원도 하면서 기회가 생길 때마다 웰치가 출세하도록 애썼다. 사실 데니스는 친구, 심지어 절친이라기보다는 애정을 얻기 위해 애쓰는 연인에 더 가깝게 행동했다.

그러나 데니스는 늘 일종의 충성을 요구했다. 웰치는 지금까지는 늘 기꺼이 데니스의 요구를 받아들였다. 그런데 이제 데니스는 웰치가 뉴욕에 머물기를 요구하고 있었다. 웰치가 곧바로 동의하지 않자, 데니스는 그를 머무르게 하려고 배후에서 교묘한 운동을 이끌었다. 그는 웰치의 부친을 설득하여 머물라고 조언하게 했고, 앤드루 카네기Andrew Carnegie를 설득하여 벨뷰의 연구실에 5만 달러를 기부하게 했고, 벨뷰 의대를 설득하여 45,000달러를 내놓겠다는 약속을 하게 했다. 그러면 볼티모어의 어떤 연구실과도 맞먹을 터였다. 데니스는 웰치에게 머물라고 강권하기만 한 것이 아니었다. 웰치 밑에서 공부한 아들을 둔 어느 저명한 변호사는 웰치에게 볼티모어로 가는 것이 "인생의 실수"가 될 것이라고 경고하며 이렇게 말했다. "선생님 나이에 지금까지 얻은 평판을 다시 얻으려면 한 세기로도 모자랍니다." 유나이티드 스테이츠 트러스트 컴퍼니의 회장도 "볼티모어에서 전망이 아무리 밝아 보여도 여기서 쌓은 경력에 비하면 어둡습니다"[8]라고 전갈을 보냈다.

그 압력이 효과가 없지는 않았다. 데니스는 웰치에게 충족된다면 그를 머물게 할 만한 명분을 마련해 준 셈이었다. 웰치 자신도 의구심을 가지고 있었다. 일부는 자신의 능력에 관한 것이었다. 그는 독일에서 돌아온 이래로 여러 해 동안 진짜 과학은 거의 한 적이 없었다. 생계를 유지해야 했기에 독창적인 연구를 할 겨를이 없었다는 말만 여러 해째 하고 있을 뿐이었다.

홉킨스 대학교는 말 이상의 것을 기대했다. 개교한 지 이제 겨우 8년째였고 그만큼 규모도 작았지만 학교는 이미 국제적인 평판을 얻고 있었다. 웰치는 새어머니에게 이렇게 자신의 속내를 드러냈다. "이 나라의 의학 교육을 개혁하고 성취를 이루는 방법으로 존스 홉킨스가 교수진에게 그토록 엄청난 것들을 기대하고 있으니까 엄청난 책임감을 느껴요. 벨뷰에서처럼 그렇게 값싸게 평판을 얻지는 못할 거예요."[9]

그러나 정확히 바로 그 때문에 홉킨스 대학교가 "이 나라에서 분명히 최고의 기회를 제공하는" 것이라고 웰치는 말했다. 거절한다면 자신이 위선자이거나 겁쟁이임이 드러날 터였다. 한편 뉴욕에서는 그가 설정한 조건이 충족되지 않았다. 비록 데니스는 충족되었다고 생각했지만 말이다.

웰치는 홉킨스 대학교의 제안을 받아들였다.

데니스는 격분했다. 그가 웰치와 나눈 우정은 적어도 데니스의 입장에서는 매우 깊고 강렬한 것이었다. 이제 데니스는 배신감을 느꼈다.

웰치는 새어머니에게 이렇게 털어놓았다. "평생에 걸쳐 쌓은 우정을 끝내야 한다는 것이 슬퍼요. …… 하지만 데니스는 마치 자신이 내 미래 전체에 유치권을 가졌다고 생각하는 것처럼 보여요. 그가 나를 위해 이런저런 일들을 했다고 호소했을 때, 나는 그런 얘기는 하지 말자고 말했어요."[10]

나중에 데니스는 웰치에게 우정을 정식으로 끝내자는 편지를 보냈다. 웰치에게 읽은 뒤에 태워 버리라고 적을 만치 고심한 편지였다.

그 우정 종식은 웰치에게도 크나큰 충격으로 다가왔다. 그래서 그는 다시는 누군가와 우정을 맺으려 하지 않게 된다. 그 뒤로 거의 반세기 동안 웰치와 가장 가까운 동료는 그의 제자 사이먼 플렉스너였다. 그들은 함께 엄청난 일들을 이루게 될 터였다. 그런데도 웰치는 계속해서 플렉스너와도 일정한 거리를 유지했다. 플렉스너는 웰치가 데니스와 소원해진 뒤에 이렇게 썼다. "그는 다시는 여성이든 동료든 간에 누군가가 자신에게 가까이 다가오는 것을 허용하지 않을 것이다. …… 이 독신 과학자는 자기 힘의 일부를 비밀로 간직하게 해줄지도 모를 높은 수준의 고독함으로 옮겨 갔다."[11]

웰치는 여생 동안 홀로 지내게 된다. 홀로 있는 수준을 넘어서 결코 자리를 잡거나, 정착하거나, 뿌리를 내리지 않게 된다.

그는 평생을 독신으로 살았다. 사람들을 아주 자주 동료로 함께 묶곤 하는 방식으로 일했으면서도, 위대하면서 기이한 외과의 윌리엄 핼스테드William Halsted를 예외로 칠 때 — 떠돌던 소문이 사실이라고 가정할 때* — 그는 남자든 여자든 그리고 성적으로든 아니든 간에 그 누구와

---

* 핼스테드는 뉴욕에 있을 때부터 웰치를 알고 있었다. 둘 다 과학을 의학에 적용하려고 애쓰고 있었다. 그러나 핼스테드는 코카인을 연구하기 시작했고, 결국 중독되었다. 그의 삶은 무너졌고 그는 웰치 가까이에 있고자 볼티모어로 이사했다. 핼스테드가 중독에서 벗어나자, 웰치는 그에게 홉킨스 대학교에 자리를 주선했다. 그곳에서 핼스테드는 수술에 생리학 연구를 접목시켰고, 미국에서 가장 영향력 있는 외과의가 되었다. 아니 전 세계에서라고 말해도 될 듯하다. 그는 혼인을 했지만, 괴짜이자 괴팍한 인물이었고 나중에는 모르핀에 중독되었다. 모르핀 중독을 웰치가 알았는지는 불분명하다.

도 친밀한 관계를 맺은 적이 없었다. 그는 반세기 동안 볼티모어에서 살게 되지만, 단 한 번도 집을 소유하지 않았다. 상당한 부를 쌓았지만 동일한 집주인의 하숙집에서 방 두 개를 쓰면서 하숙을 했다. 집주인이 이사를 가면 따라갔고, 이윽고 딸이 하숙집을 물려받자 그 집에서 계속 하숙했다. 그는 거의 매일 저녁마다 신사 클럽 중 한 곳에서 시간을 보내곤 했다. 여생을 저녁마다 남성들, 담배, 대화로 시끌시끌한 세계로 물러났다. 그리고 한 젊은 동료는 그가 "애착이 너무 강해질 듯이 보이는 관계를 일부러 단절한다"[12]는 것을 알아차렸다.

겉보기에는 평범한 삶을 사는 듯했지만, 그의 삶은 결코 평범하지 않았다. 그는 자유로웠다. 단지 혼자 살기 때문이 아니었다. 그는 사람들과의 관계로부터도 소유의 욕망으로부터도 자유로웠다. 그는 철저히 자유로웠다.

자유로웠기에 그는 비범한 일을 해낼 수 있었다.

홉킨스에서 — 수십 년이 흐르면서 존스 홉킨스 대학교는 점차 그냥 "홉킨스"라고 불리게 되었다 — 웰치는 그 기관을 미국 의학을 영구히 바꿀 곳으로 만들 거라는 기대를 한몸에 받았다. 1884년에 그가 이러한 사명을 받아들였을 때 그의 나이는 서른넷이었다.

홉킨스 대학교는 직접적인 것이든 간접적인 것이든 모든 수단을 동원하여 기관의 설립 목표를 성취할 예정이었다. 아무리 일시적이었다고 해도 홉킨스는 미국 의학을 변모시키기 시작하고 있던 남녀 첫 세대의 많은 이들을 배출했다. 그리고 그 사례를 보면서 다른 기관들은 그 뒤를 따르지 않을 수 없었다. 그렇지 않은 곳들은 사라졌다.

그 과정에서 웰치는 서서히 엄청난 개인적 힘을 축적했다. 수집가가 수집물을 모으듯이 서서히 힘을 모아 갔다. 그는 먼저 독일로 향했다. 그는 코흐가 탄저균 연구 결과를 보여준 인물인 콘, 카를 루트비히, 콘하임 밑에서 일한 바 있었다. 세계에서 손꼽히는 과학자들이었다. 그리고 양손이 늘 여러 색깔로 물들어 있고 염색약을 뚝뚝 떨구고 다니던 젊은 파울 에를리히Paul Ehrlich도 만난 적이 있었다. 화학 지식에다가 통찰력을 겸비한 그는 역사상 의학에 가장 큰 이론적 기여를 한 인물에 속했다.

웰치는 독일로 가서 거의 모든 저명한 연구자들을 만났다. 이제 그는 꿀릴 것이 없었다. 홉킨스 대학교가 "이미 독일에서 명성을 얻은 반면, 뉴욕의 의대들은 이름조차 알려져 있지 않다"[13]고 스스로 기꺼이 말할 정도가 되었기 때문이다. 그는 환담을 나누고, 셰익스피어 소네트를 읊고, 점점 늘어나는 엄청난 양의 과학 지식을 쏟아낼 수 있었다. 거의 편집증에 가까울 만치 경쟁심을 보이는 과학자들도 그에게 연구실을 개방하고 가장 은밀하게 추정하는 것까지 알려 주었다. 이렇게 다양한 지식을 뛰어난 지성으로 종합함으로써 그는 그들이 하는 연구의 깊이뿐 아니라 그 함축된 의미까지 가장 폭넓게 파악할 수 있었다.

또한 그는 코흐의 두 제자로부터 세균학을 배웠다. 한 제자는 "강좌"를 열었는데 그 수업을 듣는 학생들은 전 세계에서 온 과학자들이었고 그중 다수는 이미 과학계에 이름이 알려진 이들이었다. 이 집단에서 그는 두각을 나타냈다. 강좌를 함께 들은 동료들은 송별회에서 교수에게 감사의 축배를 들 영예를 웰치에게 넘겼다. 그리고 웰치는 코흐에게서 직접 가장 많은 것을 배웠다. 당시 가장 유명한 과학자였던 그는 남들에게 세균학을 가르칠 과학자들을 위한 유명한 강좌 — 단 한 차례만 열었던 — 에 그를 받아 주었다.[14]

그 무렵 볼티모어에서 홉킨스는 병원도 의대도 아직 문을 열기 전이었고 환자도 학생도 없는 상황이었음에도 변화를 촉진하기 시작했다. 홉킨스 병원은 1889년에야 문을 열었고, 의대는 1893년이 되어서야 문을 열게 되지만, 연구실은 거의 그가 부임하자마자 설치되었기 때문이다. 그것만으로도 충분했다.

그 첫해에만 홉킨스 교수진에 속하지 않은 연구자 26명이 그 연구실을 썼다. 웰치의 젊은 조수인 윌리엄 카운실먼William Councilman(훗날 홉킨스 대학교를 본떠서 하버드 의대를 재편했다)은 세발자전거를 타고 다른 병원들을 돌아다니면서 장기를 모아서 핸들에 달린 바구니에 담아 연구실로 가져와서 그들에게 제공하는 일을 계속했다. 이 외부 손님들과 대학원생들 중 상당수는 세계적인 연구자였거나 그런 연구자가 되었다. 황열병을 물리친 의사 네 명 중 세 명인 월터 리드Walter Reed, 제임스 캐럴James Carroll, 제시 러지어Jesse Lazear도 거기에 속했다. 몇 년 지나지 않아서 홉킨스에서는 의사 50명이 동시에 대학원 연구를 하게 된다.

그리고 홉킨스는 교수진을 꾸리기 시작했다. 학교의 미래 전망과 웰치의 명성이 결합된 덕분에 곧 비범한 인물들을 끌어올 수 있었다. 프랭클린 몰Franklin Mall이 전형적인 인물이었다.

몰은 1883년 스물한 살의 나이에 시카고 대학교에서 의학 학위를 받은 뒤, 독일로 가서 카를 루트비히 밑에서 공부를 했고, 홉킨스에서 얼마간 대학원 연구를 했다. 그리고 이미 나름 업적을 이룬 사람이었다. 그는 상상할 수 있는 가장 높은 수준을 기대했다(그리고 요구했다). 그리고 학생들만 그런 기대를 한 것이 아니었다. 미시간 의대의 학장이자 웰치 다음으로 미국 의학 교육에 영향을 미친 인물인 빅터 본Victor

Vaughan은 자기 대학의 화학 연구실이 미국 최고 수준이자 세계에서도 최고 수준에 든다고 여겼다. 그러나 몰은 그곳이 "작은 화학 실험실"[15] 일 뿐이라고 치부하면서 자신이 속한 미시간 대학교에서 가르치는 내용이 그저 좋은 고등학교 수준이라고 했다.

웰치가 몰에게 일자리를 제안했을 때, 몰은 시카고 대학교에 있었다. 그곳에서 그는 400만 달러라는 엄청난 예산(그중 상당액은 존 D. 록펠러가 기부했다)으로 웰치가 시도하고 있던 것, 즉 위대한 기관을 세우려는 계획을 짜고 있었다. 몰은 웰치에게 봉급을 대폭 올려 줄 테니 홉킨스를 떠나 시카고로 오라고 역제안을 했다.

대조적으로 홉킨스 대학교는 예산 부족에 시달리고 있었지만, 웰치는 몰의 제안을 거절하면서 이렇게 답신했다. "어떻게 하면 당신을 우리에게로 모실 수 있을까, 이곳에서 지내면서 우리의 이상과 미래를 믿게 만들 수 있을까 하는 생각뿐입니다. …… 앞으로 꽤 오랫동안 일반 대중에게, 아니 심지어 의학계 사람들에게조차 매력적으로 보이지는 않을 겁니다. 우리가 성공이라고 여길 것을 의사들은 성공이라고 여기지 않겠지요."[16]

몰은 두 개의 선택지를 놓고 고심했다. 그가 웰치에게 말한 것처럼 그는 시카고에서 이미 "생물학과를 설립했고, 25,000달러어치의 장비를 마련했고, 20만 달러가 들 건물 신축 계획도 사실상 마련한"[17] 상태였다. 모두 록펠러에게서 지원을 받았고, 지원은 앞으로도 계속될 터였다. 홉킨스에는 의대 교수진이 있었고 이제 병원도 생겼지만, 아직 학교를 열 자금조차 없었다. (의대는 최근에 브린모어 대학교를 설립한 여성들이 의대에 여성도 입학할 수 있게 하는 것을 조건으로 50만 달러를 기증함으로써 마침내 문을 열 수 있었다. 교수진과 신탁 재산 관리인들은 마지못해 이 제안을 받아들였다.) 그러나 그곳에는 웰치가 있었다.

몰은 웰치에게 전신을 보냈다. "내 운을 홉킨스에 걸겠습니다. …… 당신이 가장 큰 매력 요인입니다. 기회를 만들어 내니까요."[18]

그러나 매력을 끈 것, 기회를 만든 것은 웰치의 연구실 연구가 아니었다. 그를 고용한 길먼과 빌링스도, 심지어 그 자신도 몰랐지만, 웰치에게는 한 가지 결점이 있었다.

웰치는 당연히 과학적 방법을 알고 있었고, 어떤 실험 결과의 중요성을 즉시 이해할 수 있었고, 어떤 발견을 확인하고 더 깊이 탐구할 후속 실험을 설계하고 수행할 수 있었다. 그러나 뉴욕에서 지내는 6년 동안에도 그런 능력을 지니고 있었지만, 그는 과학 연구를 전혀 하지 못했다. 그는 스스로에게 그리고 다른 사람들에게 먹고사는 데 너무 바빠서 연구를 할 수가 없다고 말하곤 했다.

그러나 그에게는 먹여 살릴 식구도 없었고, 다른 이들은 훨씬 더 큰 부담에 시달리면서도 탁월한 과학 연구를 했다. 웰치가 "진정한 끈기와 타고난 능력으로 기술과 문헌을 통달한 …… 이 나라의 현대 세균학 연구의 진정한 개척자"[19]라고 부른 독학자인 조지 스턴버그George Sternberg야말로 가장 극심한 악조건 속에서도 성과를 낸 과학자였다.

1878년 파우스트가 악마를 만난 곳이라는 전설이 있는 바로 그 맥줏집에서 웰치가 빌링스를 만나고 있을 때, 스턴버그는 군의관으로서 네즈퍼스족과의 전투에 참가하고 있었다. 그곳에서부터 그는 역마차를 타고 매일 먼지와 지독한 땀 냄새에 숨이 턱턱 막히는 와중에 등뼈가 부러질 것처럼 쿵쿵거리는 충격을 견디면서 730여 킬로미터를 간 뒤, 기차를 타고서 서로 팔꿈치를 부딪히면서 먹지도 못할 음식을 입에 쑤

셔 넣으면서 다시 4천 킬로미터를 갔다. 그가 이 고초를 견딘 것은 오로지 미국공중보건협회의 학술대회에 참석하기 위해서였다. 웰치가 뉴욕에서 설비 부족을 한탄하고 있는 동안, 스턴버그는 전선의 군 막사에서 사재를 털다시피 하며 실험실을 짓고 있었다. 1881년 그는 파스퇴르와 코흐보다 몇 주 앞서 최초로 폐렴알균을 분리했다. (이 세 명 모두 그 세균이 얼마나 중요한 의미가 있는지를 알아차리지 못했다.) 또 스턴버그는 백혈구가 세균을 삼키는 모습도 최초로 관찰했다. 면역계의 이해에 핵심이 된 내용이었다. 그는 이런 관찰을 계속 이어가지는 못했지만, 다른 방면으로도 놀라운 성과들을 내놓았다. 현미경 사진을 찍는 선구적인 연구와 온도에 따라서 다양한 세균이 죽는 양상과 다양한 소독제의 살균력을 파악한 꼼꼼한 실험이 대표적이었다. 이런 정보들은 연구실과 공중보건 양쪽 분야에서 적절한 소독 방법을 알아내는 데 쓰였다. 그는 그 연구도 전선의 막사에서 시작했다.

그때 뉴욕에서 웰치는 생계 걱정만 없어지면 연구가 활기를 띨 것이라고 맹세하고 있었다.

그런데 볼티모어로 온 뒤에도 그의 연구는 활기를 띠지 않았다. 그곳에서 재능 있는 젊은 연구자들이 돕고 있었는데도, 그의 결함이 고스란히 드러나기 시작했다.

그의 결함은 바로 이것이었다. 그는 삶에서도 그랬듯이 과학에서도 표면만을 맴돌 뿐 깊이 뿌리를 내리지 않았다. 그는 중요하거나 심오한 문제 한 가지를 깊이 파고든 적이 결코 없었다.

그가 한 연구는 일류였다. 하지만 그저 일류일 뿐이었다. 그의 연구는 철저하고 통합적이고 반박의 여지가 없는 것이었지만, 자기 자신이나 다른 사람들이 새로운 길로 나아갈 수 있도록 하고, 새로운 방식으로 세계를 보여주고, 원대한 수수께끼를 이해할 수 있게 할 만큼 도발적이거나 심오한 것은 아니었다. 그의 가장 중요한 발견은 가스괴저를 일으키는, 현재 웰치균Bacillus welchii이라고 불리는 세균을 찾아낸 것과 포도알균이 피부의 안쪽 층에 산다는 것이었다. 후자는 외과의가 수술을 할 때 피부 표면뿐 아니라 피부 속도 살균해야 한다는 의미였다. 결코 사소한 연구 결과는 아니었다. 설령 더 탁월한 연구 성과를 내지 못했고 비슷비슷한 연구들 전체로 보면 작은 조각에 불과한 것이라고 해도, 그 연구는 웰치가 거장으로서 명성을 얻는 데 충분한 기여를 했을 것이다.

하지만 그가 내놓은 진정으로 중요한 연구 성과는 그뿐이었다. 생애 전체로 보면, 특히 한 우주 전체가 탐사 앞에 고스란히 드러나던 시대였음을 생각하면, 이 연구는 큰 업적이 아니었다.

과학의 가장 큰 도전 과제는 중요한 질문을 하고 그 문제를 다룰 수 있을 만한 조각으로 나눌 방법을 찾아내는 것이다. 그래야 궁극적으로 답으로 이어질 실험을 수행할 수 있다. 그 일을 하려면 특정한 유형의 재능, 수평으로 넓게 보면서 수직으로 깊이 탐구할 수 있는 능력이 필요하다.

넓은 시야는 서로 무관해 보이는 정보들을 서로 엮고 종합할 수 있게 한다. 연구자에게 남들이 보지 못하는 것을 보게 하고 연결성과 창의성의 도약을 가능하게 한다. 한편 무언가를 점점 더 깊이 수직으로 탐구함으로써, 연구자는 새로운 정보를 창출한다. 때로는 세계 전체를 비출 만큼 탁월한 발견을 하기도 한다.

수평과 수직을 연결하는 질문이 적어도 하나 있다. "그래서?So What?"라는 질문이다. 가로세로 낱말 퀴즈의 단어처럼, 이 질문은 여러 방향으로 연결을 이루고 움직임을 촉발할 수 있다. 중요하지 않거나, 적어도 연구자가 묻고 있는 질문과 무관한 정보를 제외시킬 수 있다. 특정한 정보를 이해하려면 더 깊이 탐구하라고 연구자를 떠밀 수 있다. 연구자에게 한 걸음 뒤로 물러나서, 어떤 발견이 더 폭넓은 맥락에 어떻게 끼워지는지를 살펴보라고 촉구할 수도 있다. 문제를 이런 식으로 보려면, 햇빛을 한 점으로 모아서 불이 붙을 때까지 종이를 비추는 돋보기처럼, **경이감**, 깊은 경이감이 훈련을 통해 초점을 맞추어야 한다. 일종의 마법이 필요하다.

아인슈타인은 자신의 주된 과학적 재능이 엄청나게 많은 실험 결과와 학술 논문들을 훑으면서 옳으면서 중요한 극소수만 골라내고 나머지는 다 무시하고서, 그 옳은 것들을 토대로 이론을 세우는 능력이라고 말했다고 한다.[20] 자신의 능력을 그렇게 평가하다니, 지나치게 겸손해 보일 수도 있다. 그러나 무엇이 중요한지를 파악하는 본능과 그것을 수직으로 추구하면서 수평으로 연결하는 능력이 그의 천재성의 일부임에는 분명하다.

웰치는 폭넓은 호기심이라는 아주 중요한 자질을 지녔지만, 경이감을 더 깊이 추구하는 이 자질은 지니고 있지 않았다. 그는 큰 것에 흥미를 느꼈다. 그러나 작은 것 속에서 큰 것을 볼 수가 없었다. 그는 어떤 의문도 강한 열정을 갖고 파고든 적이 없었고, 어떤 의문에도 강박적으로 몰두한 적이 없었고, 어떤 의문도 지쳐 나가떨어지거나 새로운 의문으로 이어질 때까지 추구한 적이 없었다. 그러는 대신에 그는 한 문제를 살펴본 뒤, 다른 문제로 옮겨 갔다.

홉킨스로 온 처음 몇 년 동안 그는 자기 연구를 계속 언급하고, 자신이 연구실로 돌아가야 한다고 말하곤 했다. 더 뒤에는 그런 핑계를 더는 대지 않았고 연구를 하려는 시도조차 그만두었다. 그러나 그는 그런 선택을 스스로 결코 완전히 받아들일 수가 없었다. 말년까지도 그는 연구에 더 몰두했으면 좋았을 거라는 소망을 이따금 드러내곤 했다.

그러나 이렇게 과학적 업적이 부족했어도, 웰치는 대단히 전도유망했다가 결국 인생의 쓴맛만 본 채 실망만을 남기고 사라진 이들과 다른 삶을 살았다. 그가 연구실에서 이룬 성과는 보잘것없었지만, 몰 같은 이들은 그에게 끌렸다. 한 저명한 과학자는 이렇게 말했다. "웰치 자신이 병리학 분야에서 대단한 매력을 지닌 인물이었다는 데 누구나 동의한다. ······ 그의 모범적인 태도, 지성, 폭넓은 지식은 미국에서 과학적 의학이라는 아치의 주춧돌이 되었다."[21]

윌리엄 웰치의 진정한 재능은 두 분야에 놓여 있었다.

첫째, 그는 지식뿐 아니라 판단력도 지녔다. 그는 누군가가 자신의 실험을 설명하는 말을 듣거나 논문을 읽으면 아직 모호한 중요한 점들을 즉시 파악하고서, 그런 점들을 명확히 규명하는 데 필요한 중요한 후속 실험이 무엇인지 판단하는 비범한 능력을 지니고 있었다. 스스로는 추정할 수 없지만, 어떻게 추정할지를 알아차리고서 다른 사람들에게 그 방법을 가르칠 수 있는 듯했다.

또한 그는 사람을 판단하는 능력, 자신이 하지 않은 일을 할 전망이 엿보이는 이들을 찾아내는 비범한 능력을 지녔다. 의대 교수진을 선발하는 일을 주로 그가 했는데 그는 이 일에 아주 탁월했다. 모두 임용될 당시에는 젊었다. 웰치는 서른네 살이었고, 현대에 가장 유명한 임상의라고 할 수 있는 캐나다인 윌리엄 오슬러William Osler는 마흔 살이었다. 외과의들의 사고방식을 바꾼 외과의 윌리엄 핼스테드는 서른일곱 살이었다. 부인과 의사이자 방사선 요법의 개척자인 하워드 켈리Howard Kelly는 서른한 살이었다. 아드레날린을 발견하고 약전을 혁신시키는 데 기여한 화학자이자 약리학자인 J. J. 에이블J. J. Abel은 서른여섯 살이었다. 생리학자인 W. H. 하월W. H. Howell은 서른세 살이었다. 그리고 몰은 서른한 살이었다. (하월, 에이블, 몰은 홉킨스 대학원 출신이었다.)

둘째, 웰치는 영감을 자극했다. 그는 자신도 모르게 그저 있는 것만으로도 영감을 자극했다. 의대 초창기에 웰치는 아직 비만은 아니었지만 육중하고 키가 작고 "황제수염"이라고 불리는 검은 턱수염에 하늘색 눈을 하고 있었다. 황제수염은 콧수염에다가 뾰족한 염소수염을 기른 형태였다. 그는 수수하면서도 세련된 검은 옷을 입었고, 자주 중산모를 손에 들고 다녔다. 몸집은 컸지만 손과 발은 유달리 작아서 그를 우아해 보이게 했다. 그러나 그의 가장 두드러진 특징은 외모가 아니었다. 그가 너무나 중심을 잘 잡고 편안한 태도를 보였기에, 주변 사람들도 편안한 분위기에 휩싸이는 듯했다. 그는 거만함이나 독선이나 잘난 체하는 기색이 전혀 없이 자신감을 뿜어냈다. 변화를 거부하는 외부인들과 자주 논쟁을 벌였지만 그는 결코 목소리를 높이는 법이 없었다. 수십 년 동안 그를 옆에서 지켜본 한 사람의 말에 따르면 웰치는 "상대방을 무너뜨릴 때의 짜릿한 기쁨"[22]을 전혀 느끼지 못하는 듯했다.

그를 부정적으로 평가하는 말은 찾아볼 수 없었다. 그의 지성과 지식의 폭과 깊이는 가르칠 때에도 자극제 역할을 했다. 그는 강의록도 준비물도 없이, 때로 어떤 주제를 강의할지 생각도 하지 않은 채 교실로 들어가곤 했다. 하지만 그 즉시 생각과 열기를 자극하는 방식으로 명쾌하면서 논리적으로 강의를 시작했다. 그는 온정주의적인 태도를 보이지 않는 온정주의자였다. 의사들은 그에게 분석해 달라고 병리학 표본을 보내면서 많은 사례비를 주었다. 그의 조수들이 분석을 하면, 그는 결과를 종합하여 보고서를 쓰고 그 돈을 조수들에게 나누어 주었다. 그는 자신의 클럽인 메릴랜드 클럽에 젊은 동료들과 대학원생들을 초대하여 후하게 만찬을 열곤 했다. 그들 중 한 명은 이런 만찬이 "가장 즐거운 기억" 중 하나라고 했다. 웰치가 놀라운 대화 솜씨로 "세상의 풍요로움"[23]을 느낄 수 있게 해주었기 때문이다. 과학뿐 아니라 미술과 문학으로 가득한 세계를 말이다.

사이먼 플렉스너는 이렇게 말했다. "뭔가 이루어보려는 분위기가 형성되었다. …… 웰치처럼 되려는 욕망, 그의 인정을 받으려는 욕망, 이런 것들이 젊은이들이 그의 연구실에 들어오려는 주된 동기가 되었다."[24]

마지막으로, 웰치에게는 어떤 신비한 분위기가 있었다. 이것을 그가 가진 재능의 일부라고 할 수는 없을지라도 그가 사람들에게 끼친 영향을 어느 정도 설명해 준다. 그는 사람들을 다정하게 대하면서도 늘 거리를 유지했다. 사람들은 그 다정함을 뚫고 다가설 수 없었다. 그건 일종의 장벽이었다. 그는 학생이 자신의 주목을 끌 만한 무언가를 하기 전까지는 거의 관심을 기울이지 않거나 관심을 줄였다. 그는 격식을 따지지 않아서, 좀 느슨해 보이기도 했다. 열정적으로 대화에 빠져들 때면 피우던 시가의 재가 으레 외투에 떨어지곤 했고, 그는 그것을 알아차리지 못한 채 그냥 두곤 했다. 그는 약속 시간을 지키는 법이 없었다. 그의 책상에는 답장을 보내지 않은 편지들이 몇 개월째 수북이 쌓여 있곤 했다. 젊은 동료들은 그에게 별명을 지어 줬는데, 그 별명은 이윽고 홉킨스 바깥의 젊은 과학자들에게까지 퍼졌다. 그의 얼굴을 본 적이 없는 이들도 그를 "팝시Popsy"*라고 불렀다.

편안하고 친근하고 따뜻한 별명이었다. 그러나 그는 다른 사람들에

---

* 귀엽고 매력적인 젊은 여자, 여자 친구를 뜻하는 말이다 — 옮긴이.

게 위안을 주면서도, 자신은 누구에게서도 위안을 구하지 않았다. 그는 가치가 있다고 보는 모든 이들에게 도움을 주었고, 사람들에게 둘러싸여 있었지만, 개인적인 문제를 자신에게 털어놓도록 장려하지도 허락하지도 않았다. 그리고 그는 어느 누구에게도 자신의 심경을 털어놓지 않았다. 몰은 누이에게 자신이 웰치와 그저 알고 지내는 사이가 아니라 그와 진정한 우정을 갈망한다고 편지에 써 보내기도 했다. 몰조차 그런 우정을 얻지 못했다. 웰치는 애틀랜틱시티로 홀로 휴가를 떠났다. 그곳의 수수함을 즐겼다.

학생들은 이런 노래를 불렀다. "팝시가 어디에서 밥을 먹는지 아무도 몰라 / 팝시가 어디에서 자는지 아무도 몰라 / 팝시가 누구와 지내는지 아무도 몰라 / 하지만 그게 팝시지."

홉킨스 의대는 대학교의 주 캠퍼스와 도심에서 몇 킬로미터 떨어진 도시 외곽의 언덕 위에 자리했다. 본관인 병리학 연구동은 볼품없는 2층짜리 낮은 석조 건물이었다. 각 층에는 높은 유리창이 6개씩 달려 있었고, 네모난 굴뚝들이 건물 위쪽으로 높이 솟아 있었다. 안에는 건물 바깥쪽으로 삐죽 튀어나온 반원형 부검실이 있었고, 학생들은 위층에서 난간 너머로 부검 장면을 볼 수 있었다. 각 층에는 좁고 긴 방들이 늘어서 있었다. 병리학 연구실은 1층, 세균학 연구실은 2층에 있었다.

학교도 없이 1889년 14에이커의 부지에 열여섯 동의 건물을 세워 병원을 개원한 홉킨스에 작은 지역 공동체가 형성되기 시작했다. 사람들은 매일 함께 아침과 점심을 먹었고, 때로는 저녁까지 함께 먹었다. 월요일 밤에는 교수들, 이미 의사 학위나 박사 학위를 지닌 학생들, 임상의 30~40명이 좀 더 공식적인 모임을 가졌다. 그들은 진행되고 있는 연구나 치료 중인 사례를 논의했고, 토론은 으레 새로운 질문으로 이어지곤 했다. 나이 많은 교수들은 교정이 내다보이는 내닫이창 옆 "주빈석"에 정장 차림으로 모여서 식사를 하곤 했다. 더 젊은 사람들은 포커를 치거나, 함께 어울려 놀거나, 함께 "교회"에 갔다. 교회란 울프 앤드모뉴먼트에 있는 식당 겸 술집인 핸절먼을 가리켰고, 그들은 그곳에서 맥주를 마셨다. 한 하버드 교수는 홉킨스를 수도원에 비유했다. 하비 쿠싱은 이렇게 말했다. "의학사에서 그와 같은 곳은 어디에도 없었다."[25] 그리고 그들은 일종의 사명감을 가지고 있었다.

노벨 문학상을 받은 엘리아스 카네티Elias Canetti는 『군중과 권력Crowds and Power』에서 "경계가 뚜렷하고 일관성이 강한 완고한 소집단인 …… 군중 결정체"가 군중을 결집시키는 역할을 함으로써 대규모 운동을 일으키곤 한다고 썼다. "그런 구조는 한눈에 파악하고 이해할 수 있다. 그들에게는 크기보다 단합이 더 중요하다. 맡은 역할은 친숙해야 한다. 구성원들은 자신이 무엇을 위해 있는지 알아야 한다. …… 군중 결정체는 항구적이다. …… 구성원들은 결정체의 행동과 신념을 학습한다. …… 결정체의 명료함, 고립, 항구성은 주변 군중의 흥분에 겨운 유동성과 기괴한 대조를 이룬다."

용액에서 침전물이 응집되어 결정을 중심으로 뭉치는 것처럼, 이제 홉킨스에서 웰치를 중심으로 비범한 능력과 공통의 전망을 지닌 이들이 모여 있었다. 그들은 전국에 있는 다른 소수의 사람들과 함께 혁신을 이루고자 했다.

04

미국의 의학 교육에는 혁신이 필요했다. 1893년 마침내 홉킨스 의대가 문을 열었을 때, 대다수의 미국 의대는 아직 부속 병원이나 대학교와 협력 관계를 전혀 맺지 않고 있었고, 교수진 봉급은 대부분 여전히 학생들이 내는 수강료로 이루어져 있었으며, 학생들은 여전히 환자를 접해 본 적도 없는 상태에서 졸업하는 일이 잦았다. 웰치가 홉킨스 의대를 제외하면 미국 "의대 중에 어지간한 대학의 신입생 강의를 들어서 얻은 지식을 입학 조건으로 삼는" 곳은 전혀 없다고 말했을 때, 그 말은 결코 과장이 아니었다. "예비 교육을 받은 증거조차 요구하지 않는 곳들도 있다."[1]

대조적으로 홉킨스 의대는 교수가 학생 수강료를 직접 받는 것이 아니라 학교 당국으로부터 봉급을 받았고, 의대생들에게 대학 학위뿐 아니라 유창한 프랑스어와 독일어 구사 능력, 그리고 과학 과목 수강 이력을 요구했다. 사실 입학 조건이 너무 까다로워서 웰치와 오슬러는 홉킨스 의대에 지원하는 학생이 아예 없지나 않을까 걱정했다.

그러나 학생들은 왔다. 그것도 몰려왔다. 그들은 의욕에 불타 자진해서 강의만 듣고 필기만 하는 곳이 아닌 대학교로 몰려들었다. 그들은 병실을 돌아다니면서 환자들을 살펴보고 진단을 내리고, 병든 폐의 털비빔소리를 듣고, 종양의 이질적이고 잔인하며 단단한 질감을 느꼈다. 그들은 부검을 하고, 실험실에서 실험을 하고, 탐구를 했다. 수술칼로 장기를 탐구하고, 전기로 신경과 근육을 탐구하고, 현미경으로 보이지 않는 것을 탐구했다.

하지만 개혁을 추구한 것은 홉킨스 의대 사람들만이 아니었다. 개혁의 필요성은 수십 년 전부터 인지되고 있었다. 다른 몇몇 의대의 지도자들, 특히 미시간 대학교의 본, 펜실베이니아 대학교의 윌리엄 페퍼 주니어William Pepper Jr., 1892년까지 웰치의 조수였던 하버드 대학교의 윌리엄 카운슬먼, 노스웨스턴 대학교와 뉴욕 내외과 대학교의 지도자들도 웰치 및 홉킨스 대학교와 동일한 가치를 도모하고 있었고, 마찬가지로 개혁이 시급하다는 인식을 갖고 추구하고 있었다. 미국의학협회는 설립된 이래로 개혁을 추구했고, 각 의사들도 더 나은 교육을 받고자 했다. 유럽에서 공부한 수천 명이 그 점을 입증했다.

그러나 의대 전체로 보면 변화가 거의 일어나지 않았다. 하버드, 펜실베이니아 같은 대학에서조차 저항하는 교수진의 지속적인 반대 움직임에 맞서서 격렬한 내부 투쟁을 벌인 뒤에야 겨우 변화가 일어나곤 했다. 윌리엄 페퍼는 홉킨스 의대가 교수들을 빼내갈 만큼 펜실베이니아 대학을 좋은 곳으로 만들었다. 그러나 16년 동안 싸운 뒤에도 그는 성취가 아니라 "길고도 고통스러운 논쟁"[2]에서 벗어나지 못했다.

다른 대학들에서 변화가 일어나긴 했지만, 아직 홉킨스 의대와는 격차가 있었다. 하비 쿠싱은 하버드 대학교에서 공부한 뒤, 핼스테드의 조수로 볼티모어로 왔다. 보스턴에서는 그가 변화를 주도할 여건이 전혀 마련되어 있지 않았다. 그는 홉킨스 의대가 "기이하다"는 것을 알아차렸다. "화제가 병리학과 세균학이었는데 나는 아는 것이 거의 없었다. 그래서 처음 몇 달간은 상당 시간을 밤에 홀로 방에서 독일어 교과서와 표본을 들여다보면서 외과 병리학 공부를 하며 보냈다."[3]

홉킨스 대학이 미친 영향은 의학에만 한정된 것이 아니었다. 홉킨스 대학이 문을 연 지 반세기 뒤에 나온 『미국의 과학자들American Men of Science』 1926년판에 실린 남성 1,000명 중에서 243명이 홉킨스 대학의 학위를 지니고 있었다. 하버드 대학교가 두 번째로 많아서 190명이었다. 하버드의 찰스 엘리엇조차 하버드 대학원이 "무기력해지기 시작했다"고 시인했다. "존스 홉킨스의 사례가 나오기 전까지 지지부진했다.…… 그리고 하버드가 그랬기에 이 땅의 다른 모든 대학들도 마찬가지였다."[4]

그러나 홉킨스 대학교가 주된 이정표를 세운 것은 의학에서였다. 일찍이 1900년에 웰치는 하버드가 운영하는 보스턴 시티 병원에 "오로지 홉킨스 출신만 있고, 병원이 다른 이들은 전혀 원치 않는다"[5]고 언급했다. 1913년경에 한 유럽인은 자기 분야에서 미국에서 이루어지는 연구가 여느 유럽 국가들에서 이루어지는 것에 맞먹는 수준이라고 인정하면서 "한 사람, 즉 존스 홉킨스 대학교의 프랭클린 P. 몰"[6]에게 그 영예를 돌렸다. 미국에서 처음 노벨 생리의학상을 받은 4명 중에서 홉킨스 출신이 세 명이었고, 나머지 한 명은 유럽에서 최고의 학위를 받았다.

환자 치료에 미친 영향도 비슷했다. 모든 의대가 그렇듯이, 홉킨스 의대 졸업생들은 대부분 개업의가 되었다. 그리고 개교한 지 35년이 지나기 전에 홉킨스 졸업생 중 10퍼센트 이상이 정교수가 되었고, 아직 젊은 졸업생들 중 상당수가 같은 길을 가고 있었다. 이들 중 상당수는 다른 대학교에서 의대를 전면 개혁했다. 하버드 대학교의 카운슬먼과 쿠싱, 컬럼비아 대학교의 윌리엄 매컬럼William MacCallum, 워싱턴 대학교의 유진 오피Eugene Opie, 예일 대학교의 밀턴 윈터니츠Milton Winternitz, 그리고 노벨상 수상자인 로체스터 대학교의 조지 휘플George Whipple 같은 이들이었다.

하워드 켈리는 모든 면에서 기인이었다. 근본주의자인 그는 거리 구석에서 매춘부들에게 설교를 했다. 한 학생은 이렇게 평했다. "그가 급우들에게 보인 관심은 오로지 그들이 구원받을지 여부였다."[7] 켈리는 부인과학을 혁신시켰고 방사선 요법을 개척했다. 그리고 환자 치료에 가장 영향을 끼친 인물은 두말할 나위 없이 윌리엄 핼스테드였다. 그는 수술에 고무장갑을 도입했다. 그는 수술 준비를 할 때도 고무장갑을 끼어야 한다고 고집했고 모든 사전 단계에 다 써야 한다고 보았다. 윌리엄 메이요William Mayo가 그가 끝낼 때 환자가 치유가 된다고 농담을 할 정도로 핼스테드는 세심하게 환자를 돌보았다. 또 메이요 형제는 자신들이 그에게 엄청난 빚을 지고 있다고 말했다. 미국 외과계 전체가 그랬다. 그의 밑에서 전공의나 부전공의로 일한 외과의 72명 중 53명이 나중에 교수가 되었다.[8]

한편 헨리 제임스Henry James는 홉킨스 대학교를 "고통이 만연하지만 멋진 시, …… 응용과학의 숭고한 아름다움"이 있는 곳이라고 묘사했다. "그 시원한 경치 속에서 인간의 무서운 질병들은 하얀색의 우아한 교향곡이 된다. …… 의사들이 너무나 부드럽게 전체적으로 고요한 연주회를 지휘한다."[9]

이 고요한 연주회의 배후에 웰치가 있었다. 그가 악단장이었다. 20세기의 첫 10년이 지나는 사이에 웰치는 미국 의학계 전체를 하나로 이어붙이는 접착제가 되어 있었다. 그의 존재 자체가 과학적 의학의 중앙정보센터가 되었다. 실제로 그는 중앙정보센터가 되었다. 그는 미국 최초로 창간한 가장 중요한 학술지인 『실험의학회지*Journal of Experimental Medicine*』의 초대 편집장을 맡아, 투고된 논문들을 읽으면서 전국의 모든 유망한 새로운 개념들과 젊은 연구자들을 잘 알게 되었다.

그는 전국적인 인물이 되었다. 처음에는 자기 분야 내에서, 그 뒤에는 과학계 내에서, 이어서 더 넓은 세계에서 명성을 얻었다. 이윽고 미국의학협회, 미국과학진흥협회, 국립과학원 등 주요 과학 단체 19곳의 회장이나 의장을 맡았다. 1911년 스탠퍼드 대학교 총장 레이 윌버Ray Wilbur가 이렇게 썼을 때, 그 말은 결코 아첨도 과장도 아니었다. "우리 의대의 빈자리를 채울 최고의 인물들을 알아보기 위해 당신을 찾아가지 않는다면, 미국 의학 교육의 최고의 선례들을 모조리 위반하는 셈이 될 겁니다."[10] 한 동료는 웰치가 "거의 손목 한 번 까딱함으로써 사람들의 삶을 바꾸는 힘"[11]을 발휘했다고 말했다.

그러나 그가 이 힘을 사람들을 취직시키는 데 쓴 것 ─ 또 동물을 실험 모델로 삼는 것을 금지함으로써 의학 연구를 위축시키게 될 동물실험 반대 법률 제정을 막는 일 같은 데 쓴 것 ─ 은 그 힘을 다른 두 영역에 쓴 것에 비하면 사소했다.

한 영역은 의학 교육 전반에 대한 개혁을 완수하는 일과 관련이 있었다. 홉킨스 의대의 사례는 미국 최고의 의대들이 더 빨리, 더 전면적으로 개혁에 착수하도록 자극했다. 그러나 홉킨스 의대의 사례에도 거의 전혀 동요하지 않은 채로 남아 있는 의대들도 아주 많았다. 그런 의대들은 곧 혹독한 교훈을 배우게 된다.

웰치가 두 번째로 관심을 보인 영역은 수천만 달러의 연구비가 연구실 연구로 흘러가도록 만드는 것이었다.

유럽에서는 정부와 대학, 부유한 기부자가 의학 연구를 지원했다. 하지만 미국에서는 정부도 기관도 자선 사업가도 비슷한 수준의 지원을 시작조차 하지 않고 있었다. 홉킨스 의대가 문을 열 무렵, 미국 신학대들이 받은 기부금은 1,800만 달러에 달한 반면, 의대들이 받은 기부금은 50만 달러에 불과했다.[12] 유럽이 엄청난 의학 발전을 이룬 이유는 대체로 교육 제도뿐 아니라 이런 자금 지원 덕분이기도 했다.

유럽에서 이루어진 의학의 발전은 엄청났다. 19세기 말에서 20세기 초에 의학은 가장 황금기를 구가했다. 현재까지의 역사를 보더라도 그렇다. 세균론이 그 진보의 문을 열었고, 마침내 연구자들은 그 문을 이용하기 시작했다.

1880년, "우연은 준비된 자에게 찾아온다"는 것을 간파했던 파스퇴르는 자신이 닭 콜레라의 원인 물질을 분리했음을 증명하려고 애쓰고 있었다. 그는 건강한 닭에게 그 세균을 접종했다. 닭들은 죽었다. 바로 그때 우연이 찾아왔다. 그는 한 병원성이 있는 세균 배양액을 며칠 동안 방치했는데, 접종할 세균이 모자라자 그것까지 썼다. 그런데 그 닭들은 살아남았다. 더 중요한 점은 살아남은 닭들이 더 병원성이 강한 세균에 노출되었을 때도 살아남았다는 것이다. 그는 제너가 내놓은 개념을 토대로, 약화시킨 세균 배양액을 써서 닭이 더 치명적인 세균에 면역력을 갖도록 시도했다. 그 시도는 성공했다.

그는 이 기법을 다른 감염들에도 적용하기 시작했다. 탄저균 사례에서는 약화시킨 세균 배양액을 이용한 실험을 그가 최초로 한 것은 아니었지만, 그의 실험은 결정적인 결과를 내놓았고 널리 알려지게 되었다. 많은 신문 기자들과 관리들이 지켜보는 가운데, 그는 소에게 접종을 한 뒤, 그 소를 탄저균에 노출시켰다. 접종을 한 소들은 살아남은 반면, 대조군인 소들은 죽었다. 3년 뒤 프랑스에서는 양 330만 마리와 소 43만 8,000마리에게 탄저균 백신 접종이 이루어졌다. 또한 그는 병원체가 든 액체의 주사량을 서서히 늘리는 방법을 써서 광견병에 걸린 개에게 물린 한 소년의 목숨을 구했다. 다음 해인 1886년 세계적인 모금 운동이 벌어졌고, 이윽고 파스퇴르 연구소가 탄생했다. 그러자 독일 정부도 서둘러 코흐를 비롯한 몇몇 저명한 연구자들에게 연구소를 지어주었고, 러시아, 일본, 영국에서도 연구소들이 세워졌다.

콜레라와 장티푸스도 공중보건에 위험을 미치고 있었기에, 독일에서는 코흐의 걸출한 제자인 리하르트 파이퍼Richard Pfeiffer와 빌헬름 콜레Wilhelm Kolle가 열로 죽인 장티푸스균을 써서 자원자 두 명을 면역시키는 데 성공했다. 영국에서는 암로스 라이트Almroth Wright가 그들의 연구를 더 발전시켜서 장티푸스 백신을 개발했다.

이 모든 발전은 감염병을 **예방했다**. 그러나 아직 그 어떤 의사도 감염병으로 죽어 가는 환자를 완치시킬 수 없었다. 그런데 그 방면으로도 변화가 일어나려 하고 있었다.

디프테리아는 가장 치명적인 소아 질병 중 하나였다. 이 병에 걸리면 대개 숨이 막혀서 죽음에 이르렀다. 호흡기를 가로막는 막이 생기면서였다. 스페인에서는 이 병을 "교살자El garrotillo"라고 했다.

1884년 독일 과학자 프리드리히 뢰플러Friedrich Loeffler는 환자의 목에서 디프테리아균을 분리하여 특수한 배지 ─ 지금도 연구실에서는 이

병이 의심되는 환자의 몸에서 채취한 세균을 "뢰플러 혈청 배지Loeffler's serum slope"에 배양한다 — 에 배양하면서, 동물을 대상으로 몇 년 동안 이어지게 될 꼼꼼한 실험을 시작했다. 그의 연구는 세균 자체가 죽이는 것이 아님을 시사했다. 세균이 분비하는 독소가 위험한 것이었다.

1889년 파스퇴르의 제자인 에밀 루Émile Roux와 알렉상드르 예르생Alexandre Yersin은 진한 고기 수프에 디프테리아 세균을 배양한 뒤, 압축 공기를 써서 그 수프를 유약을 바르지 않은 도자기에 통과시켜서 걸렀다. (이 여과기는 파스퇴르와 함께 일하던 물리학자 샤를 샹베를 랑Charles Chamberland이 고안했다. 비록 실험 도구에 불과했지만, 이 여과기 자체는 대단히 중요한 역할을 하게 된다.) 세균도 알갱이도 이 도자기를 통과하지 못했다. 액체만 통과할 수 있었다. 연구진은 이 액체를 멸균했다. 그럼에도 이 액체는 동물을 죽였다. 그럼으로써 녹아 있는 독소가 죽인다는 것이 입증되었다.

한편 미국에서는 미시간 대학교의 헨리 수얼Henry Sewall이라는 생리학자가 뱀독을 연구하고 있었다. 뱀독은 여러 세균 독소와 화학적으로 비슷했다. 1887년 그는 비둘기를 방울뱀 독에 면역시키는 데 성공했다.

비둘기가 면역력을 얻을 수 있다면, 사람도 그럴 가능성이 높았다. 콜레라에서 성공을 거둔 바 있는 프랑스와 독일의 과학자들은 수얼의 연구와 서로의 연구를 토대로 디프테리아와 파상풍 백신을 개발하기 위해 경쟁했다. 1890년 12월 코흐의 제자인 에밀 베링Emil Behring — 나중에 노벨상을 받게 된다 — 과 기타사토 시바사부로北里柴三郎는 파상풍에 면역된 동물에게서 얻은 혈청 — 피에서 고형물을 제거하고 남은 액체 — 을 다른 동물에게 주사하여 그 병에 면역력을 갖게 할 수 있다는 것을 보여주었다.

그 논문은 과학계를 뒤흔들었다. 곧 과학계에서 유례없는 수준으로 각국 연구실에서 열띤 디프테리아 연구가 이루어졌다. 1891년 베를린에서 크리스마스 연휴 기간에 디프테리아 환자를 치료하려는 시도가 처음으로 이루어졌다. 그 치료는 성공했다.

과학자들은 단지 질병을 예방하는 방법만 발견한 것이 아니었다. 이제 질병을 치료할 방법도 발견했다. **최초의 치료제였다.**

그 뒤로 몇 년에 걸쳐서 연구가 계속되었다. 1894년 파스퇴르 연구소의 에밀 루는 부다페스트에서 열린 국제위생학 총회에서 디프테리아 항독소 실험 결과를 요약한 논문을 낭독했다.

청중석에는 세계에서 가장 위대한 과학자들 중 다수가 앉아 있었다. 루의 발표가 끝나자 나름 저명한 과학자들인 이들은 박수를 치기 시작했다. 그리고 일어나서 대여섯 가지 언어로 환호성을 지르면서 모자를 천장으로 던져 올리며 우레 같은 박수를 쏟아냈다. 그 뒤에 웰치는 프랑스와 독일 연구자들이 해낸 일을 미국에서 확인한 사례들을 발표했다. 그리고 각자는 이 경이로운 치료제를 한 병씩 지닌 채 집으로 돌아갔다.[13]

그 뒤에 과학적 의학을 도모하기 위해 설립된 단체인 미국의사협회 Association of American Physicians 차기 총회 기조 연설에서 웰치는 이렇게 말했다. "치료 혈청의 발견은 전적으로 실험실 연구의 산물입니다. 결코 우연한 발견이 아니었습니다. 그 발견으로 이어진 모든 단계는 하나하나 추적할 수 있으며, 각 단계는 명확한 목적을 갖고 특정한 문제를 해결하기 위해 취해진 것입니다. 이런 연구들과 그 결과로 나온 발견들은 의학사에 획기적인 사건입니다."[14]

그의 말은 개전 선언이 아니라 승리 선언이었다. 과학적 의학은 이전까지 아주 많은 사람들을 죽였던, 그것도 섬뜩하게 죽였던 질병들을 예방할 뿐 아니라 치료할 수 있는 기술들을 개발했기 때문이다.

그리고 프랑스와 독일의 과학자들이 항독소를 발견했다면, 뉴욕시 보건국 산하 연구소 소장 윌리엄 파크William Park와 동 연구소 부소장이자 아마 미국에서, 더 나아가 세계에서도 손꼽히는 여성 세균학자였을 애나 윌리엄스Anna Williams는 그것을 선진국의 모든 의사가 쉽게 구할 수 있는 약물로 만들었다. 그들은 기이한 짝이었다. 윌리엄 파크는 독창적이면서 창의적인 한편으로 차분하면서 극도로 정확하고 체계적인 인물이었던 반면에 그녀는 자유분방하고 위험을 무릅쓰고 호기심이 강한 인물이었다. 어떻게 작동하는지 알아내기 위해 새로 산 제품을 분해하는 여성이었다. 그들은 서로를 완벽하게 보완했다.

1894년 그들은 유럽인들이 쓰는 것보다 500배 더 강력한 독소를 만드는 방법을 개발했다. 이런 치명적인 특성 때문에 이 물질은 항독소를 만들도록 자극하는 효율이 훨씬 더 높았으며, 그 결과 항독소 생산 비용이 10분의 1로 떨어졌다. 이어서 파크는 생산 공정을 세분하여 과학자가 아니라 일반 노동자가 수행할 수 있도록 했고, 그 결과 실험실의 일부가 가상 공장이 되었다. 곧 그들의 연구실은 세계에서 가장 저렴하고 효율적이고 신뢰할 수 있는 수준으로 항독소를 생산하게 되었다. 지금도 디프테리아 항독소 생산은 그들의 방법을 토대로 하고 있다.

연구실은 항독소를 뉴욕에는 무료로 나누어 주었고, 다른 곳에는 판매했다. 파크는 수익금을 기초 연구를 지원하는 데 썼고, 그럼으로써 뉴욕시의 연구실들은 당대 미국 최고의 의학 연구기관이라고 할 수 있는 수준이 되었다. 한 의학사가의 표현에 따르면, 연구실의 연례 보고서에는 "세계의 모든 연구소가 부러워할 연구 결과"[15]가 곧 실리기 시작했다.

이제 갑자기 전 세계가 그 항독소를 이용할 수 있게 되었다. 디프테리아 치사율은 곧 거의 3분의 2만큼 급감했고, 전국의 의사들은 기적을 일으키기 시작했다. 그러나 그것은 그 뒤로 이어질 많은 기적 중 첫번째 사례에 불과했을 뿐이다.

이 항독소가 널리 쓰이게 되자, 이용할 기회를 간파하는 재주가 있는 지적 호기심 많은 침례교 목사이자 존 D. 록펠러의 자문가였던 프레더릭 게이츠Frederick Gates는 윌리엄 오슬러가 쓴 『의학의 원리와 실제The Principles and Practice of Medicine』라는 교과서를 집어 들었다. 여러 판을 거듭하면서 의사와 교양인 사이에 널리 읽히게 될 교과서였다. 그 책에서 오슬러는 의학 개념의 발전 과정을 추적하고, 논쟁을 살피고, 이 점이 가장 중요한데, 불확실성과 무지를 인정했다.

게이츠는 록펠러의 자선 사업 자문가로 일하기 시작했지만, 자선 업무에만 관심을 갖고 있지 않았다. 그는 록펠러에게 몇몇 모험 사업에도 투자하도록 했다. 한 예로, 미네소타주 메사비 철광 사업은 5,000만달러의 수익을 올리기도 했다. 록펠러는 동종요법 의사를 고용했는데, 게이츠도 그 운동의 창시자인 사무엘 하네만이 쓴 『치유법의 원리The Organon of the Healing Art』를 읽은 적이 있었다. 게이츠는 하네만이 "관대하게 말해서 정신이상자에 조금 못 미치는 수준임에 분명하다"[16]는 판단을 내렸다.

오슬러의 책은 한 가지 역설을 제시했기에 전혀 다른 방식으로 게이츠에게 인상을 남겼다. 우선, 그 책은 의학이 엄청난 잠재력을 가진 가능성이 있는 분야임을 보여주었다. 하지만 또한 그 잠재력이 실현될 가능성은 거의 없다는 것을 보여주었다. 게이츠는 이렇게 설명했다. "자격을 갖춘 이들이 충분한 봉급을 받으면서 진료 행위에 전혀 구애받지 않으면서 방해받지 않은 채 연구와 조사를 할 수 있을 때까지 …… 의학이 과학이 된다는 희망을 거의 가질 수 없다는 것이 명백해졌다. …… 바로 여기에 록펠러 씨가 개척자가 될 기회가 있다는 것이 내게는 너무나 명백했다."[17]

한편 록펠러의 아들 존 D. 록펠러 주니어는 두 저명한 의사인 L. 에밋 홀트L. Emmett Holt와 크리스천 허터Christian Herter와 의학 연구에 자금을 지원할 생각을 논의했다. 둘 다 웰치에게 배운 적이 있었다. 둘 다 그 생각을 열렬히 지지했다.

1901년 1월 2일 록펠러의 손자이자 사이러스 매코믹Cyrus McCormick*의 손자이기도 한 존 록펠러 매코믹이 시카고에서 성홍열로 사망했다.

그해 말에 록펠러의학연구소Rockefeller Institute for Medical Research가 설립되었다. 그리하여 모든 것이 바뀌게 된다.

웰치는 신설 연구소 소장 자리를 사양했지만, 연구소 이사회와 산하 과학이사회 의장직을 수행하며 연구소 출범에 관한 모든 일을 떠맡았다. 과학이사회에는 웰치의 오랜 친구인 T. 미첼 프루던, 웰치의 학생이었던 두 저명한 과학자 홀트와 허터, 하버드의 시어벌드 스미스도 있었다. 세계에서 손꼽히는 세균학자인 스미스는 웰치가 처음에 소장으로 추천했지만 그는 자신이 주로 동물의 질병을 연구해 왔는데 ─ 예를 들어 돼지콜레라를 예방하는 백신 개발 ─ 인간 질병을 연구한 사람이 소장으로 와야 더 격이 맞다고 하며 자리를 사양했다.

* 미국의 발명가. 수확기를 발명한 그는 농기계의 왕이라 불렸다 ─ 옮긴이.

그래서 웰치는 사이먼 플렉스너에게 그 자리를 제안했다. 플렉스너는 홉킨스를 떠나서 펜실베이니아 대학교 의대의 매우 존경받는 교수로 가 있었다. (플렉스너는 연봉 8,000달러를 주겠다는 코넬 대학교의 제안을 거절하고 연봉 5,000달러인 펜실베이니아 대학교를 택했다.) 그러나 그의 임용을 둘러싸고 논란이 있었고, 그를 뽑는 회의에서 한 교수는 유대인을 교수로 받아들인다고 해서 그를 인간으로 받아들인다는 의미는 아니라는 말까지 했다.[18] 그는 매일같이 개인적이거나 현실적인 문제로 다른 교수들과 싸웠다.

플렉스너는 웰치의 제안을 받아들였고, 연봉도 올랐다. 그러나 연구소 출범은 여전히 확고하게 웰치가 전담하고 있었다. 플렉스너는 웰치가 "어떤 지원도, 심지어 서기도 받아들이지 않았다. 그는 세세한 일까지 몸소 했고, 편지도 몸소 썼다"[19]고 말했다.

유럽의 연구소들은 감염병에 매진하거나 파스퇴르, 코흐, 에를리히 같은 개인에게 연구할 자유를 줄 목적으로 세워졌다. 록펠러 연구소는 의학 자체를 자기 분야로 설정했다. 출범할 당시부터 소속 과학자들은 감염병을 연구했지만, 장기 이식 수술의 토대 마련, 바이러스와 암의 관계 파악, 혈액 저장법 개발에도 기여했다.

처음에 연구소는 다른 기관의 과학자들에게도 소정의 연구비를 지원했지만, 1903년에 자체 연구동을 지었고, 1910년에는 자체 병원을 갖추었다. 그리고 플렉스너는 나름의 활약을 하기 시작했다.

사이먼 플렉스너에게는 켄터키주 루이스빌의 유대인 이민자 가정에서 집안의 골칫덩어리로 자라며 거리에서 습득한 거친 면이 있었다. 어릴 때 그의 형과 동생은 공부를 잘한 반면, 그는 6학년 때 학교를 중

퇴했다. 늘 인상을 쓰고 비행을 저지르곤 하는 바람에, 삼촌의 사진관에서 허드렛일을 하다가 거기서 쫓겨났다. 그 뒤에는 사기를 치고 그 도시에서 달아난 한 의류 상인 밑에서 일했다. 또한 약제사 밑에서 일하다 해고되기도 했다. 그의 아버지는 혹시나 겁먹고 고분고분해지지 않을까 해서 그를 데리고 그 도시의 교도소 구경을 시킨 뒤, 배관공 수습생 자리를 주선했다. 그런데 플렉스너가 다녔던 학교의 교장이 배관공에게 "사이먼 플렉스너와 절대로 얽히지 말라"[20]는 경고를 하는 바람에 배관공이 거절하고 말았다.

열아홉 살 때 플렉스너는 다른 약제사 밑으로 들어가서 병을 씻는 일을 했다. 가게에는 현미경이 있었는데, 약제사는 플렉스너가 그것을 만지지 못하게 했다. 플렉스너는 지시를 무시했다. 그는 지루한 일, 그리고 지시를 따르는 일을 싫어했다. 현미경은 그에게 전혀 지루하지 않은 것들을 보여주었다.

갑자기 그는 현미경에 푹 빠져들었다. 그는 완전히 거기에 매료되었다. 그리고 그는 불현듯이 불가능한 도약을 하기 시작했다. 1년 사이에 루이스빌 약대의 2년제 과정을 이수하고, 최고의 학생에게 주는 금메달을 땄다. 그는 약제사이자 현미경을 갖고 있던 형 제이컵 밑에서 일하기 시작했다. 이제 사이먼은 몰래 현미경을 쓸 필요가 없었다. 동시에 그는 의대에 진학했다. 야간반이었다. 훗날 그는 이렇게 회상했다. "의대에서 나는 건강 진단을 해본 적이 없다. 심장이나 폐의 소리를 들어본 적이 없다."[21]

아무튼 그는 의사 학위를 받았다. 동생인 에이브러햄 플렉스너가 홉킨스를 졸업했기에, 사이먼 플렉스너는 자신의 현미경 관찰 자료 중 일부를 웰치에게 보냈다. 곧 사이먼 플렉스너는 홉킨스에서 공부를 하게 되었다.

서로 성격이 정반대이긴 했지만, 웰치는 그를 받아들였다. 사이먼 플렉스너는 키가 작고 야위어 보일 정도로 말라서 그를 매력적이라고 보는 사람은 아무도 없었다. 그는 아주 불안정해 보였다. 그는 이렇게 말했다. "나는 어느 학습 분야에서도 교육을 받은 적이 없었다. 내 지식에는 빈틈이 아주 많다."[22] 빈틈을 채우기 위해서 그는 책을 읽었다. 에이브러햄 플렉스너는 형에 대해 이렇게 말했다. "그는 밥 먹듯이 읽었다."[23] 그는 책을 탐독했고, 영문학에서 헉슬리와 다윈에 이르기까지 닥치는 대로 읽었다. 그는 배워야 한다고 느꼈다. 그는 불안해하는 성격을 결코 완전히 떨쳐 내지 못했다. 그는 "잠 못 이루는 밤과 두려움에 예민해진 낮"에 대해 말했다. "미칠 듯한 초조함에 잠시도 가만히 있을 수가 없다."[24]

그러나 몇몇 사람은 그에게서 비범한 가능성을 알아보았다. 웰치는 그가 독일에서 공부할 수 있도록 장학금을 주선했고, 4년 뒤 그는 홉킨스 의대의 병리학 교수가 되었다. 때때로 그는 현장 조사를 나갔다. 수막염을 조사하기 위해 광업 도시로, 이질을 연구하기 위해 필리핀으로, 페스트를 연구하기 위해 홍콩으로 갔다. 노벨상 수상자인 페이턴 라우스Peyton Rous는 플렉스너의 과학 논문들을 "인쇄된 박물관"이라고 불렀다. "오직 그의 논문들만이 살아 움직인다. 그는 기술했을 뿐 아니라 실험했기 때문이다."[25]

그는 길거리에서 습득한 거친 모습을 결코 완전히 버리지 못했지만, 예리했던 모서리는 닳아서 무뎌졌다. 그와 결혼한 여성은 버트런드 러셀Bertrand Russell이 푹 빠질 만큼 비범했고(그녀가 남긴 자료에는 러셀에게서 받은 편지가 60통 있었다), 그녀의 자매는 브린모어 대학 설립자였다. 또 그는 저명한 법학자 러니드 핸드Learned Hand와 가까운 친구가 되었다. 그리고 그는 록펠러 연구소에 족적을 남겼다.

에머슨은 연구 기관이란 한 사람의 길어진 그림자인데, 록펠러 연구소는 사이먼 플렉스너를 반영한다고 말했다. 훗날 록펠러 재단의 회장이 된 레이먼드 포스딕Raymond Fosdick은 "그의 이성의 견고한 정확성"에 탄복했다. "그의 정신은 자신 앞에 온 어떤 의문이든 간에 원하는 대로 비출 수 있는 탐조등 같았다."[26] 록펠러 연구소의 한 연구자는 그가 "대다수 사람들의 수준을 훨씬 초월하는, 칼처럼 결정적인 논리"[27]를 지녔다고 말했다.

그러나 웰치가 홉킨스 의대에 부여한 편안하고 금욕적인 목적과 친밀함 대신에, 플렉스너는 록펠러 연구소에서 예리하고 날카롭고 냉철한 분위기를 조성했다. 말들을 한 질병에 면역시킨 뒤 피를 계속 뽑아서 항혈청을 생산하는 일이 끝나서 그 말들의 용도가 사라졌을 때, 그는 그 말들을 다시 목초지로 돌려보낸다는 생각을 하지 못했다. 그는 그 말들을 도축용으로 팔거나 "희생시킨다는 차원에서 피를 더 뽑을 수 있다"[28]고만 생각했다. 즉 죽을 때까지 피를 뽑아서 혈청을 채취하자는 것이었다. 그는 "독창적이지 않은" 사람들을 연구소에서 없애겠다는 생각을 품고 있었고, 그런 판단을 내리는 순간 곧바로 그 사람을 해고해 버리곤 했다. 연구소에서 사람들이 가장 두려워한 곳은 플렉스너의 사무실이었다. 그곳에서 그는 모질게 행동할 수 있었고, 몇몇 저명한 과학자들도 그를 두려워했다. 플렉스너의 추도식에서조차, 한 노벨상 수상자는 이렇게 말했다. "플렉스너에게 개인은 연구소의 안녕에 비하면 아무것도 아니었습니다."[29]

그는 연구소가 언론의 주목을 받고 과학계로부터 명성을 얻기를 원했다. 플렉스너의 연구는 논란을 불러일으켰다. 록펠러 연구소가 설립된 직후에 미국 동부에 수막염이 유행했다. 감염을 막기 위해 필사적인 시도들이 이루어졌다. 디프테리아 항독소도 시도되었고, 일부 의사는 사혈이라는 고대 치료법까지 시도했다. 홉킨스에서는 쿠싱이 척주관에서 고름이 찬 체액을 빼내려 시도했다.

록펠러 연구소에서 수막염 유행병은 특별한 도전 과제로 보였다. 록펠러와 게이츠는 결과를 원했다. 플렉스너는 결과를 내놓고 싶었다.

그보다 10년 앞서 디프테리아 항독소를 완성한 윌리엄 파크는 수막알균을 막는 혈청을 개발한 바 있었다. 그의 혈청은 연구실에서 이루어진 시험에서는 효과가 있었다. 그러나 사람에게 투여했을 때는 아무런 효과도 없었다. 나중에 두 독일인이 비슷한 혈청을 개발했지만, 그들은 그 혈청을 정맥이나 근육에 주사하는 대신에 척주에 직접 주사했다. 대개 그 병의 사망률은 80퍼센트였다. 그런데 그 주사를 맞은 환자 102명에게서는 사망률이 67퍼센트로 떨어졌다. 효과가 있음을 시사하긴 했지만 통계적으로 의미 있는 개선은 아니었다.

그래도 플렉스너는 그 결과에 어떤 의미가 있을 것이라고 직감했다. 그는 그 독일 실험을 재현했다. 그의 환자들은 75퍼센트의 비율로 사망했다. 그러나 그는 그 접근법을 포기하지 않고 계속 고집했다. 그는 연구실에서 혈청의 약효를 개선하고 생리적으로 원숭이를 대상으로 투여를 할 최상의 방법을 찾기 위해서 장기간 이어질 일련의 실험을 시작했다. 3년의 연구 끝에 그는 한 방법을 도출했다. 먼저 바늘을 수막—척수를 감싸는 얇은 막—안까지 찔러 넣은 뒤 척수액을 50cc 빼내고, 혈청을 30cc 집어넣는 것이었다. (먼저 체액을 빼내지 않으면, 주사액에 압력이 증가하여 마비가 일어날 수 있었다.) 그 방법은 효과가 있었다.

환자 712명에게 투여했더니 사망률이 31.4퍼센트로 낮아졌다.[30]

보스턴, 샌프란시스코, 내슈빌의 의사들도 그 방법이 효과가 있다는 것을 확인했다. 한 의사는 이렇게 말했다. "전국의 의사들이 이 혈청을 써서 놀라운 결과를 얻었다."[31]

플렉스너의 기여를 모두가 받아들인 것은 아니었다. 나중에 한 세균학 교과서에서 파크는 플렉스너가 그 혈청의 개발에 기여한 바가 거의 없다는 투로 적었다. 플렉스너는 분노에 차서 파크의 연구실로 직접 찾아갔다. 둘이 말다툼하는 소리가 시끄럽게 울려 퍼졌다. 그 뒤로도 둘 사이에는 논쟁이 벌어지곤 했고, 한번은 두 사람 사이의 불화가 신문에 실리는 바람에 널리 알려지기까지 했다.[32]

이윽고 플렉스너는 세균성 수막염의 가장 흔한 원인인 수막알균에 감염된 환자들의 사망률을 18퍼센트까지 낮추었다. 최근에 『뉴잉글랜드의학회지New England Journal of Medicine』에 실린 한 논문에 따르면, 세계 최고의 병원 중 한 곳인 매사추세츠 종합병원에서 세균성 수막염으로 항생제 치료를 받는 환자들의 사망률은 25퍼센트다.[33]

플렉스너와 록펠러 연구소는 엄청난 유명세를 얻었다. 플렉스너는 인기를 즐겼고 더 많은 인기를 얻고 싶었다. 게이츠와 록펠러도 마찬가지였다. 특히 설립된 지 10년 동안, 연구소의 누군가가 무언가 흥분을 일으킬 만한 무언가를 하고 있을 때마다 플렉스너는 그 주위를 맴돌았다. 계속 지켜보고 있는 그의 모습은 당사자에게 결과를 요구하는 양 비쳐졌다. 그는 연구자들에게 으레 결과를 발표하라고 강권하곤 했다. 이런 식이었다. "벨기에와 프랑스에서 연구 결과들이 나오는 속도로 비추어 볼 때 귀하의 현재 연구 결과를 발표하는 게 좋을 것 같습니다. 연구 결과에 관해 즉시 제게 보고 바랍니다."[34]

플렉스너만 압력을 가한 것이 아니었다. 압력은 그저 그를 통해서 흘러내려 온 것일 뿐이었다. 1914년 한 만찬장에서 게이츠는 이렇게 선언했다. "전 세계에 유용한 무언가를 내놓고 싶다는 두근거리는 욕망을 느끼지 않을 사람이 과연 있을까요? 우리 연구소에서 내놓은 발견들은 이미 치료하는 사역자들을 통해서 아프리카 깊숙한 곳까지 들어갔습니다. …… 여러분이 여기서 발견한 것을 발표합니다. 그러면 밤이 되기 전에 전 세계에 그 소식이 전해질 겁니다. 30일 안에는 지구상의 모든 의대에서 쓰이게 될 겁니다."[35]

그 결과 연구소는 홍보 기계처럼 움직였다. 매우 존경받는 연구자들은 록펠러 연구소를 조롱했다. 그 연구소에서 지낸 적이 있던 한 연구자는 이렇게 말했다. "기관을 홍보하려는 욕망에 빠진 관리자들과 책임자들 때문에 사소한 것을 천재적인 연구라고 떠벌이곤 한다."[36]

그러나 플렉스너도 나름의 원대한 전망을 품고 있었다. 그는 연구자로서 웰치에게 부족한 것을 지니고 있었다. 바로 원대한 질문을 하고, 달성할 수 있는 답을 얻는 방식으로 체계화하는 능력이었다. 그리고 어떤 연구자가 창의적이라는, 즉 연구소의 자산이라는 판단이 들면, 그는 전폭적으로 지원했다. 일찍부터 연구 능력을 인정받았으며 나중에 노벨상을 받은 알렉시 카렐Alexis Carrel과 카를 란트슈타이너 Karl Landsteiner도 그렇게 지원을 받았다. 그는 아직 뚜렷한 성과를 내놓지 못한 젊은 연구자들에게도 자유롭게 연구할 수 있도록 지원을 했다. 홉킨스에서 학부 학위와 의학 학위를 다 받은 페이턴 라우스는 나중에 암을 일으킬 수 있는 바이러스를 발견함으로써 노벨상을 받게 된다. 그가 그 발견을 한 것은 1911년이었다. 그런데 노벨상은 1966년에야 받았다. 처음에 과학계는 그를 조롱했다. 그의 연구가 처음으로 확인되고 인정되기까지 긴 세월이 걸렸다. 그러나 플렉스너는 언제나 그의 편이었다. 홉킨스 의대를 나와 록펠러 연구소에서 일하며 바이러스와 세균의 차이를 규명한 토머스 리버스Thomas Rivers는 이렇게 회상했다. "플렉스너가 거칠지 않았다거나 그럴 리가 없었다는 말이 아니다. 내 생각에 그는 그랬을 수 있다. 하지만 그는 사람들에게 다정하기도 했다."[37]

과학이사회에 올린 공식 보고서에서조차 플렉스너는 이렇게 썼다. "가장 유능한 이들은 가장 자신이 없거나 자기 비하적인 태도를 보이곤 한다. 그들을 안심시키거나 스스로를 믿게 만들어야 할 때가 많다."[38]아마도 라우스나 플렉스너와 함께 연구한 비범하리만치 전도유망했던 젊은 과학자 폴 루이스를 염두에 두고 한 말이었을 것이다. 자신이 믿고 있는 한 과학자가 전공을 바꾸고 싶어 하자 플렉스너는 그에게 이렇게 말했다. "새 길을 개척하는 데 2년은 걸릴 거야. 그 뒤에는 자네에게 아무것도 기대하지 않을 거고."[39]

그리고 마지막으로 플렉스너는 개방성을 믿었다. 그는 의견 차이를 환영했고, 마찰과 상호작용을 기대했고, 연구소가 살아 있는 곳이 되기를 원했다. 플렉스너에게 구내 식당은 연구실만큼 중요한 곳이었다. 거기서 서로 다른 분야에서 일하는 연구자들은 생각을 교환했다. 당시 젊은 연구자였던 마이클 하이델버거Michael Heidelberger는 이렇게 회상했다. "라우스는 말을 아주 잘했고, 자크 러브Jacques Loeb, 카렐도 그랬다." 라우스와 카렐은 노벨상을 받았지만, 가장 도발적인 사람은 아마 러브였을 것이다. "이들은 때때로 정말로 놀라운 대화를 주고받곤 했다. 정말로 영감을 주는 대화였다."[40]

금요일이 특히 중요했다. 그날에 연구자들은 가장 최근에 연구한 내용을 스스럼없이 이야기했고, 그러면 동료들은 평을 하고, 실험을 제안하고, 다른 맥락을 제시하곤 했다. 그곳은 흥분의 공간이었고 신성한 성지와 같은 곳이었다. 비록 그 자리에 거의 참석하지 않는 이들도 있긴 했지만 말이다(또 다른 노벨상 수상자인 카를 란트슈타이너가 그랬다). 플렉스너는 독불장군이든 프리마돈나든 간에 다른 곳에서 어울리지 못하는 이들을 적극적으로 찾아나섰다. 그렇게 서로 다른 사람들이 섞여 있다는 것이 중요했다. 라우스는 플렉스너가 연구소를 "시설이 아니라 생물"[41]로 만들었다고 말했다.

그리고 플렉스너의 영향력은 웰치처럼 자신의 연구실, 아니 록펠러 연구소를 넘어서 훨씬 넓게 뻗어 나가고 있었다.

록펠러 연구소가 폭넓은 영향을 행사하기 이전에도, 미국의 의학은 세계적인 수준에 도달하고 있었다. 1908년 워싱턴에서 열린 국제결핵총회에서 독일에서 온 로베르트 코흐는 당당하면서 거만하게 심판자이자 포고령을 내리는 역할을 맡을 준비를 했다.

웰치가 좌장을 맡은 병리학과 세균학 분과의 회의에서 파크가 우유에 든 "결핵균 때문에 치명적인 결핵에 걸리는 아동의 수가 매우 많다는 것이 이제 절대적으로 확정되었다"는 논문을 읽자, 코흐는 파크가 틀렸으며 소가 사람에게 결핵을 옮긴다는 개념을 뒷받침하는 증거가 전혀 없다고 주장했다. 그러자 시어벌드 스미스가 일어나서 파크를 지지했다. 방 곳곳에서 논쟁이 벌어졌다. 그러나 전반적으로 총회 참석자들은 파크가 옳다고 확신했다. 며칠 뒤 소로부터 사람에게로 결핵이 전염되는 것을 막을 예방 조치를 요구하는 결의안이 통과되었다. 코흐는 소리쳤다. "신사 여러분, 여러분은 결의안을 통과시켰을지 몰라도,

판단은 후세가 할 겁니다!"

한 참석자는 이렇게 썼다. "코흐 박사는 결핵균을 분리했다. 오늘 과학은 코흐 박사를 분리했다."[42]

과학은 민주적이지 않다. 투표는 중요하지 않다. 그러나 이 투표는 미국 의학의 시대가 오고 있음을 상징한 이정표가 되었다. 그 성과를 홉킨스 의대 홀로 이룬 것은 결코 아니었다. 파크도 스미스도 그곳에서 배우지도 가르치지도 않았다. 그러나 홉킨스 의대와 록펠러 연구소는 미국 의학이 과학을 선도한다고 진정으로 주장할 수 있으려면 필요한 두 가지 조각을 막 채우려 하고 있었다.

05

록펠러 연구소를 만든 이들은 질병을 조사할 소규모 협력 병원을 지을 생각을 늘 갖고 있었다. 환자에게 치료비를 받지 않고, 연구하는 병을 잃는 환자들만 받는 병원이었다. 전 세계적으로 그런 시설을 갖춘 연구소는 전혀 없었다. 윌리엄 웰치, 사이먼 플렉스너, 프레더릭 게이츠, 존 D. 록펠러 주니어는 거기까지만 생각했다. 그런데 병원의 초대 원장인 루퍼스 콜Rufus Cole은 거기에서 그치지 않았다. 그는 거의 강요하다시피 해서 그들에게 더 많은 것을 얻어냈다.

1633년 매사추세츠주 플리머스에 도착한 조상의 후손으로서 키 크고 콧수염을 기른 우아한 인물인 콜은 강단 있는 사람 같지는 않았고, 플렉스너에게 맞설 수 있는 사람처럼 보이지 않았다. 그러나 그는 자신이 깊이 생각한 끝에 내놓은 것들에 늘 충실했고, 그의 생각은 강한 영향을 미쳤다. 그는 사람의 인품이 아니라 증거에만 따랐고, 차분하고 끈기 있게 자기 생각을 펼쳤다. 오랜 동료인 토머스 리버스는 그를 대치를 "피하려고 길을 돌아가곤 하는 다소 소심하고 점잖은 사람"이라고 말했다.

그러나 리버스는 이렇게 덧붙였다. "그는 졸업할 당시에 홉킨스 출신 중 가장 똑똑한 인물이라고 여겨졌다. …… 그를 화나게 하면, 그를 구석으로 끌고 가서 밀어붙인다면 …… 유감스럽게도 그 점잖은 사람이 싸우는 것을 두려워하지 않는다는 사실을 알게 될 것이다."[1]

콜은 다양한 분야에 관심이 있었다. 말년에 올리버 크롬웰Oliver Cromwell, 스튜어트 왕가, 영국 내전에 관한 총 1,294쪽에 이르는 두 권으로 된 연구서를 펴낼 정도였다. 그러나 연구소 점심 식탁에서는 남들의 말에 집중했다. 하이델버거는 이렇게 회상했다. "그는 그곳에 앉아서 주변에서 하는 모든 이야기에 귀를 기울인 다음, 질문을 하나 했다. 때로 그 질문은 그만큼 많이 안다고 여겨지는 사람에게는 거의 어리석어 보였지만, 언제나 그전까지 드러난 적이 없는 것들을 끄집어냈고, 전에 알고 있는 것보다 문제를 훨씬 더 깊이 파헤치는 결과를 낳았다. 콜은 그 방면에서 진정으로 놀라웠다."[2]

그의 부친과 숙부 두 명도 의사였고, 홉킨스 의대에서 그의 지도교수였던 류엘리스 바커Lewellys Barker는 진단 검사만 수행한 것이 아니라, 병동 바로 옆에 연구실을 차려 놓고 질병을 연구했다. 그곳에서 콜은 선구적인 연구를 했다. 그 경험을 통해서 그는 오늘날까지도 "임상" 연구 — 시험관이나 동물 대신에 환자를 이용한 연구 — 수행에 영향을 미칠 개념을 도출했다.

플렉스너는 병원을 연구실 과학자가 떠올린 개념의 시험장으로 삼을 생각이었다. 즉 실험적인 치료법은 과학자가 책임지고, 환자를 치료하는 의사들은 실험동물을 돌보는 연구원이나 다를 바 없는 역할을 맡는다는 구상이었다.

콜은 생각이 달랐다. 리버스의 말에 따르면, 그는 병원과 의사에게

"하녀" 역할을 맡기는 것을 용납하지 않았다. "그와 의사들은 노구치의 착상, 멜처의 착상, 러번스의 착상을 시험할 생각이 없었다. 콜은 환자를 돌보는 사람들이 환자를 연구하는 것이라고 강경하게 주장했다."[3]

콜은 연구 책임자들에게 보낸 편지에서 임상의들이 진지한 연구를 수행하는 진정한 과학자가 되어야 한다고 설명했다. "의학 발전을 가장 심각하게 지연시킨 한 가지는 연구실과 많은 병원의 병동 사이에 놓인 물리적, 지적 장벽이었습니다. 임상 연구실은 대개 진단을 돕기 위해 존재할 때가 많아요. 그래서 나는 병원 연구실을 진정한 연구실로 만들어야 하고, 병원 의사들에게 실험 연구를 하도록 허용하고 촉구해야 한다고 주장하는 겁니다."[4]

이것은 결코 단순한 영역 다툼이나 관료주의적 권한 다툼의 문제가 아니었다. 콜은 대단히 중요한 선례를 만들고 있었다. 그는 환자를 치료하는 의사에게 병든 환자가 참여하는 엄밀한 연구를 할 것을 요청하고 있었다. 이런 연구의 선례는 다른 곳에서도 있었지만, 콜이 상상한 체계적인 방식으로는 아니었다.

그런 연구는 연구소에서 순수한 실험 연구를 하는 과학자들의 권한을 위협했을 뿐 아니라, 의미상 의사와 환자의 관계도 바꾸었다. 그것은 의사가 답을 모를 뿐 아니라, 환자의 도움 없이는 답을 알아낼 수 없다는 사실을 인정하는 것이었다. 모든 엄격한 연구에는 "대조군"이 필요하므로, 또 이는 의사의 최고의 판단이 아니라 무작위 우연이 환자가 어떤 치료를 받을지를 규정할 수도 있다는 의미이기도 했다.

천성이 유순하든 아니든 간에, 콜은 굴복하지 않으려 했다. 결국 플렉스너가 굴복했다. 그 결과 록펠러 연구소 병원은 과학을 직접 환자 치료에 적용함으로써 임상 연구의 모델을 만들었다. 오늘날 세계 최고의 임상 연구 시설인 메릴랜드주 베데스다에 있는 국립보건원 임상센터가 따르는 모델이다. 이 모델은 연구자들이 배울 수 있도록 했다. 또 대처할 수 있도록 그들을 준비시켰다.

록펠러 연구소 병원은 1910년에 문을 열었다. 그 무렵에 미국 최고 수준의 의학 및 교육은 세계 최고를 겨루고 있었다. 그러나 미국에서 최고의 의술과 평균 의술 사이에는 엄청난 격차가 있었고, 최고와 최악 사이에는 건널 수 없는 간격이 있었다.

사실상 뛰어난 장군과 대령, 소령은 있었지만 그들에게는 부사관과 병장, 이등병이 없었다. 이끌 군대도, 적어도 신뢰할 수 있는 군대도 없었다. 최고와 평균 사이의 틈새는 메워져야 했고, 최악은 제거되어야 했다.

이미 진료를 하고 있는 의사들은 어떻게 할 도리가 없었다. 그들이 과학적 방법을 채택할지 말지는 순전히 그들의 재량에 달린 문제였다. 수천 명에 이르는 의사들이 과학적 방법을 선택했다. 사이먼 플렉스너 본인도 형편없는 의대에서 의학 학위를 받았지만, 과학적 방법을 받아들임으로써 부족한 점을 보완했다. "결과가 제도보다 나았다"[5]는 웰치의 관찰이 옳았음을 확인해 준 사례였다.

그러나 의학 교육 제도는 여전히 대규모 개혁이 필요했다. 개혁 요구는 이미 1820년대에 시작되었다. 그러나 소수의 엘리트 대학 외에는 개혁이 거의 이루어지지 않았다.

엘리트 대학 안에서도 변화는 느리게 일어났다. 1901년에 가서야 하버드 의대는 펜실베이니아 의대와 컬럼비아 의대를 뒤따라서 홉킨스 의대처럼 지원자들에게 대학 학위를 요구했다. 그러나 최고의 대학들조차 홉킨스 의대를 본받아서 수준 높은 교수를 충원하는 방법을 따르는 대신에, 지역 의사들 중에서 임상의학 교수를 뽑았다. 펜실베이니아 의대의 공식 역사에는 이렇게 적혀 있다. "교수진의 근친교배는 거의 갈 데까지 갔다고 할 수 있었다." 하버드 의대의 임상 교수들은 사실상 하버드 의대에 속한 의사들이 술집에 모여서 연장자를 뽑는 식으로 이루어졌다. 하버드 의대가 이 집단 바깥에서 임상 교수를 뽑은 것은 1912년이 되어서였다.[6]

의사들 사이에서도 개혁 요구가 강해지고 있었다. 홉킨스, 미시간, 펜실베이니아, 하버드 등 일류 의대들의 교수들만이 자기 자신을 개혁하는 데 몰두한 것이 아니었다. 아주 많은 수의 내과의와 외과의도 그러했다. 1904년 미국의학협회는 마침내 개혁 운동을 이끌 의학교육위원회를 조직했다. 위원회는 미국과 캐나다의 의대 162곳 전부(전 세계 의대의 절반을 넘었다)를 조사하기 시작했다.

위원회는 3년 뒤 통렬하면서도 신뢰할 만한 보고서를 내놓았다.[7] 그나마 수준이 높은 대학들에서는 개선이 이루어지고 있지만, 많은 개혁가들이 엄청난 노력을 하고 있음에도 개혁이 충분히 빠른 속도로 이루어지지는 않고 있다고 보고서는 결론지었다. 최악의 대학은 거의 변하지 않았다. 그런 대학들은 대부분 여전히 교수진의 소유였고, 대부분 여전히 대학이나 병원과 전혀 연결되어 있지 않았고, 입학 기준도 없었고, 여전히 수강료로 교수진 봉급을 주었다. 한 의대는 1905년에 105명의 "의사"를 배출했는데 그중 어떤 식으로든 연구실에서 실험을 해본 사람은 아무도 없었다. 그들은 시신 한 구도 해부해 본 적이 없었고, 단 한 명의 환자도 진료한 적이 없었다. 그들은 개업하여 진료실로 환자가 들어왔을 때 비로소 그 경험을 했다.

그 보고서는 얼마간 파장을 일으켰다. 1년도 지나지 않아서 57개 의대가 적어도 1년 동안 대학을 다닌 뒤에야 지원을 할 수 있다는 입학 조건을 내걸었다. 그러나 나머지 3분의 2는 여전히 입학 조건이 더 낮거나 아예 없었고, 어떤 교육을 받았든 전혀 개의치 않았다.[8]

소속 회원들과 다시 맞설 수는 없었으므로 — 1900년에 미국 의사 11만 명 중 미국의학협회 회원은 겨우 8,000명이었고, 협회는 의사들에게 반감을 살까 우려했다[9] — 미국의학협회는 그 보고서를 카네기 재단에 주면서 기밀이라고 하면서 도움을 요청했다. 카네기 재단은 사이먼 플렉스너와 형제간인 에이브러햄 플렉스너에게 의학 교육 실태를 조사해 달라고 의뢰했다. 에이브러햄은 의사가 아니었지만, 홉킨스 대학교를 졸업했고 — 그는 대학에 다닐 때도 "연구가 우리가 호흡하는 공기였다"라고 말했다 — 냉철하면서 가차 없는 판단력과 교육 기관의 모델을 발전시키는 데 전념한다는 것을 이미 보여준 바 있었다. 대학을 졸업한 뒤 그는 루이스빌 고등학교에서 학생들을 가르치면서 — 그의 학급은 15명이었는데 모두 낙제했다 — 새로운 교습 방식을 실험했다. 나중에 그는 프린스턴 고등연구소를 설립하여, 알베르트 아인슈타인을 영입했다.[10]

에이브러햄 플렉스너는 웰치 및 프랭클린 몰과 오래 이야기를 나누는 것으로 조사를 시작했다. 그들의 견해는 그에게 영향을 미쳤다. 가장 온건하게 말해서 그렇다. 그는 이렇게 말했다. "내 의학 교육 연구의 나머지는 볼티모어를 처음 방문했을 때 배운 것을 증폭한 것이나 다름없었다."

록펠러 연구소 병원이 개원한 해인 1910년에 에이브러햄 플렉스너가 작성한 보고서 『미국과 캐나다의 의학 교육*Medical Education in the United States and Canada*』이 발표되었다. 이 자료는 곧 단순히 "플렉스너 보고서"

라고 불리게 되었다.

이 보고서에 따르면, 그의 기준에, 아니 그 어떤 합리적인 기준에도 부합하는 학교는 드물었다. 아니 아주 아주 드물었다. 그는 많은 학교가 "전반적으로 불결하고 …… 환자를 접할 임상 기회가 거의 없으며 …… 이런 결함들을 보충할 만한 어떤 특징도 갖추고 있지 않다"며 자격 미달이라는 판정을 내렸다. "환자도, 기구도, 모형도, 아니 그림도 하나 없이 외과 교육이 이루어지는 장면을 볼 수 있다. 산과에서 눈으로 볼 수 있는 인체 모형 하나 없이 말로만 설명이 이루어진다. 건물 한 동에 인체 모형이 단 한 점도 없는 경우가 흔하다." 템플 대학교, 핼리팩스 대학교, 필라델피아 뼈병증 의대에서 해부실은 "말로 다 형언하기 힘들 정도다. 참을 수 없는 악취가 풍기는데, 시체들이 부패하고 있기 때문이다." 에이브러햄 플렉스너는 노스캐롤라이나 의대에서 만난 한 의대 교수가 한 다음과 같은 말을 인용했다. "실험실 실습에 관해서는 얘기를 꺼낼 필요조차 없어요. 학생들이 너무 모르고 서툴러요. 많은 학생들은 그냥 설득해서 농부가 되라고 하는 편이 나아요."[11]

에이브러햄 플렉스너는 현재 운영 중인 150곳이 넘는 의대 중에 120곳 이상이 폐교되어야 한다고 결론지었다.

바야흐로 진보 시대였다. 삶은 체계적이고 합리적이고 전문적으로 되어 가고 있었다. 모든 분야에서 "전문가들"이 출현하고 있었고, 의회가 의사 면허 제도조차 반민주적이라고 여기던 잭슨 대통령 시기의 사상에서 벗어나고 있었다. 프레더릭 테일러Frederick Taylor는 공장에서 효율을 높이기 위해 "과학적 관리" 분야를 창안하고 있었고, 1908년에는 그것을 가르치기 위해 하버드 경영대학원이 문을 열었다. 이 삶의 합리화에는 이제 막 출현하고 있던 전국 규모의 광고와 전국으로 뻗어 나가고 있던 소매 체인점도 포함되었다. 규모가 가장 큰 소매 체인 유나이티드 드럭 스토어는 점포가 6,843곳이었다.[12]

하지만 플렉스너의 보고서는 단지 진보 시대의 추세만을 반영한 것이 아니었다. 또한 한 마르크스주의 역사가가 과학적 의학을 "의료업 종사자들과 자본가 계급이 자본주의를 '합리화'하고 질병의 사회적 원인으로부터 주의를 딴 데로 돌리기 위해 개발한 도구"[13]라고 부름으로써 끼워 넣고자 한 맥락을 반영하는 것도 아니었다. 일본, 러시아, 중국 같은 비자본주의 사회도 과학적 의학을 채택하고 있었다. 플렉스너의 보고서는 진보 시대라기보다는 과학을 반영하고 있었다. 진보주의자들이 변호사 훈련 과정을 표준화하려고 유사한 시도를 했다가 실패한 것도 놀랄 일이 아니었다. 누구든 법률 조항을 읽을 수 있었으니까. 그러나 병든 사람에게서 병원체를 분리하는 일은 훈련된 전문가만이 할 수 있었다.

그러나 진보 시대는 추문을 폭로하는 시대이기도 했다. 플렉스너의 보고서는 추문들을 긁어모았기에 큰 물의를 일으켰다. 15,000부가 인쇄되었다. 신문들은 이 보고서를 표제 기사로 올렸고, 지역 의대를 취재하러 나섰다. 플렉스너는 죽여 버리겠다는 협박을 적어도 한 차례 이상 받았다. 보고서가 일으킨 충격은 곧바로 효과로 나타났다. 플렉스너가 일으킨 격렬한 반응에 힘입어서 미국의학협회 의학교육위원회는 조건을 다 충족시킨 대학은 "A등급", "구제할 수 있는" 대학은 "B등급", "전면 재편이 필요한" 대학은 "C등급"이라고 대학들의 등급을 매기기 시작했다. 교수진이 소유하고 운영하는 대학들은 자동적으로 C를 받았다.

플렉스너의 보고서가 나온 지 채 4년이 지나기도 전에, 31개 주는 C 등급을 받은 대학을 졸업한 이들에게는 의사 면허를 내주기를 거부했다.[14] 사실상 그 대학들을 노골적으로 문닫게 하는 조치였다. B등급 대학들은 개선이나 합병을 도모해야 했다. 네브래스카 대학, 콜로라도 대학, 터프츠 대학, 조지워싱턴 대학, 조지타운 대학 같은 곳의 의대들은 간신히 미국의학협회의 승인을 받아서 살아남았다. 볼티모어에서는 B 등급 의대 3곳이 합병하여 오늘날의 메릴랜드 의대가 되었다. 애틀랜타에서는 에모리 의대가 다른 두 의대를 흡수했다. 서던메소디스트, 드레이크, 보두인, 포덤 같은 의대는 그냥 사라졌다.

대공황의 경제적 압력이 짓누르기 전인 1920년대 말까지, 문을 닫거나 합병된 의대가 거의 100곳에 달했다. 미국 인구가 대폭 늘어났음에도 의대생의 수는 1904년 28,000명에서 1920년 14,000명 미만으로 줄어들었다. 인구가 더 늘어난 1930년에도 1904년보다 25퍼센트가 더 적은 상태였다.[15]

미국의학협회의 개혁 노력을 이끈 지도자인 아서 딘 베번Arthur Dean Bevan은 나중에 이렇게 주장했다. "이 나라의 의학 교육을 재편한 영예는 모두 사실상 미국의학협회에게 돌아가야 마땅했다. …… 플렉스너 보고서의 내용 중 80퍼센트는 의학교육연구회의 자료에서 취한 것이었다."[16] 베번의 말은 틀렸다. 미국의학협회는 그 문제가 언론의 주목을 받는 것을 꺼렸다. 하지만 플렉스너 보고서는 언론이 이 문제에 ─사실상 추문에 ─주목하게 하는 지렛대 역할을 함으로써 비로소 변화를 강제할 수 있었다. 그 보고서가 없었다면, 개혁은 몇 년, 아니 아마 수십 년이 더 걸렸을 것이다. 그리고 플렉스너는 변화의 방향에도 영향을 미쳤다. 그는 모범적인 사례를 제시했다.

물론 살아남은 의대들이 따라야 할 모범은 존스 홉킨스였다.

플렉스너 보고서는 간접적인 영향도 미쳤다. 이미 지원이 이루어지기 시작한 의대에 기부하는 자금의 양이 대폭 늘어났다. 1902년부터 1934년까지 규모가 큰 자선 재단 9곳에서 의학 분야에 기부한 돈이 1억 5,400만 달러에 달했다.[17] 모든 분야에 기부된 금액의 거의 절반에 해당했다. 그리고 이 금액만 따지면 영향을 과소평가하는 셈이 된다. 재단들은 기부를 할 때 대학 당국이 그에 맞먹는 액수의 기금을 조성할 것을 요구하곤 했기 때문이다. 몇몇 대학은 이런 기부금 덕분에 살아남았다. 예를 들어, 예일 의대는 B등급을 받았지만 모금 운동을 벌여서 30만 달러였던 기부금 액수를 거의 300만 달러로 높였다. 그 결과 연간 운영 예산이 43,000달러에서 22만 5,000달러로 증가했다. 주 정부도 주립대학교에 예산을 퍼붓기 시작했다.

록펠러 재단은 여전히 최대 기부자였다. 하지만 존 D. 록펠러 자신은 계속 동종요법 의사의 진료를 받았다.

웰치는 홉킨스 모형을 일종의 군사력으로 전환시켰다. 그는 미시간, 펜실베이니아, 하버드를 비롯한 몇몇 대학의 동료들과 함께 사실상 군대의 선임 장교들에 해당하는 첫 엘리트 집단을 구성했다. 그런 뒤 놀라울 만치 짧은 기간에 미국 의학을 혁신하고, 장교들을 양성하고 늘렸으며, 군대도 훈련시키기 시작했다. 과학자들과 과학 지식을 갖춘 의사들로 이루어진 군대였다.

미국이 제1차 세계대전에 참전하기 직전, 웰치는 목표를 하나 더 세웠다. 1884년 홉킨스가 처음 웰치에게 자리를 제안했을 때, 그는 과학적인 방식으로 공중보건을 연구할 대학을 따로 설립해야 한다고 주장했다. 공중보건은 예나 지금이나 가장 많은 목숨을 구하는 분야다. 그 과정은 대개 어떤 질병의 역학 ― 질병이 어디에서 어떻게 생겨나서 퍼져나가는지에 관한 패턴 ― 을 이해하고 질병의 약점을 공격함으로써 이루어진다. 이는 대개 예방을 의미한다. 과학은 맨 처음에 천연두를 억제했고, 이어서 콜레라, 장티푸스, 페스트, 황열병을 차례로 저지했다. 모두 대규모 공중보건 조치가 해낸 일이다. 물을 여과하는 것에서부터 검사하고 쥐를 잡고 백신 접종을 하는 것에 이르는 일들을 모두 공중보건 분야가 맡고 있다. 공중보건 수단들은 사경을 헤매는 사람의 목숨을 구하는 것 같은 극적인 드라마를 연출하지는 않지만, 수백만 명의 목숨을 구한다.

웰치는 미국 의학을 변혁하는, 즉 의학을 과학에 토대를 둔 분야로 바꾸는 일에 매진하는 동안, 그 목표는 한편에 치워 두고 있었다. 그는 이제 그 목표를 다시 추구하기로 했다. 그 시작은 록펠러 재단에 공중보건 대학을 설립하자고 제안하는 것이었다.

곧 이 기관을 자기 지역으로 끌어오려는 경쟁이 펼쳐졌다. 공중보건 대학을 설립하는 것은 좋은 일이지만, 볼티모어에 세우는 것은 좋지 않다고 재단을 설득하려는 시도들이 나타났다. 1916년 하버드 대학교 총장 찰스 엘리엇은 재단에 퉁명스럽게 홉킨스 의대 전체를 "한 사람이 신설한 작은 대학교"라고 깎아내리는 ― 그러면서도 웰치에게는 대단한 찬사를 보냈다 ― 편지를 보냈다. "볼티모어에 위생연구소를 세운다는 계획을 생각하면 할수록, 그곳이 적절하지 않다고 여겨집니다. …… 보스턴이나 뉴욕과 비교하면 공중 의식도 확연히 부족하고 지역 사회에 기여하는 활동도 찾아보기 어렵습니다. 웰치 박사의 인품과 경력만이 볼티모어에 설립하는 것이 좋다는 유일한 논거가 되겠지요. 그리고 현재 그는 이제 예순여섯 살인데 그에 버금가는 후계자조차 없을 겁니다."[18]

그러나 그 "유일한 논거"로 충분했다. 존스 홉킨스 위생공중보건 대학교The Johns Hopkins School of Hygiene and Public Health는 1918년 10월 1일에 문을 열 예정이었다. 웰치는 초대 학장을 맡기 위해 의대 교수직을 사직한 상태였다.

유행병 연구는 물론 공중보건의 주된 관심 분야다.

웰치는 대학이 문을 여는 날에 아팠고, 증세는 점점 심해졌다. 그는 낯설면서 치명적인 유행병을 조사하러 현장에 갔다가 돌아온 참이었다. 그의 증상은 그 유행병에 걸린 사람들의 것과 동일했고, 그는 자신도 그 병에 걸렸다고 믿었다.

웰치가 꾸린 군대는 기회가 오기만 하면 해당 표적을 찾아서 공격하여 죽인다는 목표를 갖고 있었다. 1918년 10월 1일, 인류 역사상 가장 치명적인 유행병이 바야흐로 그 군대의 능력을 시험하겠다고 들이닥쳤다.

2부

무리

06

캔자스주 해스켈 카운티는 텍사스에서 실려 온 소가 도착하는 철도 종점인 도지 시티의 서쪽에 있으며, 1918년 당시에는 불과 얼마 전까지 지리적으로 진정한 서부 미개척지에 속해 있었다. 나무 하나 없이 평탄한 풍경이 펼쳐져 있었고, 말 그대로 맨땅이 드러난 지역이었다. 뗏장을 입힌 흙집이 아직 흔했고, 심지어 그 카운티에 몇 곳 있던 우체국 중 한 곳은 우체국장의 흙집 지하실에 있었다. 그는 매주 한 차례 말을 타고 65킬로미터를 돌면서 우편물을 모아 카운티의 행정 소재지인 샌타페이로 갔다. 목조 건물만 몇 채 드문드문 서 있던 샌타페이는 이미 한창 유령 도시가 되어 가는 중이었고, 그로부터 10년이 더 지나면 완전히 그렇게 될 운명이었다. 오늘날에는 묘지만 남아서 이 도시가 존재했었다는 것을 보여줄 뿐이다. 그러나 인근의 다른 소도시들은 활기가 있었다. 코플랜드에서는 스테빈스 캐시 스토어가 채소, 신발, 의류, 식기, 기계, 도구, 페인트, 기름을 팔고 있었고, 서블릿에서는 은행이 없기에 S. E. 케이브가 7.5퍼센트의 이자로 부동산 담보 대출을 했다.

여기에서는 땅, 작물, 가축이 모든 것이었고, 거름 냄새가 문명을 의미했다. 농민은 돼지와 가금을 늘 접하며 살았고, 주변 어디에나 소, 돼지, 가금이 있었다. 개도 많았고, 주인은 개가 다른 사람 소유의 소를 뒤쫓지 않도록 확실히 훈련시켰다. 그랬다가는 총에 맞을 수 있었다.

해스켈 카운티는 극한의 땅이었다. 시머론강이 바다까지 말라붙어서 쩍쩍 금이 가곤 하는 메마른 땅이었다. 1918년 2월 지역 신문의 1면에는 다음과 같은 기사가 실렸다. "온종일 비가 조금씩 내렸다. 강수량은 7밀리미터였고, 매우 고마운 비였다."[1] 그만큼 메마른 땅이었다. 그러다가 때로 폭우가 내리면서 범람하곤 했다. 1914년에 그런 홍수로 목장 인부들이 익사하고 그 지역에서 최초로 설립되었으며 가장 규모가 크고 오래 유지된 사업체를 쓸어 갔다. 소 3만 마리를 키우던 목장이었다. 여름이면 태양이 초원에서 색을 앗아 갔고, 뜨거운 열기에 햇빛마저 바르르 떨 지경이었다. 겨울이면 섬뜩한 폭풍이 수백 킬로미터에 달하는 평원을 거침없이 휩쓸면서 기온을 영하 50도까지 떨어뜨렸다. 그러면 러시아 스텝 지역처럼 얼어붙고 텅 빈 듯이 보였다. 토네이도의 폭풍, 격렬한 폭풍은 말 그대로 앞이 보이지 않을 눈보라로 지역을 뒤덮었다. 자연의 이 모든 극한 현상들은 계절마다 찾아왔다. 또 다른 자연의 극한 현상은 단 한 번만 찾아왔다.

역학적 증거는 새로운 독감 바이러스가 1918년 초에 캔자스주 해스켈 카운티에서 발원했음을 시사한다. 더 나아가 증거는 이 바이러스가 캔자스주를 동쪽으로 가로질러서 거대한 군 기지에 다다랐고, 거기에서 유럽으로 건너갔음을 시사한다. 그 뒤에 그 바이러스는 북아메리카를 휩쓸기 시작했고 유럽으로, 남아메리카로, 아시아와 아프리카로, 태평양의 외딴 섬들로 번져 나가 전 세계를 휩쓸어버렸다. 바이러스가 휩쓸고 지나간 자리에는 슬퍼하는 이들의 비통한 울음소리가 바람처럼 뒤따랐다. 그 증거는 의사 로링 마이너Loring Miner에게서 나왔다.

로링 마이너는 범상치 않은 인물이었다. 오하이오주 애신즈에 있는 서부에서 가장 오래된 대학교인 오하이오 대학교를 졸업했고, 고대 그리스에 푹 빠진 고전 애호가이기도 했던 그는 1885년에 이 지역으로 왔다. 이렇게 동료 개척자들과 성장 배경이 전혀 달랐지만, 그는 지역 사람들과 잘 어울리면서 자리를 잡았다.

마이너는 여러 면에서 거물이었다. 몸집이 크고 우락부락한 모습에 카이저수염을 길렀고 무뚝뚝했다. 그는 어리석은 짓을 하는 사람을 보면 가만두지 않았다. 특히 술을 마시면 더 그랬는데, 그는 술을 자주 마셨다. 그의 고집스러움도 거물 같은 분위기에 한몫했다. 그는 여러 해 동안 교회에 가지 않았다.[2] 주기적으로 그리스 고전을 다시 읽곤 했지만, 완두콩을 칼로 떠먹었다. 그리고 그 평원에서 30년을 보내는 동안 그는 의학과 별개로 작은 제국을 건설했다. 그는 결사 단체인 오드펠로즈Odd Fellows의 부단장이었고, 민주당 지역 위원장이었고, 해스켈 카운티의 검시관이자 보건국장이었다. 그는 약국 겸 잡화점도 운영하면서 환자들이 자기 가게에서 물품을 사기를 기대했고, 캔자스주 서부에서 가장 넓은 땅을 소유한 지주 집안의 딸과 결혼했다. 해스켈에도 사회 질서가 있었고, 전쟁이 터진 지금 그의 아내는 적십자 여성인력위원회 위원장이라는 사회적 지위를 이용했다. 그녀가 무언가를 요청할 때 거절하는 사람은 거의 없었으며, 해스켈 카운티에 사는 여성들은 대부분 적십자 일을 했다. 진짜 일, 힘든 일, 거의 농장 일만큼 힘든 노동이었다.

그러나 마이너는 의학 교육의 결과가 그 제도보다 낫다는 웰치의 말을 구현한 인물이기도 했다. 질병의 세균론이 확립되기 전에 진료 일을 시작한 외진 시골의 의사이긴 했지만, 그는 세균론을 곧바로 받아들였고, 자기 사무실에 실험실을 만들고, 디프테리아와 파상풍의 새 항독소를 사용하는 법을 배우는 등 자기 분야의 놀라운 발전 양상을 계속 주시하면서 따라갔다. 1918년에는 그의 아들 중 한 명도 과학 교육을 제대로 받은 의사가 되어 해군에 복무하고 있었다. 그는 자신의 과학 지식을 자랑스러워했고 이런저런 의학 문제를 푸는 데 매달리곤 했다. 그의 환자들은 그런 문제들이 다른 사람들의 정신은 맑게 하는 반면 그를 술 취하게 만들곤 한다고 말했다.

그는 수백 제곱킬로미터가 넘는 면적을 돌아다니면서 진료를 보았다. 아마 마이너가 그곳을 좋아한 이유는 바로 그런 것들 때문이었을 것이다. 드넓은 땅과 극한의 환경, 빗발치는 총알처럼 난폭하게 변할 수 있는 쓸쓸한 바람, 때로는 말과 마차를 타고, 때로는 차를 타고, 때로는 열차를 타고 여러 시간을 허비해 가며 환자를 찾아가는 일 같은 것들 말이다. 차장은 그를 위해 열차를 멈추곤 했고, 겨울이면 역장은 규정을 무시하고 그가 역무실 난롯가에 앉아 기차를 기다릴 수 있도록 해주었다.[3]

하지만 1918년 1월 말과 2월 초에, 마이너는 다른 일에 관심을 가지게 되었다. 한 환자가 그를 찾아왔다. 그는 극심한 두통과 몸살, 고열, 마른기침에 시달렸는데, 좀 증상이 심할 뿐 환자들에게서 흔히 볼 수 있는 증상이었다. 그런데 같은 증상을 가진 환자가 또 찾아왔다. 같은 증상을 가진 환자들의 방문은 계속 이어졌다. 샌타페이에서, 서블릿에서, 진에서, 코플랜드에서, 외딴 농장들에서 환자들이 찾아왔다.

마이너는 독감을 자주 봐 왔다. 그는 그 병을 독감이라고 진단했다. 하지만 이 같은 독감은 한 번도 본 적이 없었다. 이 독감은 극심했고, 온몸으로 증상이 빠르게 퍼졌다. 그리고 때때로 치명적이었다. 이 독감은 사람을 죽음에 이르게 했다. 곧 수십 명에 달하는 그의 환자들이 마치 총에 맞은 것처럼 갑작스럽게 쓰러져 목숨을 잃어갔다. 그들은 해스켈 카운티에서 가장 강하고, 가장 건강하고, 가장 튼튼한 사람들이었다.

마이너는 자신이 가진 모든 에너지를 이 질병의 정체를 규명하는 데 쏟았다. 환자의 피와 소변, 가래 표본을 채취하여, 아들이 개선하는 데 도움을 준 실험 실력을 발휘하여 분석했다. 그는 자신이 지닌 모든 의학책과 학술지를 뒤졌다. 그는 캔자스주 해스켈 카운티에서 의사로 일하는 몇 안 되는 동료들에게 전화를 걸었다. 미국 공중보건국과도 접촉했다. 하지만 공중보건국은 그에게 아무런 지원도 조언도 해주지 않았다. 그사이에 그는 자신이 해볼 수 있는 몇 안 되는 모든 방법을 시도해 봤을 것이다. 디프테리아 항독소를 시도해 봤지만 아무런 효과가 없었을 테고, 아마도 파상풍 항독소까지 시도해 봤을 것이다. 이 질병에 맞서 몸의 면역계를 자극할 만한 것이면 무엇이든 다 시험해 봤을 것이다.

지역 신문 『샌타페이 모니터Santa Fe Monitor』는 분명 전시의 사기를 떨어뜨릴까 봐 염려하여 사망자들에 대해서는 거의 언급하지 않으면서도 신문 안쪽 지면에 다음과 같은 기사를 실었다. "에바 밴 앨스틴 부인은 폐렴을 앓고 있다. 부인의 어린 아들 로이는 이제 자리에서 일어날 수 있다. …… 랠프 린더먼은 아직도 심하게 앓고 있다. …… 골디 폴게하겐은 자매인 에바 부인이 병중에 있는 동안 비먼 스토어에서 일하고 있다. …… 전하는 바에 따르면 호머 무디는 심하게 아프다고 한다.

어니스트 엘리엇의 어린 아들인 머틴은 폐렴을 앓고 있다. …… 피터 헤서의 아이들이 병에서 잘 회복하고 있다는 소식을 전하게 되어 기쁘다. …… J. S. 콕스 부인은 건강을 좀 회복했지만 아직 심하게 쇠약한 상태다. …… 랠프 맥도널은 이번 주 내내 심하게 앓았다."[4]

마이너는 그 병의 환자들을 진료하는 일에 몰두했다. 그는 그 밖의 다른 일들은 제쳐두었다. 때때로 그는 마차 안에서 잠들곤 했다. 그사이 모든 것을 꽁꽁 얼려 버릴 것만 같이 추운 밤 사이에 말이 알아서 집으로 찾아들어 갔다. 이 점에서는 마차가 자동차보다 낫다. 그는 자신이 마주한 것이 아테네 역병이 아닐까 하는 의구심이 들었다. 펠로폰네소스 전쟁 당시 아테네 인구의 3분의 1을 죽음으로 몰아간 것으로 추정되는 그 불가사의한 질병 말이다.

그러다가 한순간 질병이 사라졌다. 3월 중순에 학교는 다시 문을 열어 건강한 아이들을 맞이했다. 사람들은 일터로 복귀했다. 그리고 사람들은 다시 전쟁에 대해 생각하기 시작했다.

하지만 그 병은 여전히 마이너의 마음을 깊이 어지럽히고 있었다. 또한 그를 두려움에 사로잡히게 했다. 자기 주변 사람들에 대한 걱정 때문만은 아니었다. 얼마나 많은 사람이 그 병에 걸려 죽음에 이를지 짐작조차 할 수 없었다. 독감은 "신고 의무가 있는" 질병 — 법이 의사들에게 신고하도록 요구하는 질병 — 이 아니었고, 주 정부나 연방 정부 공중보건국이 추적 조사하는 질병도 아니었다.

하지만 마이너는 자신이 한 경험이 정상에서 너무나 벗어나 있다고, 그리고 이 질병의 이 같은 폭발적인 확산이 너무나 위험하다고 여겼기에 국가 공중보건 담당자들에게 그 질병에 관해 공식적으로 경고했다.

『공중보건 보고Public Health Reports』는 미국 공중보건국이 보건 담당자들에게 북아메리카와 유럽뿐 아니라 세계 전체 ─ 사이공, 봄베이, 마다가스카르, 키토 ─ 에서 생기는 모든 감염 가능한 질병의 발생을 알리기 위해서 발간하는 주간지였다. 잡지에는 황열병과 페스트 같은 치명적인 질병뿐 아니라 훨씬 덜 위협적인 질병들의 동태가 실렸다. 특히 미국 내 이하선염, 수두, 홍역의 발생 양상을 추적 조사한 내용이 꾸준히 실렸다.

1918년 전반기 동안 그 잡지에 세계의 독감에 관해 언급된 내용은 "심각한 유형의 독감"[5]이라는 마이너의 경고가 유일했다. 그해 봄에 다른 의학 잡지들에 독감 발병에 관한 기사가 실렸지만, 모두 해스켈에서 유행한 뒤에 일어난 일이었으며, 공중보건 문제를 경고하려는 내용이 아니었다. 즉 해스켈 카운티는 그 독감이 1918년에 첫 번째로 발병한 곳이며, 이는 그곳에서 새로운 독감 바이러스가 사람에게 급격하게 적응하고 있었음을 시사한다.

나중에 드러났듯이, 인구 전체에 대한 비율로 따졌을 때 해스켈 카운티의 사망률은 그해 말 독감이 맹렬하게 퍼질 때 미국 전체 사망률에 비하면 미미한 수준이었다.

독감을 앓는 사람들은 대개 감염된 뒤로 길어야 7일, 때로는 그보다 더 짧은 기간에만 바이러스를 퍼뜨린다. 즉 다른 사람들을 감염시킬 수 있는 바이러스를 배출한다. 그 뒤에는 설령 기침과 재채기를 계속한다고 해도, 더는 바이러스를 퍼뜨리지 않는다. 해스켈은 외지고 사람들이 드문드문 퍼져 있는 곳이었기 때문에 그 카운티를 감염한 바이러스는 더 멀리 퍼지지 못하고 죽을 수 있었고, 그리하여 바깥 세계로 퍼지는 일도 일어나지 않을 수 있었다. 한 가지 조건만 없었다면 그랬을 것이다. 바로 전쟁이었다.

캔자스주 진에서 호머 무디와 열댓 명의 사람들이 병에 걸린 바로 그 주에 딘 닐슨이라는 이름의 젊은 군인이 펀스턴 기지Camp Funston를 떠나서 고향인 진으로 왔다. 기지는 수백 킬로미터 떨어진 드넓은 포트라일리 군용지 안에 있었다. 『샌타페이 모니터』에는 이런 기사가 실렸다. "딘은 군 생활에 딱 어울리는 군인처럼 보인다." 물론 그는 집을 떠나서 기지로 귀대했다. 한편 해스켈 카운티 서블릿에 사는 어니스트 엘리엇은 펀스턴 기지에 있는 형제를 만나러 갔다. 자기 아이가 막 앓기 시작할 때였다. 그가 집으로 돌아오니, 아이는 폐렴을 앓고 있었다. 그 신문의 2월 21일 자에는 인근 마을인 코플랜드의 상황을 전하며 "지역 주민 대부분이 감기나 폐렴을 앓고 있다"[6]고 말하고 있었다. 2월 28일 자에는 존 바텀이 펀스턴 기지를 향해 코플랜드를 막 떠났다는 보도가 실렸다. "우리는 존이 훌륭한 군인이 될 것이라고 기대한다."[7]

미국에서 두 번째로 큰 군 주둔지인 펀스턴 기지는 평균 56,000명의 풋풋한 젊은 군인들을 수용하고 있었다. 기지는 스모키힐강과 리퍼블리컨강이 합류하여 캔자스강이 되는 지점에 자리했다. 미국의 다른 모든 훈련소처럼, 펀스턴 기지도 1917년에 말 그대로 몇 주 사이에 서둘러 만들어졌다. 그곳에서 군은 전쟁에 투입할 젊은이들을 훈련시켰다.

그곳은 전형적인 기지였다. 기지 안에서는 정규군과 불과 얼마 전까지만 해도 민간인이었던 신병들 사이에 으레 그러하듯이 긴장감이 감돌았다. 예를 들어, 존 도널리 소령은 속도위반을 이유로 헌병에게 붙잡혔을 때, 기지 사령관에게 이렇게 항변했다. "그 기지 곁으로 난 길을 따라 행군하던 신병들이 제게 거수경례를 하지 않는 것에 대해 몇 차례 지도한 적이 있었습니다. 일부러 못 본 척하기가 곤란한 경우들이었습니다. 경례를 하지 않은 것에 변명의 여지가 없었습니다. 이 위병을 지도하려고 했을 때처럼, 제가 좀 감정이 격했던 적도 있었던 것 같습니다. 그랬더니 이 조직에 속한 구성원들이 제게 반항적인 복수심과 적의를 품게 된 겁니다."[8]

또 으레 있는 자존심의 충돌도 있었다. 펀스턴 기지와 포트라일리의 지휘관 성향이 서로 달랐기에 더욱 그랬다. 이 충돌은 펀스턴 기지를 지휘하는 C. G. 볼루 소장이 워싱턴에 공문을 보내면서 끝났다. 앞서 그는 스모키힐플랫을 개발하여 자신이 "전문가용 훈련지"라고 부른 곳을 조성했다. 그런데 사실 스모키힐플랫은 그 기지에 있던 세 폴로 경기장 중 가장 좋은 곳이었다. 포트라일리의 사령관은 대령이었는데, 열이 받아서 그 옆에다가 쓰레기장을 조성했다. 장군은 "포트라일리 군용지 전체의 지휘권을 행사할"[9] 권한을 달라고 요청하여 받아냈다. 결국 대령은 사령관에서 해임되었다.

펀스턴은 다른 방면에서도 전형적이었다. 1917년과 1918년 사이 겨울에는 기록적인 추위가 찾아왔고, 군 당국은 펀스턴뿐 아니라 다른 기지들에서도 "막사와 텐트가 과밀 상태였고, 난방이 미흡했고, 따뜻한 겨울옷을 충분히 보급하지 못했다"[10]고 시인했다.

따라서 개인 공간을 얼마로 해야 한다는─보건적인 이유로 정해진─군대 규정은 지켜지지 않았고, 군인들은 옷과 침구가 부족하고 난방도 잘 안 되는 숙소 안에서 다닥다닥 붙어 지냈다. 그들은 난로 주위에 더 다닥다닥 모여야 했다.

해스켈 카운티에서 징집된 신병들은 펀스턴 기지에서 훈련을 받았다. 두 지역 사이에는 규모는 작긴 하지만 끊임없이 교통 흐름이 있었다.

3월 4일 펀스턴 기지에서 근무하던 민간인 요리사가 독감에 걸려 아프다고 결근했다. 그로부터 3주가 지나기 전까지 1,100명이 넘는 군인이 입원해야 할 만치 심한 병에 걸렸고, 기지 곳곳에 있는 의무실에서 치료를 받아야 했던 사람도 수천 명에 달했다(정확한 숫자는 기록되어 있지 않다). 입원한 환자 중 약 20퍼센트인 237명은 악화되어 폐렴 증세를 보였지만 사망자는 단 38명이었다. 독감에서 으레 예상되는 수준보다 사망률이 더 높긴 했지만, 주목을 받을 만한 수준은 아니었고, 해스켈 카운티의 사망률보다는 훨씬 낮은 수준이었다. 그리고 더 뒤에 나타날 사망률에 비하면 미미한 수준이었다.

모든 독감 바이러스는 끊임없이 돌연변이를 일으킨다. 펀스턴 기지의 독감 발병 시기는 그 독감이 해스켈에서 발생한 것임을 강하게 시사한다. 해스켈이 근원지였다면, 독감을 펀스턴 기지로 옮긴 사람은 약한 형태의 바이러스를 지녔겠지만, 그 바이러스는 더 치명적으로 돌연변이를 일으킬 능력을 지니고 있었던 셈이었다.

한편 펀스턴 기지는 미국의 다른 기지들과 유럽으로 끊임없이 병력을 보내고 있었다. 전쟁터에서 적을 죽이는 것이 임무인 군인들이었다. 그들은 자신이 상상하는 것보다 훨씬 더 그 일에 유능하다는 사실이 곧 드러나게 된다.

07

 1918년에 발생해 1919년까지 이어진 독감의 세계적 대유행이 실제로 캔자스주 해스켈 카운티에서 기원했는지 여부를 확실하게 밝혀낼수 있는 사람은 아무도 없을 것이다. 프랑스, 베트남, 중국을 포함해 다른 나라들에서 독감이 기원했다는 다른 이론들도 있다. 그러나 독감이 대유행하던 당시에 살았고 생애의 대부분을 독감 연구로 보낸 노벨상 수상자 프랭크 맥팔레인 버넷Frank Macfarlane Burnet은 훗날 1918년 독감의 세계적 유행이 미국에서 시작되었으며, 그 전파가 "전쟁 환경, 특히 미군의 프랑스 도착과 밀접한 관련이 있다"는 것을 증거들이 "강력하게 시사한다"고 결론지었다.[1] 많은 과학자들이 버넷의 견해에 동의한다. 그리고 증거들은 펀스턴 기지가 미국에서 최초로 대규모로 독감이발생한 곳이라고 강력하게 시사한다. 그렇다면 독감이 퍼졌던 해스켈에서 펀스턴 기지로 사람들이 이동했다는 사실은, 또한 해스켈이 독감의 근원지임을 강력하게 시사한다.

 최초로 독감이 발병한 곳이 어디였던지 간에, 그다음에 일어난 일들을 이해하기 위해서 우리는 먼저 바이러스와 돌연변이체 무리mutant swarm의 개념을 이해해야 한다.

바이러스는 생명의 경계에 있는, 그 자체가 수수께끼인 존재다. 그저 단순한 작은 세균이 아니다. 세균은 단 하나의 세포로 이루어지지만, 완전히 살아 있는 존재다. 각 세균은 대사 활동을 하고, 먹이를 필요로 하고, 노폐물을 배출하고, 분열하여 번식한다.

바이러스는 먹지도 않고 에너지를 얻기 위해 산소를 태우지도 않는다. 대사 활동이라고 할 만한 어떤 과정도 일으키지 않는다. 노폐물도 생산하지 않는다. 교미도 하지 않는다. 우연히든 계획적이든 간에 어떤 부산물도 만들지 않는다. 심지어 독자적으로 번식을 하지도 않는다. 바이러스는 온전히 살아 있는 생물에는 미치지 못하지만, 불활성인 화학 물질의 집합을 넘어서는 존재다.

바이러스의 기원에 대한 이론은 몇 가지가 있으며, 이 이론들은 상호 배타적이지 않다. 이 이론들은 제각각으로 그 이론이 옳음을 지지하는 증거가 존재하며, 따라서 서로 다른 바이러스들은 서로 다른 방식으로 발생한 것일지도 모른다.

한 소수 의견은 바이러스가 스스로 복제할 수 있는 가장 원시적인 분자로서 독자적으로 기원했다고 본다. 이렇게 본다면 더 발달한 생명체들은 바이러스러부터 진화했다고 할 수 있다.

더 많은 바이러스 학자들은 반대로 생각한다. 즉 바이러스가 더 복잡한 세포에서 시작하여 더 단순한 생물로 진화한—아니, 더 정확히 말하자면 퇴화한—존재라는 것이다. 이 이론은 "리케차rickettsia" 같은 병원체 집단 등 몇몇 생물에 들어맞는 듯하다. 리케차는 예전에는 바이러스라고 여겨졌지만, 지금은 세균과 바이러스의 중간에 놓인다고 본다. 연구자들은 리케차가 독립생활에 필요한 활동들을 예전에는 지녔지만 지금은 잃어버렸다고 믿는다. 나병균도 많은 일을 하는 복잡한 환경에서 더 적은 일을 하는 단순한 형태로 나아간 듯하다. 세 번째 이론은 바이러스가 예전에는 세포의 **일부**, 즉 세포소기관organelle이었다가 떨어져 나와서 독자적으로 진화하기 시작했다고 주장한다.

기원이 어떻든 간에, 바이러스는 한 가지 기능만 지닌다. 자신을 복제하는 것이다. 그러나 다른 생명체들과 달리 — 바이러스가 생명체라고 한다면 — 바이러스는 홀로는 복제도 할 수 없다. 에너지를 지닌 세포로 침입한 뒤, 어떤 외계에서 온 꼭두각시 조종자처럼 세포를 탈취하여 새로운 바이러스를 수천 개, 때로는 수십만 개 생산하는 공장으로 삼는다. 이런 능력은 바이러스의 유전자 안에 있다.

대부분의 생명체에서 유전자는 데옥시리보 핵산, 즉 DNA라는 실처럼 생긴 긴 분자에 들어 있다. 그러나 인플루엔자, HIV*, 사스SARS(Severe Acute Respiratory Syndrome, 중증급성호흡기증후군)를 일으키는 코로나 바이러스 등 많은 바이러스는 유전자가 리보 핵산RNA(ribonucleic acid)에 들어 있다. RNA는 DNA보다 더 단순하지만 더 불안정한 분자다.

유전자는 소프트웨어를 닮았다. 컴퓨터 코드를 이루는 비트 서열이 컴퓨터에 할 일을 알려 주는 것처럼 — 문서 편집 프로그램, 컴퓨터 게임, 인터넷 검색이든 간에 — 유전자는 세포에 할 일을 알려 준다.

컴퓨터 코드는 이진법 언어를 쓴다. 즉 두 개의 문자만을 쓴다. 유전 암호는 4개의 문자로 된 언어를 쓴다. 이 4개의 문자는 아데닌adenine,

---

* 인체 면역 결핍 바이러스human immunodeficiency virus. AIDS를 일으키는 원인 바이러스 — 옮긴이.

구아닌guanine, 사이토신cytosine, 티민thymin(RNA에서는 티민 대신 우라실uracil)이라는 네 화학 물질을 뜻한다.

DNA와 RNA는 이 화학 물질들이 죽 이어진 끈이다. 사실상 문자들이 아주 길게 한 줄로 죽 이어져 있는 것이다. 이 문자들은 의미 있는 단어나 문장을 이루지 않을 때도 있다. 사실 인간 DNA의 97퍼센트는 유전자를 지니지 않으며, 그런 것들은 "난센스nonsense" 또는 "정크junk" DNA라고 불리는데, 이런 DNA의 기능은 아직 덜 밝혀져 있다.

그러나 DNA 문자들이 의미 있는 단어나 문장을 이룰 때, 그 서열은 정의상 유전자라고 한다.

세포에서 어떤 유전자가 활성을 띨 때, 그 유전자는 세포에 특정한 단백질을 만들라고 명령한다. 단백질은 건물의 벽돌처럼 조직의 기본 단위로 쓰일 수 있다. (우리가 먹는 단백질은 대개 결국에는 조직을 만드는 데 쓰인다.) 또 단백질은 몸의 대다수 화학 반응에서 중요한 역할을 하며, 다양한 과정들을 시작하거나 멈추라는 메시지를 전달하는 일을 한다. 예를 들어, 인슐린은 호르몬이지만 단백질이기도 하다. 인슐린은 대사 활동 조절을 도우며, 특히 혈당치에 영향을 미친다.

세포에 침입하는 데 성공하면, 바이러스는 자신의 유전자를 세포의 유전체에 끼워 넣는다. 그러면 바이러스 유전자는 세포 유전자들을 제어할 권한을 획득한다. 이제 세포의 내부 기구는 세포 자신이 필요로 하는 것이 아니라 바이러스 유전자가 요구하는 것을 만들어내기 시작한다.

이제 세포는 바이러스 단백질을 수십만 개씩 생산하며, 그 단백질들은 바이러스 유전체의 사본들과 결합하여 새로운 바이러스를 형성한다. 이윽고 새 바이러스들은 세포 밖으로 탈출한다. 이 과정에서 숙주 세포는 거의 언제나 죽는다. 대개 새로운 바이러스 입자들이 다른 세포로 침입하기 위해 세포 표면을 뚫고 나오기 때문이다.

그러나 바이러스가 이 한 가지 일만 한다고 해도, 바이러스는 단순하지 않다. 게다가 원시적이지도 않다. 바이러스는 다른 모든 온전한 살아 있는 생물들보다 자신이 하는 일에 더 효율적으로 집중하도록 고도로 진화한 우아한 존재다. 바이러스는 거의 완벽한 감염성 미생물로 진화해 왔다. 그리고 독감 바이러스는 이 완벽한 미생물 중에서도 가장 완벽한 축에 속한다.

최초의 위대한 현대 건축가인 루이스 설리번Louis Sullivan은 형태가 기능을 따른다고 선언했다.

바이러스를 이해하기 위해, 또는 그 문제와 관련된 생물학을 이해하기 위해, 우리는 설리번이 했던 것처럼 대상을 단순히 그것에 이름을 부여하는 단어들의 언어가 아니라 삼차원의 언어, 즉 형태와 모양의 언어로 생각해야 한다.

생물학에서, 특히 세포와 분자 수준에서는 거의 모든 활동이 궁극적으로 형태, 즉 "입체 화학stereochemistry"*이라고 불리는 물리적 구조에 의존한다.

그 언어는 에셔의 그림에서 상상할 수 있는 온갖 형태로 접히고 뒤틀려서 만들어진 사각뿔, 원뿔, 첨탑, 버섯, 벽돌, 히드라, 우산, 공, 리본 등 사실상 상상할 수 있는 모든 모양들이라는 자모로 적혀 있다. 각 형태는 세세한 부분까지 절묘하면서 완벽하게 정밀하며, 저마다 나름의 메시지를 전달한다.

* 화합물의 입체 배치 및 이와 관련된 모든 현상을 대상으로 하는 화학 — 옮긴이.

기본적으로 몸속에 있는 모든 것 — 원래 그 몸에 속한 것이든 아니든 간에 — 은 표면에 어떤 형태 즉 그것이 고유한 독립체임을 확인시켜주는 표식, 조각 등을 지니거나, 전체 형태와 존재가 메시지를 구성하기도 한다. (후자에서는 형태 자체가 순수한 정보, 순수한 메시지이며 그것은 "미디어가 메시지다"라는 마셜 매클루언Marshall McLuhan의 통찰을 완벽하게 구현한 사례다.)

그 메시지를 읽는 것은 점자를 읽는 것처럼 친밀한 행위, 접촉과 민감한 반응이 수반되는 행위다. 몸 속에 있는 모든 것은 이런 식으로, 즉 접촉을 통해 메시지를 주고받음으로써 의사소통을 한다.

이 의사소통은 둥근 못이 둥근 구멍에 들어맞는 것과 거의 동일한 방식으로 일어난다. 서로 끼워질 때, 즉 크기가 서로 딱 들어맞을 때, 못은 구멍에 "결합한다." 비록 몸에 있는 것들은 대개 둥근 못보다 훨씬 더 복잡한 온갖 모양을 하고 있지만, 기본 개념은 동일하다.

몸속에서 세포, 단백질, 바이러스와 그 밖의 모든 것들은 서로 끊임없이 부딪치면서 물리적 접촉을 한다. 한쪽의 돌기가 다른 쪽 돌기와 서로 맞지 않으면, 각자는 제 갈 길을 간다. 아무 일도 일어나지 않는다.

그러나 서로가 딱 들어맞으면, 더욱 친밀한 행위가 일어난다. 서로 아주 잘 끼워진다면, 그들은 "결합한다." 둥근 못이 둥근 구멍에 들어가는 것처럼 느슨하게 끼워질 때도 있으며, 그러면 다시 분리될 수도 있다. 옷장 문의 단순한 자물쇠에 끼워진 열쇠처럼 더 딱 끼워질 때도 있다. 훨씬 더 복잡한 금고 자물쇠처럼 절묘할 만치 정확하게 끼워지는 사례도 있다.

그러면 사건이 일어난다. 상황이 바뀐다. 몸이 반응한다. 이런 결합은 극적이거나 파괴적인 결과를 빚어낼 수 있다. 성교나 사랑이나 증오나 폭력 같은 행위가 그러하듯이 말이다.

독감 바이러스에는 세 종류가 있다. A형, B형, C형이다. C형은 사람에게 독감을 일으키는 일이 거의 없다. B형은 독감을 일으키긴 하지만, 유행병을 일으키지는 않는다. A형 바이러스만이 지역적 또는 국가적 규모로 발생하는 유행병epidemic이나 세계적 규모로 일어나는 유행병 pandemic을 일으킨다.

독감 바이러스는 본래 사람에게서 기원한 것이 아니다. 본래 조류에게 감염되며, 사람보다 조류에게 훨씬 더 많은 독감 바이러스 변이체들이 있다. 독감은 조류와 사람에게서 상당히 다른 양상을 띤다. 이 바이러스는 조류에게서는 위장관에 침입한다. 새똥에는 이 바이러스가 엄청나게 많이 들어 있으며, 감염성을 띤 바이러스는 차가운 호수와 식수원까지 오염시킬 수 있다.

조류 바이러스에 대량 노출되면 사람도 직접 감염될 수 있지만, 조류 바이러스는 사람 사이를 옮겨갈 수 없다. 즉 먼저 변하지 않는 한, 먼저 사람에게 적응하지 않는 한 그런 일은 일어날 수 없다.

조류 바이러스가 인간에게 적응하는 일은 거의 일어나지 않지만, 아무튼 일어나기는 한다. 바이러스는 중간에 다른 포유동물을 거치기도 한다. 특히 돼지가 그렇다. 바이러스는 돼지에게서 사람으로 넘어올 수 있다. 독감 바이러스의 어떤 새로운 변이체가 사람에게 적응할 때마다, 그 변이체는 빠르게 전 세계로 퍼져 나가 전 세계적 유행병을 일으킬 위험이 있다.

전 세계적 유행병의 창궐은 물결처럼 잇달아 밀려드는 형태를 취하곤 하며, 누적 "이환율morbidity rate"—이 모든 물결이 밀려왔을 때 병에 걸리는 사람들의 비율—은 50퍼센트를 넘을 때도 있다. 한 바이러스학자는 독감이 감염성이 너무 높아서 그것을 감염병 중 "특수한 사례"라고 본다. "너무나 효과적으로 전파되기에 감염할 숙주를 더는 찾을 수 없는 상황에 이른다."[2]

독감 바이러스와 기타 바이러스들 — 세균이 아니다 — 은 인후통을 비롯하여 모든 호흡기 감염의 약 90퍼센트를 일으킨다.[*]

코로나 바이러스(사스뿐 아니라 일반 감기의 원인), 파라인플루엔자 바이러스 등 많은 바이러스들이 독감과 비슷한 증상들을 일으키며, 따라서 독감과 혼동되곤 한다. 그래서 때로 사람들은 가벼운 호흡기 감염을 "독감"이라고 치부하면서 무시하곤 한다.

그러나 독감은 단순히 심한 감기가 아니다. 매우 특정한 질병, 독특한 증후군을 지니고 특유의 감염병적 행동을 하는 질병이다. 사람에게서 이 바이러스는 호흡계만을 직접 공격하며, 폐로 더 깊이 침투할수록 더 위험해진다. 간접적으로는 몸의 여러 부위에 영향을 미치며, 가벼운 감염도 근육과 관절의 통증, 심한 두통, 피로를 일으킬 수 있다. 또 훨씬 더 심각한 합병증을 일으킬 수도 있다.

독감 환자의 대다수는 대개 10일 이내에 완전히 낫는다. 어느 정도는 바로 이 때문에, 또 어느 정도는 일반 감기와 혼동되기 때문에, 독감은 걱정거리라고 여겨진 적이 거의 없다.

그러나 독감이 전반적으로 치명적인 양상을 띠고 발생하지 않더라도, 독감에 걸리는 사람이 너무나 많아서 바이러스가 가장 약할 때조

---

[*] 그럼에도 오늘날 사람들은 의사에게 항생제를 처방해 달라고 요구하곤 하며, 의사도 으레 항생제를 처방하곤 한다. 그러나 항생제는 바이러스에는 아무 효과가 없다. 항생제 처방은 세균의 내성만을 높일 뿐이다. 항생제에 노출된 뒤 살아남은 세균은 그 항생제에 내성을 띤다.

차 거의 언제나 죽는 사람이 생기기 마련이다. 현재 미국에서는 독감이 전국적으로나 세계적으로 유행하지 않을 때도 연간 3,000명에서 56,000명의 미국인이 독감으로 사망하는 것으로 미국 질병통제예방센터는 추정하고 있다. 사망자 수치에 이렇게 차이가 나는 주된 이유는 매년 바이러스의 병독성이 다르게 나타나기 때문이다.

하지만 독감은 풍토병endemic, 즉 늘 우리 주변에 있는 질병인 것만은 아니다. 독감은 지역적인 유행병이나 전 세계적인 유행병의 형태로 닥치기도 한다. 그리고 전 세계적인 유행병으로 나타날 때가 풍토병일 때보다 더 치명적일 수 있다. 때로는 비교가 안 될 만큼 훨씬 더 치명적인 형태로 등장한다.

인류 역사를 보면 독감은 주기적으로 세계적 유행병을 일으켰다. 대개 한 세기에 몇 차례씩 유행했다. 독감의 전 세계적 유행은 새로운 독감 바이러스가 출현할 때 일어난다. 그리고 독감 바이러스의 특성상 새로운 바이러스는 출현할 수밖에 없다.

독감 바이러스 자체는 안에 유전체, 즉 그 바이러스가 무엇인지를 정의하는 유전자들을 담고 있는 막membrane에 지나지 않는다. 안에 내용물을 담은 일종의 포장재라고 생각하면 될 것 같다. 바이러스는 보통 구형이고(다른 형태를 띨 수도 있다), 지름은 약 1만 분의 1밀리미터로, 두 가지 다른 모양의 돌기가 빽빽이 들어선 민들레와 같은 모양새를 띠고 있다. 한 가지는 뾰족한 못처럼 생겼고, 다른 한 가지는 나무와 닮아 보인다.

바이러스의 실제 세포 공격 과정은 이 돌기가 맡는다. 바이러스의 공격과 몸이 치르는 방어전은 모양과 형태가 결과를 결정하는 전형적인 사례다.

못처럼 생긴 돌기는 헤마글루티닌hemagglutinin이다. 바이러스가 세포에 부딪칠 때, 헤마글루티닌은 호흡 기관의 세포 표면에 튀어나온 시알산sialic acid 분자에 닿는다.

헤마글루티닌과 시알산은 서로 잘 끼워지는 모양을 하고 있으며, 헤마글루티닌은 손을 장갑에 집어넣듯이 시알산 "수용체"에 결합한다. 그럼으로써 바이러스가 세포막에 달라붙으면, 더 많은 헤마글루티닌 못들이 더 많은 시알산 수용체에 **결합한다.** 해적들이 잇달아 갈고리를 계속 던져서 배를 점점 더 꽉 옭아매는 것과 비슷하다. 이런 결합으로 바이러스가 세포에 단단히 달라붙으면, 바이러스는 첫 번째 과업을 완수한 셈이다. 바로 표적 세포에 들러붙는 "흡착adsorption"이다.

이 단계는 세포에게는 종말의 시작을 의미하며, 바이러스에게는 성공적인 침입의 시작을 뜻한다.

곧 바이러스가 붙은 쪽의 세포막에 구멍이 뚫리고, 바이러스는 "소포vesicle"라는 일종의 물방울 형태를 이루어 구멍을 통해 세포 안으로 완전히 들어간다. (어떤 이유로든 간에 독감 바이러스가 세포막을 뚫고 들어갈 수 없다면, 바이러스는 떨어져 나와서 뚫고 들어갈 수 있는 다른 세포에 결합한다. 이렇게 할 수 있는 바이러스는 독감 바이러스 외에는 거의 없다.)

다른 많은 바이러스들은 세포막에 붙은 채로 세포와 융합하는 반면, 독감 바이러스는 세포 안으로 들어감으로써 면역계를 피해 숨는다. 그래서 몸의 방어 체계가 바이러스를 찾아 죽일 수 없다.

이 소포, 즉 이 물방울 안에서 헤마글루티닌은 더 산성을 띤 환경에 접하면서 모양과 형태가 변함으로써 새로운 가능성을 연다. 산성 때문에 헤마글루티닌은 둘로 쪼개졌다가 다시 접힘으로써 전혀 새로운 모양이 된다. 이 재접힘 과정은 발에서 양말을 벗긴 뒤 뒤집어서 주먹에 씌우는 것과 좀 비슷하다. 세포는 이제 불행한 운명을 맞이한다.

헤마글루티닌의 새로 노출된 부위가 소포와 상호작용하면서 바이러스의 막은 녹기 시작한다. 바이러스 학자는 이를 바이러스가 "탈피uncoating"를 하고 세포에 "융합"한다고 말한다. 곧 바이러스의 유전자가 세포로 흘러나와서 세포핵으로 침투한다. 그리고 세포의 유전체에 끼워지면서 명령을 내리기 시작한다. 세포는 자신의 단백질 대신에 바이러스의 단백질을 만들기 시작한다. 몇 시간 지나지 않아서 이 단백질은 새로 만들어진 바이러스 유전자 사본을 감싼다.

그사이에 바이러스의 표면에 튀어나온 다른 돌기인 뉴라미니데이스neuraminidase는 다른 기능을 수행한다. 전자현미경 사진을 보면 뉴라미니데이스는 가느다란 줄기에 상자 모양의 머리가 얹혀 있는 모습이다. 머리에는 날개가 6개 달린 프로펠러처럼 보이는 것이 4개 붙어 있다. 뉴라미니데이스는 세포 표면에 남아 있는 시알산을 분해한다. 그 결과 그 산은 독감 바이러스에 붙어 있지 못하게 된다.

이 분해는 중요하다. 그렇지 않았다가는 세포에서 튀어나온 새 바이러스들이 마치 파리잡이 끈끈이에 달라붙듯이 세포막에 그대로 달라붙을 수 있기 때문이다. 즉 죽은 세포의 시알산 수용체에 달라붙어서 꼼짝 못하게 될 것이다. 뉴라미니데이스의 작용으로 새 바이러스는 탈출하여 다른 세포로 침입할 수 있다. 이런 일을 할 수 있는 바이러스도 거의 없다.

독감 바이러스가 세포에 처음 달라붙을 때부터 세포가 터질 때까지 대개 약 10시간이 걸린다. 더 짧아질 수도 있고, 더 드물긴 하지만 더 길어질 수도 있다. 그리고 폭발한 세포에서 10만 개에서 100만 개에 이르는 새로운 독감 바이러스가 무리를 지어 쏟아진다.

"무리swarm"라는 단어는 여러 면에서 딱 들어맞는다.

생물이 번식할 때마다 유전자는 정확히 복제되어 사본을 만들려고 시도한다. 그러나 이 과정에서 때로 실수―돌연변이―가 일어난다.

그 유전자가 사람에게 있든, 식물에 있든, 바이러스에 있든 마찬가지다. 그러나 더 고등한 생물일수록 돌연변이를 막는 더 정교한 메커니즘을 지닌다. 사람에게서는 돌연변이가 세균보다 훨씬 느리게 일어나며, 세균에서는 바이러스보다 훨씬 느리게 돌연변이가 일어난다. 그리고 DNA 바이러스에서는 돌연변이가 RNA 바이러스보다 훨씬 느리게 일어난다.

DNA는 복제 오류를 줄이는 일종의 내장 오류 교정 메커니즘을 지닌다. RNA는 어떤 오류 교정 메커니즘도 지니고 있지 않으며, 돌연변이를 막을 방법을 전혀 갖고 있지 않다. 그래서 RNA를 이용하는 바이러스는 DNA 바이러스보다 유전 정보에 훨씬 더 빨리 돌연변이가 일어난다. 1만 배에서 100만 배나 더 빠르다.[3]

또한 돌연변이 속도는 RNA 바이러스마다 다르다. 바이러스 학자들이 같은 바이러스의 사본 집단이 아니라 "준종quasi species" 또는 "돌연변이체 무리"[4]라고 여길 만치 아주 빠르게 돌연변이를 일으키는 것도 소수 있다.

이런 돌연변이체 무리는 서로 아주 비슷하지만 조 단위를 넘는 다른 바이러스들로 이루어진다. 하나의 세포에서 나온 바이러스들조차도 많은 다양한 판본을 포함하고 있으며, 그 무리 전체는 자기 유전 암호의 거의 모든 가능한 조합을 대개 다 포함하고 있을 것이다.

　이 돌연변이들은 대부분 바이러스의 기능을 방해하며, 바이러스를 아예 파괴하거나 감염 능력을 없앨 것이다. 그러나 다른 돌연변이들, 이를테면 유전 암호 중 문자 하나, 즉 염기 하나에만 일어난 돌연변이 같은 것들은 바이러스가 새로운 상황에 빠르게 적응할 수 있게 해줄 것이다. 이런 준종, 이런 돌연변이체 무리가 다양한 환경 사이를 빠르게 오갈 수 있고 놀라울 만치 빠르게 약물 내성을 띠게 되는 이유를 이 적응 가능성으로 설명할 수 있다. 한 연구자가 간파한 것처럼, 빠른 돌연변이는 "RNA 바이러스 감염에 수반되는 질병 과정들에 어느 정도 무작위성을 부여한다".[5]

　독감 바이러스는 RNA 바이러스다. HIV와 코로나 바이러스도 그렇다. 모든 RNA 바이러스가 그렇듯이, 독감 바이러스와 HIV는 가장 빨리 돌연변이를 일으키는 축에 든다. 독감 바이러스는 한 세포가 터질 때 10만 개에서 100만 개 사이의 새 바이러스를 쏟아낸다. 그런데 증식 과정에서 돌연변이가 심하게 일어나는 바람에 그중 99퍼센트는 너무 결함이 심해서 다른 세포를 감염시키지 못한다. 그래도 다른 세포를 감염시킬 수 있는 바이러스가 1,000개에서 10,000개 정도 남아 있다.

　독감 바이러스와 HIV는 둘 다 준종, 돌연변이체 무리라는 개념에 들어맞는다. 둘 다 며칠 사이에 약물 내성 돌연변이를 일으킬 수 있다. 그리고 독감 바이러스는 빠르게 증식한다. HIV보다 훨씬 빠르다. 따라서 그만큼 빠르게 적응한다. 너무 빨라서 면역계가 미처 반응하지 못할 때도 자주 있다.

08

감염은 폭력 행위다. 그것은 침입이자 강탈이다. 따라서 몸은 격렬하게 반응한다. 18세기의 위대한 생리학자 존 헌터는 생명을 부패에 저항하고 감염에 저항하는 능력이라고 정의했다.[1] 이 정의에 동의하지 않는다고 해도, 부패에 저항하는 것이 살아갈 능력을 정의한다는 것은 확실하다.

몸의 방어 수단은 면역계다. 면역계는 다양한 종류의 백혈구, 항체, 효소, 독소, 여러 단백질이 대단히 복잡하고 미묘하게 뒤얽힌 체계다. 면역계의 핵심은 몸에 속한 것, 즉 "자기self"를 몸에 속하지 않은 것, 즉 "비자기nonself"와 구별하는 능력이다. 이 능력도 형태와 모양의 언어를 읽는 능력에 달려 있다.

면역계의 구성 요소들―백혈구, 효소, 항체, 기타 요소들―은 온몸을 순환하면서 어디에든 침투한다. 그러다가 다른 세포나 단백질이나 생물과 맞닥뜨리면, 그것들과 상호작용하고 물리적 표지와 구조를 읽는다. 독감 바이러스가 세포의 표지를 찾아서 결합하는 것과 마찬가지다.

면역계는 "자기" 표지를 지닌 것들은 그대로 내버려 둔다. (즉 면역계가 제대로 작동할 때에는 그렇다. 루푸스나 다발성경화증 같은 "자가면역질환"은 면역계가 자기 몸을 공격할 때 생긴다.) 그러나 면역계는 "비자기" 표지를 지닌 것 — 외래 침입자나 몸의 병든 세포 같은 — 과 마주치면 반응한다. 사실, 면역계는 공격한다.

면역계가 감지하고 읽은 뒤에 결합하는 물리적 표지를 "항원antigen"이라고 한다. 항원은 그저 면역계의 반응을 자극하는 모든 것을 가리키는 말이다.

이른바 자연 살해 세포natural killer cell 같은 면역계의 몇몇 구성 요소는 비자기 표지를 지닌 모든 외래 항원은 무엇이든 공격할 것이다. 이를 "선천" 또는 "비특이적" 면역이라고 하며, 감염 몇 시간 이내에 반격을 하는 제1차 방어선에 해당한다.

그러나 면역계의 대부분은 훨씬 더 표적이 분명하고, 훨씬 더 집중적이고, 훨씬 더 특이적이다. 예를 들어, 항체antibody에는 표면에 표적 항원을 알아보고 결합하는 수용체가 수천 개 붙어 있다. 이 수천 개의 수용체는 모두 똑같다. 따라서 이 수용체를 지닌 항체는 그 항원을 지닌 바이러스만 알아보고 결합할 것이다. 그 밖의 다른 침입 생물에는 결합하지 않을 것이다.

비특이적 면역 반응과 특이적 면역 반응은 가지세포dendritic cell라는 특이하면서 드문 종류의 백혈구를 통해 연결된다. 가지세포는 세균과 바이러스를 무차별적으로 공격하고, 집어삼키고, 그것들의 항원을 "처리하고", 그 항원을 "보여준다." 사실상 침입한 미생물을 조각내고 항원을 승리의 깃발처럼 전시한다.

그런 뒤 가지세포는 비장이나 림프절로 간다. 림프절은 다른 백혈구들이 아주 많이 모여 있는 곳이다. 그곳에 있는 다른 백혈구들도 이 항원이 외래 침입자라는 것을 배우며, 표적 항원과 그 항원이 붙어 있는 모든 것을 공격할 항체와 살해 백혈구를 엄청나게 많이 만드는 과정을 시작한다.

외래 항원이 들어왔음을 알아차리면 몸은 효소를 분비하면서 병렬적으로 사건들의 연쇄 반응을 일으킨다. 그러면 체온이 올라가서 열이 나는 등 온몸에 영향을 미치는 효과도 나타난다. 또 표적을 직접 공격하여 죽이는 효과도 나타난다. 효소는 화학적 전령 역할도 한다. 백혈구를 침입 부위로 불러내고 모세혈관을 확장함으로써 살해 세포가 공격 지점에서 혈액을 빠져나갈 수 있도록 한다. 붓기와 홍조와 열은 모두 이런 화학 물질들의 분비로 나타나는 부작용이다.

이 모든 것들을 합쳐서 "면역 반응"이라고 하며, 일단 면역계가 가동되면 정말로 가공할 힘을 발휘한다. 그러나 이 모든 반응에는 시간이 걸린다. 그렇게 지연되는 동안 감염은 몸에 발판을 마련할 수 있고, 더 나아가 몸을 죽일 수 있는 기간요원까지 배출할 수 있다.

항생제가 나오기 전에, 감염은 병원체와 면역계 사이에 죽음의 경주를 일으켰다. 때때로 환자는 지독히 앓곤 했다. 그러다가 갑자기 거의 기적적으로 열이 내리면서 회복되고는 했다. 이 "위기를 통한 해결"은 면역계가 가까스로 경주에서 이길 때, 대규모로 성공적으로 반격할 때 이루어졌다.

몸은 일단 감염에 살아남으면, 이점을 하나 얻는다. 면역계는 "너를 죽이지 못하는 시련은 너를 더 강하게 만든다"는 격언의 완벽한 본보기다.

면역계가 감염을 물리친 뒤에는 특수한 백혈구("기억 T세포"라고 하는)와 그 항원에 결합하는 항체가 몸에 남는다. 같은 항원을 지닌 침입자가 다시 공격한다면, 면역계는 처음보다 훨씬 더 빨리 반응한다. 면역계가 아주 빨리 반응하여 새 감염이 증상조차 일으키지 못하게 될 때, 사람은 그 질병에 면역되어 있는 것이다.

백신 접종은 사람을 항원에 노출시켜서 면역계가 그 병에 반응하게 만든다. 현대 의학에서는 항원만 들어 있는 백신도 있고, 죽은 병원체가 통째로 들어 있는 백신도 있고, 약화시킨 살아 있는 병원체가 들어 있는 백신도 있다. 모두 면역계에 경보를 보내고, 항원을 지닌 무언가가 몸에 침입하면 몸이 즉시 반응할 수 있도록 한다.

독감 바이러스에 감염될 때도 몸에서는 자연스럽게 동일한 과정이 일어난다. 사람이 그 병에서 회복된 뒤에는 면역계가 새로 침입하는 바이러스에 있는 항원을 아주 빠르게 표적으로 삼을 것이다.

그러나 독감은 면역계를 피할 방법을 지닌다.

독감 바이러스의 주된 항원은 표면에 튀어나온 헤마글루티닌과 뉴라미니데이스다. 그러나 돌연변이를 일으키는 독감 바이러스의 모든 부위 중에서 헤마글루티닌과 뉴라미니데이스가 돌연변이 속도가 가장 빠르다. 그래서 면역계가 따라잡기가 불가능하다.

모든 바이러스, 아니 RNA 바이러스만 따진다고 해도, 모든 항원이 빠르게 돌연변이를 일으키는 것은 결코 아니다. 홍역 바이러스는 RNA 바이러스이며 독감 바이러스와 거의 같은 속도로 돌연변이를 일으킨다. 그러나 홍역의 항원은 변하지 않는다. 다른 부위들은 변하지만, 항원 자체는 변함이 없다. (아마 홍역 바이러스 중 면역계가 항원이라고 인식하는 부위가 그 바이러스의 기능에 핵심적인 역할을 할 가능성이 가장 높아서일 것이다. 항원이 모양이 바뀌면, 이 바이러스는 생존할 수 없다.) 그래서 홍역은 한 번 걸리면 대개 평생 면역이 된다.

그러나 헤마글루티닌과 뉴라미니데이스는 형태가 달라져도 여전히 기능을 할 수 있다. 그 결과 돌연변이에 힘입어서 독감 바이러스는 면역계를 피할 수 있고, 면역계는 바이러스를 파괴하지 못하게 된다. 사실 독감 바이러스는 한 차례 대유행하는 시기에도 헤마글루티닌과 뉴라미니데이스가 종종 변할 정도로 빨리 돌연변이를 일으킨다.

때로는 돌연변이가 일어나는 수준이 아주 미미해서 면역계가 그것을 알아차리고 결합할 수 있어서, 동일한 바이러스에 다시 감염될 때 쉽게 이길 수 있는 사례도 있다.

그러나 때로는 돌연변이로 헤마글루티닌이나 뉴라미니데이스가 면역계가 알아차릴 수 없을 만큼 모양이 크게 바뀌기도 한다. 기존 모양에 완벽하게 들어맞는 항체는 새 모양에 잘 들어맞지 않게 된다.

이 현상이 너무나 자주 일어나서 여기에는 이름이 붙어 있다. 이른바 "항원 변이antigen drift"다.

항원 변이가 일어날 때, 바이러스는 기존 모양에 결합하는 항체를 갖춘 면역계를 가진 사람에게서도 교두보를 확보할 수 있다. 분명한 사실은 모양의 변화가 크게 일어날수록, 면역계는 더욱 효과적으로 대응하지 못하게 된다는 것이다.

항원 변이를 이해하기 쉽도록 바이러스를 흰 바지에 녹색 셔츠, 녹색으로 V자가 그려진 흰 헬멧을 쓴 미식축구 선수에 비유해 보자. 면역계는 이 유니폼을 즉시 알아차리고 공격할 수 있다. 유니폼이 조금 변한다면 — 이를테면 다른 것들은 그대로인 채 흰 바지에 녹색 띠만 하나 추가하는 식으로 — 면역계는 여전히 어렵지 않게 그 바이러스를 알아볼 것이다. 그러나 녹색 티셔츠와 흰 바지가 흰 셔츠와 녹색 바지로 바뀐다면, 면역계는 그 바이러스를 그다지 쉽게 알아차리지 못할 것이다.

항원 변이는 유행병을 일으킬 수 있다. 한 연구진은 미국에서 33년 동안 열아홉 차례에 걸쳐서 독감이 유행병으로 진행되었다는 연구 결과를 내놓았다. 두 해에 한 번 이상은 유행한 셈이다. 독감이 한번 유행할 때마다 미국에서만 1만에서 4만 명에 이르는 "초과 사망excess death"이 일어났다. 초과 사망이란 그 질병의 통상적인 사망자 수를 넘어서는 사망자 수를 가리킨다. 그 결과를 보면 미국에서 독감 사망자 수는 에이즈를 포함해 다른 모든 감염병의 사망자 수보다 많다.[2]

공중보건 전문가들은 항원 변이를 계속 지켜보며 따라잡기 위해 애쓰면서 해마다 새로 바뀐 독감 백신을 내놓는다. 그러나 결코 완벽하게 맞출 수 없을 것이다. 설령 돌연변이의 방향을 예측한다고 할지라도, 독감 바이러스는 돌연변이를 일으키는 무리라는 형태로 존재하므로 새로운 백신과 면역계를 피할 만큼 충분히 변이를 일으키는 것들이 반드시 있을 것이기 때문이다.

그러나 항원 변이가 심해질 수 있다고 해도, 그 현상이 치명적인 독감을 일으킬 수 있다고 해도, 그 변이는 엄청난 규모의 전 세계적 유행병을 일으키지 않는다. 그 정도의 항원 변이는 1889~1892년, 1918~1919년, 1957년, 1968년, 그리고 정도는 덜하지만 2009년에 발생한 것과 같이 전 세계로 폭풍처럼 번진 독감의 불길을 일으키지 않는다.

독감의 전 세계적 유행은 대개 헤마글루티닌이나 뉴라미니데이스,

또는 양쪽 모두에 급격한 변화가 일어날 때에만 일어난다. 양쪽 또는 어느 한쪽의 유전자가 전혀 새로운 것으로 대체될 때, 기존 항원과 거의 닮은 구석이 없는 새로운 모양의 항원이 생긴다.

이것은 "항원 대변이antigen shift"라고 불린다.

다시 미식축구 유니폼에 비유하자면, 항원 대변이는 바이러스가 녹색 셔츠와 흰 바지에서 오렌지색 셔츠와 검은 바지로 바뀌는 것에 해당한다.

항원 대변이가 일어날 때, 면역계는 항원을 아예 알아볼 수가 없다. 세상에는 이 새로운 바이러스로부터 자신을 보호할 수 있는 항체를 지닌 사람이 거의 없을 것이므로, 바이러스는 폭발적인 속도로 인구 전체로 퍼질 수 있다.

헤마글루티닌은 알려진 기본 모양이 15가지이고, 뉴라미니데이스는 9가지로서, 이 두 아류형은 다양한 조합을 이룬다. 바이러스 학자들은 이 항원들을 기준으로 삼아서 연구하거나 논의하는 바이러스를 구분한다. 예를 들어, "H1N1"은 1918년의 바이러스에 붙여진 이름이다. 현재 이 바이러스는 돼지에게서 발견된다. "H3N2" 바이러스는 오늘날 사람들 사이에 전파되고 있다.

항원 대변이는 대개 조류를 감염하는 바이러스가 직접적으로나 간접적으로 사람을 공격할 때 일어난다. 1997년 이래 H5N1과 H7N9라는 두 가지 다른 형태의 조류 독감 바이러스가 2,300명 이상의 사람들을 직접적으로 감염시켜 1,000명 이상이 사망했으며 1918년 같은 전 세계적인 유행병이 될 조짐을 보였다.

조류와 사람은 시알산 수용체가 서로 다르다. 따라서 조류의 시알산에 결합하는 바이러스는 대개 사람 세포에는 결합하지 못한다. 따라서 감염을 일으키지 못한다. 홍콩에서 그 병에 걸린 18명은 아마도 그 바이러스에 대량 노출됨으로써 감염됐을 가능성이 가장 높다. 이 바이러스 무리, 즉 준종 중에는 인간 수용체에 결합할 수 있는 돌연변이도 있었을 가능성이 있고, 대량 노출됨으로써 그 돌연변이체가 사람의 몸에서 교두보를 확보할 수 있었을 것이다. 그러나 그 바이러스는 사람에게 적응한 것이 아니었다. 그 독감에 걸린 이들은 모두 닭에게서 직접 감염되었다.

그러나 조류 독감 바이러스는 사람에게 적응할 수 있다. 동물의 바이러스 자체가 단순한 돌연변이를 통해 사람으로 옮겨와 적응하는 식으로, 직접적으로 적응이 일어날 수도 있다. 또 그런 일이 간접적으로 일어날 수도 있다. 독감 바이러스의 또 한 가지 유별난 속성은 종 사이를 이동하는 능력이 유달리 뛰어나다는 점이다.

독감 바이러스는 빠르게 돌연변이를 일으킬 뿐 아니라, 유전체가 "조각나" 있다. 즉 다른 대다수의 바이러스를 비롯하여 대다수의 생물은 유전자들이 하나로 죽 이어져 있는 핵산 가닥에 줄줄이 늘어서 있는데, 독감 바이러스의 유전체는 그렇지 않다. 독감 바이러스의 유전자들은 각각 서로 떨어져 있는 RNA 가닥에 들어 있다. 그래서 두 독감 바이러스가 같은 세포에 감염되면, 이 유전자들 사이에 "재편성reassortment"이 일어날 가능성이 매우 높다.

재편성은 한 바이러스의 유전자들 중 일부가 다른 바이러스의 유전자들 중 일부와 뒤섞이는 것을 말한다. 카드 두 벌을 함께 섞은 뒤에, 아무렇게나 추려서 새 카드 두 벌을 만드는 것과 비슷하다. 그러면 전혀 새로운 잡종 바이러스가 생긴다. 그럴 때 바이러스가 한 종에서 다른 종으로 뛰어넘을 가능성이 높아진다.

홍콩 닭 독감 바이러스가 누군가를 감염시켰는데 그 사람이 동시에 사람 독감 바이러스에 감염되었다면, 두 바이러스는 자신들의 유전자를 쉽게 재편성했을 수 있다. 그렇게 해서 새로 등장한 바이러스는 사람에게서 사람으로 쉽게 전파될 수 있었을 것이다. 그리고 그 치명적인 바이러스는 사람에게 적응했을 것이다.

바이러스는 또한 중간 숙주를 통해서 간접적으로 사람에게 적응할 수 있다. 일부 바이러스 학자는 돼지가 완벽한 "믹싱 볼mixing bowl"을 제공한다고 본다. 돼지 세포의 시알산 수용체는 조류 바이러스와 사람 바이러스에 다 결합할 수 있기 때문이다. 조류 바이러스와 사람 바이러스가 동시에 돼지에 감염할 때마다, 두 바이러스 사이에는 재편성이 일어날 수 있다. 그러면 사람을 감염시킬 수 있는 전혀 새로운 바이러스가 출현할 수 있다. 1918년 수의사들은 돼지와 다른 포유동물들에게서 독감이 창궐했음을 알아차렸다. 그리고 돼지는 지금까지도 1918년 바이러스의 직계 후손인 바이러스로 독감에 걸리고 있다. 그러나 그 바이러스가 돼지로부터 사람에게 전파되었는지, 아니면 그 반대인지는 불분명하다.

그리고 세계적인 독감 바이러스 전문가인 뉴욕 마운트시나이 의료센터의 피터 팔레세Peter Palese 박사는 항원 대변이를 설명하는 데 믹싱 볼 이론이 필요하지 않다고 본다. "사람의 폐에 있는 세포 하나에 조류 바이러스와 사람 바이러스가 함께 감염되어도 마찬가지로 그런 바이러스가 생길 수 있다. …… 돼지에게서든 사람에게서든 간에 그런 혼합이 폐에서 일어나지 말라는 법은 전혀 없다. 다른 종에게 그런 유형의 시알산 수용체가 전혀 없는 것도 아니다. 조류 수용체가 사람 수용체와 정말로 크게 다르다는 말도 전적으로 옳다고는 할 수 없으며, 아미

노산 하나만 바뀌어도 그 바이러스는 다른 숙주에게 훨씬 더 잘 넘어 갈 수 있다."[*3]

기존 항원에서 이렇게 급격하게 벗어나는 항원 대변이는 사람들이 현대적인 교통수단을 이용해 빠르게 이동할 수 있게 되기 훨씬 전부터 전 세계적 유행병을 일으키곤 했다. 15세기와 16세기에 몇 차례 일어 난 세계적 유행병이 독감이었는지는 견해가 갈린다. 의학사를 연구하 는 대다수 학자들은 독감이라고 믿고 있지만 말이다. 이견이 있는 이 유는 주로 이동 속도와 환자의 수 때문이다. 1510년 아프리카에서 시 작되어 전 세계적으로 유행한 폐질환은 "어느 한 가정과 어느 한 사람 도 거르지 않고 유럽 전역을 순식간에 강타했다."[4] 1580년 아시아에서 다시 전 세계적으로 유행병이 돌기 시작해 아프리카, 유럽, 아메리카 로 퍼졌다. "6주 사이에 유럽의 거의 모든 국가를 휩쓸었고, 병에 걸리 지 않은 사람은 20분의 1도 안 되었다." 스페인의 몇몇 도시는 "그 질 병 때문에 거의 텅 빌"[5] 정도였다.

그러나 과거의 세계적 유행병 중에는 논란의 여지 없이 독감임이 분 명한 것도 있다. 영국에서 명예혁명이 일어난 해인 1688년에 독감이 영국, 아일랜드, 버지니아를 강타했다. 이 세 곳에서 "페스트가 돌 때만 큼 …… 많은 이들이 죽었다."[6] 5년 뒤에는 독감이 다시 유럽 전역을 휩 쓸었다. "남녀노소 할 것 없이 모두가 걸렸다. …… 강인하고 강건한 이 들도 쇠약한 이들과 똑같이 걸렸다. …… 젊은이, 늙은이 가리지 않고

---

* 2001년 호주 과학자 마크 깁스Mark Gibbs는 독감 바이러스가 자신의 유전자들을 "재조 합recombine"할 수 있다는 이론을 내놓았다. 재조합은 한 유전자의 일부를 다른 유전자의 일 부와 조합하는 것을 말한다. 카드 두 벌의 카드를 모두 잘라서 조각낸 뒤, 조각들을 무작위 로 이어 붙인 뒤 52장을 골라서 새로 한 벌을 추리는 것과 비슷하다. 재조합은 실험실에서는 이루어져 왔지만, 바이러스를 연구하는 대다수 학자들은 깁스의 가설에 회의적이었다.

독감은 덮쳤다."[7] 1699년 1월 매사추세츠에서 코튼 매서는 이렇게 썼다. "이 변을 피한 사람은 거의 없다시피 했는데 기이하거나 특이한 방식으로 죽은 이들도 있었다. 어떤 집에서는 아이들이 한꺼번에 다 걸렸고, 아이들이 거의 다 걸린 마을도 있었다."[8]

18세기에 적어도 세 번, 아마도 여섯 번에 이르는 세계적 유행병이 유럽을 휩쓸었고, 19세기에도 적어도 네 번은 피해를 입혔다. 1847년과 1848년 런던에서는 1832년 콜레라 대유행 때 죽은 사람보다 더 많은 사람이 독감으로 죽었다.[9] 그리고 1889년과 1890년에도 엄청난 피해를 입힌 독감이 세계적으로 대유행했다. 비록 1918년에 발생한 독감에 비하면 아무것도 아니었지만 말이다. 20세기에는 전 세계적 유행병이 세 차례 덮쳤다. 모두 항원 대변이가 원인이었다. 즉 하나 이상의 유전자에 변화가 일어나서, 헤마글루티닌이나 뉴라미니데이스 항원의 어느 한쪽이나 양쪽 모두가 대폭 바뀌어서 생긴 것이었다.

독감이 전 세계적으로 유행하게 되면 대개 인구의 15퍼센트 내지 40퍼센트가 감염된다. 많은 사람을 감염하고 그중 상당 비율로 목숨을 앗아 가는 독감 바이러스는 악몽 수준을 넘어서곤 한다. 최근에 공중 보건 당국은 사람을 감염하는 새로운 바이러스를 적어도 두 차례 일찍 찾아내어 사람에게 적응하지 못하게 막는 데 성공했다. 감염자 열여덟 명 중 여섯 명의 목숨을 앗아간 1997년의 홍콩 바이러스가 사람에게 적응하는 것을 막기 위해서, 보건 당국은 당시 120만 마리였던 홍콩의 모든 닭을 살처분했다.

2003년 봄, 새로운 H7N7 바이러스가 네덜란드, 벨기에, 독일의 가금 농장에 출현했을 때 훨씬 더 큰 규모로 동물들이 살처분되었다. 이 바이러스는 82명을 감염시켰고, 그중 한 명이 사망했다. 돼지도 이 바이러스에 감염되었다. 그래서 공중보건 당국은 거의 3천만 마리의 가금과 상당수의 돼지를 죽였다.

2004년, 결코 완전히 사멸하지 않았던 N5N1 바이러스가 맹렬히 재발했다. 이 글을 쓰고 있는 시점에 이 바이러스는 전 세계에서 거의 400명을 감염시켜 그중 60퍼센트의 사람을 죽음에 이르게 했다. 이 바이러스는 또 다른 세계적 유행병이 될 조짐을 보였고, 지금도 여전히 그러한 상태다. 모두 합쳐 수억 마리의 가금류가 이 바이러스의 확산을 억제하기 위해 살처분되었다. 그럼에도 이 바이러스는 전 세계에 자리를 잡았다.

이와 같은 비용이 많이 들고 끔찍한 살처분은 1918년에 일어난 일의 재발을 막기 위한 것이었다. 또한 이 독감 바이러스들이 사람에게 적응해 사람을 죽이는 것을 막기 위한 것이었다. 한편, 2009년 전혀 예견한 바 없었던 바이러스, 즉 이전에 새와 돼지, 인간을 감염시켰던 바이러스들의 유전자들이 조합되어 생긴 새 바이러스가 또 전 세계적 유행병을 일으킬 조짐을 보여 왔다.

독감의 색다른 점은 하나 더 있다. 새로운 바이러스는 기존 바이러스와 열띤 경쟁을 벌이며 심지어 동족 살해 양상까지 띤다. 즉 대개 기존 유형들을 전멸시킨다. 그 감염이 몸의 면역계를 자극함으로써, 몸이 기존에 노출됐었던 모든 독감 바이러스에 맞서도록 모든 방어 수단들을 총동원하기 때문이다. 그럴 때 기존 바이러스는 누군가의 몸에 침입해도, 교두보조차 확보할 수 없게 된다. 복제가 중단된다. 죽어 사라진다. 따라서 사실상 다른 모든 바이러스와 달리, 독감 바이러스는 특정 시기에 오직 한 유형 — 한 무리 또는 준종 — 만이 득세한다. 이 특성은 새로운 세계적 유행을 일으키는 데 기여한다. 시간이 지날수록 다른 항원들을 인식할 면역계를 지닌 사람이 점점 줄어들기 때문이다.

감염병의 세계적 유행이 모두 치명적인 결과를 낳는 것은 아니다. 항원 대변이로 생긴 새로운 바이러스는 아주 많은 사람을 감염할 수 있겠지만, 그렇다고 꼭 많은 사람을 죽이는 것은 아니다. 20세기에는 감염병이 세 차례 전 세계적으로 유행했다.

가장 최근은 1968년이었다. H3N2 "홍콩 독감"이 전 세계로 퍼졌을 때인데, 이환율은 높았지만 사망률은 아주 낮았다. 즉 앓은 사람은 많았지만 죽은 사람은 거의 없었다. 1957년에는 "아시아 독감"인 H2N2 바이러스가 유행했다. 1918년의 독감에 비하면 아무것도 아니었지만, 그래도 이 세계적 유행은 심각했다. 그리고 물론 1918년의 H1N1 바이러스가 있었다. 전 세계를 살육장으로 만든 바이러스였다.

3부

불씨

09

1918년 봄, 세상은 이미 죽음에 익숙해진 상태였다. 사실 그때쯤이면 5백만 명이 넘는 군인의 몸이 어리석고 무자비한 장군들에 의해 이른바 "소시지 공장sausage factory" 안으로 들어가 갈린 상태였다.

예를 들어, 독일군 장군들은 베르됭에서 자국 군인이 한 명 죽으면 프랑스 군인을 한 명 죽이는 방법으로 프랑스를 굴복시키기로 결심했다. 그들은 독일 인구가 더 많기 때문에 결국에는 이기게 될 거라고 믿었다. 프랑스인들은 나중에 대규모 반격으로 여기에 응했다. 그들은 생명의 약동élan vital이 승리를 가져다줄 거라고 믿었다.

승리한 것은 오직 대량 학살이었다. 결국 한 프랑스 연대는 자살하라는 것과 다름없는 명령을 거부했다. 그 반란은 54개 사단으로 퍼졌고, 대규모 체포가 이루어지면서야 중단되었다. 23,000명이 반란죄로 유죄 판결을 받았다. 400명이 사형 선고를 받았고, 그중 실제로 55명이 처형되었다.

그러나 그 무엇보다 이 전쟁의 야만성을 가장 잘 드러낸 것은 질병 전파를 막기 위해서 참호에 들끓는 쥐를 박멸할 계획을 담은 위생 보고서였다. 한 소령은 이렇게 적었다. "쥐 문제에는 예기치 않은 몇 가지 문제들이 수반된다. 쥐는 한 가지 유용한 기능을 한다. 무인 지대의 시신을 먹어 치운다. 쥐만이 기꺼이 하려는 일이다. 이런 이유로 쥐떼를 모두 제거하기보다는 통제하는 것이 더 바람직하다는 것이 드러났다."[1]

유럽인들은 모두 전쟁에 지쳐 있었다. 미국의 친영파와 친불파만이 지치지 않은 상태였다. 그들은 대부분 동부 해안에 살고 있었고, 상당수는 권력이나 영향력을 지니고 있었다. 미국의 친영파와 친불파만이 여전히 전쟁을 영광스러운 행위라고 여겼다. 그리고 그들은 참전하라고 우드로 윌슨Woodrow Wilson 대통령을 강하게 압박했다.

전쟁은 1914년에 시작되었다. 윌슨은 이 압력을 계속 견뎌냈다. 1915년에 루시타니아호가 독일 잠수함의 공격을 받아 침몰했을 때도, 언론에서 분노의 목소리가 터져 나왔지만 그는 참전을 택하지 않았다. 대신 그 잠수함 공격에만 국한하여 독일과 협상하여 배상금을 받아냈다. 그는 참전을 주장하는 이들에게 맞섰다. 1916년, 그는 "그가 우리를 전쟁으로부터 지켜냈다He Kept Us Out of War"라는 구호를 내세워 재선에 성공할 수 있었다. 그리고 그는 이렇게 경고했다. "상대방을 뽑는다면, 전쟁을 뽑는 것입니다."

선거일 밤에 그는 자신이 졌다고 생각하며 잠자리에 들었지만, 깨어났을 때 자신이 역사상 가장 적은 표차로 재선되었다는 것을 알았다.

그 뒤에 독일은 엄청난 도박을 감행했다. 1917년 1월 31일, 독일은 대비할 시간을 "겨우 24시간" 주면서 중립국 선박과 상선까지 잠수함으로 무제한 공격을 가하겠다고 공표했다. 독일은 미국이 마침내 선전포고를 하여 도우려 하기 전에 영국과 프랑스를 굶겨서 굴복시킬 수 있다고 믿었다. 그러한 조치는 미국의 분노를 자아내기에 충분했다.

윌슨은 여전히 참전을 망설였다.

그때 침머만Zimmermann 전보가 등장했다. 멕시코가 미국에 맞서서 독일 편을 들면 뉴멕시코, 텍사스, 애리조나를 되찾아주겠다고 독일 외무장관이 멕시코에 제안한 내용이 담긴 문서가 입수된 것이다.

윌슨의 반대파는 윌슨이 겁쟁이라며 분노를 쏟아냈다. 나중에 독감 대유행 때 사망한 평화주의자이자 사회주의자인 랜돌프 본Randolph Bourne은 이를 한탄하는 유명한 글을 썼다. "대기업 경영자들이 주축인 참전 옹호자들이 아주 느리지만 매우 끈질기게 부추기기 시작한 참전 분위기는 지식인 집단에서 서서히 받아들여졌다. 시어도어 루스벨트의 지원을 받아서, 속삭임은 단조로운 구호가 되었고, 급기야 처음에는 그저 듣기 거북한 정도였지만 결국에는 터무니없다고 느껴질 만큼 아주 강력한 합창이 되었다. 그리고 서서히 독일에 반대하는 귀에 거슬리는 고함이 울려 퍼지게 되었다."[2]

그 전보가 폭로된 지 3주 뒤인 4월 2일, 내각이 만장일치로 참전을 요청한 뒤, 윌슨은 마침내 의회에 참전 의사를 표명했다. 이틀 뒤 그는 한 친구에게 이렇게 설명했다. "아주 느리게 단계적인 조치를 취할 필요가 있었네. 전쟁 회피의 진짜 목적은 이 나라가 단합된 생각을 하도록 만드는 거였어."

따라서 미국은 부패한 구세계라고 여기는 곳으로부터 거리를 유지한 채 여전히 영광을 얻는 것이 가능하다고 믿으면서, 사심 없는 사명감으로 충만한 상태로 참전했다. 미국은 영국, 프랑스, 이탈리아, 러시아의 편에서 "동맹국"이 아니라 "연합국"으로서 싸웠다.

월슨이 마지못해 전쟁을 받아들인 것을 두고 그가 전쟁을 공격적으로 수행하지 않을 거라 생각한 사람이 있다면 그건 그를 전혀 모르고 하는 소리다. 그는 거의 정신질환에 가까울 만큼 자신이 옳다고 믿는 희귀한 부류에 속했다.

실제로 월슨은 자신의 의지와 정신이 사람들의 정신과 희망, 더 나아가 신의 정신과 희망에서 나온다고 믿었다. 그는 자신이 모든 미국 시민들과 "교감하고 있다고 확신한다"고 말했다. "국민들의 가슴이 말하고자 하는 바로 그것을 내 심장이 말한다고 확신한다."[3] "세상에 죄와 악이 있는 한 나는 '평화'를 외치지 않을 것이다." "미국은 성경의 계시로부터 나온 공정함의 요소들에 헌신하는 모범 사례가 되도록 탄생했다."[4]

이런 믿음을 자기 의심의 징후가 전혀 없이 그런 확신 수준까지 간직한 미국 대통령은 아마 그가 유일할 것이다. 그런 믿음은 정치인보다는 십자군에게 더 어울리는 특징이다.

월슨에게 이 전쟁은 십자군 전쟁이었고, 그는 총력전을 펼칠 작정이었다. 국민의 생각을 읽었다기보다는 아마도 자기 자신이 어떤 사람인지 스스로 잘 알고 있었기에, 그는 이렇게 예측했다. "일단 사람들을 전쟁으로 이끌면, 관용 같은 것이 있었다는 사실조차 잊게 될 것이다. 싸우려면 야만적이고 냉혹해야 하며, 냉혹한 야만성의 정신이 의회, 법원, 호응하는 정치인, 거리의 사람들을 물들이며 우리 국민 생활에 속속들이 배어들 것이다."[5]

미국이 이토록 대통령의 의지로 충만했던 시기는 전무후무했다. 인신 보호 영장을 유예한 남북전쟁 때도, 한국전쟁 때와 매카시 시대에도, 심지어 제2차 세계대전 때도 그렇지는 않았다. 그는 국가를 무기로, 폭파 장치로 전환하게 된다.

의도하지 않은 한 가지 결과가 빚어졌기 때문이다. 미국은 유행병의 불씨가 되었다.

윌슨은 이렇게 선언했다. "우리가 전쟁을 위해 구현하고 훈련시켜야 하는 것은 군대가 아니라 국민이다."[6]

국민을 훈련시키기 위해서 윌슨은 벨벳 장갑을 끼지 않은 쇠주먹을 썼다. 그에게는 우려할 만한 타당한 이유들이, 즉 강경책을 정당화할 만한 이유들이 있었다.

전쟁과는 전혀 무관한 이유로, 미국은 혼란스러운 변화의 한가운데 있었다. 바야흐로 국가의 성격과 정체성이 바뀌는 중이었다. 1870년에 미국 인구는 4,000만 명에 불과했고, 72퍼센트가 소도시나 농가에 살았다. 미국이 참전할 무렵에는 인구가 약 1억 500만 명으로 늘어나 있었다. 1900년에서 1915년 사이에만 1,500만의 이민자가 밀려들었다. 대부분 피부색이 더 짙고 새로운 언어와 종교를 지닌 동유럽과 남유럽 출신이었다. 그리고 전쟁 이후의 첫 인구조사 때 비로소 처음으로 시골보다 도시에 사는 사람이 더 많은 것으로 드러났다.

미국에서 가장 큰 민족 집단은 독일계 미국인이었고, 독일어를 쓰고 규모가 큰 한 언론은 독일에 동조하고 있었다. 그런데 독일계 미국인들이 독일에 맞서 싸울까? 아일랜드 공화국군은 1916년 이스터에서 영국의 지배에 맞서 봉기를 일으켰다. 그런데 아일랜드계 미국인들이 영국을 돕기 위해 싸울까? 중서부는 고립주의를 취하고 있었다. 미국이 공격을 받은 것도 아닌데 대양 너머로 군인을 보내야 할까? 대중주의자들은 전쟁에 반대했고, 윌슨의 국무장관이자 민주당 대통령 후보로 세 차례나 지명된 바 있는 윌리엄 제닝스 브라이언William Jennings

Bryan은 독일이 루시타니아호를 어뢰로 침몰시킨 문제로 윌슨이 그를 심하게 질타한 후에 1915년 내각에서 사임한 상태였다. 사회주의자들과 급진적 노동조합주의자들은 공장에서, 로키산맥의 광산 지대에서, 북서부 지역에서 세력이 강했다. 징집되든 그렇지 않든 간에, 그들이 자본주의를 옹호할까?

강경책이 만들어졌다. 전쟁을 지지하기를 꺼리는 자들은 겁박하여 전쟁을 지지하도록 만들고, 지지를 거부하는 자들은 짓밟거나 제거할 목적이었다. 참전하기도 전에 윌슨은 의회에 경고했다. "인정하기가 부끄럽지만, 우리 국민 생활의 대동맥에 불충이라는 독을 쏟아붓는 미국 시민들이 있습니다. …… 그런 과격하고 불충하고 무정부주의적인 인간들은 짓밟아야 합니다."[7]

그는 진짜로 그렇게 할 생각이었다.

그의 포격은 미국에서 일어나는 거의 모든 것을 향했다. 패션도 한 사례였다. 전쟁 물자인 옷감을 아끼기 위해—모든 것이 전쟁 물자였다—디자이너들은 옷깃을 좁게 하고 주머니를 없애거나 줄였다. 그리고 그의 분노는 특히 미국 정부의 모든 행위를 향했다. 남북전쟁 때 링컨은 인신 보호 영장을 유예하고 수백 명을 투옥했다. 그러나 투옥된 이들은 실질적으로 무장 반란을 일으킬 위험이 있는 사람들이었다. 아무튼 그 일로 그는 유달리 혹독한 비판에 처했다. 윌슨은 자산이 그렇게까지 멀리 나가지는 않았다고 믿었고, 사촌에게 이렇게 말했다. "에이브러햄 링컨이 고맙지. 나는 같은 실수를 저지르지 않을 거야."[8]

정부는 전무후무한 무시무시한 방식으로 언론을 통제하면서 순응을 강요했다. 선전포고 직후에 윌슨은 협조적인 의회의 도움을 받아서 방첩법Espionage Act을 밀어붙였다. 다만 의회는 윌슨이 "긴급한 필요성"[9]

을 역설했음에도 전면적인 언론 검열의 합법화는 반대하고 나섰다.

이 법은 우정장관 앨버트 시드니 벌레슨Albert Sidney Burleson에게 그가 애국적이지 않다거나 정부에 비판적이라고 여기는 모든 정기 간행물의 배달을 거부할 권한을 주었다. 그리고 텔레비전과 라디오가 등장하기 전이었기에, 미국의 정치 담론은 대부분 우편을 통해 이루어졌다. 명목상으로는 대중주의자이지만 그 당에서 윌리엄 제닝스 브라이언보다 피치포크 벤 틸먼Pitchfork Ben Tillman* 파벌에 더 가까운 편협한 인간이자 남부 출신 인종차별주의자였던 벌레슨은 곧 전쟁을 열정적으로 지지하지 않는 태도를 보이는 모든 외국어로 된 출판물을 비롯하여 거의 모든 출판물의 배달을 중단했다.

법무장관 토머스 그레고리Thomas Gregory는 훨씬 더 큰 권한을 요구했다. 윌슨이 자유주의자이자 최초의 유대인 대법관인 루이스 브랜다이스Louis Brandeis를 연방대법원 대법관으로 지명한 것은 대체로 진보적인 그레고리가 힘쓴 덕분이었다. 이제 미국이 "여론에 지배되는 나라"[10]임을 간파한 그레고리는 윌슨의 여론 통제, 더 나아가 여론을 통한 국가 통제를 돕고자 했다. 그는 의회 도서관장에게 특정한 책의 대출을 요청한 이들의 이름을 보고하라고 요구하면서, 정부가 "개인의 우발적이거나 충동적인 불충한 발언"[11]을 감시할 필요가 있다고 설명했다. 실제로 이런 필요성을 충족시키기 위해 그레고리는 "선한 동기나…… 증명할 수 없더라도 반역적인 동기에서 나온"[12] 진술까지 처벌할 수 있을 만치 폭넓은 법을 밀어붙였다.

행정부는 그런 법을 얻었다. 1798년 연방주의자 대통령 존 애덤스

---

* 민주당 소속 미국 정치인. 흑인들에게 시민권을 주는 것을 반대한 백인 우월주의자였다. 본명은 벤저민 라이언 틸먼이다 — 옮긴이.

John Adams와 그의 당은 선전포고 없이 프랑스와 전쟁이 벌어지려는 상황에서 선동법Sedition Act을 통과시켰다. 정부에 반대하는 "거짓이거나 물의를 일으키거나 악의적인 글을 인쇄하고, 발표하고, 출판하는" 것을 금지하는 법이었다. 그러나 그 법은 논란을 불러일으켰고, 애덤스가 재선에 실패하는 데 기여했으며, 역사상 유일한 연방대법원 대법관 탄핵으로 이어졌다. 대법관 새뮤얼 체이스Samuel Chase가 비판자들을 대배심에 기소하는 데에도 기여했고 그들에게 최대 형량을 선고하는 짓도 저질렀기 때문이다.

윌슨 행정부는 그보다 더 나아갔지만, 거의 아무런 반대도 불러일으키지 않았다. 이 새로운 선동법은 "미국 정부에 관해 불충하거나 불경하거나 상스럽거나 욕하는 말을 하거나 인쇄하거나 쓰거나 출판하는" 자를 20년 징역형에 처할 수 있게 했다. 설령 사실을 말했다고 해도, 정부를 욕하거나 비판하면 교도소에 갈 수 있었다. 연방 대법관 올리버 웬델 홈스Oliver Wendell Holmes는 1차 수정헌법이 "사용된 단어가······ 명백하면서 현존하는 위험을 일으킨다"면 그 발언을 보호하지 않는다고 주장함으로써 그 법이 헌법에 합치한다는 연방대법원 판결문을 썼다. 그는 전쟁이 끝난 뒤에도 그 피고인들에게 내려진 긴 형기가 옳다고 확인했다.

그 법을 집행하기 위해서, 훗날 연방수사국FBI으로 발전할 기관의 책임자는 법무부를 보조하는 미국수호연맹American Protective League이라는 자원봉사 단체를 만드는 데 동의했고, 그들이 "비밀 첩보원"이라는 배지를 달고 다니도록 승인했다. 몇 달 지나지 않아서 미국수호연맹 회원은 9만 명으로 늘게 된다. 1년이 채 지나지 않아서 회원 20만 명이 1,000곳의 지역 사회에서 활동하고 있었다.[13]

시카고에서는 연맹의 이른바 "특별 기동대"와 경찰이 세계산업노동자연맹IWW 회원들을 감시하고 모욕하고 구타했다. 애리조나주에서는 미국수호연맹 회원들과 자경단원들이 세계산업노동자연맹 회원과 그 "협력자" 1,200명을 화차에 가두어서 주 경계선 너머 뉴멕시코 사막의 철도 측선에 버려 두었다. 일리노이주 록퍼드에서는 군대가 백인 여성들을 성폭행한 혐의로 고소된 21명의 흑인 군인들로부터 자백을 받아내는 일을 도와 달라고 미국수호연맹에 요청했다. 전국에서 미국수호연맹의 미국자경순찰대American Vigilance Patrol는 "선동을 일삼는 자들"[14]을 표적으로 삼아서, 때로는 풍기 문란 행위로 경찰을 불러 체포하게 하고, 때로는 보다 직접적으로 행동을 취했다. 그리고 미국수호연맹은 어디에서나 이웃을 감시하고, "병역 기피자"와 "식량 사재기하는 사람"을 조사하고, 왜 자유 공채Liberty Bond를 사지 않는지 또는 왜 더 많이 사지 않는지 추궁하고 다녔다.

각 주는 독일어를 가르치는 것을 금지했고, 아이오와주의 한 정치인은 "독일어를 가르치는 남녀 중 90퍼센트는 반역자다"[15]라고 경고했다. 거리에서 혹은 통화 중 독일어로 대화를 하면 의심을 샀다. 독일식 양배추 절임인 자우어크라우트Sauerkraut는 "자유 양배추"라고 이름이 바뀌었다. 『클리블랜드 플레인 딜러Cleveland Plain Dealer』에는 이런 기사가 실렸다. "국가가 요구하는 것은 노골적으로 표현하든 않든 간에 반역을 뿌리 뽑자는 것이다."[16] 『프로비던스 저널Providence Journal』에는 매일 다음과 같은 경고가 실렸다. "여러 해 동안 모임에 모습을 드러내지 않은 미국의 모든 독일인과 오스트리아인은 간첩으로 봐야 합니다."[17] 일리노이주 변호사협회는 징병 거부자를 변호하는 변호사들이 "비애국적"이며 "비전문적"이라고 선언했다. 컬럼비아 대학교 총장이자 공화당 지도자인 니컬러스 머리 버틀러Nicholas Murray Butler는 정부에 비판적인 교수들을 해고하면서 이렇게 말했다. "예전에는 참고 받아들였던 것을 이제는 받아들일 수 없게 되었다. 외고집이었던 것이 이제는 선동이 되었다. 어리석음이었던 것이 이제는 반역이 되었다."[18]

"비관적인 이야기를 퍼뜨리거나, 군사 기밀 정보를 누설하거나 — 또는 캐묻거나 — 평화를 외치거나, 전쟁에서 이기려는 우리의 노력을 비하하는"[19] 사람이 있으면 법무부에 신고하라는 정부 포스터와 광고지를 어디에서나 볼 수 있었다. 윌슨 자신도 미국에서 "간첩과 괴뢰"가 "사악한 음모"를 "도처에서" 꾸미고 있다고 연설하기 시작했다.[20]

윌슨의 정적들, 심지어 국제주의자를 자처하던 공산주의자들조차 외국인을 불신했다. 미국에서는 처음에 두 개의 공산당이 생겨났다. 하나는 당원들이 토박이 미국인들로 이루어져 있었고, 다른 하나는 당원의 90퍼센트가 이민자 출신이었다.[21]

사이먼 플렉스너와 아주 가까운 사이였던 러니드 핸드 판사는 훗날 이렇게 말했다. "각자가 이웃을 적일 수도 있다고 보기 시작하고, 널리 받아들여진 종교적 정치적 신조에 따르지 않는 것이 정부에 대한 불만의 표시가 되고, 세부 설명도 없고 뒷받침할 자료도 없는 비난이 증거를 대신하고, 교조적 견해가 다른 견해를 가질 자유를 질식시키는 공동체는 이미 해체되는 과정에 있는 것이다."[22]

그러나 미국 사회는 해체되고 있는 것처럼 보이지 않았다. 사실은 하나의 초점을 중심으로 결집되고 있었다. 과거의 그 어느 때보다, 아니 두 번 다시 없을 수준으로 하나의 목표를 향해 모이고 있었다.

윌슨의 강경책은 반대자들을 투옥하겠다고 위협했다. 또 연방 정부는 국민 생활의 많은 부분을 통제했다. 전시산업위원회War Industries Board

는 원료를 공장에 배급하고, 수익을 보장하고, 전시 물자의 생산과 가격을 통제했으며, 국가전시노동위원회National War Labor Board는 임금을 통제했다. 철도청은 미국 철도 산업을 거의 국유화했다. 연료청은 연료 배급을 통제했다(그리고 연료 절약을 위해 일광 절약 시간제도 채택했다). 허버트 후버가 맡고 있던 식품청은 작물의 생산, 가격, 배급을 감독했다. 그리고 정부는 다른 의견을 지닌 이들을 투옥하겠다고 위협하고 다른 모든 이들의 목소리를 억누르며 오로지 자신의 목소리만 들리게 함으로써 미국의 정신에도 관여했다.

전쟁이 시작되기 전, 더글러스 맥아더Douglas MacArthur 소령은 긴 제안서를 작성해 전시 상황에서는 전면적인 검열이 필요하다는 주장을 펼친 바 있었다. 윌슨 대통령의 최측근 에드워드 하우스Edward House와 가까운 사이였던 언론인 아서 불러드Arthur Bullard는 이 문제에 다른 식으로 접근해야 한다고 주장했다. 이를 둘러싼 논란은 의회가 검열에 반대함으로써 불러드의 생각대로 종결되었다.

불러드는 유럽에 있으면서 『아웃룩Outlook』, 『센츄리Centry』, 『하퍼스 위클리Harper's Weekly』에 전쟁에 관한 기사를 썼다. 그는 영국이 언론을 검열하고 있는데, 과거에 국민들을 오도한 적이 있기에 정부에 대한 신뢰와 전쟁 지지를 끌어내는 데 문제가 있음을 지적했다. 그는 오로지 사실만을 이용해야 한다고 촉구했다. 그렇다고 그가 진실 자체에 특별한 애착을 가졌던 것은 아니었다. 그는 그저 효과만을 따졌을 뿐이었다. "진실과 거짓은 임의적인 용어. …… 우리 경험상 결코 어느 한쪽이 언제나 다른 쪽보다 더 낫다고는 할 수 없다. …… 시들시들한 진실과 활기 넘치는 거짓도 있다. …… 생각의 힘은 영감을 고취하는 능력에 달려 있다. 참이냐 거짓이냐는 거의 중요하지 않다."[23]

그리고 미국이 선전포고를 한 지 일주일 뒤인 1917년 4월 12일, 월터 리프먼Walter Lippman*은 윌슨에게 선전 부서 신설을 주장하는 메모를 작성해 전달했다. 아마도 그 메모는 하우스의 요청을 받고 썼을 것이다. 바야흐로 진보 시대였고 여러 분야에서 전문가들이 등장한 결과로, 사회에는 엘리트가 가장 잘 알고 있다는 확신이 팽배했다. 이러한 태도는 리프먼이 훗날 사회가 "너무 크고 너무 복잡해서" 평균적인 보통 사람들이 이해할 수 있는 성질의 것이 아니라고 한 말에서 전형적으로 드러난다. 리프먼은 대다수 시민들이 "정신적으로 어린아이이거나 야만인"[24]이고 "자결권은 인간이 가진 수많은 관심사 중 단지 하나에 지나지 않기" 때문이라고 주장했다. 리프먼은 자치는 "질서", "공민권", "번영"에 종속되어야 한다고 주장했다.

그 메모를 전달받은 다음 날 윌슨은 공보위원회Committee on Public Information를 신설하라는 행정 명령 2594호를 내렸고, 조지 크릴George Creel을 공보위원회 위원장으로 임명했다.

크릴은 열정적이고, 잘생기고, 거친 인물이었다. (전쟁이 끝나고 여러 해가 지나서 중년이 되었을 때, 그는 한 무도회장에서 샹들리에로 기어 올라가 흔들어 대기도 했다.)[25] 그는 "동포애, 헌신, 용기, 죽음을 불사한 결단력을 지닌 열렬한 대중"을 만들고자 했다.[26]

그 목적을 위해 크릴은 수만 건의 보도 자료와 특집 기사를 내보냈고, 그것들은 으레 편집을 거치지 않은 채로 여러 신문에 그대로 실렸다. 그리고 언론들은 자기 검열 습관을 들였다. 편집장들은 사기를 꺾을 것 같은 기사는 아예 싣지 않으려 했다. 또 크릴은 모든 회의, 영화,

---

* 미국의 작가, 언론인, 정치평론가. 현실 정치에 깊숙이 개입하여 미국 사회와 외교에 큰 영향을 미쳤으며, "냉전"이라는 개념을 국제정치의 유행어로 만들었다 ─ 옮긴이.

쇼, 오락이 시작되기 전에 짧게 연설을 하는 "4분 연설자Four Minute Men"
단체를 창설했다. 그 회원 수는 이윽고 10만 명을 넘어섰다. 랜돌프 본
은 서글픈 어조로 이렇게 썼다. "해외에서 보면 너무나 히스테리적이
고 너무나 비굴해 보일 이 지적인 응집 ― 무리 본능 ― 이 이곳의 우리
에게는 지극히 합리적인 양 비친다."[27]

크릴은 사실만을, 즉 꼼꼼하게 선택한 사실만을 보도하고, 긍정적인
선전만 하고, 두려움을 도구로 삼는 것을 피한다는 방침을 갖고 일을
시작했다. 그러나 이 방침은 곧 바뀌었다. 새로운 방침은 크릴 밑에서
일하는 어느 저자가 쓴 다음과 같은 선언문에 잘 나타나 있다. "진실이
라는 명판 위에 새긴 우리의 표어야말로 모든 좌우명 중 가장 고귀한
것이다. '우리는 봉사한다.'"[28] 그들은 대의에 봉사했다. 자유 공채를 구
입하라고 장려하는 한 포스터에는 이런 경고문이 실렸다. "내가 여론
이다. 모두가 나를 두려워한다! …… 살 돈이 있는데 사지 않는다면, 나
는 당신에게 무인 지대*가 선사하는 극한의 공포를 맛보게 할 것이다!"
또 다른 CPI 포스터는 이렇게 경고했다. "이 카이저 추종자를 본 적이
있는가? …… 그는 호텔 로비에, 흡연실에, 클럽에, 사무실에, 심지어
집에도 있다. …… 그는 가장 위험한 유형의 모략자다. 우리나라의 참
전에 관해 들은 온갖 소문, 비판, 거짓말을 퍼뜨리고 다닌다. 그는 언변
이 매우 뛰어나다. …… 그런 이들은 …… 자신의 허영심이나 호기심이
나 **반역**을 통해서 …… 독일 선전자들이 불만의 씨앗을 뿌리도록 돕고
있다."[29]

크릴은 "100퍼센트 미국 정신"을 요구했고 "인쇄되는 모든 총알이 그

* No Man's Land. 대치하고 있는 두 적군 사이에 있는 중간 지대. 전쟁의 참혹함을 극명하게
드러내는 장소다 ― 옮긴이.

표적에 다다르게"[30] 할 계획을 세웠다. 그런 한편으로 그는 4분 연설자 단체에 공포가 "민간인 집단에 뿌려져야 할 중요한 요소"라고 말했다. "가장 높은 윤리적 차원에서만 말해서는 사람들을 단결시키기가 어렵다. 이상을 위해 싸우게 하려면, 자기 보존 의식과 결부시켜야 할 것이다."[31]

"자유의 노래Liberty Sings"—매주 열리는 지역 행사—는 필라델피아에서 시작되어 전국으로 퍼졌다. 아동 합창단, 남성 4중창단, 교회 성가대가 애국심이 충만한 노래를 부르면 관중들도 따라 불렀다. 매번 행사가 열리기 전 4분 연설자가 등장해서 연설을 했다.

사기를 꺾을 것 같은 노래는 금지되었다. 프린스턴 대학교에서 윌슨의 학생이었고 록펠러 재단의 이사(나중에 회장이 된다)였던 레이먼드 포스딕은 훈련소활동위원회Commission on Training Camp Activities를 이끌었다. 이 위원회는 "지금 그녀에게 키스하는 사람이 누군지 궁금해" 같은 노래와 "립 밴 윙클 씨가 사라졌을 때 립 밴 윙클 부인의 집세는 누가 냈을까?" 같은 "유해한 패러디"를 금지했다. 또 "의심스러운 농담과 무해해 보이지만 군인들의 마음에 불만과 걱정과 불안이라는 독을 집어넣고 집 걱정을 하게 만드는 숨은 침을 지닌 그 밖의 농담들"도 금지했다. "그런 노래와 농담은 훈족이 퍼뜨리는 선전 문구를 그대로 적은 편지로 이어졌다. 집에서 식구가 시름시름 앓고 있다는 거짓말을 담은 편지다."[32]

그리고 윌슨에게 용서란 없었다. 자유 공채 운동을 시작하면서, 윌슨은 이렇게 요구했다. "힘을 내자! 최고의 힘을! 한없는 힘을! 세계의 법을 바로잡고 모든 이기적인 세력을 먼지로 만들 정당하고 승리하는 힘을."[33]

비록 간접적인 형태이긴 하지만, 그 힘은 궁극적으로 독감의 공격을 강화하고 사회 조직을 해체하게 된다. 한편 윌슨이 국가를 인도하려고 시도했던 더 온건한 경로는 그 피해를 조금이나마 줄이는 역할을 하게 된다.

더 온건한 경로란 미국 적십자사를 의미했다.

미국수호연맹이 시민들 ― 거의 다 남성이었다 ― 을 동원하여 전쟁에 비판적인 이들을 찾아내고 공격했다면, 미국 적십자는 시민들 ― 거의 다 여성이었다 ― 을 더 생산적인 방식으로 동원했다. 국제적십자 International Red Cross는 제1차 제네바 협약으로 부상자의 적절한 치료가 보장되자, 전쟁에 초점을 맞추어서 1863년에 설립되었다. 1881년 클라라 바턴Clara Barton은 미국 적십자사를 설립했고, 그 이듬해에 미국은 그 협약의 지침을 받아들였다. 제1차 세계대전이 터질 무렵, 모든 전투병은 국제적십자의 일원이었다. 그러나 각국의 적십자사는 완전히 독립적인 기관이었다.

미국 적십자사는 미국 대통령이 명목상의 회장을 맡은(지금도 그렇다) 준공영 기관이었다. 위급할 때 국가에 봉사할 수 있는 공식 특권을 의회로부터 부여받은 기관인 미국 적십자사는 전시에 미국 정부와 더욱 긴밀한 관계가 되었다. 중앙위원회 위원장은 전임 대통령인 윌리엄 하워드 태프트William Howard Taft였고, 윌슨은 그 기관의 실질적인 지휘부인 "전시위원회" 위원 전부를 지명했다.

미국이 제1차 세계대전에 참전하자마자, 미국 적십자사는 "우리의 동맹국들을 도울 …… 모든 방법을 강구할" 것이라고 선언했다. "숭고한 목적을 달성하도록 국민의 노력과 관대함을 조율하는 것이야말로 이 세계적인 위기 상황에서 이 기관이 추구할 최우선 과제다."[34]

이 정도로 애국적인 기관은 없었다. 미국 적십자사는 수만 명에 달하는 간호사를 군대로 보내는 일을 전담했다. 그리고 프랑스에 50곳의 기지 병원을 구축했다. 질병 발생에 대비하여 전문 실험실을 갖춘 철도 차량도 몇 량 갖추었고(하지만 민간인이 아닌 군인만이 이 시설을 이용할 수 있었다), "어느 곳으로든 24시간 이내에 환자를 후송할 수 있도록"[35] 배치했다. (록펠러 연구소도 철도 차량을 첨단 실험실로 개조하여 전국에 배치했다.) 군수 공장에서 몇 차례 폭발이 일어난 뒤에는 다치거나 집을 잃은 민간인도 치료했다.

그러나 미국 적십자사의 가장 중요한 역할은 의학이나 재앙과 무관했다. 미국 적십자사의 가장 중요한 기능은 국민을 하나로 묶는 것이었다. 왜냐하면 윌슨이 적십자사를 전국의 모든 지역 사회에 접근하는 용도로 썼기 때문이다. 그리고 미국 적십자사는 미국인의 삶에서 자신의 존재감을 드높일 이 기회를 놓치지 않았다.

미국 적십자사는 이미 지난 몇 번의 재앙에서 좋은 평판을 얻은 상태였다. 1889년 댐이 무너지면서 쏟아진 물이 해머처럼 펜실베이니아주 존스턴시를 강타하면서 2,500명이 목숨을 잃은 존스턴타운 범람, 1906년 샌프란시스코 지진, 1912년 오하이오주와 미시시피주에서 일어난 대홍수 때 적십자사는 많은 활약을 했다. 또한 스페인-미국 전쟁 때와 그 뒤 필리핀에서 일어난 봉기 때 미군에 소속되어 봉사했다.

그럼에도 미국 적십자사는 제1차 세계대전을 단 107곳의 지부로 시작했다. 종전 무렵 지부의 수는 3,864개로 늘어나 있었다.

적십자사는 가장 큰 도시에서 가장 작은 마을까지 손길을 미쳤다. 적십자 활동에 참여하는 것이 문명을 위한, 특히 미국 문명을 위한 위대한 십자군 전쟁에 참여하는 것임이 명확해졌다. 그리고 적십자사는 사람들에게 억지로 참여를 강요하지는 않았지만 사회적 압력과 미묘한 온갖 수단들을 동원해 참여를 독려했다. 적십자사는 한 도시에서 누가 가장 저명하고 영향력 있는 인물인지 확인한 다음 그를 찾아가 지역 적십자사 지부장을 맡아 달라고 요청했다. 전쟁 수행을 위해 당신이 얼마나 중요하고 필요한 인물인지를 말하며 읍소했다. 이런 말을 듣고도 싫다고 거절하는 사람은 거의 없었다. 그리고 적십자사는 대도시에서 "사교계"를 이끌어 가는 주도적인 여성들에게는 여성부를 맡아 달라고 요청했다. 필라델피아의 J. 윌리스 마틴J. Willis Martin 부인이 그와 같은 여성이었다. 그녀는 전국 최초로 가든 클럽Garden Club*을 시작한 여성이었을 뿐만 아니라, 그녀의 집안과 남편의 집안 모두 상류사회에 확고하게 터를 닦아 놓은 명문가 집안이었다. 적십자사는 대도시의 부인들만이 아니라 "사교계"라고 불릴 만한 곳이 존재하는 곳이라면 어디든 찾아가 그곳에서 영향력을 가진 부인들을 수소문하여 마찬가지로 지부의 여성부를 맡아 달라고 요청했다. 해스켈 카운티의 로링마이너 부인이 그런 인물에 속했다. 그녀는 캔자스주 남서부에서 가장 큰 땅을 지닌 지주의 딸이었다.

1918년 적십자사는 적극적으로 활동하는 후원자 수를 3,000만 명으로 추산했다. 당시 미국의 전체 인구는 1억 500만 명이었다. 미국 인구의 거의 8퍼센트에 이르는 미국인 800만 명이 지부에서 생산직 근로자로 일했다. (두 세계대전 사이에 인구가 30퍼센트 증가했지만, 적십자 자원봉사자 수는 제1차 세계대전 때가 더 많았다.) 이 엄청난 자원봉사 인력은 거의 다 여성이었고, 그들은 공장에서 일한 것이나 다름없

---

* 1913년에 설립된 비영리 자원봉사 단체. 원예와 환경 보호, 지역 개선 사업 등을 하고 있다—옮긴이.

었다. 각 지부는 생산 할당량을 받아서, 그 할당량만큼 생산했다. 수백 만 벌의 스웨터, 수백만 장의 담요, 수백만 켤레의 양말을 생산했다. 그 들은 가구도 만들었다. 요구받은 모든 일을 했을 뿐 아니라, 아주 잘 해 냈다. 연방 식품청이 가스 마스크용 탄소를 만들기 위해 복숭아, 서양자 두, 대추야자, 자두, 살구, 올리브, 버찌의 씨가 필요하다고 하자, 신문들 에는 이런 기사가 실렸다. "여러 도시의 제과점과 식당은 씨와 껍데기 를 넘기기 위해 비용을 들여서 견과와 과일을 내놓기 시작했다. 애국 봉 사다. …… 군대에 친척이나 친구가 있는 미국의 모든 남녀노소는 가스 마스크의 재료를 만들기에 충분한 탄소를 제공하는 것을 개인의 의무 라고 생각해야 한다."[36] 그래서 전국의 적십자 지부들은 수천 톤의 과일 씨를 모았다. 너무 많이 모으는 바람에 결국 그만하라는 말을 들었다.

일리노이주 링컨에서 자란 소설가이자 『뉴요커』 편집장인 윌리엄 맥 스웰William Maxwell은 훗날 이렇게 회상했다. "어머니는 군인이 쓸 붕대를 감으러 가곤 하셨다. 앞쪽에 적십자 마크가 있는 행주 같은 것을 머리에 쓰고 하얀 옷을 입으셨다. 우리는 학교에서 가스 마스크에 쓰인다는 서 양자두 씨를 모았다. 그래서 마을 사람들은 전쟁 지원 활동을 잘 알고 있었다. …… 어쨌거나 적극적인 의미에서 전쟁에 참여하고 있었다."[37]

전쟁은 국민 생활의 모든 것을 빨아들이고 있었다. 원래 21세에서 30세 사이의 남성만이 대상이었던 징집은 곧 18세부터 45세까지 확대 되었다. 그렇게 확대했음에도, 정부는 그 연령대의 모든 남성이 1년 내 에 소집될 거라고 발표했다. 정부는 **모든** 남성이라고 말했다.

또 군대에는 적어도 10만 명의 장교가 필요했다. 그중 상당수는 학 생군사교육단에서 양성할 예정이었다. "자발적 입대를 통해 남성들을 받아서 …… 즉시 현역에 배치할" 계획이었다.

1918년 5월 전쟁장관 뉴턴 베이커Newton Baker는 매사추세츠주 케임브리지에 있는 하버드 대학교에서 오리건주 포틀랜드에 있는 노스패시픽 치대에 이르기까지, "대학 등급"을 가진 모든 기관의 기관장들에게 편지를 썼다. 그는 협조를 요청하지 않았다. 허락을 구한 것은 더더욱 아니었다. 그는 그냥 이렇게 적었다. "육군의 장교와 하사관의 군사 교육은 남학생이 100명 이상인 대학 등급의 모든 기관에서 제공될 것입니다. …… 18세 이상인 학생은 모두 지원하도록 할 것입니다. …… 지휘관이 군사 훈련을 맡을 것입니다."[38]

1918년 8월 군 당국이 베이커의 편지에 이어 후속 조치를 담은 내용을 대학 행정처에 보냈다. 전황을 볼 때 "21세 이하의 신체적으로 건강한 모든 등록자가 이 날짜로부터 10개월 이내에 동원" 대상이 될 가능성이 높을 것이라는 내용이었다. "자발적으로 지원한 학생은 미 육군 군인이 되어 군복을 입고 군사 훈련을 받고 현역으로 복무하며 …… 병사 봉급을 받게 됩니다." 훈련을 마치면 거의 모두 전선으로 보내질 예정이었다. 나이가 스무 살인 학생들은 3개월만 훈련을 받고, 그보다 어린 학생들은 몇 달 더 훈련을 받았다. "학생-군인의 대부분이 비교적 짧은 기간에 대학에 있으면서 힘든 군사 훈련을 받을 것이므로, 교육 과정은 직접적인 군사적 가치에 맞추어서 수정될 필요가 있습니다."[39]

그래서 학위 과정의 교육은 끝을 맺고, 군사 훈련으로 대체되었다. 군 장교들은 전국 각 대학에서 실질적인 명령권을 지니게 되었다. 고등학교는 "17세와 18세의 젊은이들이 가능한 한 빨리 대학에 들어갈 자격이 되도록 학습을 강화하라"는 요구를 받았다.

월슨이 전쟁을 치르기로 결정한 즉시 국민의 전면적인 참여가 시작되었다. 처음에 유럽으로 간 미국 원정군American Expeditionary Force은 모두 합해도 산병선散兵線을 겨우 펼칠 정도의 소규모 군대에 불과했다. 그러나 미국 군대는 점점 불어나고 있었다. 그리고 국민 전체를 무기로 만드는 일은 완성 단계에 접어들고 있었다.

그 과정은 수백만 명의 젊은이들을 그보다 훨씬 적은 수의 인원을 수용하기 위해 지어진 병영의 막사에 비정상적일 만큼 빽빽하게 욱여넣는 형태로 이루어지게 된다. 또 수백만 명의 노동자를 주택이 전혀 없는 공장과 도시로 끌어넣는 양상으로 진행된다. 그런 곳에서 사람들은 침대만 덩그러니 놓인 방을 함께 써야 했을 뿐 아니라, 침대도 함께 쓰고 또 교대로 써야 했다. 한 근무조는 집에 와서 — 공동 숙소를 집이라고 부를 수 있다면 — 다른 근무조가 막 일하러 나가면서 비운 침대로 기어들어 갔다. 그들은 같은 공기를 호흡하고, 같은 컵으로 마시고, 같은 칼과 포크를 썼다.

그 과정은 또한 정부가 진실에 대한 요구를 공공연하게 묵살하는 가운데 협박과 자발적 협조를 통해 정보의 흐름을 통제했다는 것을 의미했다.

따라서 국민의 전면적인 참여는 거대한 소시지 기계에 몸을 갈아 넣는 여러 가지 방법을 통해 이루어졌다. 기술과 자연이 본래 지녔던 냉철한 중립성은 갈아 없앴고, 전쟁에 참여한 이들은 통상적인 총알받이가 되는 것 말고도 다양한 역할을 맡게 되었다.

10

미국이 아직 중립을 지키고 있을 때, 당시 국립과학원 원장이던 윌리엄 웰치와 그의 동료들은 유럽 과학자들이 완벽한 살인 기계를 만들려고 애쓰는 모습을 지켜보았다.

과학 기술은 언제나 전쟁에서 중요한 요소였지만, 과학이 진정으로 중요한 요소로 작용한 최초의 전쟁은 제1차 세계대전이었다. 제1차 세계대전은 과학 기술자들이 대포만이 아니라 잠수함과 항공기와 탱크를 만들어내려고 씨름한 최초의 전쟁이었고, 화학자들과 생리학자들이 연구실에서 치명적인 독가스를 고안하거나 이에 대응하는 해독제를 개발하려고 분투한 최초의 전쟁이었다. 자연과 마찬가지로 과학 기술은 늘 차가운 중립성을 드러내지만, 뜨거운 효과를 발휘했다. 몇몇 사람들은 심지어 전쟁 자체를 물리학, 화학 생물학 등의 자연과학만이 아니라 군중 행동과 생산 수단의 과학적 관리, 그리고 홍보라고 불리는 새로운 과학의 이론들을 실험하고 개선하는 거대한 연구실로 보았다.

국립과학원은 남북전쟁 때 정부가 과학 자문을 얻기 위해서 세운 기관이었지만, 전쟁 기술에 관한 과학 연구를 이끌거나 총괄하지 않았다. 미국의 그 어떤 기관도 그런 일을 하지 않았다. 1915년 천문학자 조지 헤일George Hale은 국립과학원의 웰치를 비롯한 이들에게 그런 기관을 창설하는 데 앞장서라고 재촉하기 시작했다. 그가 웰치를 설득했고, 마침내 1916년 4월 웰치는 윌슨에게 편지를 썼다. "이제 과학원은 전쟁이나 전쟁 준비를 위해 자원하여 돕고 우리가 어떤 일들을 할 수 있을지를 담은 회원 명부를 제공하는 것이 본 기관의 일반적인 의무라고 생각합니다."[1]

윌슨은 웰치가 홉킨스 대학교에 처음 왔을 때 그곳의 대학원생이었다. 그는 곧바로 웰치와 헤일을 비롯한 몇몇 사람을 백악관으로 초청했다. 그 자리에서 그들은 모든 전쟁 관련 과학 연구를 이끌 국가연구위원회National Research Council를 설립하자고 제안했다. 그러나 국가연구위원회를 설립하려면 대통령의 공식적인 요청이 필요했다. 윌슨은 즉시 동의했지만, 그 기관의 설립을 기밀로 유지해야 한다고 주장했다.

그가 기밀을 원한 것은 어떤 전쟁 준비든 논란을 촉발할 것이고, 자신이 지닌 정치적 자산을 모두 국방위원회Council of National Defense를 만드는 데 쓸 예정이었기 때문이다. 국방위원회는 미국이 전쟁에 참전한 후에 사실상 정부가 경제 자원의 생산과 분배를 직접 관리하도록 한다는 계획을 세워 놓고 있었다. 국방위원회는 전쟁장관과 해군장관을 포함한 여섯 명의 장관과 정부 외부 인사 7명으로 구성되었다. (얄궂게도, 윌슨은 열렬한 기독교 신자였는데 외부 인사 일곱 명 중 세 명이 유대인이었다. 미국노동총연맹American Federation of Labor의 대표 새뮤얼 곰퍼스Samuel Gompers, 금융인 버나드 바루크Bernard Baruch, 시어스 회장 줄리어스 로젠월드Julius Rosenwald가 바로 그들이다. 거의 동시에 윌슨은 브랜다이스를 연방대법원 대법관으로 지명했다. 이들은 처음으로 유대인이 정부의 중요한 직책을 맡은 사례였다.)

아무튼 국가연구위원회를 설립하는 데에는 윌슨의 암묵적인 승인만으로도 충분했다. 웰치와 헤일을 비롯한 이들은 몇몇 분야의 존경받는 과학자들을 끌어들여서 새 기관을 설립했다. 그 과학자들은 동료들에게 특정한 연구, 다른 연구들과 조합되는 연구, 종합하여 응용 가능한 연구를 해달라고 요청했다. 그리고 의학도 전쟁 무기가 되었다.

그 무렵에 미국의 과학적 의학계에는 일종의 조직도가 마련되어 있었다. 물론 공식적인 의미에서는 존재하지 않았지만, 현실에서는 존재했다.

맨 위에는 웰치가 있었다 그는 완전히 극단의 단장이나 다름없었다. 그의 시선을 받으면 삶이 바뀔 수 있었고, 그가 고개를 한 번 끄덕이는 것만으로도 기관에 엄청난 지원금이 유입될 수 있었다. 그만이 미국 과학계에서 그렇게 엄청난 힘을 휘둘렀고, 그 이후로 어느 누구도 그런 힘을 지니지 못했다.

그 바로 아래에는 나이가 비슷한 몇몇 사람들이 있었다. 그와 함께 미국 의학계를 바꾸기 위해 싸웠고 마땅히 명성을 누려야 할 인물들이었다. 아마 빅터 본이 그다음의 이인자 자리를 차지할 것이다. 그는 여러 기관을 창설한 사람이었다. 그는 미시간 대학교에서 확고한 개혁을 이루었고, 홉킨스 의대 바깥에서 의학 교육 개혁을 요구하는 목소리를 낸 가장 중요한 인물이었다. 외과 분야에서는 찰스 메이요와 윌리엄 메이요 형제가 큰 역할을 했고 변화를 추진할 대단히 중요한 동맹군이 되었다. 연구실에서는 시어벌드 스미스가 많은 이들에게 자극을 주었다. 공중보건 분야의 허먼 빅스는 아마 세계 최고의 보건위생 부서일 뉴욕시 보건과를 설립했고, 막 뉴욕주 보건부로 자리를 옮긴 참이었다. 한편 로드아일랜드주 프로비던스에서는 찰스 채핀Charles Chapin이 가장 엄밀한 과학을 공중보건 문제에 적용하여 공중보건 관행을 혁신할 결론을 내놓았다. 그리고 미군에서는 윌리엄 고거스William Gorgas 의무감이 조지 스턴버그의 전통을 잇고 확대하면서 국제적인 명성을 얻었다.

국가연구위원회와 국방위원회에는 의학 위원회들이 있었고, 웰치와 고거스, 본, 메이요 형제가 이 위원회들을 운영했다. 이 다섯 명은 이미 미국의학협회의 회장직을 맡은 바 있었다. 눈에 띄는 점은 당시 미국 공중보건국 국장이자 보건총감이었던 루퍼트 블루Rupert Blue가 이 명단에서 빠져 있었다는 것이다. 웰치와 그의 동료들은 그의 능력과 판단력을 너무나 믿지 못했기에 그가 그 위원회들에 들어오는 것을 막았을 뿐 아니라, 위원회들에서 그가 공중보건국의 대변자로 언급되는 것조차 허용하지 않으려 했다. 대신에 웰치와 그의 동료들은 자신들이 신뢰하는 공중보건국 과학자를 뽑았다. 공중보건국 책임자를 그렇게 무시한 것은 좋은 징후가 아니었다.

계획을 구상할 때부터, 그들은 전쟁의 가장 큰 살인자에 초점을 맞추었다. 그것은 전투가 아니라 유행병이었다. 역사적으로 모든 전쟁에서는 전투나 부상으로 죽는 병사보다 질병으로 죽는 병사가 으레 더 많았다.[2] 그리고 유행병은 으레 군대에서 민간인에게로 퍼지곤 했다.

이는 고대의 전쟁에만 해당하는 이야기가 아니었다. 미국 남북전쟁 당시에도 그랬다. 전투로 군인 한 명이 죽을 때마다 질병으로 군인 두 명이 죽었다(남북전쟁에서 전투 때 죽거나 그때 입은 부상으로 죽은 군인은 18만 5,000명이었던 반면, 질병으로 죽은 사람은 37만 3,000명이었다). 과학자들이 세균론을 받아들이고 현대적인 공중보건 수단들이 쓰이기 시작한 뒤에도 전쟁시에는 전투보다 질병으로 죽는 군인이 더 많았다. 1899년에 발발하여 1902년까지 영국과 남아프리카 백인 정착민 사이에 벌어진 보어 전쟁 때, 전투로 한 명의 영국군이 죽는 동안 10명의 영국군이 질병으로 사망했다. (영국군은 보어인의 약 4분의 1을 집단 수용소로 보냈는데, 그곳에서 여성과 아동 26,370명이 사망했다.) 1898년 스페인-미국 전쟁 때는 전투 중 죽거나 그때 입은 부상으로 미군 한 명이 죽을 때 여섯 명의 미군이 질병으로 죽었다. 사망 원인은 거의 다 장티푸스였다.

사실 스페인-미국 전쟁에서는 죽지 않아도 될 병사들이 죽었다. 군대는 몇 개월 사이에 28,000명에서 27만 5,000명으로 늘었고 의회는 군대 예산을 5,000만 달러로 상정했지만, 군 의료 쪽으로는 한 푼도 가지 않았다. 그 결과 치카마우가에 6만 명이 주둔한 기지에 현미경이 한 대도 없었다.[3] 게다가 의무감인 스턴버그에게는 아무런 권한도 주어지지 않았다. 그가 위험할 만치 비위생적인 기지 설비와 물 공급 문제에 분개하면서 항의했지만, 군 공병대와 장교들은 그의 항의를 노골적으로 묵살했다. 그들의 완고한 태도 때문에 약 5,000명의 미국 젊은이들이 목숨을 잃었다.

다른 질병들도 마찬가지로 위험할 수 있었다. 백일해, 수두, 볼거리처럼 대개 가볍게 앓고 지나가는 질병들도 이전에 걸린 적이 없는 집단에 침입하면 많은 목숨을 앗아 가곤 한다.[4] 젊은이들이 특히 취약하다. 1871년 프랑스-프로이센 전쟁에서는 파리 봉쇄 때 홍역이 유행했고, 병에 걸린 사람들 중 40퍼센트가 사망했다. 홍역은 1911년 미군에서도 대유행하면서 환자 중 5퍼센트가 사망했다.[5]

웰치와 본, 고거스, 그리고 여러 사람들에게 이러한 사실들은 깊은 우려의 대상이었다. 그들은 군대가 최고의 의학을 이용할 수 있도록 애썼다. 단신에 비만에다 호흡이 가빴던 예순일곱의 웰치는 군복을 입고서 군 의료 문제로 많은 시간을 보냈고, 워싱턴에 갈 때마다 쓰기 위해서 고거스의 개인 사무실에 아예 책상을 하나 들여놓았다. 예순다섯이었고 몸무게가 125킬로그램이나 나갔던 본은 군복을 입고서 군 감염병국 책임자가 되었다. 쉰네 살이었던 플렉스너도 군복을 입었다. 고거스는 그들 모두를 당시 허용되던 최고 계급인 소령으로 임관시켰다(나중에 규정이 바뀌면서 이들은 모두 대령이 되었다).

그들은 전투 중 다친 군인들을 치료하는 일만 염두에 둔 것이 아니었다. 그들은 독일에서 수입되던 디기탈리스를 국내에서 구할 방법을 찾고(오리건주에서 보이스카우트 단원들이 채집한 폭스글러브를 실험해 본 결과 적합한 약물을 추출할 수 있다는 사실이 밝혀졌다), 수술용 봉합침을 구하고(이 또한 전량 수입되고 있었기 때문에 이들은 미국에 생산 공장을 세웠다), 엄청난 양의 세탁물을 소독하는 가장 효율적인 방법을 찾았다(그들은 채핀에게 이 문제의 해결책을 찾아 달라고 요청했다). 하지만 그들이 준비하고 있던 대책은 그것만이 아니었다.

그들은 유행병을 염두에 두고 있었다.

군 의료를 책임지는 최고 지위에 있는 사람은 의무감인 윌리엄 크로퍼드 고거스였다. 하지만 군은 그에게 일할 권한을 거의 주지 않았다. 스턴버그가 지녔던 권한에 비해 조금 늘어난 정도였다. 그러나 그는 윗사람들의 은근한 무시뿐 아니라 노골적인 반대에 맞서면서 많은 일을 해낼 능력을 지니고 있었다.

앨라배마 대학교 총장이 된 남부군 장교의 아들로서 낙관적이고 유쾌하며 독실한 믿음을 가졌던 고거스는 역설적이게도 다른 목표를 추구하다가 의학에 발을 들였다. 바로 군인이었다. 그는 웨스트포인트 육군사관학교에 지원했다가 떨어지자 군대에 들어갈 방법이 의사가 되는 것뿐이라고 여겼다. 그래서 부친의 격렬한 반대를 무릅쓰고 의대에 들어갔다. 곧 그는 의학이 적성에 맞는다는 것을 알아차렸고, 계급으로 불리는 것보다 "의사"라고 불리는 쪽을 선호했다. 결국 "장군"인 의무감이 되었지만 말이다. 그는 배우는 것을 매우 좋아했고, 매일 일정한 시간을 독서에 할애했다. 소설, 과학, 고전문학을 돌아가면서 읽었다.[6]

고거스는 눈매가 눈에 띄게 부드러웠기에 인상이 상냥해 보였고, 실제로 만나는 거의 모든 사람에게 예의를 갖추었다. 그러나 겉모습과 예의범절도 그의 열정, 단호함, 집중력, 때로 비치는 난폭함을 가리지 못했다. 위기의 한복판에서, 또는 장애물에 직면했을 때 고거스는 평정심을 유지하는 것으로 유명했다. 그래서 그런 일이 있을 때마다 그는 분위기를 진정시키는 중심 역할을 맡으며 다른 사람들에게 신뢰감을 주었다. 하지만 다른 사람이 없는 자리에서, 이를테면 어리석거나 둔감한 상관을 맞닥뜨린 뒤에 그는 서랍을 쾅쾅 밀어대고, 잉크병을 던지고, 사무실을 박차고 나가며 못해먹겠다며 고함을 지르곤 했다.

스턴버그처럼 그도 초기에 서부의 최전선에 있는 기지에서 많은 시간을 보냈다. 비록 벨뷰 의대에서 웰치의 강의를 듣기도 했지만. 스턴버그와 달리, 그는 의미 있는 실험 연구 성과를 내놓은 적이 없었다. 그러나 그는 모든 면에서 끈기가 있었고, 모든 면에서 단련되어 있었다.

그의 능력과 단호함을 잘 보여주는 두 가지 일화가 있다. 첫 번째 일화는 스페인-미국 전쟁이 끝난 뒤 아바나에서 일어났다. 그는 황열병을 조사하러 간 월터 리드의 연구진에 속해 있지 않았다. 그는 모기가 황열병을 옮긴다는 그들의 연구 결과를 받아들이기가 어려웠다. 그런데도 그에게 아바나에서 모기를 박멸하라는 임무가 주어졌다. 과연 효과가 있을지 의심하면서도 그가 그 일을 얼마나 잘 수행했던지 1902년에는 황열병 사망자가 한 명도 나오지 않았다. 단 한 명도 말이다. 그리고 말라리아 사망자 수는 75퍼센트가 줄었다. (그 결과를 보고 나서야 그는 모기 가설이 옳다고 확신하게 되었다.) 더욱 중요한 성과는 그 뒤에 그가 파나마운하 건설 현장에서 황열병을 없애는 일을 맡았을 때 이루어졌다. 이번에는 상관들이 모기 가설을 거부하면서, 그에게 거의 아무런 지원을 하지 않았다. 그들은 그의 권한과 노력을 약화시키려 시도하고, 다른 사람으로 바꿔 달라고 요구하기까지 했다. 하지만 그는 고집스럽게 계속 밀고나가 성공을 거두었다. 어느 정도는 질병 문제를 올바로 파악한 지성과 통찰력 덕분이었고, 어느 정도는 관료 체제를 잘 헤쳐 나가는 능력 덕분이기도 했다. 그 과정에서 그는 공중보건과 위생 분야의 세계적인 전문가로서 명성을 얻었다.

그는 1914년에 군의 의무감이 되었고, 그 즉시 상하원 의원들을 찾아다니면서 미국이 참전할 때를 대비하여 예산과 권한을 확보하려 애썼다. 그는 스페인-미국 전쟁 때 스턴버그가 겪은 일을 결코 되풀이하고 싶지 않았다. 그는 자신이 할 일을 다했다고 믿고서, 1917년 록펠러가 후원하는 국제 건강 연구 계획에 참여하고자 사직서를 냈다. 그러나 미국이 참전하자, 그는 사직을 철회했다.

고거스는 당시 예순세 살이었고, 백발에다가 카이저수염을 기른 깡마른 모습이었다. 어릴 때 그는 아주 허약했다. 웰치와 맞먹는 수준의 식욕을 자랑했지만 늘 여윈 모습이었다. 의무감이 되고 나서 그가 가장 먼저 한 일은 가능한 최고의 인물들을 측근으로 뽑는 것이었다. 그와 동시에 군 계획에 자신과 측근들의 영향력이 미치게 하려 애썼다. 전쟁부 상관들은 새 병영 수십 곳의 입지를 정할 때 그의 부서에 자문을 구하지 않았지만, 공병대 기술자들은 훈련소의 실제 설계를 할 때 의료 부서의 의견을 중시했다. 그들도 1898년에 수천 명의 목숨을 잃은 실수를 되풀이하고 싶지 않았다.

하지만 전쟁부 고위 인사들이 군 의료 부서의 의견에 귀 기울인 것은 오로지 한 분야뿐이었다. 성병 예방을 위한 대대적인 캠페인을 전개할 때였다. 그 운동은 세속 사회를 완성하는 것을 목표로 삼은 이들을 주축으로 한 진보주의자 정치 연합체와 기독교 도덕주의자들로부터 강력하게 지지를 받고 있었다. (특이하게도 이 사례에서 힘을 합친 양쪽 정치 세력은 금주법을 제정할 때에도 똑같이 협력하게 된다.) 고거스의 의무감실은 "성적 도덕주의자가 매우 극단적이 될 수 있다"는 것을 인식했다. "설령 과학적으로 부정직한 수준까지는 아니라고 할지라도, 매우 비현실적이고 편협하고 터무니없고 비이성적인 양상까지 보일 수 있다."[7] 그러나 군대에서 질병 때문에 낭비되는 시간의 3분의 1이 성병 때문이라는 것도 잘 알고 있었다. 군으로서는 두고볼 수 없는 낭비였다.

의무대는 사병들에게 매춘부를 찾는 대신에 자위 행위를 하라고 말했다. 의무대는 "성병에 걸리는 군인은 반역자다"[8] 같은 구호가 적힌 포스터를 제작했다. 또 사병들을 대상으로 매달 두 차례 성병 검사를 했고, 감염된 병사에게는 누구와 어디에서 성관계를 맺었는지를 말하라고 했고, 성병에 걸린 병사의 봉급을 깎았고, 군법회의에 회부했다. 최고위급 정치 지도자의 지원을 받아서, 군대는 모든 기지에서 8킬로미터 이내 반경에서는 매춘도 술 판매도 법으로 금지했다. 전국에 1만 명 이상이 주둔하는 기지가 70곳이었다. 27개 주의 의회 보건위원회는 "더는 지역 사회에 위험을 끼치지 않을 때까지"[9] 성병 환자를 구류할 수 있는 법규를 제정했다. 홍등가 80곳이 문을 닫았다. 뉴올리언스에서도 전설적인 스토리빌이 문을 닫아야 했다. 스토리빌에서 매춘은 합법이었고 버디 볼던Buddy Bolden, 젤리 롤 모턴Jelly Roll Morton, 루이 암스트롱Louis Armstrong 같은 이들은 그 사창가에서 재즈를 창안한 바 있었다. 그리고 뉴올리언스 시장 마틴 버먼Martin Behrman은 결코 개혁가가 아니었다. 그는 그저 "링The Ring"이라고 불린 아주 경직된 정치 조직을 이끌었다.

그러나 설령 고거스가 성병에 단호하게 대처할 힘을 지니고 있었고, 공병대가 상수도를 설계할 때 그의 위생 전문가들의 말에 귀를 기울였다고 해도, 군은 그 이외의 모든 것에는 그의 말에 귀를 기울이지 않았다. 그가 기댄 배경이 과학뿐이라면, 즉 정치적으로 뒷받침이 되지 못하는 과학뿐이라면, 군대 상관들은 그 문제를 다룰 때 아예 그의 말을 들으려고 하지 않았다. 한 미국 연구자가 괴저를 막을 항독소를 개발했을 때도, 고거스는 전선에서 괴저 검사를 하는 데 필요한 예산을 따낼 수가 없었다. 그래서 웰치는 조사단을 유럽으로 보낼 비용을 록펠러 연구소가 대도록 하고, 영국군이 영국 병원에서 그 항독소를 검사할 수 있도록 조치를 취했다.[10] (그 항독소는 완벽하지는 않지만, 어느 정도 효과가 있음이 드러났다.)

따라서 고거스, 웰치, 본 등은 여러 방면에서 군과 별개의 조직 형태로 활동했다. 그러나 유행병 문제에서는 독립적으로 활동할 수가 없었고, 수십만 — 사실 수백만 — 명의 젊은이들이 가득한 병영에서는 독자적으로 또는 홀로 일을 수행할 수가 없었다.

참전할 당시, 미국에는 14만 명의 의사가 있었다. 그중 776명만이 육군이나 해군에서 복무하고 있었다.

군대는 수만 명의 의사가 필요했고, 그것도 당장 필요했다. 과학자라고 예외일 리는 없었다. 어쨌거나 대다수는 자원하여 나섰다. 대다수는 이 위대한 십자군 전쟁에 참여하기를 원했다.

웰치와 본은 군대에 들어갔다. 체중이 규정보다 수십 킬로그램 더 나가고 이미 군대의 정년을 넘어섰음에도 개의치 않았다. 그들만이 아니었다. 플렉스너도 쉰네 살의 나이에 입대했다. 플렉스너의 제자인 펜실베이니아 대학교의 폴 루이스, 하버드 대학교의 밀턴 로즈노, 워싱턴 대학교의 유진 오피도 합류했다. 전국의 연구실 과학자들이 이 행렬에 동참하고 있었다.

그리고 자원해서 입대하든 징집이 되든 간에 과학자들을 조금씩 잃는 일을 피하고자, 플렉스너는 웰치에게 록펠러 연구소 자체를 군대에 통합시키자고 제안했다. 웰치는 그 구상을 고거스에게 전했고, 고거스의 부관은 플렉스너에게 전신을 보냈다. "귀하의 바람대로 부대가 배치될 겁니다."[11] 그래서 록펠러 연구소는 군 지원 연구소 1호가 되었다. 그 뒤로 지원 연구소는 더 없었다. 직원들은 군복을 입고서 연구실과 병원의 복도를 행군했다. 군에서 나온 참모가 연구원들과 직원들을 지휘하고, 그들에게 군 규정을 따르게 하고, 요크가에서 거행될 열병식에 필요한 훈련을 시켰다. 점심은 군대 식으로 이루어졌다. 아주 다루기 힘든 부상을 입은 병사를 치료하기 위해서 건물, 병실, 실험실, 세탁소, 주방을 갖춘 이동 병동이 연구소 앞마당 64번지와 66번지 사이에 설치되었다. 하사관들은 장교 계급을 받은 과학자들에게 경례를 했다.

이 조치는 그저 평소처럼 지낼 수 있게 하면서 겉모양만 바꾼 것이 아니었다.* 록펠러 연구소의 업무 구조 자체가 재편되었다.[12] 거의 모든 연구는 전쟁과 관련이 있거나 명령을 받은 것으로 옮겨 갔다. 알렉시 카렐Alexis Carrel이 새로 입대한 수백 명의 의사들에게 수술 기법을 가르쳤다. 그는 조직 배양 ─ 그가 배양하는 닭 심장 조직은 32년 동안 살아 있었다 ─ 뿐 아니라 장기 이식과 잘린 팔다리 접합 수술 분야를 개척하여 1912년 노벨상을 받은 인물이었다. 다른 과학자들은 세균학을 가르쳤다. 한 생화학자는 독가스를 연구했다. 한 화학자는 녹말에서 아세톤을 더 많이 얻는 방법을 연구했다. 아세톤은 폭발물을 만드는 데에도 쓰이고 항공기 날개를 덮은 천을 뻣뻣하게 만드는 데에도 쓰였다. 훗날 ─ 수십 년 뒤 ─ 노벨상을 받게 될 연구를 이미 한 페이턴 라우스는 혈액을 보존할 방법을 찾는 쪽으로 연구 방향을 돌렸다. 그는 오늘날까지 쓰이는 방법을 개발했고, 그리하여 1917년 전선에 최초로 혈액 은행이 설치되었다.

또 전쟁은 새로 배출되는 의사들을 빼갔다. 고거스, 웰치, 본은 이미 이를 위한 대책을 세워 둔 터였다. 1916년 12월 그들은 국방위원회를 통해서 각 주의 의학협회에 비밀리에 의사들의 수준을 파악해 달라고 요청했다. 모든 개업의 중 약 절반은 복무할 능력이 없다고 판단되었다. 그래서 미국이 참전하자, 군은 먼저 1914년, 1915년, 1916년에 의대를 졸업한 모든 남성을 조사했다. 본의 말처럼 "이 부류 중 최고"[13]를 찾기 위해서였다. 이러한 조치를 통해 군은 약 1만 명에 이르는 의사들

---

* 베트남 전쟁 때 많은 의사와 과학자는 징병을 피하기 위해 공중보건국에 들어왔다. 그러나 그들은 평소에 하던 일을 계속했다. 그들은 국립보건원에 배정을 받았고, 그 기관은 재능 있는 인물들이 유입되면서 역사상 가장 생산적인 시기를 맞이했다.

을 확보하게 된다. 또한 최고 수준의 의대 중 다수가 학교 교수진을 프랑스로 파견하였고, 그곳에서 그 학교들은 자체적으로 인력을 운용하고 전 군 병원에 비공식적으로 교명을 사용하게 하면서 사실상 온전한 독립 부대로 기능했다.

그러나 이런 조치들로도 필요한 만큼 인력을 확보하기에는 부족했다. 종전 협정이 맺어질 무렵에는 38,000명의 의사가 군에서 복무하게 되는데, 그중 복무에 적합하다고 여겨지는 45세 미만은 절반에 불과했다.[14]

군, 특히 육군은 거기에서 멈추지 않았다. 1917년 4월에 육군에는 치과의사가 58명뿐이었다. 하지만 1918년 11월에 이르면 육군 소속 치과의사는 5,654명으로 늘어 있었다.[15] 그리고 군은 간호사가 필요했다.

간호사는 너무나 적었다. 의학처럼 간호도 19세기 말에 근본적인 변화를 겪었다. 간호도 과학적이 되었다. 그러나 간호 분야의 변화에는 순수한 과학을 넘어서는 요인들, 즉 지위와 권력, 여성의 역할 등이 관여되어 있었다.

간호는 여성에게 기회와 지위를 주고, 여성이 통제하는 극소수의 분야 중 하나였다. 웰치와 그의 동료들이 미국 의학을 혁신하고 있는 동안, 제인 델러노Jane Delano와 러비니어 독Lavinia Dock―둘 다 웰치가 의대생들에게 새로운 현실을 보여주고 있을 때 벨뷰 의대에서 간호사 과정을 밟던 학생이었다―을 비롯한 이들은 간호 분야에서 같은 일을 하고 있었다. 그러나 그들은 의사들과 달리 자기 분야의 기득권 세력과 싸운 것이 아니었다. (때로 지적이면서 교양 있는 간호사들에게 위협을 느낀 의사들은 간호사들과 사실상 게릴라전을 벌였다. 몇몇 병원의 의사들은 간호사가 처방전에 의문을 제기할 수 없도록 약병의 라벨

에 숫자만 적어 놓았다.)[16]

의무감이 되기 전인 1912년, 고거스는 전쟁이 터진다면 군에 간호사가 아주 많이, 확보할 수 있는 수보다 훨씬 더 많이 필요할 것이라고 내다보았다. 그러나 그는 그들 모두가 정규 교육을 다 이수할 필요는 없다고 생각했다. 그는 "실무 간호사" 부대를 만들고자 했다. "정규 간호사"에게 필요한 교육과 훈련을 받지 않은 이들로 구성된 부대였다.

다른 이들도 이 착상을 내놓았지만, 그들은 모두 남성이었다. 간호를 맡은 여성들이라면 그런 생각을 할 리가 없었을 것이다. 제인 델러노는 육군간호대Army Nurse Corps에서 간호를 가르쳤고 교장을 역임했다. 냉정하고 추진력 있고 권위적이었을 뿐 아니라 자부심과 지성을 갖춘 그녀는 당시 적십자 간호 사업을 출범시키기 위해서 막 군을 떠난 참이었다. 그리고 적십자는 간호사를 군대에 보내고, 평가하고 충원하고 때로 배속시키기도 하는 일을 전적으로 책임지게 되었다.

그녀는 고거스의 계획을 거부했고, 동료들에게 그 계획이 전문 간호사의 지위에 "심각한 위협을 가한다"고 말하면서 이렇게 경고했다. "의사들이 조직하고 의사들이 가르치고 의사들의 지침에 따르는 우리와 무관한 이런 여성 집단들은 우리 간호국에 아무 쓸모가 없을 겁니다." 그녀는 적십자사에 퉁명스럽게 말했다. "이 계획이 실현되면 나는 즉시 적십자사와 관계를 끊을 겁니다. …… 그리고 국가와 지역 위원회의 모든 회원들도 나와 함께 나갈 겁니다."[*][17]

적십자사와 군은 그녀에게 졌다. 간호조무사 훈련 과정은 출범하

---

[*] 간호사들도 자신들의 지위를 보장받을 필요가 있었던 듯하다. 1918년 여름 재무부는 전쟁 장관에게 군인과 달리 전쟁 포로로 잡힌 육군 간호사에게는 임금을 줄 수 없다고 통지했다. 간호사들의 분노가 폭발하자 결국 이 정책은 폐지되었다.

지 못했다. 미국이 참전할 때 "정규 간호사"는 98,162명이 있었고, 그들은 1910년 이전에 교육을 받은 많은—설령 대다수는 아니라고 해도—의사들보다 아마 더 수준이 높았을 것이다. 전쟁은 다른 모든 것을 빨아들인 것처럼 간호사도 빨아들였다. 1918년 5월에 약 16,000명의 간호사가 군대에서 일하고 있었다. 고거스는 군대에만 5만 명이 필요하다고 믿었다.

고거스가 적십자사에 "이미 세워진 계획을 실행하자"[18]고 다시 요청하자, 델러노는 야전병원에서 간호사가 얼마나 절실한지를 말해 주는 기밀 정보를 접한 뒤에 입장을 바꾸어서 고거스를 지지했다. 그리고 동료들에게 "실무" 간호사가 필요하다고 설득하러 나섰다.

그녀의 동료들은 거부했다. 그들은 그런 조무사를 양성할 대규모 교육 프로그램을 짜는 일에 참여하기를 거부하면서, 육군간호학교Army Nursing School를 설립하는 것에만 동의했다. 하지만 1918년 10월까지 이 신설 간호학교는 단 한 명의 간호사도 배출하지 못했다.

적십자사와 미군, 특히 전쟁 중인 군대를 상대로 간호사들이 이렇게 승리를 거둔 것은 특이한 일이었다. 승리자들이 여성이었다는 점에서 더욱 특별했다. 역설적이게도 이 승리는 조지 크릴의 공보위원회가 진실에 맞서 승리했음을 보여주는 것이기도 했다. 크릴의 선전 조직은 간호사가 정말로 절실히 필요하다는 사실을 대중에게 알리는 것을 막았기 때문이다.

그사이에 군대에 필요한 의사와 간호사의 수는 계속 늘어만 갔다. 무기를 든 미국인이 400만 명을 넘어서고 있었고, 고거스는 병상을 30만 개 마련할 계획을 세우고 있었다. 훈련된 의료 요원의 수로는 도저히 대처할 수 없는 수준이었다. 그래서 군은 점점 더 많은 간호사와 의사를 뽑아서 배에 실어 프랑스로 보냈다. 이윽고 최고의 젊은 의사들을 거의 다 뽑아 보내게 되었다. 민간의 의료 질은 빠르게 악화되었다. 민간인으로 남은 의사들은 대체로 무능한 젊은이이거나 45세가 넘은 사람이었고, 대부분 구식 의학을 배운 이들이었다. 간호사 부족은 더욱 심각한 수준임이 드러나게 된다. 사실 치명적인 수준이었다. 민간 부문에서는 더욱 그러했다.

이 모든 상황이 불씨를 댕기는 불쏘시개 역할을 했다. 게다가 불쏘시개는 또 있었다.

11

윌슨은 "냉혹한 야만성의 정신이 …… 국민 생활에 속속들이 배어들" 것을 요구했다. 그 변화를 이루기 위해서, 크릴은 "열렬한 대중", "죽음을 불사한 결단력"으로 나서는 대중을 만들고 싶었다. 그는 그렇게 하고 있었다. 이 전쟁은 진정한 총력전이었고, 그 총력에는 의료 분야도 포함되었다.

크릴의 정신은 군이 군의관들을 대상으로 펴내는 잡지인 『밀리터리 서전*Military Surgeon*』에까지 주입되었다. "이 나라의 모든 활동은 한 가지 목표를 향해 있다. 그것은 바로 전쟁에서 이기는 것이다. 지금 그 밖의 무엇도 중요하지 않으며, 그 무엇도 우리가 이기지 못한다면 중요하지 않게 될 것이다. 이러한 목표를 최우선으로 고려하지 않는 조직은 절대로 인정받지 못할 것이고 가장 효율적인 방식으로 도움을 주지도 못할 것이다. …… 따라서 의학은 전쟁에 적용되고, 예술은 위장술을 완벽하게 하는 데, 우리 병사들의 사기를 오락 등을 통해 진작시키는 데 적용된다."[1]

이 의학 잡지, 생명을 구하는 것을 사명으로 하는 의사들을 대상으로 펴내는 잡지는 또한 이렇게 선언했다. "인명의 고려가 부차적인 사항이 될 때가 종종 있다. …… 군의관은 특수한 것보다는 일반적인 것에 더 집중해야 한다. 물론 개인의 생명과 신체는 대단히 중요하지만 공익을 위한 조치들에 비하면 부차적일 뿐이다."[2] 그리고 이 잡지는 역전의 용사인 도널드 맥레Donald McRae 소령의 조언을 인용하면서, 공익을 위한 조치가 무엇을 의미하는지 의견을 피력했다. "[심문을 하기 위한] 포로가 이미 충분히 잡혀 있는 상황이라면, 부상당한 적을 (참호에서) 발견하더라도 그 자리에서 총검으로 찔러 죽여야 한다."[3]

고거스는 잡지 편집진의 견해에 동의하지 않았다. 록펠러의 자금 지원을 받은 한 연구자가 괴저 항독소가 효과가 있음을 알아냈을 때, 그는 자신의 연구 결과를 발표하고 싶어 했다. 그런데 그 연구 결과를 발표하게 되면 독일인들에게도 도움이 될 수 있었다. 고거스와 전쟁장관 뉴턴 베이커는 그가 그렇게 해야 한다는 데 동의했고, 결국 그는 연구 결과를 발표했다. 웰치는 플렉스너에게 이렇게 말했다. "전쟁장관과 군의감이 주저하지 않고 이런 입장을 취해서 너무나 기쁘네."[4]

그러나 고거스에게는 『밀리터리 서전』의 편집진을 단속하는 것보다 더 중요한 할 일이 있었다. 그는 자기 임무에 초점을 맞추고 있었고, 선교사의 집착에 가까운 열정을 갖고 그것을 추구하고 있었다. 고거스에게는 악몽이 하나 있었다.

전쟁 전에 수만 명에 지나지 않던 미 육군은 불과 몇 달 사이에 수백만 명으로 늘어나 있었다. 거의 5만 명을 수용하는 거대한 병영들이 몇 주 사이에 서둘러 지어졌다. 기지들이 완공되기도 전에 수십만 명이 그런 곳에서 지냈다. 그들은 그럭저럭 지은 막사에, 실제보다 훨씬 더 적은 인원을 염두에 두고 지어진 막사에 모여 지냈고, 수만 명은 첫 겨울 내내 텐트에서 살았다. 병원 건물은 가장 마지막에 지어졌다.

이런 상황이었기에 엄청나게 많은 수의 장정들은 서로 극도로 가까이 부대끼면서 지내야 했고, 서로 수백 킬로는 동떨어진 곳에서 살아 질병에 대한 면역력과 취약성이 전혀 다른 시골 출신 신병들과 도시 출신 신병들이 한데 뒤섞여 지내야 했다. 미국 역사에서 그렇게 많은 병사를 그런 식으로 한데 몰아넣은 적은 단 한 번도 없었다. 아니 그 어느 나라의 역사에서도 그와 같은 경우는 아마 없었을 것이다. 유럽의 전선에서도, 서로 다른 취약성을 가진 노동력을 중국과 인도, 아프리카에서 데려와 한데 몰아넣었을 때조차도, 미국의 훈련소에서만큼 그렇게 폭발적으로 뒤섞여 있지는 않았을 것이다.

고거스의 악몽은 그런 기지들을 유행병이 휩쓰는 것이었다. 군대가 기지에서 기지로 이동한다는 점을 생각할 때, 감염병이 어느 한 기지에서 일어난다면 그 기지를 격리하고 다른 기지로 감염병이 퍼지는 것을 막기는 너무나 어려울 터였다. 수천 명, 아니 수만 명이 죽을 수도 있었다. 또 그런 유행병은 민간인들에게도 퍼질 수 있었다. 고거스는 자신의 악몽이 현실이 되지 않도록 전력을 다할 생각이었다.

1917년경 의학은 결코 질병 앞에 무력하지 않았다. 의학은 사실상 스틱스강*의 둑에 서 있었다. 의학이 이 강물을 헤치고 나아가 단 몇 사람이라도 강을 건너지 못하게 끌어낼 수 있다면, 의학 연구실의 장래는 훨씬

* 그리스 신화에서 저승을 둘러싸고 흐르는 강 — 옮긴이.

더 밝아질 터였다.

사실 과학은 그때까지 파울 에를리히가 상상한 "마법 총알magic bullets" 중 딱 하나만 개발해 놓은 상태였다. 그는 한 동료와 함께 매독을 치료하기 위해 900가지 화학 물질을 검사했다. 그리고 606번째 물질을 재검사했다. 그 물질은 비소 화합물이었다. 이번에는 효과가 있었다. 그들은 이 물질을 이용해 환자에게 해를 끼치지 않고 매독을 치료했다. 그 물질에는 살바르산Salvarsan이라는 이름이 붙었지만, 그냥 "606"이라고 불리곤 했다.

그러나 과학은 면역계 조작과 공중보건 분야에서 이미 상당한 성공을 거둔 터였다. 백신은 탄저균과 돼지콜레라 등 가축을 떼죽음으로 모는 12가지 질병을 예방했다. 또 연구자들은 천연두에 맞서 첫 성공을 거둔 뒤로 훨씬 더 멀리 나아갔고, 이제 여러 질병을 치료할 항독소와 혈청뿐 아니라 그 질병들을 예방할 백신을 개발하고 있었다. 과학은 디프테리아에 승리했다. 위생과 공중보건 수단들은 장티푸스, 콜레라, 황열병, 가래톳페스트를 억제하고 있었고, 장티푸스, 콜레라, 페스트의 백신이 출현했다. 뱀에 물렸을 때 쓸 항독소가 생산되었다. 이질의 항혈청이 발견되었다. 파상풍균 항독소는 마법 같은 결과를 낳았다. 그 항독소가 널리 쓰이기 전인 1903년에는 미국에서 치료받은 파상풍 환자 1,000명당 102명이 사망했다. 10년 뒤 항독소가 널리 쓰일 때에는 치료받은 환자 1,000명당 0명으로 사망자가 줄어들었다.[5] 수막염은 플렉스너의 항혈청을 통해 설령 정복되지는 않았다고 할지라도 대체로 억제되었다. 1917년에는 괴저의 항독소가 개발되었다. 비록 다른 항독소들만큼 효과적이지는 않을지라도, 과학자들은 다른 것들을 개선했듯이 시간이 흐르면서 그것도 개선할 수 있었다. 면역계를 조작하여 감염병을 물리칠 수 있을 가능성은 엄청난 전망을 지닌 듯했다.*

또한 고거스는 관리 차원에서 행동을 취하고 있었다. 그는 병영에 새로 배치되는 군의관 중 록펠러 연구소에서 세계 최고의 과학자들로부터 배운 이들이 다수 포함되도록 조치했다. 또 백신, 항독소, 혈청을 대량으로 비축하기 시작했다. 그는 이런 약품들을 구할 때 제약사에 의지하지 않았다. 제약사는 신뢰할 수 없었고 쓸모없을 때도 많았다. 1917년 뉴욕주 보건장관 허먼 빅스는 판매되고 있는 몇몇 질병의 약품들을 검사했는데, 너무나 약효가 없었기에 모든 제약사의 모든 제품을 판매 금지했다.[6] 그래서 고거스는 자신이 믿을 수 있는 사람들에게 약물 생산을 맡겼다. 육군의학교Army Medical School는 500만 명분의 장티푸스 백신을 충분히 만들 터였다.[7] 록펠러 연구소는 폐렴, 이질, 수막염 혈청을 만들 수 있었다. 나중에 국립보건원이 될 워싱턴의 위생연구소는 천연두 백신과 디프테리아와 파상풍의 항독소를 제조할 수 있었다.

또 그는 몇몇 철도 차량을 최신 연구 시설로 개조하여 — 이 차량의 설비는 정부가 아니라 록펠러 연구소와 미국 적십자사가 댔다 — 전국의 전략 요충지에 대기시켰다. 플렉스너가 고거스의 과학 담당 부관인 프레더릭 러셀Frederick Russell 대령에게 한 말을 빌리자면, "폐렴이나 다른 유행병이 발생한 기지로 보내기"[8] 위해서였다.

또 병영이 채 지어지기도 전에, 고거스는 "감염병 예방"[9]을 위한 특수

---

* 1930년대 말과 1940년대에 처음 등장했을 때 항생제는 마치 마법처럼 효과를 발휘했고, 이 연구 중 상당 부분은 중단되었다. 1960년대 초에 공중보건 당국자들은 인류가 감염병에 승리했다고 선언하고 있었다. 지금은 세균 균주 수십 가지가 항생제에 내성을 갖추어가고 있으며, 바이러스는 더욱 빨리 내성을 획득하고 있다. 그 결과 한때 정복했다고 여긴 결핵 같은 질병도 돌아오고 있으며, 연구자들은 감염에서 암에 이르는 모든 것에 면역계가 반응하도록 다시 찾아나서고 있다.

부대를 창설했다. 그는 최고의 인물들을 이 부대에 배속했다. 이미 영국과 프랑스의 기지들을 둘러보고 약점이 될 만한 사항들을 간파한 바 있는 웰치가 이 부대를 이끌었고, 플렉스너, 본, 러셀, 빅스, 로드아일랜드의 찰스 채핀 등 다섯 명이 구성원이었다. 모두 세계적인 저명인사였다. 그들은 군에서 유행병이 발병할 가능성을 최소화하기 위한 세세한 절차를 마련했다.

한편 1917년 군인들이 기지들로 쏟아져 들어가고 있을 때, 록펠러 연구소에서 폐렴 연구로 방향을 돌린 루퍼스 콜Rufus Cole과 오스왈드 에이버리Oswald Avery를 비롯한 이들은 구체적인 경고를 보냈다. "폐렴은 주로 토착병 형태로 나타나지만, 유행병으로 번진 크고 작은 사례들이 있다. 폐렴은 파나마운하의 건설을 위협했던 가장 심각한 질병이었다." 고거스가 잘 알고 있었듯이 이때 폐렴은 황열병보다 더 심각했다. "그리고 취약한 사람들이 대규모로 모여 있는 지역에서 유행하기 때문에 더욱 중요하다. …… 특히 신병들이 폐렴에 걸릴 가능성이 높다. 1916년 멕시코 국경에 주둔한 부대에서 소수에게 폐렴이 유행병 형태로 나타난 사례는 겨울에 취약한 군인들이 대규모로 모여 있는 국민군에 어떤 일이 일어날 가능성이 높은지를 경고하는 사례로 보아야 한다."[10]

고거스의 상관들은 그 조언을 무시했다. 그 결과 군대는 곧 한 차례 유행병을 겪게 되었다. 이 유행병은 바이러스와 의학 양쪽으로 일종의 예행 연습에 해당했다.

1917~1918년 겨울은 로키산맥 동부에서 기록이 시작된 이래로 가장 추웠다. 막사들은 미어터질 지경이었고, 수십만 명에 이르는 사병들

이 아직 텐트에서 생활하고 있었다. 기지 병원을 비롯한 의무 시설들은 아직 완공되지 않은 상태였다. 군의 한 보고서는 따뜻한 의류나 심지어 난방 설비조차 제대로 보급되지 않고 있다고 인정했다. 그러나 가장 위험한 것은 과밀이었다.

플렉스너는 이와 같은 상황이 초래할 위험을 경고했다. "마치 군인들이 각자가 지니고 있지 않던 질병을 골라 뽑으면서 질병들을 공유하고 있는 듯하다. …… 기지 내 시설의 잘못된 배치, 엉성한 관리, 실험 설비의 미비도 상황을 크게 악화시키고 있다."[11] 본은 항의했지만 아무 소용이 없었다. 훗날 본은 당시 군의 행정 절차가 "제정신이 아니었다"고 회상했다. "얼마나 많은 인명이 희생되었는지 헤아릴 수조차 없다. …… 집결이 있기 전에 당국에 동원 단계들에 이런저런 위험이 있다고 지적했지만, 이런 대답이 돌아왔다. '동원의 목적은 민간인을 가능한 한 빨리 훈련된 병사로 만드는 것이지 예방 의학의 시범 사례로 만드는 것이 아니다.'"[12]

그 몹시 추운 겨울에 홍역이 군 막사를 덮쳤고, 이윽고 유행병 양상을 띠었다. 물론 홍역은 대개 아동이 감염되며, 열, 발진, 기침, 콧물, 불편함을 일으키는 것으로 끝나곤 한다. 그러나 다른 여러 아동 질병(특히 바이러스 질환)과 달리, 홍역은 어른이 걸리면 심한 증상을 일으키곤 한다. (21세기 초에도 홍역은 전 세계에서 연간 100만 명의 목숨을 앗아 가고 있다.)

홍역 환자들은 고열, 심한 빛 과민성, 격렬한 기침 증세를 보였다. 심한 설사, 수막염, 뇌염, 중이염, 경련도 수반되었다.

감염된 병사들이 이 기지 저 기지로 이동함에 따라서, 바이러스도 함께 이동하면서 마치 볼링공이 핀들을 쓰러뜨리듯이 여기저기서 군인들을 쓰러뜨렸다. 본은 보고서에 이렇게 썼다. "1917년 가을에 휠러 기지[조지아주 메이컨 인근에 있는]로 들어오는 군 수송 열차에는 예외없이 이미 발진 단계에 있는 환자가 최소 한 명에서 여섯 명까지 타고있었다. 이들은 …… 병영과 열차에 질병의 씨앗을 뿌렸다. 이런 조건에서 홍역의 전파를 막을 방법은 전혀 없었다."[13]

샌앤토니오 외곽의 트래비스 기지는 30,067명의 병사들을 수용하고있었다. 크리스마스 무렵에 병사 4,571명이 홍역에 걸렸다. 펀스턴 기지에는 56,000명 남짓으로 이루어진 평균 규모의 부대가 있었는데, 그중 입원해야 할 만큼 심하게 앓은 사람이 3,000명에 달했다.[14] 사우스캐롤라이나주의 그린리프 기지, 매사추세츠주의 데번스 기지에서도상황은 비슷했다. 25,260명의 병력이 주둔한 뉴멕시코주의 코디 기지는 홍역 환자가 없다가 펀스턴 기지에서 군인들이 도착한 직후에 환자들이 나타났다. 그리고 곧 기지 전체로 홍역이 퍼지기 시작했다.

그리고 상당수의 젊은 병사들이 죽어 나가기 시작했다.

연구자들은 홍역을 예방할 백신도 치료할 혈청도 개발할 수 없었지만, 사망은 주로 이차 감염 때문에 일어나고 있었다. 바이러스가 몸의방어 체계를 약화시킨 뒤 폐로 침입한 세균이 원인이었다. 그리고 록펠러 연구소를 비롯한 기관들에서 연구자들은 이런 세균 감염을 막을 방법을 찾느라 애쓰고 있었다. 그들의 노력은 어느 정도 성과를 보았다.

그사이에 군은 병사들이 난로 주위에 옹기종기 모이는 것을 금지하는 명령을 내렸고, 장교들은 막사와 텐트를 돌아다니면서 명령이 지켜지는지 확인했다. 그러나 그 기록적인 추위 속에서 수만 명이 텐트에서 지내고 있었기에, 난로 주위로 병사들이 모이는 것을 막기란 불가능했다.

　홍역의 합병증 중에서 가장 치명적인 것은 폐렴이었다.[15] 독감이 대유행하기 전인 1917년 9월부터 1918년 3월까지 6개월 동안, 미국 땅에서 폐렴에 걸린 병사는 30,784명이었고, 그중 5,741명이 사망했다. 거의 다 홍역 합병증으로 생긴 폐렴이었다. 셸비 기지에서는 모든 사망자—모든 질병, 모든 교통사고, 모든 작업 사고, 모든 훈련 사고를 더한 사망자— 중 46.5퍼센트가 홍역 합병증인 폐렴으로 희생되었다. 보위 기지에서는 1917년 11월과 12월에 질병으로 사망한 군인 227명 중 212명이 홍역 합병증인 폐렴으로 죽었다. 29개 병영의 폐렴 평균 사망률은 같은 나이의 민간인 폐렴 환자의 사망률보다 열두 배나 높았다.[16]

　1918년 공화당이 다수인 상원에서 윌슨 행정부의 군 동원 문제를 다루는 청문회가 열렸다. 공화당 의원들은 1912년 이래로 줄곧 윌슨을 경멸했다. 겨우 41퍼센트의 득표율로 백악관에 들어갔기 때문이다. (선거에서 전직 공화당 대통령이자 당시 제3당의 대통령 후보로 나선 테디 루스벨트Teddy Roosevelt와 현직 공화당 대통령 윌리엄 하워드 태프트가 공화당 지지자들의 표를 나눠 갖고, 사회당의 유진 뎁스Eugene Debs도 6퍼센트를 얻었다.) 동원 실패는 윌슨을 곤혹스럽게 만들 완벽한 기회처럼 보였다. 그리고 그 공격에는 개인적인 아픔도 개입되어 있었다. 상원 다수당 대표인 헨리 캐벗 로지Henry Cabot Lodge의 사위인 하원의원 어거스터스 피바디 가드너Augustus Peabody Gardner는 의원직을 사임하고 입대했지만, 기지에서 폐렴으로 사망했다.

　의회는 고거스를 불러서 홍역 대책 실패에 대한 해명을 요구했다. 고거스의 증언과 그가 참모총장에게 보낸 홍역 유행병 보고서는 언론의 전면을 장식했다. 20년 전 장티푸스에 대처하는 데 실패했을 때 스승인 스턴버그가 그랬듯이, 그는 생활 조건이 최소한의 공중보건 기준도 충족시키지 못하는 병영으로 군인들을 몰아넣은 것, 과밀 상태를 유지한 것, 면역력이 전혀 없는 신병들을 홍역에 노출시킨 것, 장비도 제대로 갖추어지지 않은 병원과 아예 병원조차 없는 곳에서 심하게 앓는 군인들을 훈련되지 않은 "촌놈들"에게 돌보도록 한 것이 문제라고 전쟁부 동료들과 상급자들을 혹독하게 비판했다. 그리고 전쟁부가 군의 의무부서를 하찮게 여기는 것 같다고 말했다. 그는 한 상원의원의 질문에 이렇게 답했다. "그들은 나를 신뢰한 적이 없어요. 절대로요."[17]

그는 자신의 증언으로 군이 군대를 보호할 더 많은 권한을 자신에게 주기를 바랐다. 어느 정도는 그랬던 것 같다. 군은 병영 세 곳을 군법회의에 회부했다. 그러나 한편으로 그 증언 때문에 그는 따돌림을 당해야 했다. 그는 누이에게 전쟁부의 상황을 이렇게 털어놓았다. "친구들이 모두 나를 멀리하고, 내가 지나갈 때면 모두가 내게 발길질을 하는 것 같아."[18]

한편 웰치는 최악의 피해를 입은 기지 한 곳을 방문했다. 홍역은 사라졌지만, 홍역에 걸렸던 사람들은 합병증에 시달리고 있었다. 그는 고거스에게 홍역 합병증인 폐렴에 걸린 군인들의 사망률이 "30퍼센트라고 하지만, 이제 병원에서 더 많은 이들이 죽어 갈 것"이라고 말했다. "병원에 뛰어난 통계학자가 필요해. 단순히 기록하는 사람이 아니라 유능한 통계학자가." 그는 계속해서 입원한 군인들의 생존 가능성을 높일 수 있도록, "러셀 대령을 시켜 에이버리에게 폐렴알균 유형 연구를 하라고 지시하게 하라"[19]고 말했다.

그가 언급한 인물은 록펠러 연구소의 오스왈드 에이버리였다. 그는 사병으로 군에 편입된 두 명의 캐나다인 중 한 명이었다. 사병이든 아니든, 그는 곧 세계 최고의 폐렴 연구자가 된다. 그리고 에이버리가 내린 결론은 폐렴을 넘어서 훨씬 더 — 아주 아주 더 — 큰 의미를 지니게 된다. 그의 발견은 모든 유전 연구의 방향을 바꾸고 현대 분자생물학을 탄생시키는 과학 혁명의 출발점이 된다. 그러나 그것은 한참 뒤의 일이었다.

오슬러는 폐렴을 "인류를 죽이는 질환의 대장"이라고 불렀다. 폐렴은 전 세계에서 결핵보다, 암보다, 심장병보다, 페스트보다 더 많은 사람의 목숨을 앗아 가는 주된 원인이었다.

그리고 홍역처럼 독감도 대개 폐렴을 통해서 목숨을 앗아 간다.

12

의학 사전들은 폐렴을 "경화가 수반되는 폐의 염증"이라고 정의한다. 이 정의에는 감염이 언급되어 있지 않지만, 실제로 폐렴은 거의 언제나 폐에 어떤 미생물이 침입하고, 이어서 몸의 감염 대항 무기가 투입되면서 일어난다. 그 결과 세포, 효소, 세포 잔해, 체액의 혼합물이 염증을 일으키며, 그 흉터 조직은 점점 두꺼워지면서 이윽고 굳게 된다. 그러면 본래 부드럽고 스펀지 같았던 폐는 딱딱하고 단단해지며 탄력을 잃게 된다. 죽음은 경화가 아주 널리 퍼지면서 폐가 혈류에 산소를 충분히 전달하지 못하게 되거나, 그 병원체가 혈류에 침투하여 감염이 온몸으로 퍼질 때 일어난다.

폐렴은 미국에서 1936년까지도 사망의 주된 원인이라는 지위를 유지했다. 폐렴과 독감은 매우 긴밀한 관계에 있기에, 미국 질병통제예방센터가 편찬하는 통계를 포함하여 현대의 세계 건강 통계 자료들은 으레 둘을 단일한 사망 원인으로 묶고 있다. 항생제, 항바이러스제, 산소, 집중치료실이 갖추어진 21세기 초인 지금도 폐렴과 결합된 독감은 미국에서 다섯 번째나 여섯 번째—보통 계절 독감이 얼마나 심각한지에 따라 해마다 순위가 달라진다—주된 사망 원인이자, 감염병의 주된 사망 원인이다.

독감은 폐에 바이러스가 대규모로 침입하면서 직접적으로 폐렴을 일으키기도 하고, 몸의 방어 체계의 일부를 파괴함으로써 이른바 이차 침입자인 세균이 폐에 거의 무혈입성함으로써 간접적으로—이쪽이 더 흔하다—폐렴을 일으킨다. 또 독감 바이러스가 방어 기구를 전반적으로 무력화할 뿐 아니라 일부 세균의 폐 조직에 달라붙는 능력을 촉진함으로써 그 세균이 폐에 더 쉽게 침입하게 만든다는 증거도 있다.[1]

비록 많은 세균, 바이러스, 균류가 폐에 침입할 수 있긴 하지만, 폐렴의 가장 흔한 원인은 폐렴알균pneumococcus이다. 이 세균은 일차 침입자가 될 수도 있고 이차 침입자가 될 수도 있다. (기관지폐렴에서는 이 세균이 원인인 비율이 훨씬 낮지만, 폐엽 하나 이상에 염증을 일으키는 엽폐렴에서는 약 95퍼센트를 차지한다.) 조지 스턴버그는 1881년 군대 주둔지에 차린 간이 연구실에서 자신의 침에서 이 세균을 최초로 분리하여 토끼에게 접종했다. 그는 이 세균이 토끼를 죽인다는 것을 알아냈다. 그러나 그는 그 병이 폐렴임을 알아차리지 못했다. 파스퇴르도 마찬가지였다. 그는 동일한 세균을 더 늦게 발견했지만 더 먼저 발표했기에, 과학의 관례상 그 발견의 영예는 그에게 돌아갔다. 3년 뒤 세 번째 연구자가 이 세균이 폐에 모여 있곤 하며 폐렴을 일으킨다는 것을 보여줌으로써, 폐렴알균이라고 불리게 되었다.

폐렴알균은 현미경으로 보면 전형적인 사슬알균streptococcus처럼 보인다. 사슬알균은 중간 크기의 달걀 모양이나 공 모양의 세균들이 대개 죽 이어져서 사슬을 이루고 있는 형태다. 폐렴알균은 대개 진주 두 개가 나란히 놓여 있는 것처럼 대개 둘씩 이어진 상태로 있다. 그래서 폐렴쌍알균이라고도 한다. 이 균은 햇빛에 노출되면 90분 안에 죽지만, 컴컴한 방의 축축한 가래 속에서는 열흘 동안 살아 있다. 가끔 먼지 입자에서도 이 균이 발견되곤 한다. 병원성을 띠는 균주는 감염성이 아주 강할 수 있다. 사실 그 자체로 유행병을 일으킬 수 있다.

일찍이 1892년에 과학자들은 이 세균을 치료할 혈청을 개발하려 시도했다. 그들은 실패했다. 그 뒤로 수십 년 동안 연구자들은 다른 질병들에 맞서는 쪽으로는 엄청난 발전을 이루었지만, 폐렴에 맞서는 쪽에서는 거의 아무런 발전도 이루지 못했다. 시도를 안 해서가 아니었다. 연구자들은 디프테리아, 페스트, 장티푸스, 수막염, 파상풍, 뱀독 등 여러 사망 원인에 맞서서 어떤 발전을 이룰 때마다, 그 방법을 즉시 폐렴에도 적용했다. 그러나 성공 사례는 전혀 없었다.

폐렴 연구자들은 과학의 맨 바깥 변경에서 일하고 있었다. 그들은 서서히 동물을 보호하는 혈청을 개발하는 쪽으로는 조금씩 진척을 보였지만, 사람 쪽으로는 아니었다. 그래도 그들은 이 혈청이 어떻게 작용하는지를 이해하고자 애쓰면서 결국 치료법으로 이어질지도 모를 가설들을 제시했다. 장티푸스 백신을 개발한 공로로 기사 작위를 받은 암로스 라이트는 면역계가 침입한 미생물을 그가 "옵소닌Opsonin"이라고 이름지은 물질로 감싸 백혈구가 훨씬 수월하게 침입자를 삼키도록 만든다고 추정했다. 그의 통찰은 옳았지만, 그는 이 통찰로부터 잘못된 결론을 이끌어냈다.

남아프리카의 금광과 다이아몬드광처럼 폐렴이 극심한 곳은 없었다. 거의 항상 유행병이 발생할 조건이 유지되며, 일단 발생하면 환자 중 거의 40퍼센트가 으레 죽었다. 1914년 남아프리카의 광산주들은 라이트에게 폐렴 백신을 개발해달라고 요청했다. 그는 성공했다고 주장했다. 그러나 사실은 실패했을 뿐 아니라, 그의 백신은 사람을 죽일 수도 있었다. 이런 실수들 때문에 라이트는 경쟁 관계에 있는 연구자들로부터 "거의 옳은 경"이라는 조롱 섞인 별명을 갖게 되었다.

그러나 그 무렵에 두 독일 과학자가 폐렴을 치료하거나 예방하는 문제의 실마리를 하나 발견한 상태였다. 1910년 그들은 폐렴알균을 "전형적"인 것과 "비전형적"인 것으로 구분지었다. 그리고 그들뿐 아니라 다른 연구자들도 이 실마리를 활용하려고 나섰다.

그러나 제1차 세계대전이 터질 때까지도 폐렴을 막는 쪽으로 거의 발전이 이루어지지 않았기에, 오슬러 자신은 여전히 사혈을 권했다. "우리는 지금 몇 년 전보다 훨씬 더 자주 사혈 요법을 쓰지만, 그 병에는 일찍 쓰기보다는 늦게야 쓸 때가 더 많다. 나는 튼튼하고 건강한 사람이 그 병에 걸려서 심하게 앓고 고열이 나는 초기에 피를 빼는 것이 좋은 치료라고 믿는다."[2]

오슬러는 사혈이 폐렴을 완치시킨다고 주장한 것이 아니다. 그저 몇몇 증상을 완화할 수 있다고 말한 것일 뿐이다. 하지만 그의 주장은 틀렸다. 또한 그가 1916년에 내놓은 교과서에는 이렇게 적혀 있었다. "폐렴은 우리가 지닌 어떤 수단으로도 없애거나 막을 수 없는 자기 한정성 질환이다."[3]

미국인들은 그 결론에 막 도전장을 던지려 하고 있었다.

루퍼스 콜는 록펠러 연구소 병원의 병원장이 되었을 때, 자신과 연구진의 힘을 대부분 폐렴을 연구하는 쪽으로 쏟아붓기로 결심했다. 당연했다. 폐렴이 최대 살인자였기 때문이다.

폐렴을 치료하거나 예방하려면, 당시의 다른 모든 감염병들처럼 몸의 자체 방어 체계인 면역계를 조작할 필요가 있었다.

지금까지 과학자들이 물리칠 수 있었던 질병들에서는 항원 — 침입하는 생물의 표면에 있으면서 면역계의 반응을 자극하여 면역 반응의 표적이 되는 분자 — 이 변하지 않았다. 디프테리아에서는 위험한 부분이 세균 자체가 아니라, 세균이 만드는 독소였다.

그 독소는 살아 있지도 않고, 진화하지도 않고, 형태가 정해져 있었기에, 항독소 생산은 정해진 일련의 과정에 따라 이루어졌다. 먼저 말에게 병원성을 띤 세균을 서서히 용량을 늘리면서 주사했다. 세균은 그 독소를 생산했다. 그에 반응하여 말의 면역계는 독소에 결합하여 독소를 중화시키는 항체를 생산했다. 그러고 나서 말의 피를 빼서 고형분을 제거하여 혈청만 남기고, 그 혈청을 정제하여 항독소를 만들었다. 그렇게 만든 항독소는 널리 생명을 구하는 데 쓰였다.

동일한 과정은 파상풍 항독소, 플렉스너의 수막염 혈청, 몇몇 다른 혈청이나 항독소를 만드는 데 쓰였다. 과학자들은 말에게 어떤 병원체를 백신 주사한 뒤, 말의 항체를 추출하여 사람에게 주사했다. 이렇게 외부에서 면역 방어 체계를 빌리는 것을 "수동 면역passive immunity"이라고 한다.

백신이 사람 자신의 면역계를 직접 자극하는 데 쓰일 때, 즉 세균이나 바이러스에 맞서서 자신의 방어 수단을 갖추도록 하는 데 쓰일 때는 "능동 면역Active immunity"이라고 한다.

그러나 지금까지 치료하는 데 성공한 모든 질병은 면역계의 표적인 항원이 변하지 않는 것이었다. 즉 표적이 고정되어 있었다. 움직이지 않았다. 그래서 표적을 맞추기가 쉬웠다.

폐렴알균은 달랐다. 그런데 "전형적"인 것과 "비전형적"인 것이 발견되면서 새로운 문이 열렸다. 연구자들은 이제 그 세균의 여러 유형을 조사하고 있었다. 유형마다 항원이 달랐다. 동일한 유형이 병원성을 띨 때도 있었고 그렇지 않을 때도 있었지만, 왜 어느 것은 사람을 죽이고 어느 것은 가볍게 앓거나 전혀 앓지 않은 채 넘어가는지를 규명하려면, 실험을 어떻게 설계해야 할지 아직 아무도 알지 못했다. 하지만 미래는 거기에 있었다. 데이터 속에 숨겨진 일종의 패턴을 찾아야 했다. 그 문제는 대단히 시급했다. 어서 빨리 치료 혈청을 찾고, 예방 백신을 개발해야 했다.

1912년경 록펠러 연구소의 루퍼스 콜은 한 유형의 폐렴알균에 극적인 수준은 아니었지만 눈에 띌 정도의 치료 효과를 보이는 혈청을 개발한 상태였다. 그는 전혀 다른 주제를 다룬 에이버리의 논문을 우연히 읽게 되었다. 결핵 환자의 2차 감염에 관한 것이었다. 비록 범위가 협소했고 유명한 논문은 아니었지만, 콜은 그래도 깊은 인상을 받았다. 논문은 탄탄하고 철저하고 치밀하면서도 매우 분석적이었으며, 결론이 어떤 의미를 지니며, 어느 새로운 방향으로 뻗어 나갈 수 있을지를 인식하고 있음을 보여주었다. 또한 에이버리의 화학 지식과 그가 환자들의 질병을 실험실에서 철저히 과학적으로 조사할 수 있는 능력을 지니고 있다는 것도 보여주었다. 콜은 에이버리에게 연구소에 일자리를 주겠다고 제안하는 편지를 보냈다. 에이버리는 답장하지 않았다. 콜은 다시 편지를 보냈다. 그래도 답장은 없었다. 이윽고 콜은 에이버리를 찾아가서 연봉을 더 올려서 제안했다. 나중에야 그는 에이버리가 우편물을 거의 읽지 않는다는 것을 알아차렸다. 그것이 에이버리의 전형적인 특징이었다. 그는 오로지 자신의 실험에만 관심을 보였다. 아무튼 그제야 그는 수락했다. 제1차 세계대전이 터진 직후, 하지만 미국이 아직 참전하기 전, 에이버리도 폐렴 연구를 시작했다.

폐렴은 콜에게 열정의 대상이었다. 에이버리에게 폐렴은 일종의 강박이 된다.

오스왈드 에이버리는 마르고 키도 작은 허약한 사람이었다. 몸무게가 잘해야 50킬로그램에 불과한 정말 왜소한 남자였다. 커다란 머리와 강렬한 눈빛을 가진 그는 어릴 때 당시 그 단어가 쓰였다면 학교에서 "달걀머리egghead"라고 놀림을 받고 괴롭힘을 당했을 것처럼 보였다. 하지만 그런 일이 실제로 있었다고 해도, 그에게는 아무런 흔적도 남기지 않은 듯했다. 그는 유쾌하고 사교적이었으며 심지어 외향적인 듯이 보였다.

몬트리올에서 태어난 그는 뉴욕에서 자랐다. 부친이 뉴욕시의 한 교회에서 침례교 목사로 일했기 때문이다. 그는 여러 면에서 재주가 많았다. 콜게이트 대학교에서 그는 급우인 해리 에머슨 포스딕과 연설 경연을 펼쳐서 공동 우승을 했다. 포스딕은 20세기 초에 가장 유명한 전도사 중 한 명이 되었다(포스딕의 형제인 레이먼드는 나중에 록펠러 재단을 맡았다. 존 록펠러 시니어는 해리를 위해 리버사이드 교회를 지었다). 또한 에이버리는 안토닌 드보르자크가 지휘하는 국립음악원과 협연할 정도로 코넷을 잘 불었고 잉크 캐리커처를 그리고 풍경화를 그렸다.

그러나 이렇게 친절하고 사교적인 겉모습에도 불구하고 에이버리는 자신이 "연구의 진정한 본질"[4]이라고 부른 것만 이야기했다.

에이버리의 제자인 르네 뒤보스René Dubos는 이렇게 회상했다. "그러나 매일 그를 보는 우리 몇 명에게는 그의 성격의 또 다른 측면이 보이곤 했다. …… 그건 더욱 잊을 수 없는 특성이다. …… 그는 「트리스탄과 이졸데」에 나오는 양치기의 노래의 고독한 선율에 맞추어 홀로 부드럽게 휘파람을 부는 우울한 사람이다. 설령 고독함을 대가로 치르고 사야 했을지라도, 강렬한 사생활 보호 욕구가 에이버리 행동의 많은 측면에 배어 있었다."[5]

뒤보스는 에이버리가 전화를 받으면 마치 상대방의 목소리를 들어서 기쁘다는 듯이 활기차게 이야기를 했지만, 전화를 끊으면 달라졌다고 했다. "마치 가면이 떨어져 나간 양, 그의 웃음은 지치고 거의 고문당한 표정으로 대체되었고, 침입하는 세계에 대한 항의의 표시로 전화기를 책상 멀리 밀어놓았다."[6]

웰치처럼 그는 평생 독신으로 살았고, 그 누군가와 정서적으로 친밀한 관계를 맺고 지냈다는 이야기는 전혀 알려진 바가 없다. 웰치처럼, 그도 매력을 풍기면서 사람들의 이목을 집중시킬 수 있었다. 그는 희극 배우 흉내도 아주 잘 냈다. 한 동료는 그를 "타고난 코미디언"[7]이라고 했다. 그러나 그는 어떤 식으로든 자신을 방해하면, 심지어 남들이 자신을 웃기려고 시도할 때조차 화를 냈다.

그 외에는 모든 면에서 웰치와 정반대였다. 웰치는 폭넓게 독서를 하고, 모든 것에 호기심을 갖고, 유럽과 중국과 일본을 돌아다니고, 세상을 포용하는 듯했다. 웰치는 공들인 만찬을 즐기면서 기분을 풀곤 했고, 거의 매일 클럽에 들렀다. 그리고 아주 젊을 때부터 탁월한 일들을 해냈다고 인정을 받았다.

에이버리는 이 모든 것들과 무관했다. 젊었을 때 그가 명석한 연구자로 여겨지지 않았다는 것은 분명하다. 콜이 그를 데려왔을 때, 그는 불혹을 바라보고 있었다. 웰치는 불혹의 나이에 세계 최고의 과학계 인사로 발돋움하고 있었다. 그 나이에 중요한 과학적 업적을 남긴 에이버리의 동년배들은 이미 나름 명성을 얻은 상태였다. 그러나 에이버리는 록펠러 연구소의 훨씬 더 젊은 연구자들처럼 사실상 수습 기간에 있는 것이나 다름없었고 눈에 띄는 업적을 내지 못했다. 사실 아무런 업적도 없었다. 그러나 야심이 없어서도 아니었고, 연구를 하지 않아서 그런 것도 아니었다.

웰치가 계속 사교 활동을 하고 여행을 다닌 반면, 에이버리에게는 사생활이라는 것이 거의 없었다. 그는 그로부터 달아났다. 거의 여가 활동을 하지 않았고, 저녁을 먹으러 외출하는 일도 거의 없었다. 자기 동생과 고아가 된 한 사촌과 가까웠고 그들에게 책임감도 느꼈지만 그의 삶과 그의 세계는 연구를 중심으로 돌아갔다. 나머지는 다 부차적이었다. 한 과학 잡지의 편집자가 그에게 노벨상 수상자 카를 란트슈타이너의 추도사를 써 달라고 한 적이 있었다. 란트슈타이너와 에이버리는 록펠러 연구소에서 가깝게 지내면서 연구한 사이였다. 그런데 에이버리는 추도사에서 란트슈타이너의 사생활에 관해서는 한마디도 적지 않았다. 그 잡지 편집자는 개인적인 일화도 써 줄 것을 부탁했다. 에이버리는 이 요청을 거절했다. 개인의 신변잡기를 둘러싼 이야기는 독자가 중요한 문제, 즉 란트슈타이너의 업적이나 그의 사고 과정을 이해하는 데 아무런 도움이 되지 않는다고 했다.[8]

(란트슈타이너는 아마도 에이버리의 말에 수긍하는 태도를 보였을 것이다. 노벨상 수상자로 선정되었다는 소식을 들었을 때, 그는 연구실에서 온종일 연구를 하다가 늦게서야 퇴근했다. 너무 늦게 귀가하는 바람에 아내가 잠들어 있자, 굳이 아내를 깨워 자신이 노벨상을 받았다는 소식을 알리려 하지 않았다.)[9]

연구가 중요하다고 에이버리는 말하고 있었다. 삶이 중요한 게 아니었다. 그리고 모든 예술가의 삶이 그렇듯이, 연구자의 삶은 연구 안에 있었다. 아인슈타인은 이렇게 말한 바 있다. "개인을 예술이나 과학으로 이끄는 가장 강력한 동기 중 하나는 일상생활로부터의 도피다. …… 부정적인 동기는 긍정적인 동기로 나아간다. 사람은 어떤 방식으로 자신에게 적합하든 간에 스스로를 위해 세계의 단순하면서 명쾌한 이미지를 형성하고, 경험 세계를 어느 정도까지 이 이미지로 대체하려고 추구함으로써 극복하려 한다. 화가, 시인, 사변적인 철학자, 자연과학자가 각자 나름의 방법으로 하는 일이 바로 이것이다. 이 이미지와 그 구성 속에 그는 자기 감정 생활의 중력 중심을 놓는다. 개인적 경험이 소용돌이치는 협소한 공간 내에서는 찾을 수 없는 평화와 평온을 이루기 위해서다."[10]

자신이 좋아하는 음악을 할 때만 빼고, 에이버리는 연구실 바깥 생활은 전혀 안 한 듯했다. 오랫동안 그는 록펠러 연구소에서 가깝게 지내면서 연구한 또 다른 독신 과학자인 알폰스 도체스Alphonse Dochez와 같은 아파트에 살았다. 다른 과학자들도 함께 살았는데 그들은 결혼을 하거나 직장을 옮기거나 해서 떠나곤 했다. 에이버리의 룸메이트들은 주말에 외출을 하거나 외박을 하면서 정상적인 삶을 살았다. 그들이 집에 오면, 에이버리가 실험 문제나 결과를 놓고 밤이 깊도록 대화를 할 준비를 하고 기다리고 있었다.

에이버리에게 사생활이란 거의 없었다. 하지만 그에게는 야심이 있었다. 재야에서 그토록 오랫동안 있었기에 업적을 이루고 싶은 욕심이 있어서, 그는 록펠러 연구소로 온 직후에 논문 두 편을 발표했다. 몇 차례 안 되는 실험을 토대로 한 첫 번째 논문에서, 그와 도체스는 "병원성과 면역성의 포괄적인 대사 이론"[11]을 정립했다. 두 번째 논문에서도 에이버리는 실험 증거를 훨씬 초월하는 결론을 내렸다.

둘 다 곧 틀렸음이 드러났다. 수치스러웠던 그는 그런 당혹스러운 일을 다시는 겪지 않겠다고 결심했다. 그는 자신이 발표할 때, 더 나아가 연구실 바깥에서 말을 할 때에도 대단히 꼼꼼하고, 대단히 신중하고 조심스럽게 행동했다. 그는 마음속으로 실험을 가장 대담하고 가장 폭넓게 해석하면서 추정하는 것을 멈추지 않았지만, 그 뒤로는 가장 엄밀하게 검증하고 신중하게 내린 결론만을 발표했다. 그 이후로 에이버리는 오직 조금씩 — 겉으로 보기에 — 나아갔다. 한 번에 한 걸음씩 꾸준히 나아간 끝에, 결국 놀랍고도 엄청난 거리를 걷게 된다.

조금씩 나아가는 발걸음은 느리지만 한 걸음이 결정적일 수 있다. 콜과 에이버리는 정확히 콜이 록펠러 병원을 세울 때 바랐던 방식으로 함께 일했다. 더 중요한 점은 그 연구가 결과를 내놓았다는 것이다.

연구실에서 에이버리와 도체스는 연구를 주도했다. 그들은 단순한 장비를 갖춘 단순한 연구실에서 일했다. 각 연구실에는 움푹 들어간 도기로 된 싱크대 하나에 실험대 몇 개가 있었고, 각 실험대에는 분젠 버너용 가스 배출구와 서랍이 있었다. 실험대 위에는 시험관이 채워진 받침대, 뚜껑 달린 병, 페트리접시, 다양한 염료와 화학 물질을 떨구는 점적기, 피펫과 백금 고리가 들어 있는 주석 통이 널려 있었다. 연구자는 한 실험대에서 거의 모든 일을 했다. 동물을 접종하고, 피를 빼고, 해부했다. 또 실험대 위에는 때때로 동물을 애완용으로 삼아서 가두는 우리도 있었다. 방 한가운데에는 배양기, 진공 펌프, 원심분리기가 있었다.

그들은 먼저 이전에 이루어진 실험들을 재연했다. 어느 정도는 실험 방법에 익숙해지기 위해서였다. 그들은 토끼와 생쥐를 폐렴알균에 노출시키면서, 서서히 용량을 늘려 갔다. 곧 동물들은 그 세균에 대항하는 항체를 만들었다. 그들은 동물의 피를 빼서, 고형물을 가라앉힌 다음 혈청만 뽑아냈다. 혈청에 화학 물질을 첨가하여 남은 고형물을 가라앉힌 뒤, 여과를 몇 번 해서 순도를 높였다. 다른 연구자들이 으레 하는 일이었다. 그들은 그 혈청으로 생쥐를 치료하는 데 성공했다. 마찬가지로 다른 연구자들이 다 했던 일이었다. 그러나 생쥐는 사람이 아니었다.

어느 면에서 그 동물은 사실 생쥐도 아니었다. 과학자들은 정확히 무엇 때문에 실험 결과가 나왔는지를 더 쉽게 이해하고자, 가능한 한 많은 요소들을 일정하게 유지하고, 변수를 제한해야 했다. 그래서 성별만 다를 뿐, 거의 똑같은 유전자들을 지니도록 모든 생쥐들을 계속 동계 교배를 시켜서 순종을 만들었다. (생쥐 수컷은 대개 실험에 쓰지 않았고 지금도 그렇다. 때때로 서로 공격하기 때문이다. 어떤 이유로든 생쥐가 한 마리라도 죽거나 다치면 실험 결과가 왜곡될 수 있고, 몇 주 동안 한 실험이 엉망이 될 수 있다.) 말하자면 생쥐들은 살아는 있지만 시험관test tube에 가까운 것이 되도록 교배되었다.*

하지만 과학자들은 생쥐들을 치료하고 있었지만, 그 어디에서도 사람을 치료하는 데 진전을 보인 과학자는 단 한 명도 없었다. 실험들은 실패를 거듭했다. 결국 연구자들은 자신의 이론이 틀렸거나 실험 방법이 잘못되어서 실패하는 것이라고 확신하고서 비슷한 접근법을 시도하는 것을 아예 그만두었다. 또는 더는 버티기 힘들어서 그냥 더 쉬운 문제 쪽으로 방향을 바꾸었다.

그러나 에이버리는 결코 흔들리지 않았다. 그는 자신이 옳다는 것을 시사하는 몇몇 단편적인 증거들을 보았다. 그는 매번 실패로부터 배우

---

* 에이버리가 썼던 바로 그 실험용 생쥐 유전자 계통은 지금도 쓰이고 있다. 이 순혈 계통은 적어도 1909년부터 실험에 유용하게 쓰여 왔다. 국립암연구소의 한 과학자는 이렇게 말한다. "나는 한 생쥐의 암을 100퍼센트 완치시킬 수 있다. 당신이 그렇게 할 수 없다면, 이 일을 그만두는 편이 낫다."

려고 시도하면서 고집스럽게 실험을 반복했다. 그와 도체스는 균주를 바꾸고, 그 대사 과정의 비밀을 점점 더 많이 알아내고, 배지의 조성을 바꾸면서 폐렴알균을 계속 배양했다. 이윽고 배지가 수백 개로 늘어났다. (곧 에이버리는 다양한 세균을 배양하는 데 어떤 배지가 가장 좋은지를 세계에서 가장 잘 아는 인물 중 한 명이 되었다.) 그가 화학과 면역학 두 분야 모두에 정통하다는 것이 드디어 도움이 되기 시작했고, 그들은 모든 정보 조각을 문제의 틈새에 쐐기처럼 박아 다른 비밀들을 깨뜨리거나 열어젖히면서, 실험 방법을 개선해 갔다. 그들은 이윽고 다른 연구자들이 다다른 곳 너머로 한 걸음씩 나아가기 시작했다.

그들을 비롯한 연구자들은 폐렴알균의 흔한 균주가 3종류이며, 각 균주의 특성이 꽤 균일하다는 것을 알아냈다. 그들은 그 균주들에 단순히 I형, II형, III형이라는 이름을 붙였다. 나머지 균주들은 그냥 IV형이라고 한꺼번에 묶었다. 덜 흔한 균주 수십 종을 묶은 범주였다(지금까지 90종류가 발견되었다). 세 유형이 흔하다는 것은 그만큼 항혈청의 표적을 더 구체적으로 겨냥할 수 있다는 의미였다. 그들은 그렇게 했다. 연구진이 혈청을 균주가 서로 다른 폐렴알균들에 노출시키자, 혈청의 항체가 특정한 균주에만 결합하고 다른 균주들에는 결합하지 않는다는 것이 드러났다. 결합했는지 여부는 심지어 현미경을 쓰지 않고서도 알 수 있었다. 시험관에서 세균과 항체가 엉겨서 덩어리졌기 때문이다. 이 엉김은 "응집agglutination"이라고 불렸으며, 항원의 특이성을 검사하는 방법이 되었다.

그러나 체외에서, 즉 시험관이라는 좁은 세계에서 진행되는 일들 중 상당수는 생체 내에서는 일어나지 않았다. 다시 말해 거의 무한히 복잡한 생물의 몸속에서는 진행되지 않았다. 연구진은 토끼와 생쥐를 대상으로 다시 같은 실험을 되풀이했다. 다양한 세균 균주에 노출시키면서 각 균주의 병원성이 얼마나 강한지, 항체가 얼마나 잘 생기는지, 항체가 세균에 얼마나 잘 결합하는지를 검사했다. 그들은 사멸시킨 세균을 대량 주사하기도 했다. 그러면 면역 반응이 강하게 촉발되어 그 기술로 생산된 혈청을 이용하게 될지도 모른다고 생각했다. 그들은 살아 있는 세균 소량에다가 죽은 세균을 대량으로 섞어서 주사하기도 했다. 물론 살아 있는 세균을 주사하는 실험도 했다. 이윽고 그들은 생쥐를 놀라운 수준으로 치료할 수 있게 되었다. 그와 동시에 에이버리의 그 세균에 대한 이해는 깊어졌다. 그리고 결국에는 면역계를 보는 과학자들의 관점을 바꾸게 된다.

폐렴알균의 가장 수수께끼 같은 측면 중 하나는 때로는 병원성이 아주 강하고 치명적인 양상을 띠기도 하고, 때로는 그렇지 않다는 것이었다. 에이버리는 그 문제를 해결할 실마리 하나를 자신이 찾았다고 생각했다. 그와 도체스는 일부 폐렴알균—오직 일부만—이 다당류, 즉 당으로 이루어진 피막에 감싸여 있다는 사실에 초점을 맞추었다. 딱딱한 껍질 안에 부드러운 초콜릿이 들어 있는 M&M 초콜릿과 비슷했다. 1917년에 발표된 폐렴알균에 관한 에이버리의 첫 논문은 이 "특이한 용해성 물질"을 다루고 있었다. 그는 그 뒤로 반세기 넘게 이 주제에 매달리게 된다. 이 수수께끼를 풀고자, 그는 폐렴알균, 이 살인자 세균을 "당의 미생물sugar-coated microbe"이라고 부르기 시작했다. 그 노력은 한 기념비적인 발견과 생명 자체에 대한 깊은 이해로 이어지게 된다.

서양 세계 전체가 이미 전쟁을 벌이고 있을 때, 콜과 에이버리, 도체스, 그리고 그의 동료들은 자신들의 면역 혈청을 사람들에게 시험할 준비를 했다.

13

콜이 새 혈청을 환자들에게 처음으로 시험했을 때부터 전망이 엿보였다. 그와 에이버리는 즉시 연구실에서 시험 과정, 즉 말에 세균을 주사한 뒤 혈청을 추출하여 사람에게 처방하는 과정을 더 세밀하게 다듬는 데 몰두했다. 마침내 그들은 최종 완성된 약물로 꼼꼼하게 일련의 임상 시험을 시작했다. 그들은 0.5리터에 이르는 대량의 혈청을 정맥으로 주사했을 때, I형 폐렴의 사망률이 절반 이상 줄어든다는 것을 발견했다. 사망률은 23퍼센트에서 10퍼센트로 줄어들었다.

그것은 치료제가 아니었다. 다른 유형의 폐렴알균으로 생긴 폐렴에는 그 정도 효과가 나타나지 않았다. 그리고 에이버리와 콜은 "사람을 보호하는 수준이 생쥐를 보호하는 수준보다 못하다"[1]고 말했다.

그렇지만 모든 폐렴 중에서, I형 폐렴알균이 일으키는 폐렴이 월등히 흔했다. 이 가장 흔한 폐렴의 사망률을 절반 이하로 줄인 것은 진정으로 진일보한 것이었다. 그래서 1917년 록펠러 연구소는 자랑스럽게 콜, 에이버리, 도체스, 젊은 과학자 헨리 치커링Henry Chickering이 쓴 「급성 엽폐렴 예방과 혈청 치료Acute Lobar Pneumonia Prevention and Serum Treatment」라는 90쪽짜리 논문을 냈다.

기념비적인 논문이었다. 이 논문은 폐렴을 치료할 수 있는 혈청을 준비하고 사용하는 방법을 처음으로 단계적으로 상세히 설명하고 있었다. 그리고 "폐렴은 이번 전쟁에서 다른 모든 질병보다 더 주된 사망 원인이 될 가능성이 있다"[2]고 언급하여 군 병영에서 이 병이 창궐하리라는 것을 거의 정확히 예견했다.

1917년 10월, 고거스는 군 병원 지휘관들에게 "폐렴이 군대에서 가장 중요한 질병 중 하나가 될 가능성에 비추어 볼 때"[3] 이 혈청을 준비하고 투여하는 법을 배울 수 있도록 더 많은 의사들을 록펠러 연구소로 보내야 한다고 말했다. 아직 사병이었던 에이버리는 이미 연구할 시간을 쪼개어 병영에서 일할 장교들에게 세균학을 가르치고 있었다. 이제 그는 동료들과 함께 이 혈청 요법도 가르쳤다. 그의 학생들은 그를 "이등병"이라고 부르지 않고 "교수님Professor"이라고 공손히 부르고 있었다. 이미 때때로 별명처럼 불리고 있었다. 동료들은 이 별명을 "페스Fess"라고 줄여 불렀고, 에이버리는 이후 평생을 계속 이 별명으로 불렸다.

동시에 콜과 에이버리, 도체스는 I, II, III형 폐렴알균이 일으키는 폐렴을 예방할 백신을 개발하고 있었다. 동물에게 효과가 있다는 것을 입증한 뒤, 그들과 다른 여섯 명의 록펠러 연구소 연구자들은 스스로 기니피그가 되기로 했다. 그들은 서로에게 혈청을 대량 주사하여 사람에게 안전한지 시험했다. 그들 모두 그 백신에 부정적인 반응을 보였다.[4] 세 명은 심각한 반응을 일으켰다. 결국 그들은 그 백신을 그 용량으로 투여하는 것은 너무 위험하다고 판단했지만, 이번에는 더 적은 용량으로 일주일에 한 번씩 4주에 걸쳐 투여하는 방법으로 시험할 계획을 세웠다.

투여받은 사람이 서서히 면역력을 얻게 한다는 생각이었다.

이 백신은 너무 늦게 나와 홍역이 대유행할 당시에는 큰 영향을 미치지 못했지만, 애틀랜타 외곽의 고든 기지에서 폐렴의 주된 원인이 되는 폐렴알균 균주를 막을 백신 임상시험이 홍역에 걸린 100명의 병사를 대상으로 실시되었다. 50명이 백신을 맞고, 나머지 50명은 대조군으로 이용되었다. 백신을 접종한 병사들 가운데는 단 두 명만이 폐렴에 걸린 반면, 백신을 맞지 않은 대조군에서는 열네 명이 폐렴에 걸렸다.[5]

한편 콜은 군에서 나름 과학적 연구를 통해 장티푸스 백신의 효능을 대폭 개선한 프레더릭 러셀 대령에게 "폐렴 예방 백신 접종 문제에서 이미 상당한 진척을 이루었다"고 편지를 썼다. 그러나 콜은 이렇게 덧붙였다. "백신의 대량 제조가 큰 문제가 될 겁니다. 장티푸스 백신을 제조하는 것보다 훨씬 어려워요. …… 필요한 배지를 대량 준비하여 백신을 대량으로 제조할 수 있도록 조직을 짜고 있습니다."[6]

콜의 조직은 1918년 3월에 대규모 임상시험을 준비하고 있었다. 캔자스주에서 병사들 사이에 처음으로 독감이 출현하기 시작했을 때였다. 백신은 롱아일랜드주 업턴 기지에서 12,000명의 병력에게 투여되었고 — 생산된 백신을 모조리 다 썼다 — 백신을 투여받지 않은 19,000명의 병력은 대조군 역할을 했다. 그 뒤 3개월 동안 백신 접종을 받은 군인들 중에는 해당 폐렴알균 유형에 걸려서 폐렴에 걸리는 사람이 단 한 명도 나타나지 않았다. 반면 대조군에서는 101명이 폐렴에 걸렸다.[7] 이 결과로 확실하게 결론짓기는 어려웠다. 그래도 효과가 있을 것임을 시사하는 수준은 넘어선 것이었다. 그리고 세계의 다른 모든 곳에서 이룬 성과보다 훨씬 더 나았다. 파스퇴르 연구소도 자체 폐렴 백신을 시험하고 있었지만, 성공하지 못했다.[8]

에이버리와 콜이 "인류를 죽이는 질환의 대장"을 막는 데 진정으로 효과가 있는 혈청이나 백신을 개발할 수 있다면 …… 그들이 그렇게 할 수만 있다면, 의학 역사상 가장 큰 위업이 될 터였다.

마침내 폐렴을 막고 군 기지에서의 대규모 발병도 막을 수 있으리라는 전망에 고무되어서, 고거스는 폐렴 사망률을 줄일 방법을 찾는 일에 더욱 몰두했다. 그는 웰치에게 폐렴 문제를 다룰 특별위원회를 만들어서 의장을 맡아 달라고 요청했다. 고거스는 말 그대로 자기 사무실에서 위원회를 운영하고 싶어 했다. 왜냐하면 웰치의 책상이 고거스의 개인 사무실 안에 놓여 있었기 때문이다.

웰치는 이의를 제기하고 나서 플렉스너에게 전화를 걸었다. 둘은 미국에서, 아니 아마도 전 세계에서 의장으로 가장 적합한 사람이 루퍼스 콜이라는 데 의견을 같이했다. 다음 날 플렉스너와 콜은 열차를 타고 워싱턴으로 가서 코스모스 클럽에서 고거스와 웰치를 만났다. 그 자리에서 그들은 폐렴위원회의 위원들을 선정했고, 고거스, 웰치, 플렉스너 및 그들이 대표하는 기관들이 지닌 모든 지식과 자원으로 위원회를 지원하기로 했다.[9]

그들은 잘 선정했다. 선정된 위원 모두가 훗날 아마도 세계에서 가장 배타적인 과학 기관이라고 할 국립과학원 회원으로 뽑히게 된다.

물론 에이버리는 뉴욕에 그대로 머물면서 연구실에서 실질적인 연구를 이끌 예정이었다. 다른 이들은 대부분 현장에서 일하게 된다. 홉킨스 의대 졸업생이자 웰치의 제자인 토머스 리버스 중위는 세계 최고의 바이러스 학자 중 한 명이 되고, 콜의 뒤를 이어 록펠러 연구소 병원을 맡게 된다. 또 다른 록펠러 연구소 연구원인 프랜시스 블레이크Francis Blake 중위는 나중에 예일 의대 학장이 된다. 웰치의 병리학 학생 중 가장 명석한 축에 든다고 여겨지는 유진 오피 대위는 군에 들어갈 당시에 이미 워싱턴 대학교 의대 학장이었다. 정식 위원회 구성원은 아니었지만, 훗날 노벨상을 받을 록펠러 연구소의 카를 란트슈타이너와 홉킨스 의대의 조지 휘플도 협력했다. 훗날 또 다른 록펠러 연구소 과학자는 이렇게 회상했다. "폐렴 팀에 있다는 것 자체가 사실상 특권이었다."[10]

콜은 고거스의 사무실에서 웰치를 비롯한 고위 군 의무관들과 최신 연구 결과를 논의하기 위해 일상적으로 — 그렇게 긴박한 업무를 일상적이라고 할 수 있다면 — 워싱턴을 오갔다. 또한 콜, 웰치, 빅터 본, 러셀은 병영을 돌아다니면서 가장 엄밀하게 일련의 조사를 수행하고 있었다. 기지에 근무하는 외과의, 세균학자, 역학자의 수준부터 주방 접시에 이르기까지 모든 것을 꼼꼼하게 점검했다.[11] 그들이 내리는 권고는 즉시 실시하도록 명령이 떨어졌다. 그러나 그들은 단지 지시만 한 것이 아니었다. 기지의 병원과 연구실 중 상당수는 그들이 존경하는 인물들이 운영하고 있었기에, 그들의 생각에도 귀를 기울였다.

그해 늦은 봄에 콜은 미국의학협회에 홍역에 관한 자신의 결론 중 하나를 보고했다. "호흡기 점막이 이차 감염에 유달리 취약한 듯하다." 또 그는 이런 이차 감염이 홍역 자체만큼 "주로 유행병 형태로 나타난다"고 믿었다. "새 감염자가 나타날 때마다 유행병의 규모뿐 아니라 강도가 그만큼 심각해진다."[12]

1918년 6월 4일, 콜과 웰치를 비롯한 폐렴위원회의 몇몇 위원들이 다시 고거스의 사무실에 모였다. 이번에는 뉴욕 주 보건장관인 허먼 빅스도 함께했다. 당시 해군 소령으로 복무하고 있던 하버드 대학교의 저명한 과학자 밀턴 로즈노, 록펠러 연구소 창립에 기여한 인물 중 한 명인 에밋 홀트도 참석했다. 이 회의에서는 홍역 유행병보다 더 심각할 가능성이 있는 문제를 최소화할 방법에 초점을 맞추어서 폭넓게 논의가 이루어졌다. 그들은 고거스의 악몽이 실현되지나 않을까 걱정했다.

그들은 독감의 발병 양상을 추적하고 있기는 했지만, 특별히 독감을 우려하고 있던 것은 아니었다. 당시에는 독감이 그리 심각한 피해를 입히고 있지 않았으며, 홍역이 유행했을 때에 비하면 위험하다고 할 수조차 없었다. 그들은 독감이 때로 목숨을 앗아 간다는 것, 폐렴을 통해 사람을 죽일 수 있다는 것을 잘 알고 있었지만, 고거스는 이미 록펠러 연구소에 폐렴 혈청과 백신의 연구 및 생산에 더 힘을 기울여달라고 요청해 놓은 상황이었고, 연구소와 육군의학교는 이미 그 일에 매진하고 있었다.

그래서 대화는 연구실에서 역학의 쟁점들로 옮겨 갔다. 기지들을 순방하면서 조사를 했던 웰치, 콜, 본, 러셀은 홍역 관련 폐렴으로 사망한 이들의 상당수가 교차 감염의 피해를 입은 것이라고 확신했다. 그런 문제가 다시 생기지 않도록 하기 위해, 콜은 전문 교육을 받은 인력을 갖춘 감염병 병동을 최고의 민간 병원 수준으로 만들자고 제안했다. 웰치는 영국에 완전히 독립된 조직과 엄격한 규정을 갖춘 격리 병원들이 있음을 상기시켰다. 교차 감염을 막을 수 있는 또 한 가지 해결책은 병실 침대마다 칸막이를 설치하는 것이었다.

또 그들은 병원의 과밀과 군대의 격리 문제도 논의했다. 1916년 이래로 캐나다군은 영국에 도착하는 모든 군인들을 28일 동안 격리시켜 전선에 나갈 준비를 끝낸 훈련된 병사들을 감염시키는 것을 막고자 했다.[13] 웰치는 비슷하게 "신병들을 10일에서 14일간 격리하는 수용 시설"14을 만들자고 조언했다.

그들은 그런 조치를 취하도록 군을 설득하는 것이, 아니 막사의 과밀이라는 더욱 심각한 문제를 해결하도록 군을 설득하는 것이 어렵다는 것을 잘 알고 있었다.

그래도 한 군의관이 한 가지 희소식을 전했다. 병원의 과밀 문제가 저절로 해소되었다고 했다. 5월 15일을 기준으로 군의 각 병원마다 적어도 100개의 병상이 비어 있으며, 총 23,000개의 병상이 비어 있다는 것이었다. 군이 집계한 역학적 통계들은 하나같이 전반적으로 군인들의 건강 상태가 개선되었음을 보여주었다. 그는 현재의 시설과 훈련이 충분한 수준이라고 주장했다.

진실은 시간이 말해 줄 터였다.

인간은 자신을 자연에 맞추는 대신에 자연을 통제하려고 시도하는 것만큼 "현대적"이라고 말할 수 있을 듯하다. 자연과 맺은 이와 같은 관계 속에서 현대 인류는 전반적으로 공격자였으며, 강의 흐름을 바꾸고, 지질 단층 위에 건물을 세우고, 더 나아가 기존 종의 유전자도 바꾸는 대담한 존재였다. 자연은 대체로 미적지근하게 반응해 왔다. 하지만 일단 불만을 드러내면 폭력적으로 대응하곤 한다.

1918년경 인류는 완전히 현대적이고, 완전히 과학적이었지만, 자기 자신과 싸우느라 너무 바빠서 자연을 공격할 겨를이 없었다. 그러나 자연은 스스로 때를 정한다. 자연은 바로 지금이 인류를 공격할 때라고 판단했고, 미적지근하게 찔러 대는 수준에서 그치지 않았다. 현대 인류, 현대적인 과학적 방법을 쓰는 인류는 처음으로 자연의 가장 격렬한 분노에 대면하게 된다.

4부

시작

14

캔자스주 해스켈 카운티에서 온 누군가가 독감 바이러스를 펀스턴 기지에 퍼뜨렸다는 것을 증명하기란 불가능하다. 그러나 정황 증거는 강력하다. 1918년 2월 마지막 주에 지역 신문에 이름이 언급된 딘 닐슨, 어니스트 엘리엇, 존 바텀 그리고 아마 언급되지 않은 몇몇 사람이 "심각한 독감"이 창궐하던 해스켈을 떠나 펀스턴으로 향했다. 그들은 아마 2월 28일에서 3월 2일 사이에 도착했을 것이고, 3월 4일에 처음으로 독감에 걸린 병사들이 병원을 찾기 시작했다. 이 시점은 독감의 잠복기와 정확히 들어맞는다. 3주 사이에 펀스턴에서 입원해야 할 만치 심하게 앓는 사람이 1,100명으로 늘었다.

해스켈과 펀스턴을 오간 사람은 소수에 불과했지만, 펀스턴과 다른 기지들 그리고 프랑스 사이에는 군인들이 대규모로 이동했다. 펀스턴에서 첫 환자가 나타난 지 2주 뒤인 3월 18일, 조지아주의 포리스트 기지와 그린리프 기지에 독감 환자들이 나타났다. 이윽고 양쪽 기지의 군인 중 10퍼센트가 독감에 걸렸다는 보고가 올라오게 된다. 이어서 마치 도미노가 쓰러지듯이, 다른 기지들에서도 독감 환자들이 쏟아져 나왔다. 가장 규모가 큰 기지 36곳 중 24곳에서 그해 봄에 독감이 발병했다. 미국의 가장 큰 도시 50곳 중 30곳에서도 4월에 독감으로 "초과 사망률"이 치솟았다.[1] 대부분 군 기지가 인접해 있는 곳이었다. 하지만 나중에 가서야 알게 된 사실일 뿐 당시에는 어떤 일이 벌어지고 있는지 아무도 눈치 채지 못했다.

처음에는 걱정할 일이 전혀 없어 보였다. 홍역 발병에 따른 폐렴 합병증에 비하면 아무것도 아니었기 때문이다. 독감은 해스켈에서만 심각했다. 그저 독감이 퍼지고 있다는 점만 우려되었을 뿐이다.

맥팔레인 버넷은 나중에 이렇게 말했다. "이 시기의 독감 이야기는 대체로 미국과 유럽에서 군대가 겪은 일을 따라 가면 된다."[2]

이 감염병의 전 세계적 유행이 지나간 뒤, 저명한 역학자들은 펀스턴 기지에서의 발병 이전에 독감이 어떤 특이한 활동을 보였는지 알아내기 위해 미국의 군과 민간의 보건 기록을 샅샅이 조사했다. 그들은 아무것도 찾아내지 못했다. (해스켈에 독감이 유행한다고 경고한 자료는 날짜가 잘못 적혀 있었다. 펀스턴 발병 이후로 적혀 있었다.) 프랑스에서 겨울에 몇몇 지역에서 독감이 발생하긴 했지만, 널리 퍼지지 않아서 유행병이 아니라 토착병처럼 행동한 듯했다.

유럽에서 처음으로 특이한 발병이 일어난 것은 4월 초 프랑스의 브레스트Brest에서였다. 미군이 상륙한 곳이었다. 브레스트에서 한 프랑스 해군 사령관이 갑작스럽게 독감에 쓰러졌다. 그리고 브레스트에서부터 독감은 동심원을 그리면서 빠르게 퍼져 나갔다.

그러나 많은 이들이 앓긴 했지만, 미국에서 유행한 독감과 마찬가지로 이 유행병도 대체로 약한 편이었다. 군인들은 잠시 쇠약해졌다가 회복되었다. 쇼몽Chaumont 인근에서 미군과 민간인들에게 유행한 독감이 한 예다. 사령부를 지키던 해병대원 172명 중 대부분이 걸렸고, 그중 54명이 입원해야 했지만 모두 회복되었다.[3]

프랑스군에서는 4월 10일에 처음 독감 환자가 나타났다.[4] 4월 말 독감은 파리를 강타했고, 거의 같은 시기에 이탈리아에도 다다랐다. 영국군에서는 4월 중순에 첫 환자가 나타나더니 곧 폭발적으로 늘어났다. 5월에 영국 1군British First Army에서만 입원 환자가 36,473명에 달했고, 증상이 덜한 환자도 수만 명이었다.[5] 한 영국군 보고서는 2군의 상황을 이렇게 적었다. "5월 말에 독감이 매우 격렬한 양상을 보이며 나타났다. …… 감염자의 수가 아주 많았다. …… 한 포병 여단에서는 48시간 사이에 병력의 3분의 1이 걸렸고, 탄약 부대에서는 병력 145명 중 하루 근무 가능 인원이 15명에 불과했다."[6] 3군도 상황은 마찬가지였다. 6월에 고국으로 돌아간 군대는 그 병을 영국에 퍼뜨렸다.

그러나 이들도 합병증을 거의 겪지 않았고, 거의 다 회복되었다. 유일하게 심각한 걱정거리 ─ 그건 정말로 심각한 일이었다 ─ 는 독감 때문에 군대의 전투력이 떨어질지 모른다는 것이었다.

독일군도 상황은 다르지 않아 보였다. 전선에 배치된 독일 부대들에서 4월 말부터 독감 환자가 속출하기 시작했다. 당시 독일군 사령관 에리히 폰 루덴도르프Erich von Ludendorff는 마지막 대공세를 막 시작한 참이었다. 독일이 전쟁에서 이길 수 있었던 진정으로 마지막 기회였다.

독일의 공격은 처음에는 큰 성과를 거두었다. 핼스테드의 제자 하비 쿠싱은 전선 가까이에 있다가 일지에 독일군의 진격 상황을 다음과 같이 기록했다. "그들은 완벽하게 돌파했다." "전반적으로 안심하기 어려운 상황이 벌어지고 있다. …… 오후 11시. 전선에서 후퇴하는 군인들이 계속 밀려오고 있다." "헤이그의 가장 심란한 군령은 …… 이렇게 끝난다. '벽을 등지고, 우리의 대의가 옳다고 믿고, 각자가 끝까지 싸워야 한다. 가정과 인류의 안전은 바로 지금 우리 각자의 행동에 달려 있다.'"[7]

하지만 그다음에 쿠싱은 이렇게 적었다. "예상되는 독일군의 3단계 대공세가 하루하루 미루어지고 있다."[8] "다음 공격이 언제 이루어질지는 아무도 모를 것이다. 아마 오래 미루어지지는 않을 것이다. 나는 플랑드르에서 우리를 꽤나 괴롭혔던 독감 유행병이 독일군에게 더 심각한 타격을 입혀서, 공격이 미루어지는 것일 수도 있다고 추측한다."[9]

루덴도르프는 그 공세의 초기 우위 상실과 궁극적인 실패를 독감 탓으로 돌렸다. "매일 아침 참모장들로부터 독감 환자 수를 보고받고 그 때문에 전력이 약화되고 있다고 불만을 토로하는 말을 들어야 하니 괴로웠다."[10]

독감은 루덴도르프의 부대에서 전투원들을 앗아 가며 그의 공격을 무력하게 만들었을 수 있다. 아니면 루덴도르프가 단지 독감을 자신의 실패에 대한 핑곗거리로 삼은 것일 수도 있다. 영국군, 프랑스군, 미군이 모두 독감에 시달리고 있었고, 루덴도르프는 이유를 다른 곳에서 찾을 수 있는데도 자신을 향한 비난을 묵묵히 받아들일 인물이 아니었다.

그사이에 스페인에서는 그 바이러스가 이름을 얻었다.

스페인에서는 사실 5월 이전에 환자가 거의 없었지만, 그 나라는 전쟁 때 중립을 유지했다. 따라서 정부가 언론을 검열할 필요가 없었다. 부정적이거나 사기를 떨어뜨릴 만한 기사가 전혀 실리지 않던 프랑스, 독일, 영국의 신문들과 달리, 스페인 신문에는 그 질병에 관한 기사가 잔뜩 실렸다. 국왕 알폰소 13세가 심하게 앓을 때 더욱 그러했다.

이 병은 곧 "스페인독감Spanish influenza"이라고 알려지게 되었는데, 스페인 신문들만이 다른 나라들에서 그 병이 유행하고 있다는 사실을 싣고 있었기 때문일 가능성이 매우 크다.

독감은 포르투갈에 이어서 그리스로 퍼졌다. 6월과 7월에는 잉글랜드, 스코틀랜드, 웨일스에서 사망률이 치솟았다. 6월에 독일에서는 처음에 산발적으로 발생하다가 곧 전국을 휩쓰는 유행병으로 확대되었다. 덴마크와 노르웨이에서는 7월, 네덜란드와 스웨덴에서는 8월에 유행이 시작되었다.

봄베이에서 최초의 발병은 5월 29일에 한 수송선이 도착한 직후에 일어났다. 먼저 항구에서 일하던 경관 7명이 경찰 병원에 입원했다. 이어서 정부 선착장에서 일하는 이들이 걸렸다. 다음 날 봄베이 항구 일꾼들이 걸렸고, 이틀 뒤에는 "정부 선착장과 트러스트 항의 밸러드 부두 사이의 항구에 인접한"[11] 지역에서 일하던 사람들이 걸렸다. 독감은 거기에서부터 철도를 따라서 캘커타, 마드라스, 랑군으로 퍼졌고, 그 사이에 또 다른 수송선이 카라치에 독감을 옮겼다.

독감은 5월 말에 상하이에 다다랐다. 한 목격자는 이렇게 말했다. "그 질병이 해일처럼 온 나라를 휩쓸어 버렸다."[12] 전언에 따르면 충칭 인구의 절반이 독감에 걸렸다. 독감은 9월에 뉴질랜드로 건너뛰어 이어서 호주에도 다다랐다. 시드니에서는 인구의 30퍼센트가 앓아누웠다.

그러나 폭발적으로 퍼지고 있기는 했지만, 해스켈에서 목숨을 앗아간 강력한 질병과는 여전히 닮은 점이 거의 없었다. 프랑스에서 한 차례 발병했을 때 입원한 미군 613명 중에서 사망자는 단 한 명뿐이었다. 프랑스군에서는 4만 명이 입원했지만 사망자는 100명에 미치지 못했다. 영국 해군에서는 10,313명의 해병이 독감에 걸려서 해군 작전에 일시적으로 지장을 초래했지만, 사망자는 네 명뿐이었다.[13] 군은 이 독감을 "3일 열병"이라고 불렀다. 알제리, 이집트, 튀니지, 중국, 인도에서 독감은 "어디에나 있는 가벼운 형태"[14]였다.

사실 가볍게 앓고 지나가는 바람에 정말로 독감이 맞는지 의심하는 의사들도 있었다.[15] 영국군의 한 보고서에는 증상이 "독감과 유사"하지만 "앓는 기간이 짧고 합병증이 없다"는 점에서 독감인지 의심스럽다고 적혀 있었다. 몇몇 이탈리아 의사들은 "현재 이탈리아에서 널리 유행하는 열병은 독감이 아니다"라고 더 강력한 주장을 펼친 글을 저마다 다른 의학 잡지에 실었다.[16] 영국의 세 의사도 의학 잡지 『랜싯』에 동의하는 글을 썼다. 그들은 그 유행병이 실제로 독감일 리가 없다고 결론지었다. 증상이 독감과 비슷하긴 하지만 너무 가볍고, "앓는 기간이 아주 짧고 지금까지 재발하지도 않고 합병증도 없다"[17]는 이유에서였다.

이렇게 말하고 있는 『랜싯』의 발행일은 1918년 7월 13일이었다.

미국에서 3월과 4월, 그 병이 이 기지 저 기지로 옮겨 다니면서 인접 도시로도 이따금 퍼지기 시작할 때 고거스, 웰치, 본, 콜은 독감을 거의 걱정하지 않았으며, 에이버리도 연구실에서 아무런 검사도 하지 않았다. 홍역이 아직 유행하고 있었고, 훨씬 더 많은 목숨을 앗아 갔다.

그러나 독감이 유럽 전역을 휩쓸자, 그들은 독감에 주목하기 시작했다. 의학 잡지들은 독감이 전반적으로 약하다고 말하고 있었지만, 그들은 몇몇 우려되는 예외 사례들이 있다는 소식도 들었다. 그 예외 사례들은 이 질병이 언제나 그렇게 만만하지만은 않다는 것을, 이 질병이 세게 나오면 대단히 난폭하다는 것을 암시한다. 그럴 때는 홍역보다 더 난폭했다.

한 군 보고서에는 "폐가 젖고 출혈이 일어나면서 24시간에서 48시간 사이에 사망하는 급성 폐렴"[18]의 사례를 지적했다. 즉 감염이 빠르게 진행되면서 폐에 피가 들이차서 질식했다는 사례가 적혀 있었다. 폐렴에 걸려서 그렇게 빠르게 사망하는 것은 이례적인 일이었다. 그리고 시카고의 한 민간인 사망자를 부검했을 때도 폐에 비슷한 증상이 있음이 드러났다. 너무나 특이한 증상이라서 부검을 한 병리학자는 즉시 조직 표본을 루드빅 헤크톤Ludvig Hektoen에게 보냈다. 헤크톤은 웰치, 플렉스너, 고거스를 잘 아는 매우 존경받는 과학자로서 존 매코믹 메모리얼 감염병 연구소를 맡고 있었다. 그 병리학자는 헤크톤에게 "새 질병으로서 봐 달라"[19]고 부탁했다.

그리고 켄터키주 루이스빌의 독감 통계에서 심란하게 만드는 비정상적인 양상이 하나 나타났다. 그곳에서는 사망자가 그리 적지 않았으며 더욱 놀라운 점은 사망자 중 20세에서 35세 사이 연령대 사람들이 40퍼센트를 차지했다는 것이다. 통계적으로 볼 때 이례적인 일이었다.

5월 말 프랑스의 신병 1,018명이 모인 한 작은 주둔지에서는 688명이 입원할 만치 심하게 앓았고, 그중 49명이 사망하는 일이 벌어졌다.[20] 전체 구성원의 5퍼센트가, 그것도 건강한 젊은 성인들이 몇 주 사이에 죽는다면, 섬뜩한 일이 아닐 수 없다.

6월 중순에 웰치, 콜, 고거스를 비롯한 이들은 유럽에서 독감이 진행되는 양상에 관해 가능한 한 많은 정보를 모으려고 애쓰고 있었다. 콜은 공식 통로를 통해서는 아무것도 얻을 수 없었지만, 프랑스 군대에 들어간 예전(그리고 미래의) 록펠러 연구원 한스 진서Hans Zinsser 같은 이들로부터 많은 이야기를 듣고 우려하게 되었다. 7월에 콜은 전쟁 관런 의학 연구를 책임지고 있던 국가연구위원회의 과학자 리처드 피어스Richard Pearce에게 "유럽에서 유행하는 독감에 관한 정확한 정보"를 얻는 일을 우선순위에 놓을 것을 주문하면서 이렇게 덧붙였다. "워싱턴의 보건총감 사무실에 몇 차례 문의를 했지만 그 문제에 명확한 정보를 지닌 사람이 아무도 없는 것 같습니다."[21] (여기서 얘기하고 있는 인물은 고거스가 아니라 미국 공중보건국의 책임자 루퍼트 블루이다.) 며칠 뒤 콜은 피어스에게 더욱 걱정을 드러내면서 더 많은 자료를 모아서 관련 연구를 하라고 조언했다.[22]

피어스는 필라델피아의 폴 루이스 같은 몇몇 개인 연구실을 지닌 과학자들만이 아니라, 임상의학자, 병리학자, 역학자들을 만나서 새로운 연구를 시작할 수 있는지 물었다. 그는 그들의 연구를 위한 정보 센터 역할을 하게 될 터였다.

6월 1일에서 8월 1일 사이에 프랑스에 있는 영국군 2백만 명 중 20만 825명이 지독한 전투가 벌어지는 와중에 일어설 수도 없을 만치 심하게 앓았다. 그러다가 유행병이 사라졌다. 8월 10일 영국군 사령부는 유행병이 끝났다고 선언했다.[23] 영국 자체에서는 8월 20일 한 의학 학술지에 독감 유행이 "완전히 사라졌다"[24]는 기사가 실렸다.

프랑스에 주둔한 미국원정군 의무국이 발행하는 『위클리 불러틴 Weekly Bulletin』은 영국에 비해 독감 유행이 완전히 사라졌다는 말을 하는 데 망설이고 있었다. 7월 말에 이 잡지는 이렇게 썼다. "유행병이 끝나려 하고 있다. …… 그리고 비록 상당한 전투력 상실을 일으키고 있긴 하지만, 줄곧 약한 유형으로 있어 왔다."

그러나 이렇게 덧붙였다. "많은 환자들은 수막염이라고 오진되어 왔다. ······ 폐렴은 4월보다 7월에 후유증으로 더 흔히 나타나 왔다."[25]

서유럽이나 동양 각지에서와 달리, 미국에서는 독감이 전국을 휩쓸지도 않았고 완전히 사라지지도 않았다.

군의 폐렴위원회 위원들은 각자 조사하기 위해 몇 곳으로 흩어져 있었는데, 여전히 독감의 징후들을 보고 있었다. 펀스턴 기지가 속해 있는 포트라일리에서 프랜시스 블레이크 대위는 아픈 군인과 멀쩡한 군인 양쪽의 목에서 세균을 채취하여 배양하려고 시도하고 있었다. 자신에게 익숙한 연구보다 훨씬 더 지루하고 단편적인 연구였고, 그는 캔자스주가 몹시 싫었다. 그는 아내에게 이렇게 불평했다. "당신에게 이틀 동안 편지가 안 왔고, 시원한 낮도 없고, 시원한 밤도 없고, 마실 것도 없고, 영화도 없고, 춤도 없고, 클럽도 없고, 예쁜 여성도 없고, 샤워실도 없고, 포커도 없고, 사람도 없고, 재미도 없고, 기쁜 일도 없고, 열기와 불타는 태양과 뜨거운 바람과 땀과 먼지와 갈증과 길고 숨 막히는 밤과 온종일 고독하게 전반적으로 지옥 같은 곳에서 일만 하고 있어. 그게 바로 캔자스주 포트라일리지."[26] 며칠 뒤 그는 너무 뜨거워서 열기에 세균이 죽지 않도록 계속 배양기 안에서 세균 배양을 하고 있다고 말했다. "시원한 곳을 찾아서 배양기 안으로 들어간다고 상상해 봐."

또 그는 이렇게 썼다. "온종일 병동에서 바빴어. 좀 흥미로운 환자들이 있거든. ······ 그런데 지금은 대부분 독감 환자야."[27]

독감은 바야흐로 흥미로워지려 하고 있었다.

그 바이러스는 사라지지 않았기 때문이다. 남아서 뿌리를 태우고 있는 산불마냥 그냥 지하로 숨어들었을 뿐이었다. 그곳에서 무리를 짓고 돌연변이를 일으키고, 적응하고, 다듬어지고, 지켜보면서 기다리고 있었다. 솟구쳐서 활활 타오를 날을 말이다.

15

전 세계적으로 유행한 다른 많은 독감들과 마찬가지로, 1918년 독감도 물결이 잇달아 밀려드는 형태로 찾아왔다. 봄의 1차 물결 때에는 사망자가 거의 없었지만, 2차 물결은 치명적인 양상을 띠게 된다. 이 현상을 설명할 수 있는 가설이 세 가지 나와 있다.

하나는 약한 유행병과 치명적인 유행병을 일으키는 바이러스가 서로 전혀 다르다는 것이다. 그러나 그럴 가능성은 매우 낮다. 1차 물결 때 감염된 사람 중 상당수는 2차 물결 때 꽤 저항력을 띠는 것으로 나타났으며, 이는 치명적인 바이러스가 약한 바이러스의 변이체라는 강력한 증거가 된다.

두 번째 가능성은 약한 바이러스가 봄 유행병을 일으켰고, 그 바이러스가 유럽에서 두 번째 독감 바이러스와 만났다는 것이다. 두 바이러스가 동일한 세포들을 감염시키고 자신의 유전자들을 "재편성"하며 새롭고 치명적인 바이러스를 탄생시켰다는 것이다. 이런 일은 일어날 수 있으며 1차 물결 때 걸렸던 이들이 일부 면역력을 얻는 이유도 설명할 수 있겠지만, 적어도 몇몇 과학적 증거들은 이 가설과 모순되며, 현재 대다수 독감 전문가는 그런 일이 일어났다고 믿지 않는다.[1]

세 번째 설명은 그 바이러스가 인간에게 적응했다고 본다.

1872년 프랑스 과학자 C. J. 다벤C. J. Davaine은 탄저균이 우글거리는 혈액 표본을 검사하고 있었다. 치사량이 얼마인지를 알아내기 위해서 그는 혈액의 양을 달리하면서 토끼에게 주사했다. 그는 토끼를 40시간 이내에 죽이려면 10방울이 필요하다는 것을 알아냈다. 그는 이 토끼의 피를 빼서 다시 다른 토끼에게 주사했다. 그 토끼도 죽었다. 그는 두 번째 토끼의 피를 빼서 다시 다른 토끼에게 주사했고, 이 과정을 다섯 번째 토끼에게까지 반복했다.

매번 그는 토끼를 죽이는 데 필요한 혈액의 최소량이 얼마인지를 파악했다. 그는 매번 세균의 병원성이 증가한다는 것을 발견했다. 5번째 토끼를 거친 뒤에는 치사량이 10방울에서 100분의 1방울로 줄어들었다. 15번째 토끼를 거친 뒤에는 치사량이 4만분의 1방울로 줄어들었다. 25번째 토끼를 거치자, 100만분의 1방울에도 못 미치는 양으로 토끼를 죽일 만큼 세균의 병원성이 강해졌다.[2]

이 병원성은 배양균을 보관했다가 쓰면 사라졌다. 또 종에 따라서도 달랐다. 쥐와 새는 토끼를 무한히 적은 양으로 죽이는 혈액을 대량으로 주사해도 살아남았다.

다벤의 연쇄 실험은 "대이음passage"이라고 알려지게 될 현상을 최초로 보여준 사례였다. 이 현상은 생물이 자기 환경에 적응하는 능력을 반영한다. 병원성이 약한 생물이 살아 있는 한 동물에서 살아 있는 다른 동물로 전달될 때, 점점 더 적응하면서 효율적으로 증식하고 퍼지는 현상을 말한다. 그러면서 병원성이 증가하곤 한다.

다시 말해, 더 낫고 더 효율적인 살인자가 된다.

심지어 시험관에서의 환경 변화도 동일한 효과를 일으킬 수 있다.[3] 한 연구자는 배지를 본래 쓰던 쇠고기 육즙에서 송아지 육즙으로 바꾸었을 때 자신이 연구하는 세균 균주가 치명적으로 바뀌었다고 했다.

그러나 이 현상은 복잡하다. 살해 효율 증가는 무한정 이어지지 않는다. 병원체가 너무 효율적으로 죽인다면, 숙주가 다 사라짐으로써 결국 자기 자신도 죽이게 될 것이다. 이윽고 병원성은 안정 상태에 이르며 더 나아가 약해진다. 특히 다른 종으로 넘어간 종일 때는 더 위험해지는커녕 덜 위험해질 수 있다. 에볼라 바이러스에 그런 일이 일어난다. 이 바이러스는 대개 사람에게 감염되지 않는다. 처음에 에볼라 바이러스는 사망률이 극도로 높았지만, 사람들 사이에서 몇 세대를 거친 뒤에는 훨씬 더 약해지면서 그다지 위협적이지 않게 되었다.

따라서 대이음은 병원체를 약화시킬 수도 있다. 파스퇴르는 돼지단독丹毒* 병원체를 약화시키려고, 그의 표현을 쓰자면 "약독화attenuate"하려고 했을 때, 그냥 토끼들에게 대를 이어 접종하는 방법을 써서 성공했다. 그 세균은 토끼에게 적응함에 따라서, 돼지의 몸에서 자라는 능력 중 일부를 잃었다.[4] 그가 토끼에게서 배양한 세균을 돼지에게 접종했더니, 돼지의 면역계는 그 세균을 쉽게 파괴했다. 약한 균주의 항원이 원래 균주의 것과 동일했으므로, 돼지의 면역계는 정상적인 균주도 마찬가지로 인식하는 ─ 그리고 파괴하는 ─ 법을 터득했다. 돼지는 그 병에 면역력을 지니게 되었다. 1894년경에 프랑스의 수의사들은 파스

---

* 주로 3~12개월 된 돼지가 걸리는 전염병. 살가죽에 자줏빛 반점이 생기고, 뒷다리에 마비가 오며 결막염이 생긴다 ─ 옮긴이.

퇴르의 백신을 써서 돼지 10만 마리를 보호했다. 심지어 헝가리에서는 100만 마리가 넘는 돼지가 백신을 맞았다.[5]

독감 바이러스도 다른 병원체들과 행동이 결코 다르지 않으며, 동일한 진화 압력을 받는다. 1918년 그 바이러스가 동물에게서 사람에게로 뛰어넘어서 퍼지기 시작했을 때, 새 종에 적응하는 과정에서 나름 충격을 받았을 수도 있다. 비록 병원성을 지닌다는 낌새가 늘 있긴 했지만, 이 충격 때문에 약해지는 바람에 비교적 가벼운 증상을 일으킨 것일 수도 있다. 그러나 새 숙주를 감염하는 능력이 갈수록 향상되면서, 바이러스는 치명적으로 바뀌었다.

맥팔레인 버넷은 면역계 연구로 노벨상을 받았지만, 많은 시간을 독감의 유행 역사를 포함하여 독감을 연구하면서 보냈다. 그는 무해한 독감 바이러스가 대이음을 통해서 치명적인 바이러스로 바뀔 때가 있다고 언급했다. 독감에 걸린 사람이 탄 배가 그린란드 동부의 한 고립된 마을에 들른 적이 있었다. 배가 떠난 지 두 달 뒤, 그 지역에는 사망률이 10퍼센트에 달하는 강력한 독감이 유행했다. 즉 감염자의 10퍼센트가 사망했다. 버넷은 "그 유행병을 주로 독감 바이러스가 일으켰다고 보는 것이 합리적"[6]이라고 하면서, 그 바이러스가 몇 세대 동안—그는 사람에게 열다섯 번 내지 스무 번 대이음을 거쳤을 것이라고 추정했다—약한 형태로 전달되면서 새 집단에 적응했고 이윽고 병원성이 강해지고 치명적이 되었다고 결론지었다.

버넷은 1918년 독감의 세계적 유행 사태를 연구한 끝에, 1918년 4월 말에 "새 균주의 핵심 특성이 확립된 듯하다"라고 결론지었다. "미국에서 봄 대유행을 일으킨 조상 바이러스가 대이음을 거치면서 돌연변이를 일으켰다고 가정해야 한다. …… 그 과정은 프랑스에서 계속되었다."[7]

이 바이러스는 본래 유전적으로 치명적이 될 가능성도 지니고 있었다. 이 돌연변이체 무리는 다른 독감 바이러스들보다 더 피해를 끼칠 잠재력을 늘 지니고 있었다. 대이음을 통해서 그 잔혹성은 예리하게 벼려지고 있었다. 사람 사이에 은밀하게 스멀스멀 퍼지면서 적응하고 증식 효율을 높여 갔다. 대이음은 살인 지옥을 준비하고 있었다.

1918년 6월 30일 영국 화물선 시티오브엑스터호가 해상 검역소에 잠시 머물렀다가 필라델피아에 입항했다. 배에는 치명적인 질병이 돌고 있었지만, 보건총감이자 미국 공중보건국 국장인 루퍼드 블루는 해상 검역 당국에 독감이 도는 배를 격리하라는 지시를 전혀 내리지 않았다. 그 결과 배는 그대로 항구로 향했다.

그렇긴 해도 선원들의 상태가 너무 끔찍했기에, 영국 영사는 미리 배가 접안할 부두를 다 비우고 구급차를 대기시켰다. 구급차 운전자는 수술 마스크를 쓴 채였다. "절망적인 상태"에 있는 선원 수십 명은 즉시 펜실베이니아 병원으로 이송되어, 감염병 전파를 막기 위해 격리된 병동으로 들어갔다.[8] 펜실베이니아 대학교의 교수직 자리를 놓고 사이먼 플렉스너와 맞붙어서 졌지만 플렉스너가 떠난 뒤 그 자리를 차지했던 앨프리드 스텐걸Alfred Stengel은 미국내과학회American College of Physicians 회장이 되어 있었다. 감염병 전문가인 그는 개인적으로 선원들의 치료를 감독했다. 스텐걸은 플렉스너와 오랜 경쟁 관계였음에도, 플렉스너의 제자인 폴 루이스에게 자문을 구하기까지 했다. 그럼에도 선원들은 차례로 죽어 갔다.

그들은 폐렴으로 죽은 것처럼 보였지만, 펜실베이니아 의대에 다니는 한 학생의 말에 따르면 코에서 출혈이 일어나는 등 기이한 증상들을 동반한 폐렴이었다. 한 기사는 이렇게 언급했다. "여론은 그들이 독감에 걸렸다고 결론지었다."[9]

1918년에 모든 감염병은 무시무시했다. 미국인들은 이미 "스페인독감"이 독일군의 공격을 늦출 만큼 심각하다는 것을 이미 알고 있었다. 이 선원들의 죽음도 스페인독감 때문이라는 소문에 도시가 흉흉해지고 있었다. 전쟁의 선전 부서를 맡은 이들은 사기를 해칠 수 있는 소문은 결코 언론에 실리지 않게 막으려 했다. 두 의사는 언론에 선원들이 독감으로 사망한 것이 아니라고 단호하게 말했다. 그들은 거짓말을 하고 있었다.

그 질병은 퍼지지 않았다. 짧은 검역 조치이긴 했어도, 선원들이 더는 감염을 일으키지 않을 만큼 해상에서 격리된 뒤에 배가 부두에 접안했기 때문이다. 이 병원성이 매우 강한 바이러스는 새 연료를 찾지 못하자 스스로를 태웠다. 도시는 폭탄을 피했다.

이때쯤 바이러스는 무수히 사람들 사이에 대이음을 거쳤다. 의학 잡지들조차도 이 병이 약하다고 말하고 있지만, 전 세계에서 유행병이 심각하게 창궐하고 있다는 징후들이 나타나고 있었다.

런던에서는 7월 8일부터 시작되는 주에 287명이 독감성 폐렴으로 사망했고, 버밍엄에서도 126명이 사망했다. 부검을 몇 차례 한 의사는 이렇게 언급했다. "한 시신에 있는 복잡하거나 다양한 폐 병변들은 지난 20년 동안 이루어진 수천 건의 부검 사례들에서 흔히 본 모든 것과 전혀 다른 특징을 드러냈다. 다른 해들에 나타난 흔한 기관지폐렴과 달랐다."[10]

미국 공중보건국이 발행하는 주간지 『공중보건 보고』도 마침내 여기에 주목했고 "유행성 독감의 발병이 영국 버밍엄에서 보고되었다"[11]며 경고할 만큼 드디어 그 병이 심각하다고 보게 되었다. "이 병은 현재 다른 지역들로 빠르게 확산되고 있다고 한다." 그리고 "치명적인 사례들"이 나타나고 있다고 경고했다.

더 앞서 몇몇 의사들은 그 병이 너무 약하다는 이유로 독감이 아니라고 주장한 바 있었다. 그런데 이제는 다른 이유로 그 병이 독감이 아니라고 의심하기 시작했다. 증세가 너무 치명적인 듯했기 때문이었다. 산소 부족 증상이 너무 심해 희생자가 청색증을 보일 정도였다. 희생자들의 몸의 일부 또는 전체가 새파랗게 변하고 있었고, 때로는 아주 검푸르게 변하기까지 했다.

8월 3일 미 해군의 한 정보 장교는 한 전보를 받자마자 기밀SECRET과 대외비CONFIDENTIAL라는 도장을 찍었다. 그는 출처가 "신뢰할 수 있다"고 언급하며 "현재 스위스 전역에서 유행하고 있는 이 질병은 스페인독감이라고 불리고 있긴 하지만, 일반적으로 흑사병이라고 알려진 것이라는······ 비밀 정보를 받았다"[12]고 보고했다.

이 전염병의 전 세계적 유행을 다루고 있는 많은 역사적 문헌들은 치명적인 질병이 갑작스럽게 세계의 서로 동떨어진 지역들에서 동시에 분출했고, 따라서 몹시 수수께끼 같았다고 묘사한다. 하지만 사실 2차 물결은 서서히 밀려들었다.

주전자에서 물이 끓기 시작할 때, 처음에는 바닥에서 공기 방울이 하나 생겨나서 수면으로 올라온다. 이어서 또 생긴다. 그러고 나서 두세 개씩 생긴다. 그다음에는 대여섯 개가 생긴다. 열을 낮추지 않으면, 곧 주전자 안의 모든 물이 움직이기 시작하면서, 수면은 격렬하게 요동치는 혼돈 상태가 된다.

1918년 초기에 나타난 사망 사례 하나하나는 비록 고립되어 나타나는 개별 사례로 보였을지라도, 주전자의 수면 위로 올라오는 첫 번째 공기 방울과 같았다. 그 화염은 해스켈에서 발화해서 첫 번째 공기 방울을 만들었을 수도 있다. 프랑스의 한 소규모 기지에서 발생해 신병 중 5퍼센트를 죽인 발병은 또 다른 공기 방울이었다. 루이스빌에서의 발병도 그러했고, 시티오브엑스터호의 사망자들과 스위스에서 발병도 마찬가지였다. 모두 치명적인 질병의 분출, 수면으로 솟아오르는 격렬한 공기 방울이었다.

이 전 세계적 전염병 유행 사태가 끝난 지 얼마 안 되어 나온 역학 연구 결과들은 그렇다고 인정했다. 한 연구는 미국의 군 기지들에서 "1918년 8월 4일로 끝나는 주부터 독감 환자가 서서히 늘어나기 시작했고, 8월 18일로 끝나는 주부터 독감성 폐렴이 증가하기 시작했다"고 언급했다. "이것이 정말로 대유행 물결의 시작이라면, 우리는 이 일련의 자료들을 로그 그래프에 표시하면 한 주가 지날수록 유행병 곡선의 통상적인 로그 증가율을 따르는 직선이 나올 것이라고 예상해야 한다. …… 이 양상은 로그 그래프에서 증가율 곡선이 사실상 직선으로 나타날 것이라는 예상을 상당히 충족시킨다."[13]

그 보고서에는 또한 미국과 유럽 양쪽에서 여름에 "발병이 점점 심각해지는 양상이 뚜렷하며", "가을의 큰 물결과 구별할 수 없게 뒤섞여"[14] 있다고 써 있었다.

고거스 사무실의 한 역학자에 따르면, 8월 초에 프랑스에서 뉴욕으로 오던 한 증기선에서 지독한 독감이 퍼지면서 "모든 선원들이 쓰러졌고 배를 핼리팩스에 보내야 했다."[15] 배는 선원들이 충분히 회복될 때까지 그곳에 머무르다가 뉴욕으로 향했다.

8월 12일 노르웨이 화물선 베르겐스피오르호가 브루클린에 도착했다. 독감으로 죽은 선원 4명을 수장시킨 뒤였다. 아직 200명이 앓고 있었기에, 그들 중 상당수는 구급차에 실려서 병원으로 향했다.

뉴욕시 보건국장 로열 코플랜드Royal Copeland와 항만 보건 관리자는 공동 발표를 했다. 그 병이 "영양 상태가 양호한 사람들"은 거의 걸리지 않으므로 "유행병으로 번질 위험이 전혀 없다"는 내용이었다.[16](설령 그의 말이 맞다고 해도, 그가 이끄는 보건과는 뉴욕시 초등학생 중 20퍼센트가 영양실조라는 조사 결과를 막 발표한 참이었다.)[17] 아무튼 그는 감염의 전파를 막을 조치를 전혀 취하지 않았다.

한 해군 공보에는 각각 노르웨이와 스웨덴에서 뉴욕시로 오는 두 척의 증기선에서 8월 14일과 15일에 독감 환자가 발생했다는 경고가 실렸다.[18] 8월 18일 뉴욕 신문들에 로참보호와 니우암스테르담호에서 독감이 발생했다는 기사가 실렸다. 두 배의 선원들은 세인트빈센트 병원으로 이송되었다.

8월 20일에는 코플랜드조차 뉴욕시에 독감이 돌고 있다는 사실을 시인했다. 비록 약하고 — 그의 주장에 따르면 — 유행병 형태는 분명히 아니었지만. 그 바이러스의 치명적인 변이체는 사람들 사이에 자리를 잡아 가고 있었다. 마침내 서로 수천 킬로미터 떨어진 세 대륙에서 — 프랑스의 브레스트, 시에라리온의 프리포트, 미국의 보스턴 — 거의 동시에 물이 끓어오르듯이 사망자가 쏟아져 나오려 하고 있었다.

프랑스에 도착한 미군 200만 명 중 거의 40퍼센트에 이르는 79만 1,000명의 병력이 브레스트에 상륙했다. 수심이 깊어서 수십 척이 동시에 접안할 수 있는 항구였기 때문이다. 전 세계에서 오는 모든 군인들이 그곳에 상륙했다. 브레스트에서는 다른 많은 도시들에서처럼 봄에 이미 독감이 번진 적이 있었다. 물론 다른 대다수 도시들에서처럼 당시에는 약한 형태였다. 사망률이 높은 형태의 발병은 7월에 처음 나타났다.[19] 미군이 아칸소주 파이크 기지에서 온 부대와 교대했을 때였다. 그들은 고립된 기지에 주둔했고, 처음에는 발병이 그 기지에만 국한된 듯이 보였다. 실제로는 그렇지 않았다. 8월 10일, 영국군이 독감 유행병이 사라졌다고 선언한 바로 그날, 브레스트에 주둔하고 있던 아주 많은 프랑스 해병들이 독감과 폐렴으로 입원했다. 그곳의 해군 병원은 그들로 꽉 차는 바람에 문을 닫아야 했다.[20] 그리고 그들의 사망률이 치솟기 시작했다.

8월 19일, 『뉴욕 타임스』는 또 다른 독감의 발병에 주목했다. "말 수송선을 타고 프랑스로 간 미국 흑인들 중 상당수가 해안에서 스페인독감에 걸렸고, 폐렴으로 프랑스 병원에서 사망했다."[21]

몇 주 사이에 독감은 브레스트 주변의 모든 지역으로 번졌다. 미군이 계속 그곳으로 쏟아져 들어왔다가 도시 밖으로 빠져나가고 있었고, 인근에서 훈련 중이던 프랑스군 부대와 뒤섞였다. 미군과 프랑스군이 그 인근 지역을 떠나면서, 그들은 바이러스를 사방에 대량으로 퍼뜨렸다.

시에라리온의 프리타운은 서아프리카 해안의 주요 석탄 공급지였다. 유럽에서 남아프리카와 동양으로 가는 배들이 들르는 곳이었다. 8월 15일 영국 군함 만투아호가 독감을 앓는 승무원 200명을 태우고 프리타운에 입항했다. 흑인들이 몇몇 승무원의 인도를 받아서 땀을 흘려가며 많은 석탄을 배에 실었다.

인부들이 일을 끝내고 귀가했을 때, 그들은 집으로 임금만 가져간 것이 아니었다. 곧 배에 석탄을 실은 인부들을 통해서 독감이 퍼져 나갔다. 그리고 이 독감은 가볍지 않았다. 8월 24일, 원주민 두 명이 폐렴으로 사망했고, 많은 이들이 앓고 있었다.[22]

8월 27일, 영국 전함 아프리카호가 항구에 들어왔다. 그 배도 석탄

이 필요했지만, 시에라리온 급탄회사의 노동자 600명 중 500명이 그날 결근하여 어쩔 수 없이 승무원들이 석탄 싣는 일을 도왔다.[23] 그들은 아프리카인 인부들과 뒤섞여 일했다. 그 배에는 779명의 승무원들이 타고 있었다. 몇 주 사이에 거의 600명의 승무원이 병에 걸렸다. 그리고 51명이 사망했다. 전체 승무원의 7퍼센트가 죽은 것이다.[24]

뉴질랜드에서 전선으로 군인들을 나르는 영국 해군 소속 수송함 쳅스토캐슬호는 8월 26일과 27일 이틀 동안 프리타운에서 석탄을 실었다. 3주가 지나기 전에 승선하고 있던 1,150명 중 900명이 독감에 걸렸다. 이 배에서는 사망자가 38명이 나왔다.[25]

타히티호는 같은 시기에 석탄을 실었다. 이 배에 승선하고 있던 승무원 중 68명이 영국에 도착하기도 전에 사망했다. 타히티호가 영국에 도착한 날 쳅스토캐슬호도 들어왔다. 정박한 뒤 두 배의 승무원 중에서 800명 이상의 환자가 추가로 발생했고, 115명 이상이 사망했다.[26]

정부 관계자들은 시에라리온에서 독감으로 전 아프리카 인구의 3퍼센트가 사망했다고 추정했다. 그들은 거의 모두 독감에 걸린 지 몇 주 지나지 않아 사망에 이르렀다. 최근에 드러난 새로운 증거에 따르면 실제 사망자 수는 이보다 훨씬 더 많았을 것으로 보인다. 아마도 그 두 배 이상이었을 것이다.

대서양 건너편 보스턴의 커먼웰스 부두에서는, 해군이 "수급함"*을 운용했다. 이 명칭은 부적절한 것이었다. 그 함정은 사실상 막사나 다름없었다. 그 함정에서 무려 7천 명에 이르는 해병이 수송 중에 먹고 자며 지냈고, 해군 당국 스스로가 이 함정을 "과밀"[27] 막사라고 부르고 있었다.

8월 27일, 해병 두 병이 독감에 걸려 의무실에 입실했다고 보고되었

* 해상 보급에서 인원이나 물자를 전달받는 함정 ─ 옮긴이.

다. 8월 28일, 추가로 8명의 해병이 병에 걸렸다고 보고되었다. 8월 29일, 58명의 병사가 입원했다.

브레스트와 프리타운에서, 그리고 승선해 있던 배 안에서 그랬던 것처럼, 병사들이 죽어 나가기 시작했다. 병사 50명이 급히 첼시 해군 병원으로 이송되었다. 그 병원에는 밀턴 로즈노 소령과 그의 부관 존 J. 키건John J. Keegan 대위가 일하고 있었다. 해병들은 대단히 뛰어난 인물들의 손에 맡겨진 셈이었다. 키건은 나중에 네브라스카 대학교 의대의 학장이 될 인물이었고, 로즈노는 당대의 거장 중 한 명이었다. 체격이 좋고 목이 굵은 그는 상대방을 응시하는 레슬링 선수처럼 위협적이고 단호해 보였다. 그러나 그는 늘 정중하며 든든한 인물이었고, 사람들은 그의 밑에서 일하는 것을 좋아했다. 그는 미국 공중보건국 위생연구소 설립에 주도적인 역할을 했고, 나중에 미국세균학협회의 회장이 되었으며, 육군과 해군 의무관들에게 "성서"[28]로 불리는 『예방 의학과 위생Preventive Medicine and Hygiene』이라는 교과서의 저자로 가장 잘 알려져 있었다. 겨우 몇 주 전에 그는 웰치, 고거스, 본과 만나서 새 유행병을 예방하거나 억제할 방법을 논의한 바 있었다.*

로즈노와 키건은 즉시 그들을 격리했고, 각 환자의 경로를 역추적하

* 로즈노와 플렉스너는 오랫동안 우호적이면서도 서로 경쟁하는 관계였다. 1911년 로즈노는 플렉스너가 한 가지 중요한 실수를 저질렀음을 보여주었다. 2년 뒤인 1913년 로즈노는 침파리가 소아마비를 옮긴다는 것을 "증명한" 공로로 미국 의학 금메달을 받았다. 플렉스너는 1915년에 그 발견에 오류가 있음을 입증했다. 그러나 그들은 서로를 존중했고, 사이도 좋았다. 전쟁이 나기 직전, 하버드 대학교가 아직 의료 연구비 부족에 허덕이고 있을 때, 플렉스너는 그에게 이렇게 편지를 썼다. "교수님의 연구실 예산이 그렇게 적다니, 놀랍기도 하고 안타깝습니다." 그러면서 즉시 그가 록펠러 연구비를 받도록 주선했다. 그들에게 협력은 일상적이었다. 한 예로 1918년에 그보다 더 앞서 로즈노는 플렉스너에게 이렇게 요청했다. "첼시 해군 병원에 즉시 항수막염 혈청을 환자 네 명이 충분히 쓸 만큼 보내주시기 바랍니다."

여 그들이 접촉한 사람들을 찾아내어 격려하는 등 모든 방법을 써서 그 병을 억제하려고 애썼다. 그러나 그 병은 너무나 폭발적이었다. 그들은 세균학적 분석 쪽으로 초점을 맞추었다. 백신이나 혈청을 만들 수 있도록 병원체를 찾고자 했다. 그들은 찾아낸 것에 만족하지 못했고, 몇 주 사이에 해군 교도소에서 자원자를 모집하여 어떤 바이러스가 그 병을 일으키는지를 알아내기 위해 세계 최초의 실험을 시작했다.

그러나 머지않아 그 병을 억제할 수 있을 것이라는 모든 희망이 무너졌다. 9월 3일 독감에 걸린 민간인 한 명이 보스턴 시립병원에 입원했다. 9월 4일 보스턴에서 찰스강 맞은편에 있는 케임브리지 하버드에서 해군통신학교Navy Radio School 학생들이 독감에 걸렸다.

그러고 나서 독감은 데번스 기지에 다다랐다.

16

데번스 기지는 보스턴에서 북서쪽으로 56킬로미터 떨어진 언덕 지대에 자리한 5천 에이커의 대지에 펼쳐져 있었다. 나슈아강 주위의 토질 좋은 농경지를 포함하고 있었고, 최근까지 숲이 빽빽하게 우거져 있다가 지금은 그루터기만 남은 지역도 있었다. 미국의 다른 기지들처럼 데번스 기지는 하루에 건물을 10.4개꼴로 짓는 놀라운 속도로 커지면서 신병들을 받아들였다. 1917년 8월에 기지는 아직 완공되지 않은 상태에서 문을 열어 15,000명의 신병들을 받아들였다. 기지의 하수는 여전히 나슈아강으로 그냥 버려지고 있었다.

다른 대다수 기지들처럼, 데번스 기지는 홍역과 폐렴에 시달린 바 있었다. 의료 인력은 일류였다. 데번스 병원을 둘러본 이들은 주방까지도 우수하다고 평가했다. "식품 담당 장교는 잘 알고 세심하게 주의를 기울이고 있다."[1]

사실 데번스 기지의 의료진이 아주 뛰어났기에 프레더릭 러셀은 몇몇 중요한 새로운 과학적 조사를 시작할 때 그들에게 의지할 생각이었다. 한 연구는 건강한 병사들의 입에 있는 사슬알균과 목의 사슬알균 감염이 상관관계가 있는지 조사하는 것이었다. 또 한 연구는 폐렴 사망률이 백인보다 흑인이 훨씬 높은 이유를 설명하는 것이었다. 홍역에 관한 연구도 있었다. 늦여름에 데번스 기지에서 앤드루 셀라즈Andrew Sellards 소령은 최근 홍역 환자들에게서 채취한 감염성 물질을 도기 여과기로 걸러서 바이러스를 분리한 뒤, 그 바이러스를 원숭이 네 마리에게 접종했고, 8월 29일에는 자원자인 사람들에게도 접종을 시작했다.[2]

데번스 기지의 유일한 문제는 기지가 원래 최대 36,000명을 수용하도록 지어졌다는 데 있었다. 9월 6일, 데번스 기지는 45,000명이 조금 넘는 병사들을 수용하고 있었다. 그런 상황에서도, 1,200명을 수용할 수 있는 기지 병원에서 당시 치료를 받고 있던 환자는 겨우 84명뿐이었다.[3] 몇 가지 연구를 동시에 진행할 수 있을 만큼 의료 인력은 충분했고, 의료진의 능력은 대단히 뛰어났으며, 사실상 병원은 거의 비어 있는 상태였다. 데번스 기지는 긴급 사태에 대비할 만반의 준비가 되어 있는 것으로 보였다.

하지만 아니었다.

항만에서 질병이 발생했다는 보고가 있기 일주일 전, 보스턴 공중보건 당국은 걱정했다. "데번스 기지의 막사에서 폐렴 환자의 수가 8월 셋째 주에 갑작스럽게 유의미하게 증가했다는 것은 독감 대유행이 그곳 군인들 사이에 시작되었을 수 있다는 의혹을 품기에 충분해 보인다."[4]

데번스 기지에서 발생한 질병은 해군 커먼웰스 부두 시설에서 전파된 것일 수도 있지만, 독립적으로 일어난 것일 수도 있다. 또 데번스 기지에서 보스턴으로 전파된 것일 수도 있다. 어쨌든 9월 1일에 데번스 기지에서 병사 4명이 추가로 폐렴 진단을 받고 입원했다. 그 뒤로 6일 동안 폐렴 환자가 22명 더 늘었다. 그러나 이들 중 누구도 독감 환자라고 여겨지지 않았다.

9월 7일, 42보병대 D중대 소속 병사 한 명이 병원으로 이송되어 왔다. 그는 건드리기만 해도 비명을 지를 정도로 아파 했고, 의식이 혼미했다. 그는 수막염에 걸렸다는 진단을 받았다.[5]

다음 날 그 중대 소속 병사 십여 명이 더 입원했고, 마찬가지로 수막염이라고 추정되었다. 합리적인 진단이었다. 증상들이 독감 증상들과 닮지 않았고, 몇 달 앞서 기지에서는 소규모로 수막염이 유행한 적이 있었다. 쓸데없이 자존심을 내세우지 않던 당시 의사들은 심지어 로즈노에게 도움을 요청하기까지 했다. 로즈노는 세균학자 여섯 명을 대동하고 모습을 드러냈다. 그들은 5일 동안 한시도 쉬지 않고 꼬박 일하면서 그 병의 보유자 179명을 찾아내어 격리했다. 로즈노는 군 의료진에게 깊은 인상을 남기고 기지를 떠났다. 그와 그가 대동한 의료진이 많은 작업을 했음에도 불구하고, 로즈노는 해군에서 이 같은 일을 다시 하는 것은 가능하지 않을 거라고 해군 상관들에게 조언했다.

바야흐로 이후 며칠이 지나는 동안 다른 조직들에서 독감처럼 보이는 질병의 발병 사례가 보고되기 시작했다. 의료진은 처음에 이 다양한 발병 사례들을 서로 연관 짓지 못했다. 커먼웰스 부두에서 일어난 발병과도 연관 짓지 못했다. 그들은 발병한 환자들을 격리하려는 시도를 전혀 하지 않았다. 처음 며칠 동안은 독감 환자를 기록조차 하지 않았는데, 그들이 "올봄에 수많은 기지들을 덮친 유행병의 사례들로 간주되었기"[6] 때문이다. 포화 상태의 막사와 군 식당에서 병사들은 서로 뒤섞였다. 그렇게 하루가 지나고 이틀이 지나갔다. 그러고 나서 갑자기 한 군 보고서는 이렇게 적시했다. "간략히 말해, 독감이 …… 폭발적으로 일어났다."[7]

정말로 폭발했다. 단 하루 만에 데번스 기지의 병사 1,543명이 독감에 걸린 것으로 보고되었다. 9월 22일에는 기지 전체 인원 중 19.6퍼센트가 독감에 걸렸으며, 걸린 사람 중 거의 75퍼센트가 입원했다고 보고되었다. 그때쯤 폐렴이, 그리고 죽음이 모습을 드러내기 시작했다.

9월 24일에만 342명의 병사가 폐렴이라는 진단을 받았다. 데번스 기지에는 평소에 스물다섯 명의 의사가 있었다. 그런데 이제 군과 민간인 의료진이 그 기지로 밀려들어와 250명이 넘는 의사들이 환자들을 진료하고 있었다. 의사와 간호사, 그리고 일을 거드는 의무병들은 오전 5시 30분에 일하러 나가서 쉬지 않고 오후 9시 30분까지 일했다. 그리고 잠을 자고 나서 곧바로 다시 일하러 나갔다. 하지만 9월 26일, 의사와 간호사들마저 병에 걸리며 죽어 나가자 당황한 의료진은 증세가 아무리 심각하다고 할지라도 병원에 더는 환자를 받아들이지 않기로 결정했다.

적십자사는 그 무렵에 민간인들 사이에서도 그 병이 확산되는 사태에 당혹스러워하면서도 데번스 기지의 의료진을 돕기 위해 간신히 간호사 열두 명을 더 뽑아서 기지로 파견했다. 그들은 거의 도움이 되지 못했다. 열두 명 중 여덟 명이 독감으로 쓰러졌고, 그중 두 명이 사망했다.[8]

왜냐하면 결코 평범한 폐렴이 아니었기 때문이다. 병원의 군 소속 의사 중 한 명이었던 로이 그리스트Roy Grist 박사는 한 동료에게 보낸 편지에 이렇게 썼다. "이들은 처음에는 평범한 감기나 독감에 걸린 것처럼 보이지만, 병원에 올 때쯤에는 지금까지 본 적이 없던 가장 지독한 유형의 폐렴으로 아주 급속히 진행돼. 입원한 지 두 시간 뒤에 광대뼈에 적갈색 반점이 나타나고 몇 시간 뒤에는 청색증이 귀에서부터 시작되어 얼굴 전체로 퍼질 수 있고, 이윽고 백인과 유색인을 구별하기 어려울 정도가 되지."[9]

동맥에서 산소를 운반하는 피는 선홍색이다. 산소가 없는 정맥의 피는 파랗다. 청색증은 폐가 산소를 피로 전달하지 못할 때 몸이 파랗게 변하는 것이다. 1918년에는 청색증이 너무 심해져서 몇몇 환자는 아예 검푸르게 변하곤 하는 바람에 ─ 온몸이 손목의 정맥 색깔과 비슷한 색깔을 띨 수도 있었다 ─ 그 병이 독감이 전혀 아니고 흑사병이라는 소문까지 돌았다.

그리스트는 이렇게 덧붙였다. "겨우 몇 시간 뒤면 죽음이 찾아와. …… 끔찍해. 한 명, 두 명, 아니 20명이 죽는 모습은 지켜볼 수 있지만, 이 가여운 이들이 파리처럼 떨어져 내리는 광경은 도저히 지켜볼 수가 없어. …… 하루에 평균 100명씩 죽어 나가고 있어. …… 폐렴에 걸리면 그냥 다 죽는다고 봐야 해. …… 간호사와 의사도 어처구니없을 만치 많이 목숨을 잃었고, 에이어라는 소도시도 비참해. 특별 열차가 다니면서 시신을 운반해. 관이 다 떨어져서 며칠째 시신들을 쌓아 두고 있어. …… 프랑스에서 전투가 벌어진 뒤의 모습도 이보다 더하진 않을 거야. 아주 긴 막사를 시신을 보관할 장소로 비워 놓았어. 거기 들어서면 똑같은 옷이 입혀진 병사들의 시신이 두 줄로 죽 늘어서 있는 모습을 보게 돼. …… 안녕, 오랜 친구. 다시 만날 때까지 신의 가호가 있기를."[10]

웰치, 콜, 빅터 본, 프레더릭 러셀은 이제 모두 대령 계급장을 달았고,

남부 군 기지 순회 조사를 막 끝낸 참이었다. 그런 조사가 처음은 아니 었고, 전과 마찬가지로 군 막사가 폭발의 불씨임을 잘 알고 있었기에, 그들은 유행병에 교두보를 마련할 수 있게 할 습관들을 찾아내어 바 로잡기 위해서 기지들을 조사하고 있었다. 또 그들은 폐렴 문제를 논 의하는 일에도 많은 시간을 할애했다. 조지아주의 메이컨 기지를 나선 뒤, 그들은 남부에서 가장 인기 있는 여름 휴양지인 노스캐롤라이나주 애시빌에서 며칠 휴식을 취했다. 밴더빌트 가문이 소유한 가장 멋진 별장 중 한 곳이 그곳에 있었고, 웰치의 오랜 동료인 윌리엄 핼스테드 가 산속에 지은 성 같은 멋진 집도 멀지 않은 곳에 있었다(핼스테드의 저택은 현재 하이햄프턴 리조트가 되어 있다).

그 도시에서 가장 멋진 명소 중 하나인 그로브 파크 인Grove Park Inn에 서 그들은 음악회를 관람했다. 웰치가 시거에 불을 붙이자, 즉시 종업 원이 와서 금연이라고 말했다. 그는 콜과 함께 베란다로 나가서 대화 를 나누기 시작했다. 그러자 다른 종업원이 와서 음악회니까 조용히 좀 해달라고 부탁했다. 웰치는 기분이 나빠져서 자리를 떠났다.

그사이에 러셀은 플렉스너에게 편지를 썼다. "우리 모두 잘 지내고 있습니다. 웰치, 본, 콜과 나는 매우 유익한 여행을 했고, 면역 — 여기 서 그는 면역계를 조작하려는 시도들을 말하고 있다 — 이 다른 감염병 에서처럼 폐렴에서도 가장 중요하다고 믿기 시작했어요. 좋은 작업 가 설이고, 이번 가을과 겨울에 실험실, 병동, 현장에서 그 방향으로 일을 해볼 생각입니다. 행운을 빕니다."[11]

그들은 푹 쉬고 활기차게 일요일 아침에 워싱턴으로 돌아왔다. 그러 나 열차에서 내리는 순간 분위기가 확 바뀌었다. 호위병 한 명이 그들 을 기다리고 있었고 그의 불안한 표정을 보고 그들도 불안한 마음이

들었다. 그는 그들을 태우고 곧바로 의무감 집무실로 향했다. 고거스는 유럽에 가 있었다. 그들이 문을 열고 들어서자 고거스의 부관은 거의 고개를 들어 바라보지도 않은 채 이렇게 말했다. "당장 데번스로 가야 합니다. 스페인독감이 그 기지를 덮쳤습니다."[12]

그들이 여덟 시간 뒤에 데번스 기지에 도착했을 때 차가운 비가 부슬부슬 내리고 있었다. 기지 전체가 혼돈에 휩싸여 있었고, 병원은 전장처럼 변해 있었다. 실제로 전쟁이 벌어지고 있었다. 병원에 들어서는 그들의 눈앞에 병사들이 길게 줄 지어서 담요를 뒤집어쓰고서 오거나 실려 오는 광경이 펼쳐졌다.

본은 이때 자신이 본 광경을 이렇게 기록했다. "이 나라의 군복을 입은 충직한 젊은 군인 수백 명이 열댓 명씩 무리 지어 병원의 병실로 들어서고 있다. 병사들이 간이침대에 누워 모든 침대가 꽉 찼지만 눕지 못한 병사들이 병실을 가득 메우고 있다. 그들의 얼굴을 푸르스름한 뭔가가 덮고 있는 듯하다. 고통스러워하며 기침을 할 때마다 혈흔이 섞인 가래가 나온다."[13]

치료는 거의 이루어지지 않았다. 1,200명을 수용하도록 설계된 기지 병원은 웰치의 표현을 빌리자면 "허용 가능한 한도를 넘어서" 꽉꽉 채우더라도 최대 2,500명을 수용할 수 있었다. 그런데 지금 6,000명 넘게 들어와 있었다.[14] 병상은 이미 다 채워진 지 오래였다. 복도, 예비 병실, 입구도 앓거나 죽어 가는 병사들이 누운 간이침대로 발 디딜 데가 없었다. 소독 같은 것도 전혀 이루어지지 않았다. 간호사도 아예 없었다. 웰치가 도착했을 때 간호사 200명 중 70명이 이미 앓아누워 있었고, 시간이 갈수록 쓰러지는 이들이 계속 늘어나고 있었다. 그들 중 상당수는 회복되지 못한 채 스러지게 된다. 병원은 악취로 가득했다. 침구와 옷은 일어서지도 씻을 수도 없는 환자들이 싼 소변과 대변으로 뒤범벅되어 있었다.

어디에나 피가 있었다. 침구와 옷가지는 피로 얼룩져 있었다. 병사들의 코에서, 심지어 귀에서까지 피가 흐르고 있었고, 기침을 하며 피를 토하는 병사들도 있었다. 이제 겨우 십 대이거나 많아야 갓 스무 살을 넘긴 병사들이, 건장하고 보통 때 같으면 불그레한 혈색을 띠었을 많은 청년들이 파리하게 변해 가고 있었다. 그 색깔은 그들이 죽음을 앞두고 있음을 알려주고 있었다.

웰치와 동료들조차 그 광경을 보고 섬뜩해졌다. 시신 안치소 주위의 복도에 가득한 시신들을 보니 더욱 소름이 돋았다. 본은 이렇게 기록했다. "아침에 안치소 주위로 시신들이 장작더미처럼 쌓여 있다."[15] 콜은 이렇게 회상했다. "시신들이 질서도 체계도 없이 바닥에 되는대로 쌓여 있었고, 부검이 이루어지고 있는 방으로 가기 위해 시신들 사이로 발을 디디면서 걸어야 했다."[16]

그들은 부검실에서 더욱 섬뜩한 광경을 목격했다. 부검대에는 젊은 남성, 아니 소년이라고 말해도 좋을 남성의 시신이 놓여 있었다. 시신을 살짝 움직이기만 해도 콧구멍에서 피가 흘러나왔다. 그들은 가슴을 열어서, 폐를 떼어 내고 다른 장기들을 꼼꼼하게 조사했다. 그러자 통상적인 폐렴이 아니라는 사실이 즉시 명백해졌다. 시신 몇 구를 더 부검했을 때에도 마찬가지로 비정상적인 양상이 나타났다.

콜, 본, 러셀을 비롯한 이 과학조사단의 일원들은 당혹스러웠고, 극심한 공포를 느꼈다. 그들의 시선은 웰치에게 향했다.

웰치는 젊었을 때 세계 최고의 연구자들 밑에서 연구한 바 있었다.

미국에서 한 세대의 명석한 과학자들에게 영감을 주어 왔다. 그는 중국, 필리핀, 일본을 방문해 미국에 알려지지 않은 질병들을 목격했다. 오랜 세월 여러 언어로 된 학술지를 읽었고, 세계의 모든 주요 연구실들에서 흘러나오는 온갖 이야기를 들었다. 그러면 뭔가 말해 줄 수 있지 않을까? 뭔가 아이디어가 있지 않을까?

그러나 그는 당혹스러워하는 이들의 마음을 가라앉히지 못했다. 그 옆에 서 있던 콜은 웰치가 그렇게 초조해하며 흥분해 있는 것 같은 모습을 한 번도 본 적이 없다고 생각했다. 사실 콜은 동요했다. "우리가 불안해하는 것은 놀랍지 않았지만, 이 상황이 적어도 일시적이긴 해도 웰치에게조차 감당하기 어려운 것임을 깨닫고 나는 충격을 받았다."[17]

그때 웰치가 말했다. "뭔가 새로운 종류의 감염병이 틀림없군요."

웰치는 부검실 밖으로 나와서 보스턴, 뉴욕, 워싱턴으로 세 통의 전화를 걸었다. 보스턴에서는 하버드 대학 교수이자 브리검에 있는 보스턴 병원 병리학과장인 버트 월바크Burt Wolbach가 전화를 받았다. 웰치는 그에게 부검을 요청했다. 어쩌면 부검에서 실마리를 찾을 수 있을지도 몰랐다.

하지만 웰치는 이 질병에 대한 치료법이나 예방책이 연구실에서 나와야 한다는 것도 잘 알았다. 그는 뉴욕의 록펠러 연구소에 전화를 걸어 오스왈드 에이버리를 호출했다. 에이버리는 캐나다인이었기 때문에 록펠러 부대의 장교로 받아들여지지 못했지만, 8월 1일 자로 그는 미국 시민이 되었다. 그리고 우연의 일치로 웰치가 전화를 건 바로 그날, 에이버리는 사병에서 대위로 승진했다. 더욱 중요한 점은 그가 궁극적으로 생물학을 혁신시킬 연구를 이미 시작한 상태였다는 것이다. 독감은 그에게 자신의 연구가 옳다고 확신시키는 역할을 하게 된다.

그날 늦게 에이버리와 월바크가 도착하여 곧바로 각자의 임무를 수행하기 시작했다.

웰치가 워싱턴으로 건 전화는 찰스 리처드Charles Richard에게 한 것이었다. 고거스가 전선에 가 있는 동안 의무감 대리를 맡은 사람이었다. 웰치는 그에게 그 병을 상세히 설명한 뒤, 데번스만이 아니라 다른 곳으로 이 질병이 퍼질 것이라고 말했다. 병이 확산되고 있었기 때문이다. 그는 "즉시 모든 기지에서 병원 공간을 신속히 늘리는 조치를 취해야 한다"고 촉구했다.

리처드는 즉각 대응했다. 그는 모든 의무관에게 모든 환자를 격리하고, 기지 바깥의 민간인과 군인이 접촉하지 못하게 막으라는 명령을 내려 보냈다. "모든 수단을 다 써서 독감이 기지에 퍼지지 않도록 막는 것이 중요하다. …… 이 유행병은 때로 예방이 가능하지만, 일단 자리를 잡으면 멈춰 세울 수가 없다." 하지만 그는 그 일이 어렵다는 점도 인정했다. "독감만큼 감염성이 강한 질병은 거의 없다. …… 아마 환자들은 증상이 나타나기 전에 이미 감염되어 있을 것이다. …… 이 전쟁에서 군의관의 판단력과 선제적 조치를 이보다 더 혹독하게 요구할 질병은 또 없을 것이다."[18]

또한 그는 각 군의 부관과 참모총장에게 경고했다. "신병들은 이 병에 걸릴 것이 거의 확실합니다. 데번스 기지의 병력을 이송한다면 병원성을 띤 이 병도 같이 다른 기지들로 전파될 것이 거의 확실합니다. …… 유행병이 도는 동안에는 신병들을 데번스 기지로 보내서도 안 되고, 그 기지의 병력을 다른 곳으로 보내서도 안 됩니다."[19]

다음 날 다른 기지들에서도 이미 발병했다는 보고가 올라오자, 리처드는 웰치가 한 말을 옮기면서, 이 질병이 치명적임을 참모총장에게 인식시키려 애썼다. "데번스 기지의 사망자가 아마 500명을 넘게 될 겁니다. …… 데번스 기지에서 일어난 일이 다른 대규모 병영들에서도 일어날 가능성이 높습니다. …… 그런 기지들에 거의 예외 없이 병사들이 과밀 수용되어 있는데, '접촉' 감염이 이루어지고 이 병의 병원성과 치사율이 높아지기 좋은 조건입니다. …… 유행병은 서쪽으로 번지면서 그 경로에 있는 기지들이 차례로 감염될 것으로 예상됩니다."[20] 그러면서 그는 매우 "긴박한 군사적 필요성"이 있을 때를 제외하고 기지간 이동을 철저히 막아야 한다고 촉구했다.

고거스는 나름의 전쟁에서 싸워 왔다. 기지에 유행병이 발생하는 것을 막는 전쟁이었다. 그는 패배했다.

8월 27일, 커먼웰스 부두의 해병들에게서 최초의 환자들이 나온 바로 그날, 증기선 해럴드워커호가 보스턴을 출항하여 뉴올리언스로 향했다. 그런데 가는 도중에 승무원 열다섯 명이 앓아누웠다. 뉴올리언스에서 배는 화물을 내렸고, 승무원 세 명을 뭍에 내려놓았다. 그 세 명은 사망했다. 그때쯤 해럴드워커호는 멕시코로 향하고 있었다.

9월 4일, 뉴올리언스 해군 병원의 의사들은 그 도시의 군인 중에 처음으로 독감 환자를 접했다. 노스웨스트에서 뉴올리언스로 온 해병이었다. 바로 그날 독감에 걸린 두 번째 환자가 나타났다. 이번에는 뉴올리언스에서 복무하고 있는 군인이었다. 그 뒤로 병원에 온 환자 42명 중 40명이 독감이나 폐렴 증상을 보였다.

9월 7일, 보스턴에서 해병 300명이 필라델피아 해군 공창에 도착했다. 그들 중 상당수는 다른 해병 수백 명과 뒤섞여서 거의 즉시 퓨젓만의 해군 기지로 이송되었다. 보스턴에서 온 다른 병력들은 이미 시카고 북부를 거쳐 그레이트레이크스 해군 훈련소로 떠났다. 세계 최대의 해군 훈련소였다.

9월 8일, 로드아일랜드주에 있는 뉴포트 해군 기지에서 해병 300명 이상이 독감에 걸렸다는 보고가 올라왔다.

바이러스는 해안을 따라 남쪽으로 내려가면서, 내륙으로도 들어가서 중서부로 퍼졌고, 이윽고 태평양 연안까지 퍼져 나갔다.

한편 첼시 해군 병원에서는 로즈노와 그의 의료진이 넘쳐 나는 환자들에 허덕이고 있었다. 그리고 그들은 이 상황이 더 큰 의미를 지니고 있음을 잘 인식하고 있었다. 에이버리가 도착하기 전부터 로즈노와 키건은 전국 최초로, 아니 아마 세계 최초로 이 새로운 치명적인 적에 맞설 면역 혈청을 만들려는 시도를 시작한 상태였다. 그런 한편으로 키건은 『미국의학협회지*Journal of the American Medical Association*』에 이 질병을 기술하면서 이렇게 경고하는 글을 보냈다. 독감이 "전국으로 급속히 퍼지면서 인구의 30~40퍼센트가 걸릴 것이고 증상이 빠르게 진행될 것으로 예상된다."

키건이 한 말 중 틀린 것은 그가 이 병의 확산을 "전국"으로 한정했다는 것뿐이었다. 그는 "전 세계"라고 추정해야 했다.

이 독감 바이러스, 이 "돌연변이체 무리", 이 "준종"은 사람을 죽일 잠재력을 계속 간직하고 있었고, 때로 사람을 죽인 적도 있었다. 그런데 이제 전 세계에서 거의 동일한 횟수만큼 사람들 사이에서 대이음을 거쳤다. 전 세계에서 사람들에게 적응하고 있었고, 효율을 최대로 높이고 있었다. 그리고 이제 전 세계에서 치명적으로 변하고 있었다.

보스턴에서 세계 반대편으로 가면 나오는 봄베이에서도 6월에 가벼운 유행병이 번졌던 다른 많은 도시들에서와 마찬가지로 이 치명적인 바이러스가 거의 동시에 폭발적으로 분출했다. 1900년 심각한 가래톳 페스트가 유행할 때보다 두 배 이상 높은 비율로 사망자가 속출하기 시작했다.[21]

바이러스가 퍼지고 있을 때, 두 전선에서 나란히 투쟁이 시작되었다.

한쪽은 국가의 모든 자원을 총동원하는 투쟁이었다. 각 도시, 각 공장, 각 가정, 각 가게, 각 농장으로, 철도와 강과 도로를 따라서, 광산 깊숙한 곳으로, 높은 산등성이를 따라 바이러스는 어디로든 퍼져 나갈 터였다. 그 뒤 몇 주에 걸쳐서 바이러스는 사회 전체와 사회의 모든 구성 요소들을 시험에 들게 했다. 사회는 이 시련에 맞서 힘을 모아야 했다. 그렇지 않으면 무너질 수밖에 없었다.

또 다른 투쟁은 과학자들로 이루어진 촘촘한 공동체 내에서 이루어졌다. 웰치, 플렉스너, 콜, 에이버리, 루이스, 로즈노 같은 이들은 자신들의 의지와는 상관없이 선발되어 경주에 돌입했다. 그들은 무엇이 필요한지를 알았다. 풀어야 할 퍼즐이 무엇인지를 알았다. 그들은 무력하지 않았다. 그들은 작업에 쓸 도구도 지니고 있었다. 실패할 때 어떤 대가를 치러야 하는지도 알고 있었다.

그러나 그들에게는 사실상 시간이 거의 없었다.

5부

폭발

17

9월 7일 보스턴에서 온 해병 300명이 필라델피아 해군 공창에 도착했다.[1] 그리고 이 시점부터 필라델피아에 일어난 일은 너무나 자주 세계 각지에서 일어날 일의 모델임이 드러나게 된다.

필라델피아는 전쟁 경험이라는 측면에서 볼 때 이미 전형적인 양상을 띠고 있었다. 모든 도시로 사람들이 밀려들고 있었고, 필라델피아에서는 조선업 분야에서 일하는 인력만 해도 이미 수만 명이 증가해 있었다. 드넓은 습지가 불과 몇 달 사이에 세계 최대의 조선소인 호그 아일랜드 조선소로 변모했고, 그곳의 용광로와 강철과 기계들 사이에서 35,000명의 노동자들이 일하고 있었다. 인근의 뉴욕 조선소에서는 11,500명이 일하고 있었고, 다른 열두 곳의 조선소에서도 3,000명에서 5,000명에 이르는 노동자들이 일하고 있었다. 그리고 그 도시에는 다른 거대한 산업 시설들도 가득 차 있었다. 수천 명이 일하는 탄약 공장도 몇 군데 있었고, J. G. 브릴 컴퍼니는 4,000명을 고용하여 시간당 노면전차를 한 량씩 생산하고 있었으며, 미드베일 스틸Midvale Steel에서는

1만 명, 볼드윈 로코모티브Baldwin Locomotive에서는 2만 명의 노동자들이 일하고 있었다.

필라델피아는 전쟁 전에 이미 사람들로 북적이고 있었다. 그런데 전쟁이 터지면서 늘어난 일자리로 노동자들이 점점 더 몰려들어 인구가 175만 명으로 늘어나는 바람에, 필라델피아는 말 그대로 미어터질 지경이었다. 1918년 사회복지사들이 보는 한 전국 출판물에는 여러 가족 수십 명이 공동으로 옥외 변소를 쓰는 집이 아직 대다수인 그 도시 빈민가의 생활 조건이 뉴욕의 로어이스트사이드보다 더 열악하다고 적혀 있었다.[2] 흑인들은 더욱 비참한 조건을 견디고 있었고, 필라델피아는 뉴욕이나 시카고를 비롯한 모든 북부 도시 중에서 아프리카계 미국인 인구가 가장 많은 도시였다.

주택이 너무 부족해서 보이스카우트 대원들은 전시 일자리를 찾아서 새로 오는 여성들에게 방을 구해 주기 위해서 지역 전체를 조사했다. 두세 가족이, 심지어 네 가족이 방이 두 개나 세 개뿐인 공동주택에 함께 살았고, 아동과 청소년은 한 침대에 모여 자곤 했다. 하숙하는 노동자들은 방만이 아니라 침대도 같이 썼고, 교대 근무를 하듯이 교대해서 잠을 잤다. 시 보건과는 이 같은 공동 주택들에서 1917~1918년 겨울에 "높은 물가와 석탄 부족 때문에 …… 사망률이 치솟았다"[3]고 시인했다.

시 당국이 제공하는 사회 보장 서비스는 빈약했다. "블로클리Blockley라고 불리는 필라델피아 병원, 구빈원과 정신병원 한 곳씩뿐이었다. 그밖에는 아무것도 없었고, 심지어 고아원도 없었다. 그 도시에서 이루어지는 모든 자선 사업은 모두 사회 지도층과 진보주의자들이 나서서 하고 있었다. 학교 같은 일반적인 서비스조차 공급이 딸렸다. 필라델피아는 미국의 20대 도시 중 하나였고 벤저민 프랭클린Benjamin Franklin과 펜실베이니아 대학교로 유명한 도시였다. 그리고 두 번째로 교육 예산이 적은 도시였다. 이탈리아인과 유대인 수십 만 명이 사는 사우스필라델피아 지역에는 1934년까지 고등학교가 한 곳도 없었다.[4]

이 열악한 조건에 힘입어서 필라델피아는 유행병의 비옥한 토양이 되었다. 위기에 대처할 능력이 없는 시 당국의 무능도 유행병의 확산에 한몫을 거들었다. 미국 정계와 재계의 추문을 폭로한 것으로 유명한 언론인 링컨 스테펀스Lincoln Steffens의 말에 따르면, 필라델피아는 "미국에서 최악으로 관리되는 도시"[5]였다. 틀린 말은 아니었을 것이다.

뉴욕에서 권력을 휘두르는 태머니파도 필라델피아를 좌우하는 정치 조직에 비하면 아무것도 아니었다. 그들은 한 개혁가에게 한 차례 정권을 넘겨주었다가 1916년에 재집권했다. 필라델피아를 주무르는 거물은 공화당 주 상원의원인 에드윈 베어Edwin Vare였다. 그는 자기보다 잘났다고 생각하는 이들, 자신을 경멸하는 이들, 휘턴, 비들, 워너메이커 같은 이름을 지닌 사람들을 짓밟고 조롱했다.

땅딸막하고 가슴과 배가 불룩한 — 그의 별명은 "꼬마"였다 — 베어의 본거지는 사우스필라델피아였다. 그는 이민자들이 밀려들기 전, 그곳의 "넥Neck"이라고 불리던 시골 지역의 돼지 농가에서 자랐다. 그리고 엄청난 부를 쌓았음에도 여전히 그곳에 살고 있었다. 그 부는 정치 활동으로 얻은 것이었다.

모든 도시 노동자들은 임금의 일정 부분을 떼어서 베어의 정치 조직에 바쳤다. 떼먹는 사람이 없도록, 도시 노동자들은 임금을 자신이 일하는 직장이나 시청 — 둥근 기둥과 유리창이 수양버들을 상기시키는 웅장한 고전 양식의 빅토리아 시대 건물 — 이 아니라 시청 맞은편 공화당 당사에서 받았다. 시장 자신도 봉급에서 1,000달러를 뗐다.

베어는 시의 가장 큰 도급업자이기도 했고, 그가 따낸 가장 큰 사업은 거리 청소였다. 거의 20년째 도맡고 있었다. 한 가족이 3,000달러로 1년을 살 수 있던 시절인 1917년에 그는 그 사업으로 500만 달러가 넘는 수입을 올렸다. 그 돈이 전부 베어의 주머니에 고스란히 남아 있는 것은 아니었지만, 그는 주머니에서 나가는 돈에서도 통행료로 얼마씩 떼었다. 그러나 거리, 특히 사우스필라델피아의 거리는 지저분하기로 악명이 높았다. 사우스필라델피아는 오수를 제외한 모든 것, 아니 때로는 오수까지도 하수도를 통해서 싹 쓸어내야 할 필요성이 가장 큰 곳이었고, 그의 세력이 가장 강한 곳이었다.

역설적인 점은 시의 부족한 공공 서비스가 베어가 세력을 강화하는 데 기여했다는 것이다. 시가 제공하지 않는 것을 그가 제공했기 때문이다. 가난한 이들에게 음식을 제공하고, 일자리와 편의를 제공하고, 경찰과 문제가 생겼을 때 도왔다. 경찰국장과 많은 치안판사가 그에게 매수되어 있으니 당연했다. 사람들은 그를 찍는 대가로 돈을 받았고, 그는 중세의 연금술사처럼 그 표를 다시 돈으로 바꾸었다.

그 일이 너무나 돈벌이가 잘 되었기에 에드윈 베어는 형제인 하원의원 윌리엄 베어와 함께 자선 사업가로 나섰다. 그들이 모야멩싱로과 모리스가에 있는 교회에 거금을 기부하자, 교회는 그들 형제의 어머니 이름을 따서 애비게일 베어 메모리얼 감리교 감독교회로 이름을 바꾸었다. 평범한 사람의 이름을 따서 붙인 교회는 많지 않았지만, 이 교회는 달랐다.

그러나 그 파벌에 거룩함 따위는 전혀 없었다. 1917년 예비선거일에 베어의 하수인 몇 명이 반대 파벌의 지도자 두 명을 구타했고, 말리던 경찰관을 때려죽였다. 그 사건으로 시 전체가 분노에 휩싸였다. 1918년에 베어의 최고 하수인은 필라델피아 시장 토머스 B. 스미스Thomas B. Smith였다. 그는 재임 때 그 경찰관 살인 음모를 포함하여 전혀 별개의 세 가지 혐의로 기소되었지만, 무죄 판결을 받게 된다. 아무튼 바로 그 선거에서 이김으로써 베어는 시 의회에서 절대 권력을 휘두를 수 있게 되었고, 주 의회에도 큰 영향력을 발휘하게 되었다.

필라델피아 보건복지국 국장은 윌머 크루센Wilmer Krusen이었는데, 그 자리는 시장이 원하는 대로 지명하고 시장의 임기가 끝날 때 자동으로 함께 임기가 끝나는 정무직이었다. 크루센의 아들은 나중에 메이요 병원의 외과의가 된다. 그는 베어의 파벌이 지명한 사람치고는 그럭저럭 괜찮은 인물이었다. 그러나 그는 공중보건 문제에 대한 배경 지식이 전혀 없었고 그 문제에 적극적으로 관여하거나 이해하려고 애쓸 의향도 없었다. 그리고 그는 천성적으로 모든 문제는 시간이 해결해 준다고 생각하는 사람이었다. 그는 매사에 서두르는 법이 없었다.

그가 자기 파벌에 공중보건 조치를 취하라고 압력을 가할 생각이 없었던 것은 분명하다. 산부인과 의사였음에도, 그는 군이 전국적으로 펼치고 있는 매춘 반대 운동을 돕는 것조차 거부했다. 매춘이 합법적인 뉴올리언스조차 사창가인 스토리빌을 폐쇄하라는 압력에 굴복했지만, 필라델피아는 매춘이 불법이었음에도 그 산업을 억제하라고 군이 압박을 가해도 전혀 개의치 않았다. 그래서 군의 한 보고서에 따르면 해군이 사실상 기지 바깥에서 "경찰 업무를 맡았다."[6]

시 당국은 부패로 찌들어 있었고, 권력은 베어, 경찰서장이었다가 사업가로 돌아선 사람들, 시장 사이에 나뉘어 있었다. 그들은 조치를 취할 생각도 없었고, 취하려고 마음먹는다고 해도 실행할 수가 없었다.

보스턴에서 온 해병들이 필라델피아 해군 공창에 도착한 지 나흘 뒤, 해병 열아홉 명이 독감 증상을 보인다는 소식이 전해졌다.

필라델피아 해군 관구의 내과의이자 보건 책임자인 R. W. 플러머R. W. Plummer 소령은 커먼웰스 부두와 데번스 기지에서 유행병이 맹위를 떨치고 있고, 매사추세츠주에서는 그 병이 민간인에게까지 퍼지고 있다는 것을 잘 알고 있었다. 전염병의 유행을 막겠다고 결심한 그는 즉시 해당 군인들의 막사를 격리하고 그들이 접촉한 모든 것을 꼼꼼하게 소독하라는 명령을 내렸다.

사실 바이러스는 이미 탈출한 상태였고, 도시로만 들어간 것이 아니었다. 바로 전날 해병 334명이 필라델피아를 떠나 퓨젓만으로 향했다.[7] 그곳에 도착할 무렵에는 이미 많은 이들이 심하게 앓고 있었다.

플러머는 또한 즉시 폴 루이스에게 전화를 걸었다.

루이스는 그런 전화가 오리라고 예상하고 있었다.

그는 이 세상의 그 누구나 그 무엇보다 연구실을 사랑했고, 웰치, 시어벌드 스미스, 플렉스너의 전폭적인 신뢰를 받는 사람이었다. 루이스는 젊었을 때 그들 각자의 밑에서 일하며 비범한 성과를 보였기에 신뢰를 얻었다. 그는 이미 많은 업적을 쌓았고, 훨씬 더 많은 것을 이룰 가능성이 있었다. 또한 그는 자신의 가치를 잘 알았다. 그가 목에 힘을 주고 다녔다는 뜻이 아니다. 그는 책임감을 느꼈다. 적어도 자신이 품은 야심만큼 책임감을 지니고 자신이 한 약속을 지킬 생각이었다. 새로 발족한 헨리 핍스 연구소에서 그에게 초대 연구소장 자리를 제안하지 않았다면 그는 록펠러 연구소를 떠나지 않았을 것이다. (헨리 핍스는 앤드루 카네기의 비즈니스 파트너로 카네기 스틸 컴퍼니를 유에스 스틸에 매각할 때 카네기와 함께 거부가 되었고, 그러고 나서 카네기처럼 저명한 자선 사업가로 변신한 인물이었다.) 펜실베이니아 대학교와 연계되어 있던 헨리 핍스 연구소의 제안은 그에게 아주 매력적으로 다가왔고, 결국 그는 록펠러 연구소를 떠나 펜실베이니아 대학교가 있는 필라델피아로 떠났다. 비록 핍스 연구소는 폐질환, 특히 결핵이라는 록펠러 연구소보다 훨씬 좁은 주제에 초점을 두고 있었지만, 루이스는 그곳을 록펠러 연구소를 모델로 삼아 그와 같은 기관으로 만들려 하고 있었다.

상황이 얼마나 긴박한지 그에게 따로 말해 줄 필요는 없었다. 그는 7월 초에 사망한 영국 선원들의 사례를 속속들이 알고 있었고, 그는 바야흐로 그들에게서 채취한 세균을 배양하여 혈청을 마련하려던 참이었다. 독감이 필라델피아 해군 공창에서 출현했다는 소식을 듣자마자, 루이스는 그곳으로 달려갔다.

평소처럼 단계적으로 신중한 과정을 따라서 병원체를 추적하고 혈청이나 백신을 개발하려고 시도할지 말지는 전적으로 그에게 달려 있었다. 그리고 지금은 정상적인 과학적 절차를 따를 시간적 여유가 없었다.

다음 날 해병 87명이 독감에 걸렸다는 소식이 전해졌다. 9월 15일, 루이스와 연구원들이 펜실베이니아의 연구실과 해군 병원에서 일하고 있을 때, 600명에 이르는 해병과 해병대원이 그 바이러스로 입원할 만치 심하게 앓고 있었고, 몇 분마다 감염된 환자의 수가 늘어나고 있다는 보고가 들어오고 있었다. 해군 병원은 병상이 바닥났다. 해군은 아픈 병사들을 8번가와 스프러스가에 있는 펜실베이니아 병원으로 보내기 시작했다.

9월 17일, 그 민간 병원의 의사 다섯 명과 간호사 열네 명이 갑자기 쓰러졌다. 그전까지 그들에게는 어떤 증상도 나타나지 않았다. 쓰러지기 전까지 그들은 몸 상태가 보통 때와 다르다고 느끼지 않았다. 그런데 어느 순간에 극도의 고통을 느끼며 병원 침상으로 옮겨지고 있었다.

보스턴에서 해군 병력은 다른 지역들로도 이동했다. 필라델피아에서 환자가 속출하고 있을 때, 시카고에서 북쪽으로 50킬로미터 떨어진 그 레이트레이크스 해군 훈련소에서도 환자가 속출하고 있었다. 이 훈련소는 1905년 테디 루스벨트가 세계에서 가장 크고 가장 좋은 해군 훈련소가 될 것이라고 선언하며 창설한 기지였다. 해병 45,000명이 생활하는 세계 최대의 해군 훈련소였고, 자랑스러운 역사를 만들어 가고 있었다. 해군 공병대 "시비스Seebees"가 그곳에서 탄생했고, 전시에 존 필립 수자John Philip Sousa 대위는 그곳에서 14명으로 이루어진 군악대를 창설했다. 나중에 그 군악대는 연주자 1,500명이 로스필드에서 수만 명의 군중 앞에서 연주를 할 만치 규모가 커졌다. 그런데 독감 바이러스가 기지를 휩쓸면서 음악가는커녕 누구도 더는 모이지 못하게 되었다. 기지에서 독감은 폭탄과 아주 흡사하게 막사를 갈가리 찢어놓았다.

로버트 세인트 존Robert St. John은 해군에 입대하자마자 최초의 환자 중 한 명이 되었다. 실내 훈련장에 마련된 침대에 누웠고, 곧 수천 명이 그 한 곳에 간호도 받지 못한 채 누워 있게 되었다. 그는 후일 이렇게 회상했다. "체온을 재러 오는 사람도 없었고, 의사는 코빼기도 보이지 않았다." 그는 옆 침대에 누워 있는 너무 아파서 수통에 손을 뻗지도 못하던 신병과 친구가 되었다. 그가 해군에서 사귄 첫 친구였다. 세인트 존도 너무 기력이 없어서 그가 수통 물을 마시도록 도울 수가 없었다. 다음 날 아침 친구의 머리 위로 경건하게 담요가 덮였고, 두 해병이 그를 들것에 옮긴 뒤 들고 나갔다.[8] 그때쯤 의무대는 "해군 의무 보급창에 관 33개가 필요하다"[9]고 보고서를 올린 상태였다. 그리고 곧 의무대는 그것으로는 턱없이 부족하다는 사실을 깨닫게 된다.

그레이트레이크스 기지의 한 간호사는 나중에 악몽에 시달리게 될 터였다. 그레이트레이크스 기지의 병동에는 병상이 42개 있었다. 병사들은 바닥에 놓인 들것에 누워서 침대에 누운 누군가가 죽을 때까지 기다렸다. 매일 아침 구급차가 도착하고 들것을 든 이들이 아픈 해병을 들여놓고 시신을 내갔다. 그녀는 유행병이 정점에 달했을 때 간호사들이 살아 있는 환자를 시신을 싸는 천으로 감싸고 왼발 엄지발가락에 꼬리표를 달았다고 기억했다.[10] 시간을 아끼기 위해서였고, 그만큼 간호사들은 극도로 지친 상태였다. 발가락 꼬리표는 배송용 꼬리표로, 거기에는 그 해병의 이름과 계급, 고향이 적혀 있었다. 그녀는 시신들이 "장작마냥 시신 안치소의 바닥에서 천장까지 쌓여 있었다"고 기억했다. 악몽 속에서 그녀는 "시신 안치소의 장작더미 바닥에 있는 청년은 어떤 기분일까"[11] 궁금해했다.

그 유행병은 보스턴에서 그랬듯이, 격렬하게 필라델피아 해군 시설을 휩쓸고 있었다. 그러나 보스턴에서, 그레이트레이크스 해군 훈련소에서, 자기 시의 해군 공창에서 어떤 소식이 들리든 간에, 필라델피아 시의 공중보건 책임자 윌머 크루센은 마냥 손을 놓고 있을 뿐이었다.

시의 공중보건 담당자들 모두가 그 위협을 못 본 체하고 있던 것은 아니었다. 첫 해병이 앓아누운 다음 날, 베어 파벌을 전혀 믿지 않고 경멸하던 저명한 공중보건 전문가 하워드 앤더스Howard Anders는 해군 의무감 윌리엄 브레이스티드William Braisted에게 이렇게 요청했다. "이 독감의 침입 위협 속에서 해군 당국이 직접 나서서 병사들을 지키고 그와 동시에 필라델피아 주민도 지켜 주면 안 될까요?"[12] (브레이스티드는 거절했다.)

크루센은 독감이 도시에 전혀 위협이 안 된다고 공개적으로 부정했다. 그는 긴급 상황에 대비한 어떤 비상 계획도, 생필품 비축도, 긴급 상황에서 쓸 수 있는 의료 인력 목록도 필요없다고 믿는 듯했다. 필라델피아 의사의 26퍼센트가, 간호사는 그보다 더 높은 비율로 군에 있었는데도 말이다. 사실 루이스와 앤더스, 시 전역의 의사들로부터, 펜실베이니아 대학교와 토머스 제퍼슨 의대—유행병이 발병했을 때 군 복무를 자원하고자 하는 의사 여섯 명을 놔주기를 거부한 곳[13]—로부터 계속 압력을 받았음에도, 크루센이 플러머, 루이스를 비롯한 몇몇 사람들과 회의 일정을 잡은 것은 그 질병이 필라델피아에 출현한 지 꼬박 일주일이 지난 뒤인 9월 18일이었다.

시청 건물 5층에 있는 크루센의 집무실에서 그들은 서로 알고 있는 사실들을 주고받았다. 매사추세츠주에서는 이미 거의 1,000명이 사망했고 수만 명이 앓고 있었으며, 매사추세츠 주지사는 막 이웃 지역의 의사들과 간호사들에게 도움을 요청한 참이었다. 필라델피아에서는 해병 수백 명이 입원해 있었다. 시민들에게서 질병이 발생했다는 징후는 거의 없었지만, 루이스는 아직 자기 연구에서 해답을 찾아내지 못했다고 말했다.

설령 루이스가 백신을 만드는 데 성공할지라도, 충분한 양을 생산하는 데에는 몇 주가 걸릴 터였다. 따라서 과감한 조치만이 독감이 도시 전역으로 퍼지는 것을 막을 수 있었다. 대중 모임을 금지하고, 기업과 학교의 문을 닫고, 해군 공창과 시민 발병 지역을 철저히 격리하는 것은 모두 의미 있는 조치들이었다. 최근의 선례도 있었다. 겨우 3년 전

개혁파 시장이 자리에 있는 동안 크루센의 전임자는 소아마비 유행병이 발생했을 때 엄격한 격리 조치를 선포하고 집행했다. 루이스가 세상 누구보다도 잘 아는 병이었다. 루이스는 지금도 그렇게 격리를 해야 한다고 강조했다.

그러나 플러머는 루이스의 지휘관이었다. 그와 크루센은 더 기다려보자고 했다. 그들은 그런 과감한 조치를 취하면 시민들이 공황 상태에 빠질 수 있고 전시 활동에도 지장을 줄 수 있다고 우려했다. 대중을 동요하지 않게 하는 것이 그들의 목표였다. 소아마비가 유행할 때 시행된 조치들은 미국이 전쟁하고 있지 않을 때 내려졌다는 것이다.

회의는 진행 상황을 지켜본다는 것 말고는 아무런 결정도 내리지 못한 채 끝났다. 크루센은 기침, 재채기, 침 뱉기를 조심하라는 시민 홍보를 시작하겠다고 약속했다. 그것조차도 실행으로 옮기기까지 며칠이 걸릴 터였다. 그리고 위험을 과소평가하려는 크루센은 해군 지휘부와 충돌을 빚게 된다.

루이스로부터 필라델피아의 상황을 전해 듣고 있었을 워싱턴의 고거스는 일이 이런 식으로 전개되는 것이 불만스러웠다. 그때쯤 독감이 병영 두 곳에서 추가로 발병한 상태였다. 그 두 병영은 뉴저지주의 딕슨 기지와 메릴랜드주의 미드 기지였는데, 필라델피아는 그 두 기지 사이에 놓여 있었다. 루이스가 필라델피아결핵협회와 긴밀하게 접촉하고 있었기에, 고거스는 그 협회에 독감에 관해 경고하고 적어도 작은 방식으로나마 도움이 될 단순한 예방 조치 문구를 담은 대형 포스터 2만 장을 제작하여 배포해 달라고 요청했다. 포스터에는 이렇게 적혀 있었다. "기침이나 재채기를 해야 할 때면, 반드시 손수건이나 휴지나 천 같은 것으로 얼굴을 가리세요."[14]

한편 『이브닝 불러틴Evening Bulletin』은 독감이 전혀 위험이 되지 않으며, 위험하다는 것은 옛말이고, 대개 아주 나쁜 공기나 썩은 공기나 곤충 떼와 함께 찾아오는 데 필라델피아에는 그런 일들이 전혀 일어나지 않고 있으니 안심해도 된다고 독자들에게 말했다. 플러머는 자신과 크루센이 "이 질병이 더 이상 퍼지지 않게 막을 것이며, 이 일에 우리가 성공할 것이라고 확신한다"고 기자들에게 장담했다. "해병들에게서 사망자는 한 명도 나오지 않았습니다. 육군과 해군의 의사들도 민간 당국도 걱정할 일이 전혀 없다고 봅니다."[15]

다음 날 해병 두 명이 독감으로 사망했다. 크루센은 시립 감염병 병원을 해군에 개방했고, 플러머는 이렇게 선언했다. "독감은 정점에 다다랐습니다. 우리는 상황이 잘 통제되고 있다고 생각합니다. 이제부터 그 질병의 기세는 꺾일 겁니다."

크루센은 기자들에게 사망자들이 유행병에 걸려서 죽은 것이 아니라고 주장했다. 독감으로 사망한 것은 맞지만 "으레 있는 독감이나 감기"였을 뿐이라고 했다. 다음 날 해병 14명이 사망했다. 민간인 사망자도 처음 나왔다. 사우스 34번가와 파인가에 있는 필라델피아 종합병원에 입원한 "신원미상의 이탈리아인"이었다.

다음 날 20명이 넘는 바이러스 희생자가 시신 안치소에 들어왔다. 희생자 중에는 엠마 스나이더Emma Snyder도 있었다. 그녀는 펜실베이니아 병원에서 처음 발병한 해병들을 돌보던 간호사였다. 그녀는 스물세 살이었다.

크루센은 대외적으로는 여전히 안심하라는 투로 말하고 있었다. 그러나 "몇 명의 민간인 환자"가 나타났다고 인정하면서 보건 담당 조사관들이 "유행병의 싹을 잘라내기" 위해서 주민들의 발병 사례를 조사하고 있다고 말했다. 그러나 어떻게 하고 있는지는 말하지 않았다.

9월 21일 토요일, 보건위원회는 독감을 "보고할" 질병으로 지정하면서, 의사들에게 독감 환자가 나타나면 보건 당국에 알리도록 했다. 그러면 독감의 이동 양상을 알게 될 터였다. 토요일에 위원회가 열렸다는 것 자체가 특이한 일이었지만, 그럼에도 위원회는 시민들을 안심시켰다. "현재 시민들 사이에서는 독감이 유행하지 않고 있다는 크루센 국장의 말이 절대적으로 옳다고 확신합니다. 게다가 본 위원회는 대중이 독감을 예방하기 위한 권고들을 세심하고 확실하게 지킨다면 유행병을 막을 수 있을 것이라고 굳게 믿습니다."[16]

위원회는 이렇게 조언했다. 몸을 따뜻하게 하고, 발을 잘 말리고, 배를 비우라. 마지막 내용은 히포크라테스 전통을 떠올리게 하는 조언이다. 또한 위원회는 사람들이 모이는 곳을 피하라고 조언했다.

그로부터 7일 뒤인 9월 28일에는 전시 공채 수백만 달러를 팔기 위한 대규모 시가행진이 열릴 예정이었다. 이미 몇 주 전부터 그 행사를 치르기 위한 계획이 진행되고 있었고, 필라델피아 역사상 가장 큰 규모의 시가행진을 벌일 계획이었다. 수천 명이 시가를 행진하고 수십만 명이 이를 지켜볼 예정이었다.

비상한 시대였다. 제1차 세계대전이 그렇게 만든 시대였다. 이 맥락에 대한 이해 없이는 세계적으로 유행한 이 독감 사태를 제대로 파악할 수 없다. 윌슨은 이미 자신의 목표를 실현했다. 미국은 총력전을 펼치고 있었다.

이미 미군 200만 명이 프랑스에 가 있었다. 그리고 적어도 200만 명이 더 필요할 것이라고 예상되었다. 농민에서 초등학교 교사에 이르기까지 모든 국민은 자의든 타의든 간에 전쟁에 동원되었다. 윌슨에게, 크릴에게, 그의 행정부 전체에게, 그리고 동맹국과 적국 모두에게 정보의 통제는 중요한 문제였다. 홍보가 하나의 산업으로 출현하려 하고 있었다. J. 월터 톰프슨J. Walter Thompson — 그의 광고 대행사는 이미 전국적인 규모였고 그의 직원은 크릴의 측근이 되었다 — 은 홍보로 행동을 조작할 수 있다는 이론을 세우고 있었다. 전후에 그 산업은 "인구 전체의 생각을 좌우할"[17] 능력을 갖고 있다고 주장하게 되며, 허버트 후버는 "세계가 문구로 살며"[18] 홍보를 "정밀과학"이라고 말했다.

총력전은 희생을 요구하며, 높은 사기는 희생을 받아들이도록, 따라서 가능하도록 만든다. 희생은 일상생활에서의 불편함을 수반한다. 전시 동원에 기여하기 위해서 전국의 시민들은 주중에 "고기 없는 날", 매일 "밀 없는 식사"를 견뎠다. 이 모든 희생은 물론 자발적으로, 지극히 자발적으로 이루어졌다. 비록 후버의 식품청이 "자발적" 협조를 하지 않는 업체를 사실상 문을 닫게 할 수 있었지만 말이다. 그리고 사람들이 "자발적으로" 운전을 삼가는 날인 "연료 안 쓰는 일요일"에 누군가가 운전을 하는 쪽을 택하면, 그 사람은 그러한 선택에 거부감을 드러내는 경찰에게 끌려갔다.

윌슨 행정부는 국민을 단합시키고자 했다. 윌슨은 공채를 파는 보이스카우트 본부에 "'군인을 구할 모든 스카우트'라는 표어 아래 모든 대원에게 자기 몫을 할 굉장한 기회를 주겠다"[19]고 알렸다. 영화와 공연을 포함하여 거의 모든 대중 집회가 시작될 때 나서서 연설을 하는 집단인 크릴의 4분 연설자 단체 15만 명도 공채를 사라고 독려했다. 그리고 그런 독려가 먹히지 않을 때는 다른 압력이 가해질 수 있었다.

사기를 유지하는 것 자체가 목표가 되었다. 사기가 무너진다면 다른 모든 것도 무너질지 모르기 때문이었다. 그래서 언론의 자유는 숨을 죽였다. 실제로 매카시 시대보다 더, 제2차 세계대전 때보다 더, 적대 세력이 으레 링컨을 헐뜯곤 했던 남북전쟁 때보다 더 언론의 자유는 위축되었다. 정부는 미국수호연맹 소속 대원 20만 명을 활용했다. 그들은 J. 에드거 후버J. Edgar Hoover가 수장으로 있는 법무부의 신설 국내 보안 기관에 보고를 했고 이웃과 동료를 감시했다. 크릴의 조직은 시민들에게 다음과 같이 조언했다. "'내막'을 알고 있다고 떠드는 사람이 있으면 알려 주십시오. 그에게 그 말의 출처를 찾는 일을 돕는 것이 애국적 의무라고 말해 주십시오. 반역자를 발견하면 워싱턴의 법무부에 이름과 사는 곳을 알려 주십시오."[20]

사회주의자, 독일 민족주의자, 특히 세계산업노동자연맹의 급진적 노조원은 더욱 안 좋은 대우를 받았다. 『뉴욕 타임스』는 이렇게 선언했다. "세계산업노동자연맹 선동가는 사실상 독일 간첩이며, 아마 진짜로 그럴 것이다. 연방 당국은 미국에 맞서 이런 반역 음모를 꾸미는 자들을 빨리 없애야 한다."[21] 정부는 그렇게 했다. 노조 사무실을 습격하여 일리노이주, 캘리포니아주, 오리건주에서 대규모 재판을 열어서 거의 200명에 이르는 노조원들에게 유죄 판결을 내렸고, 모든 반대자들을 무자비하게 탄압했다. 크루센이 해군 장교들과 독감 문제를 처음으로 논의한 바로 그날, 필라델피아에서 독일어 신문인 『타게블라트Tageblatt』를 발행하던 사람들 다섯 명이 투옥되었다.

정부가 하지 않는 일은 자경단이 나서서 했다. 그들은 세계산업노동자연맹 노조원 1,200명을 화차에 몰아넣고 잠근 뒤 애리조나주 사막의 한 측선에 내다버렸다. 세계산업노동자연맹 노조원 프랭크 리틀Frank

Little은 몬태나주 뷰트에서 차에 묶인 채 무릎의 슬개골이 닳아 없어질 때까지 도로에 질질 끌려다니다가 이윽고 철도 교각에 목이 매달렸다. 독일에서 태어났지만 해군에 입대하려고 애썼던 로버트 프래거Robert Prager는 세인트루이스 외곽에서 군중에게 습격당해서 두들겨 맞고 벌거벗겨진 채 미국 깃발에 묶인 다음 린치를 당해 죽었다. 자신이 태어난 나라를 좋게 말했다는 이유로 말이다. 그리고 그 군중의 주동자들이 무죄 방면된 뒤 배심원은 이렇게 외쳤다. "이제 우리가 충성하지 않는다고 말할 사람은 아무도 없을 것이다!"[22] 한편 『워싱턴 포스트』는 이 사건에 대해 사설에서 이렇게 논평했다. "린치같이 지나친 면이 없지는 않지만 그런 일은 이 나라에 건강하고 유익한 자각을 가져다준다."[23]

1912년 대통령 선거에 출마하여 거의 100만 표를 받았던 사회주의자 유진 뎁스는 참전에 반대했다는 이유로 10년 형을 선고받았다. 위스콘신주 하원의원 빅터 버거Victor Berger도 같은 죄목으로 20년 형을 받았다. 그러자 하원은 그를 축출했고, 유권자들이 그를 다시 선출하자 아예 등원을 막았다. 이 모든 일은 미국인의 생활방식을 보호한다는 명목하에 이루어졌다.

비들 가문이나 휘턴 가문 등이 중심을 이룬 필라델피아 사교계보다 더 사치스러운 엘리트들은 미국에 거의 없었다. 그러나 『필라델피아 인콰이어러』는 이에 아랑곳하지 않고 이들에게 지지를 보냈다. "메인라인에서 열린 만찬 자리에 열두 명이 모였는데, 정부의 일처리 방식을 비판하는 말이 좀 나왔다. 그러자 주최자가 일어나서 말했다. '신사여러분, 굳이 내가 할 말은 아니지만 이 자리에는 비밀정보국 요원도 네 분이 있습니다.' 자신의 관심사가 아닌 대화를 중단시키는 절묘한 방법이었다."

한편 재무장관 윌리엄 매커두William McAdoo는 남북전쟁 때 정부가 일반 시민들에게 공채를 팔지 않은 것이 "근본적인 오류"라고 믿었다. "모든 대전쟁은 필연적으로 대중 운동이 될 수밖에 없다. 일종의 십자군 전쟁이다. 그리고 모든 십자군 전쟁처럼, 강력한 낭만주의의 흐름을 탄다. 링컨의 재무장관 샐먼 체이스는 사람들의 정서를 활용하려는 시도를 하지 않았다. 우리는 국민들에게 직접 다가갔으며, 이는 모든 사람, 즉 사업가, 직장인, 농민, 은행가, 백만장자, 교사, 노동자를 의미한다. 우리는 애국심이라는 심오한 충동을 활용했다. 애국심은 국민을 하나로 묶는 응집력이다. 그것은 인간의 동기 중 가장 심오하면서 가장 강력한 것에 속한다."[24] 그는 더 나아가 이렇게 선언했다. "자유 공채 구입을 거부하거나 주변 사람들이 구입하는 것을 안 좋게 보는 사람은 모두 독일군 지지자이며, 나는 면전에서 대놓고 그렇게 말해 주고 싶다. 이율 4퍼센트로 일주일에 1.25달러를 정부에 빌려주지 않겠다고 하는 사람은 미국 시민이라고 할 수 없다."[25]

자유 공채 구입 운동은 필라델피아에서만 수백만 달러를 모은다는 계획이었다. 시는 할당량을 채워야 했다. 그 할당량을 채우는 데 핵심적인 역할을 한 것이 바로 9월 28일로 예정된 시가행진이었다.

개업의, 의대의 공중보건 전문가, 감염병 전문가 등 몇몇 의사들은 크루센에게 행사를 취소하라고 촉구했다. 하워드 앤더스는 신문 기자들에게 그 행사로 독감이 퍼져서 사망자가 나올 것이라고 말하면서, 취소를 요구하는 여론을 형성하려고 시도했다. 하지만 그의 경고를 인용한 신문은 하나도 없었다. 그런 말은 어쨌든 사기를 떨어뜨릴 수 있었다. 그래서 그는 적어도 한 기자에게 그 집회가 "대화재를 일으킬 불쏘시개 더미"[26]를 모으는 꼴이라는 경고를 신문에 실어 줄 것을 요구했다. 그 기자는 거절했다.

독감은 군중 속에서 퍼지는 질병이었다. "군중을 피하라Avoid Crowds"는 크루센과 필라델피아 보건위원회의 방역 지침이기도 했다. 하지만 군중이 모이는 것을 막기 위해 필라델피아 쾌속 운송회사Rapid Transit Company가 한 일이라고는 그저 노면전차의 승객 수를 제한한 것뿐이었다.

군 기지들은 이미 독감에 휘청거리고 있었기에, 9월 26일 헌병감 이넉 크라우더Enoch Crowder는 다음 신병 소집 일정을 취소했다. 같은 날 매사추세츠 주지사 새뮤얼 매콜Samuel McCall은 연방 정부에 공식적으로 도움을 요청하고, 이웃 주들에 의사, 간호사, 보급품을 요청했다.

필라델피아가 독감에 이제 막 공략당하기 시작했다면, 해군 공창은 이미 전속력으로 휩쓸리고 있었다. 벌써 1,400명이 입원한 상태였다. 적십자사는 22번가와 월넛가에 있는 통합지원센터를 해군 전용의 500개 병상을 갖춘 병원으로 개조하고 있었다. 크루센은 그런 보고서들을 읽고 행사를 취소하기를 원하는 이들의 목소리도 들었지만, 전혀 귀를 기울이지 않는 듯했다. 그가 한 조치라고는 그저 도시에서 군인들이 사적인 모임이나 파티를 열지 못하게 금지한 것뿐이었다. 군인들은 여전히 상점을 들르고, 노면전차를 타고, 공연을 구경하고, 영화관에 갈 수 있었다.

행사가 열리기 전날인 9월 27일, 필라델피아에서 독감으로 입원한 사람이 200명 더 늘었다. 그중 123명은 민간인이었다.

크루센은 행사를 취소하라는 압력을 점점 더 강하게 받고 있었다. 의대의 동료들, 매사추세츠에서 들리는 소식들, 군이 신병 소집을 취소했다는 사실 등이 모두 부담을 주고 있었다. 행사를 진행할지 여부는 오로지 그의 결정에 달려 있는 것 같았다. 설령 시장의 방침을 받고자 했더라도, 그는 받지 못했을 것이다. 치안판사가 막 시장의 체포 영장을 발부한 터라 시장은 변호사와 함께 어딘가에 피신해 있어서 접촉 자체가 불가능했다. 앞서 도시의 이익과 전시 동원을 위해 베어 파벌과 시 엘리트층 사이에 불편한 휴전이 이루어진 상태였다. 그런데 이제 미합중국 은행 설립자의 후손과 혼인한 시빅 클럽Civic Club 회장 에드워드 비들Edward Biddle 부인이 시장이 임명한 위원회에서 사임하면서 휴전이 깨지는 바람에 시청은 더욱 혼란에 빠져 있었다.

크루센은 몇 가지 좋은 소식을 들었다. 폴 루이스는 독감의 원인인 병원체를 찾아내는 연구가 진척을 보이고 있다고 믿었다. 그렇다면 혈청과 백신이 빨리 나올 수도 있었다. 언론은 이 희소식을 머리기사로 올렸다. 그러나 꼼꼼한 과학자인 루이스가 아직 자신의 발견에 확신을 갖지 못하고 있다는 내용은 싣지 않았다.

크루센은 자유 공채 시가행진 및 관련 행사를 진행하겠다고 선언했다.

그 시점에 필라델피아의 5대 일간지 중에서 크루센의 말에 우려를 표명한 곳은 전혀 없었다. 어쩌면 크루센이나 보건위원회에 행사를 진행하는 것이 현명한 태도인지 의문을 제기한 기자가 있었는지도 모르겠다. 하지만 신문에는 그런 내용이 실리지 않았다.

9월 28일, 시 역사상 가장 큰 규모의 시가행진이 자랑스럽게 첫걸음을 내디뎠다. 악단, 깃발, 보이스카우트, 여성 지원단, 해병대, 해군, 육군 등이 적어도 3킬로미터 넘게 이어지면서 시가를 행진했다. 길 양쪽으로 군중 수십만 명이 모여 들어서 이 장관을 지켜보았다. 군중은 조금이라도 잘 보려고 서로 바짝 붙어서 밀어대고 있었고, 뒤쪽에서는 병사들이 지나가는 용감한 젊은이들에게 군중의 얼굴과 어깨 너머로 응원하는 소리를 질러댔다. 정말로 장관이었다.

크루센은 위험 따위는 전혀 없다고 자신했다.

독감의 잠복기는 24시간에서 72시간이다. 시가행진이 끝나고 이틀 뒤, 크루센은 우울한 성명을 발표했다. "현재 주민들 사이에 유행병이 퍼지고 있으며, 해군 기지와 병영에서 발견된 것과 동일한 유형으로 판단되고 있습니다."

이 성명의 의미를 제대로 이해하려면, 군 기지에서 무슨 일이 일어나고 있었는지를 정확히 이해해야 한다.

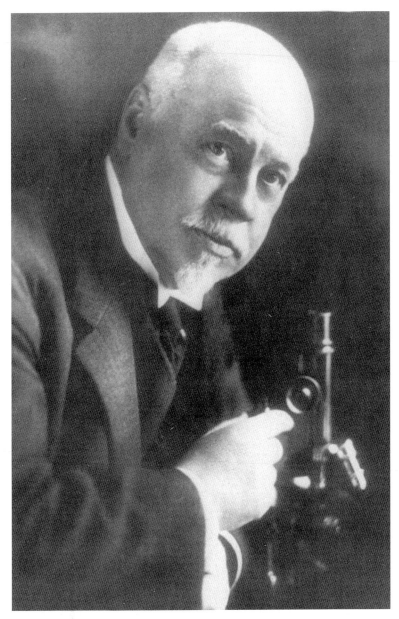

1. 윌리엄 헨리 웰치. 미국 의학 역사상 가장 권위 있는 인물이자, 가장 해박한 인물 중 한 명이었다. 주의력이 뛰어난 한 동료는 그가 "거의 손목 한 번 까딱함으로써 사람들의 삶을 바꿀" 수 있었다고 했다. 웰치는 처음 독감 사망자들을 부검하는 모습을 지켜보면서, "뭔가 새로운 종류의 감염병이 틀림없다"고 걱정했다.

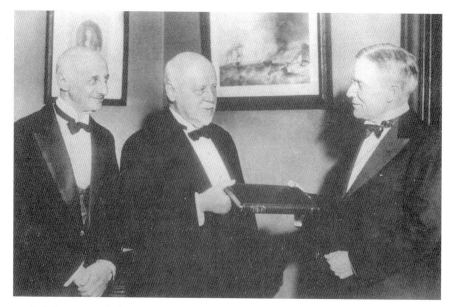

2. 웰치와 존 D. 록펠러 주니어(오른쪽)는 당시 세계 최고의 과학 연구 기관이라고 할 록펠러 의학연구소(현재의 록펠러 대학교)를 설립했다. 웰치의 제자인 사이먼 플렉스너(왼쪽)는 초대 소장을 맡았다. 플렉스너는 잔인해질 능력이 없는 사람은 연구 기관을 운영할 수 없다고 말하기도 했다.

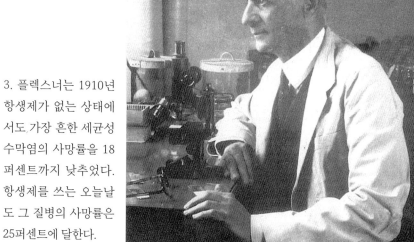

3. 플렉스너는 1910년 항생제가 없는 상태에서도 가장 흔한 세균성 수막염의 사망률을 18퍼센트까지 낮추었다. 항생제를 쓰는 오늘날도 그 질병의 사망률은 25퍼센트에 달한다.

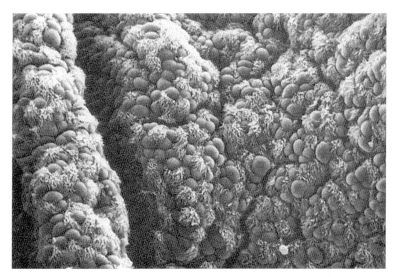

4. 건강한 생쥐의 기관을 뒤덮으면서 빽빽하게 정글처럼 자라는 상피세포들.

5. 감염된 지 72시간도 안 되어 독감 바이러스는 그 부위를 헐벗고 생명 없는 사막으로 만든다. 백혈구가 그 지역을 순찰하고 있지만, 너무 늦었다.

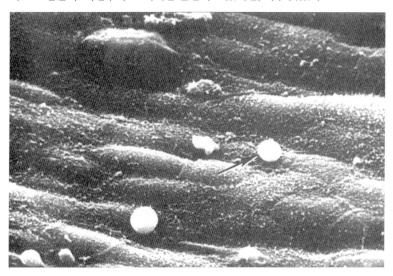

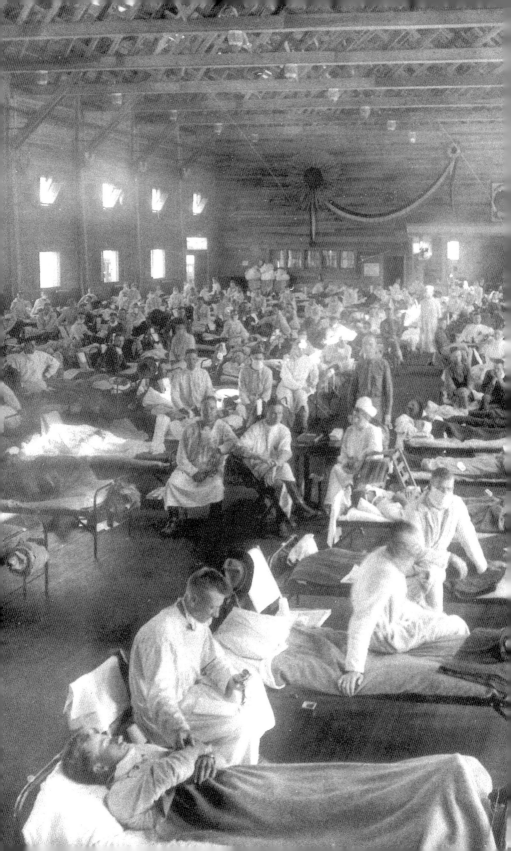

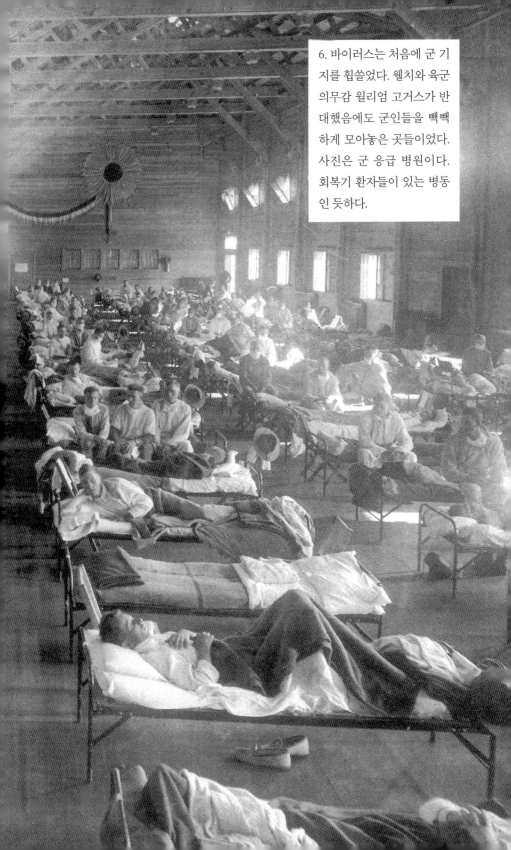

6. 바이러스는 처음에 군 기지를 휩쓸었다. 웰치와 육군 의무감 윌리엄 고거스가 반대했음에도 군인들을 빽빽하게 모아놓은 곳들이었다. 사진은 군 응급 병원이다. 회복기 환자들이 있는 병동인 듯하다.

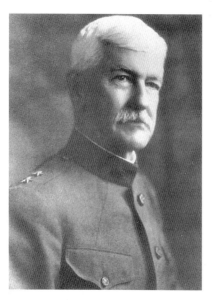
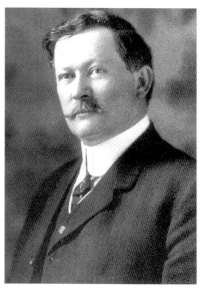

7. 육군 의무감 윌리엄 고거스는 이 전쟁을 전투보다 질병으로 죽은 미국 병사가 더 적은 최초의 전쟁으로 만들겠다고 결심했다.

8. 루퍼트 블루. 보건총감이자 미국 공중보건국장인 그는 노련한 관료였지만, 유행병의 징후를 감시하거나, 미리 정보를 알아보거나, 대비하는 일을 하지 않았다.

9. 매사추세츠는 민간인 사망자가 처음으로 대규모로 발생한 주였다. 사진은 로렌스에 있는 병원이다.

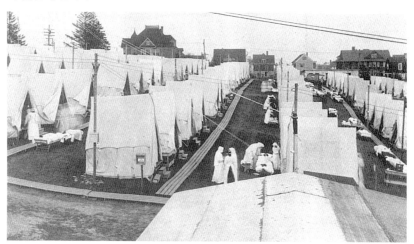

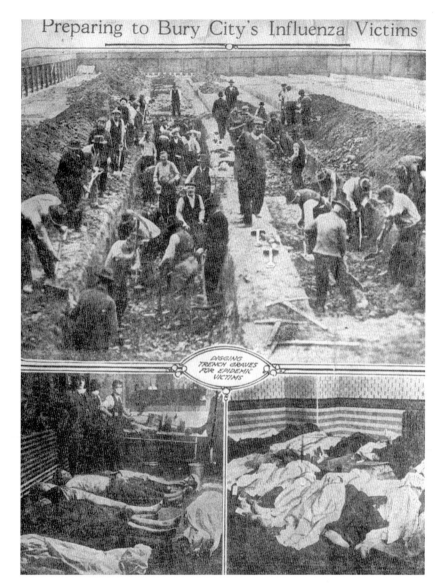

10. 필라델피아에서는 시가 대처하지 못할 만큼 사망자가 빠르게 늘어났다. 결국 집단 무덤에 관도 없이 시신들을 묻어야 했고, 증기기관으로 움직이는 삽을 써서 무덤을 파기 시작했다.

11.

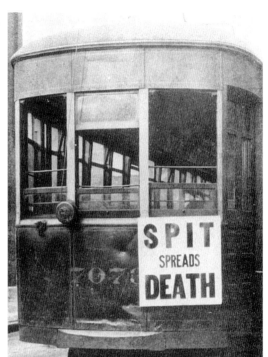

경고와 지침을 담은 포스터
와 유인물. 공포를 퍼뜨리는
데에도 기여했다.

12.

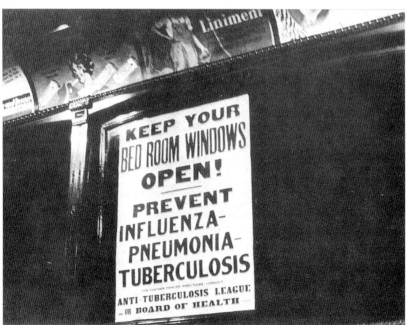

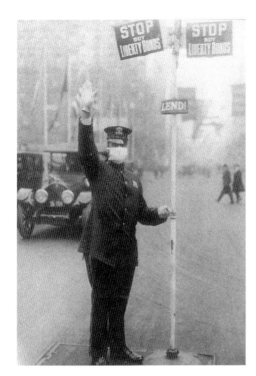

13. 이 사진에 담긴 두 메시지 — 경찰관의 보호 마스크와 애국주의 — 는 공직자의 이해 충돌을 상징했다.

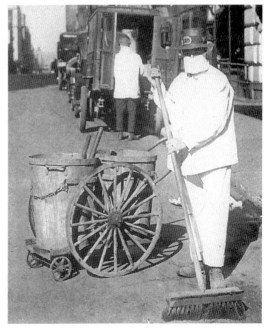

14. 뉴욕시 공무원은 모두 마스크를 썼다. 사진을 보면 도로에 차가 없고 인도에도 사람이 없다. 어느 거리든 이렇게 침묵이 깔렸다. 필라델피아의 한 의사는 "도시의 삶이 거의 멈추었다"고 말했다.

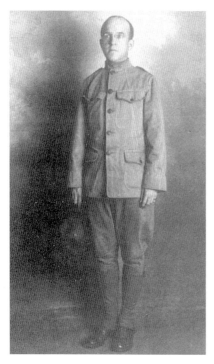

15. 사병인 오스왈드 T. 에이버리. 록펠러 연구소가 육군 지원 연구소 1호가 되었을 때의 모습.

16. 훨씬 뒤의 모습. 끈기 있고 고집 센 성격인 그는 이렇게 말했다. "실망은 내 일용할 양식이다. 실망을 먹으며 잘 살아가고 있다." 웰치는 그에게 독감의 원인을 찾아달라고 요청했다. 그는 독감과 폐렴 연구를 계속한 끝에 마침내 20세기의 가장 중요한 과학적 발견 중 하나를 하게 된다.

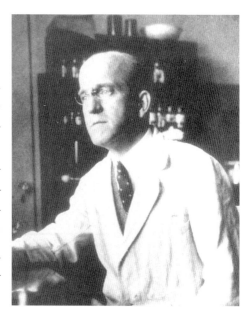

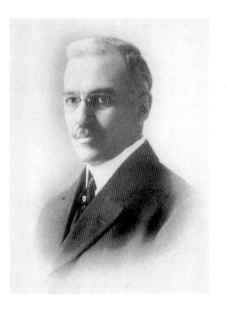

17. 윌리엄 파크. 뉴욕시 산하 연구소를 세계적인 연구 기관을 만든 사람이다. 더 창의적인 기질을 지닌 애나 윌리엄스와 공동으로 그는 엄밀한 과학적 방법을 적용하여 놀라운 성과들을 올렸다. 지금도 쓰이는 디프테리아 항독소를 개발한 것도 그중 하나다. 국립과학원은 그들이 독감의 혈청이나 백신을 개발하기를 바랐다.

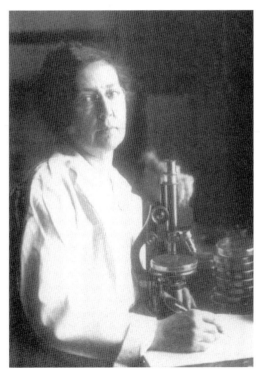

18. 애나 웨슬 윌리엄스는 아마 세계에서 손꼽히는 여성 세균학자였을 것이다. 평생 독신이었던 그녀는 "앎이 결여된 행복보다 불만족"을 느끼는 편이 더 낫다고 했고, "친구를 사귀려 노력할 가치가 있는지, 그리고 사귀려면 어떻게 해야 하는지" 모르겠다고 했다. 그녀는 아주 어릴 때부터 "돌아다니는" 꿈을 꾸곤 했다. "여느 아이들은 결코 상상도 못할 만큼 무모한 꿈이었다."

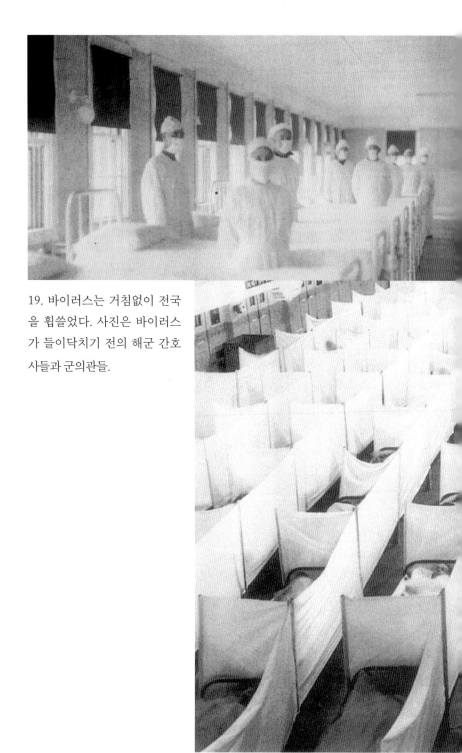

19. 바이러스는 거침없이 전국을 휩쓸었다. 사진은 바이러스가 들이닥치기 전의 해군 간호사들과 군의관들.

20. 군 지휘관들은 건강한 병사들을 보호하려고 애썼다. 샌프란시스코 메어섬의 기지에서는 서로 입김이 닿는 것을 막고자 막사 안 침상 사이에 천을 늘어뜨렸다.

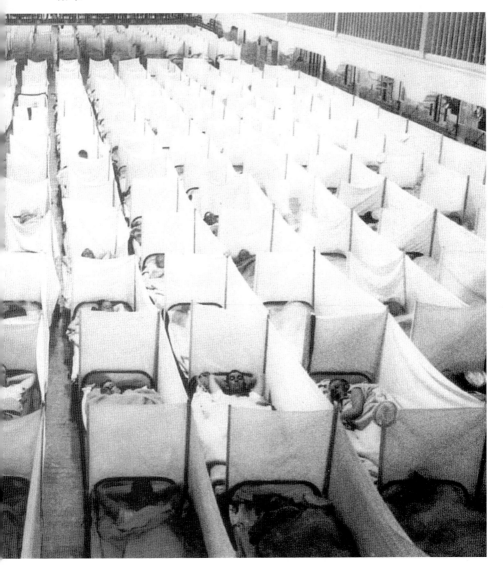

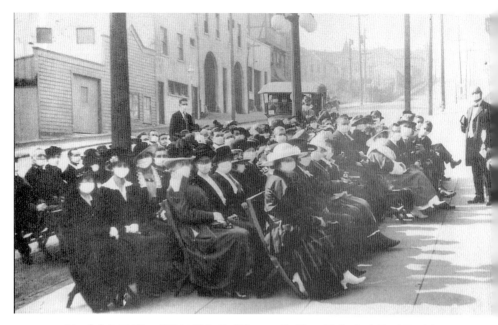

21. 대다수 도시는 대중 모임을 금지했고, 교회, 학교, 극장, 술집 등 다중 이용 시설도 폐쇄했다. 대다수 교회는 예배를 아예 취소했지만, 캘리포니아의 이 교회는 야외 예배를 보았다. 엄밀히 보면 폐쇄 명령을 어긴 것이었지만, 예배를 열어 달라는 신자들의 요구를 반영한 것이었다.

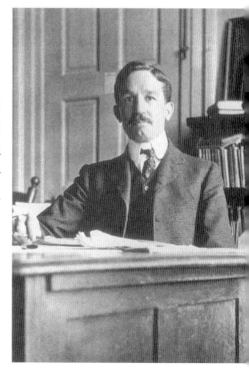

22. 루퍼스 콜. 독감 유행이 일어나기 직전에 폐렴 백신을 개발하여 치료에 성공한 록펠러 연구소 과학자다. 그는 록펠러 연구소 병원을 임상 연구를 수행하는 모범 사례로 만들었다. 국립보건원도 그 뒤를 따랐다.

23.

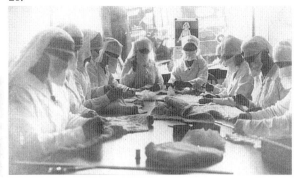

23-25. 다른 많은 도시들처럼 시애틀도 마스크를 쓰는 도시가 되었다. 적십자 자원봉사자들은 마스크 수만 장을 만들었다. 경찰관은 모두 마스크를 썼다. 군인들은 마스크를 쓴 채로 도심을 행군했다.

24.

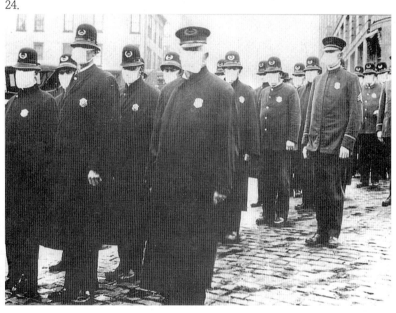

25.

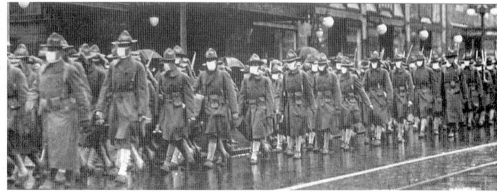

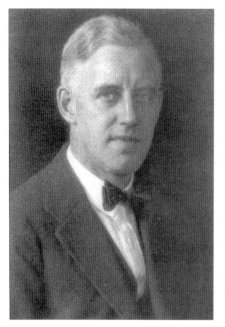

26. 폴 A. 루이스를 "내가 만난 가장 똑똑한 사람"이라고 평한 과학자는 한두 명이 아니었다. 1908년 젊은 연구자였던 그는 소아마비가 바이러스로 생긴다는 것을 입증했고, 원숭이의 소아마비를 막는 효과가 100퍼센트에 달하는 백신을 개발했다. 사람의 소아마비 백신은 그로부터 반세기가 지난 뒤에야 나오게 된다. 또 그는 독감의 원인을 찾아내고 치료제나 예방약을 개발하는 일에도 앞장섰다. 그는 질병을 연구하는 일에 몰두하다가 결국 감염병에 목숨을 잃었다.

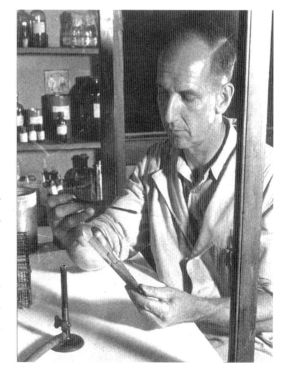

27. 1920년대 말 루이스 밑에서 일하던 리처드 쇼프는 독감의 원인을 알려 줄 중요한 단서를 발견했다. 루이스가 황열병을 조사하기 위해 브라질 정글에 가 있는 동안, 쇼프는 독감 연구를 계속했다. 그는 독감을 바이러스가 일으킨다는 사실을 처음으로 증명했다.

18

데번스 기지에는 갑작스럽게 독감이 덮쳤다. 다른 주둔지들과 해군 기지들은 그렇지 않았다. 고거스를 수장으로 한 의무감실은 즉시 독감 유행 경보를 발령했고, 전국의 의료진들은 이 경보에 주의를 기울였다. 그랬는데도 바이러스는 가장 먼저 그리고 가장 치명적인 형태로 군 기지들에 침투하여 막사 침대에 다닥다닥 붙어 있던 젊은이들을 덮쳤다. 그랜트 기지는 최악의 사례도, 가장 덜한 사례도 아니었다. 사실 특별히 개인적인 비극을 빼면, 그랜트 기지에서의 독감 발병 양상은 지극히 전형적이었다.

그랜트 기지는 일리노이주 록퍼드 외곽의 록강을 낀 대체로 평탄하지만 군데군데 언덕이 있는 지역에 펼쳐져 있었다. 토양은 기름졌고, 초대 사령관은 기지 내 1,500에이커의 면적에 단옥수수와 "돼지 옥수수", 건초용 풀, 밀과 겨울밀, 감자, 귀리를 심었다. 이곳에 입대하는 신병은 대부분 일리노이주 북부와 위스콘신주 출신이었다. 밀짚 색깔의 머리에 뺨이 불그스름한 농가 청년들로서, 그런 작물을 키우는 법과 수확하는 법을 잘 알았다.

서둘러 세워졌다는 점을 고려하면, 놀라울 만치 질서가 잘 잡힌 곳이었다. 목재로 지은 막사들이 산뜻하게 줄지어 서 있고, 커다란 막사와 텐트들이 더 많이 줄줄이 늘어서 있었다. 그런 텐트 하나에서 열여덟 명의 신병이 생활했다. 도로는 모두 비포장이었고, 늦여름에는 먼지가 자욱하게 일었다. 비가 내려서 도로가 진흙탕이 될 때만 예외였다. 병원은 기지의 한쪽 끝에 있었고, 병상은 2,000개였지만 환자가 가장 많이 찼을 때가 852명이었다. 또 기지 전체에 의무실이 몇 군데 있었다.

1918년 6월, 웰치와 콜, 러셀, 국가연구위원회의 리처드 피어스 ― 그는 대개 연구들을 조정하는 업무에 너무 바빠서 워싱턴 밖으로 나가는 일이 거의 없었다 ― 는 그랜트 기지를 돌아보고 깊은 인상을 받았다. 웰치는 그랜트 기지의 선임 군의관인 H. C. 미치H. C. Michie 중령이 "유능하고 열정적"이고, 병원 연구실이 "우수하고", 병리학자가 "훌륭한 사람"인데다가, 콜의 친구인 조 캡스Joe Capps를 "탁월한 의료 책임자"라고 평가했다.[1] 말 수백 마리를 비롯하여 온갖 가축을 책임지고 있는 수의사도 호의적인 인상을 주었다.

6월에 방문했을 때 그들은 폐렴에 관한 모든 것을 논의했다. 캡스는 콜의 혈청이 아니라 프레스턴 키스Preston Kyes가 개발한 혈청을 갖고 임상 시험을 시작한 상태였다. 키스는 웰치가 "계속 주시할 가치가 있는"[2] 인물이라고 평한 시카고 대학교의 유망한 연구자였다. 캡스와 콜은 정보를 교환했다. 또 캡스는 "부검 때 때로 넓은 면적에 걸쳐서 경화가 나타나고 출혈성 허파꽈리도 군데군데 보이는…… 임상적으로 더 유독하고 치명적인…… 다른 유형의 폐렴"[3]도 나타나는 심란한 추세가 보인다고 말했다.

이어서 그는 그들에게 자신이 실험한 한 가지 혁신 사례를 보여주었다. 호흡기 질환이 있는 환자들에게 거즈 마스크를 씌우는 실험이었다. 웰치는 그 마스크를 "침방울 감염 예방에 중요한 기여를 하는…… 대단한 것"[4]이라고 판단했다. 그는 캡스에게 『미국의학협회지』에 논문을 쓰라고 권하면서, 피어스에게 마스크의 효과를 연구해 보라고 조언했다. 콜은 웰치의 말에 동의했다. "마스크는 폐렴 예방과 관련 있는 아주 중요한 겁니다."[5]

또 웰치는 그 순회 방문의 마지막 장소인 그 기지를 점검하고 나오면서 두 가지를 권해야겠다는 생각을 했다. 그 기지의 사례는 모든 기지에 새로 들어오는 병사들을 따로 격리한 공간에서 3주 동안 생활하도록 해야겠다는 그의 생각을 재확인했다. 이미 기지에서 지내고 있는 이들과 교차 감염이 일어나지 않도록 따로 먹고 자고 훈련하자는 — 그리고 격리하자는 — 것이다. 둘째, 그는 캡스의 마스크를 모든 기지에서 이용하도록 하고 싶었다.

캡스는 『미국의학협회지』에 논문을 썼다. 그는 실험한 지 3주가 안 지났음에도 마스크가 큰 성과를 보였기에 더는 검토를 하지 않고 그냥 마스크를 "일상 수단"으로 쓰기 시작했다고 적었다. 또 "전염을 억제하는 가장 핵심 수단 중 하나"가 과밀을 해소하는 것이라고 더 일반적인 사항도 지적했다. "막사에서 침대 사이의 간격을 넓히고, 옆 병사와 머리와 발을 반대 방향으로 하고 자고, 침대 사이에 텐트 깃발을 펼치고, 식탁 한가운데로 커튼을 늘어뜨리는 방법은 모두 효과가 있음이 드러났다."[6]

기지에 도착한 몇 안 되는 사람들이 기지 전체를 감염시키는 것을 막기 위해서, 그도 이동한 병력을 격리하자는 웰치의 권고를 논문 안에 다시 언급했다. 그랜트 기지에는 신병과 부대를 이동한 군인들을 수용할 별개의 격리 막사가 있었다. 위병이 격리를 제대로 집행할 수 있도록 바깥에 계단이 설치되어 있었다. 그러나 장교는 격리 부대에 머물지 않았다. 신병만이 머물렀다.

캡스의 논문은 『미국의학협회지』 1918년 8월 10일 자에 실렸다.

8월 8일, 찰스 해거던Charles Hagadorn 대령이 그랜트 기지의 사령관으로 부임했다. 미 육군사관학교 출신인 그는 쉰한 살이었지만 아직 미혼이었다. 그는 곱씹어 생각하는 성격이었고 키가 작았다. 평생을 군과 부하들을 위해 헌신한 진짜 군인이었다. 그는 평생을 전쟁 준비를 하며 보냈다. 그는 전쟁에 관해 끊임없이 공부하며 읽고 분석하는 것만이 아니라 경험을 통해 배웠다. 한 보고서에 따르면, 해거던은 "정규군에서 가장 탁월한 전선 전문가 중 한 명"[7]이었다. 그는 쿠바에서 스페인군과 싸웠고, 필리핀에서 게릴라와 싸웠으며 바로 전해에는 멕시코에서 판초 비야Pancho Villa를 추적했다. 때로 그는 충동적이고 더 나아가 납득할 수 없는 명령을 내리기도 했지만, 그 뒤에는 나름의 추론 단계들이 있었다. 그는 병사들에게 살아남는 법을, 그리고 죽이는 법을 가르치겠다고 결심했다. 죽지 않도록 말이다. 그는 자신의 군대에 신경을 썼고, 병사들에게 둘러싸여 있는 것을 좋아했다.

그가 직면한 한 가지 문제는 전쟁과 거의 관련이 없어 보였다. 기지가 수용 능력을 초과한 상태였다. 웰치가 6월에 방문했을 때는 병력이 3만 명이었다. 하지만 지금은 4만 명이 넘었고 병력이 줄어들 거라는 기대는 전혀 할 수 없는 상태였다. 많은 신병들이 텐트에서 지낼 수밖에 없었고, 겨울이 몇 주 남지 않은 상태였다. 일리노이주 북부의 겨울 추위는 해마다 기록을 갱신하고 있었다.

군에는 막사에서 병사 사이의 간격을 얼마로 하라는 규정이 있었다. 이런 규정은 안락함과는 거의 관련이 없고 공중보건과 깊은 관련이 있었다. 9월 중순 해거던은 과밀을 막는 군 규정을 무시하고 텐트에서 지내던 병사들을 비좁은 막사로 옮기기로 결정했다. 이미 밤이 되면 추웠기에, 막사가 더 나을 터였다.

그러나 그때쯤 고거스는 160킬로미터 떨어진 그레이트레이크스 훈련소에 이미 독감이 유행하고 있다고 경보를 내린 상태였다.[8] 그랜트 기지에서도 마침내 첫 환자가 발생했다. 의사들은 어디에서 왔을지도 짐작하고 있었다. 데번스 기지에서 장교 수십 명이 막 도착했기 때문이다.

기지의 선임 의료진은 막사를 더 과밀 상태로 만들려는 해거던의 계획에 맞섰다. 비록 회의 기록은 남아 있지 않지만, 의사들은 웰치와 콜이 높이 평가한 사람들이었고, 민간인일 때 탁월한 경력을 쌓은, 지시를 받기보다는 지시를 내리는 데 더 익숙한 이들이었다. 그러니 회의장에서는 틀림없이 격렬하게 논쟁이 벌어졌을 것이다. 그들은 이미 록퍼드에서 산발적으로 독감 환자들이 나타나고 있다고 해거던 대령에게 경고했을 것이다.

그러나 해거던은 이 질병이 통제될 수 있다고 믿었다. 해거던은 전투 경력만 화려한 것이 아니었다. 그는 파나마 운하 지대에서 부대장으로 있었고 고거스가 그곳에서 열대병이 확산되는 것을 막는 모습을 본 적이 있었다. 게다가 그는 자신의 의료진을 깊이 신뢰하고 있었다. 그는 의사들 자신보다 더 그들을 믿고 있었다. 아주 많은 기지들을 휩쓸었던 홍역 대유행도 그들 덕분에 피할 수 있었다는 사실을 떠올렸을 것이다. 9월 4일 그랜트 기지 소속 역학자는 보고서에 이렇게 썼다. "이

기지에서는 유행병이 전혀 걱정되지 않는다. ······ 홍역, 폐렴, 성홍열, 디프테리아, 수막염, 천연두 환자들이 산발적으로 나타났다. 이중 그 어느 것도 유행병으로 번지지 않았다."[9]

그리고 이 병은 그저 독감일 뿐이었다. 그래도 해거던은 몇 가지 양보를 했다. 9월 20일 그는 기지의 건강을 지키기 위해서 몇 건의 명령을 내렸다. 먼지 발생을 막기 위해, 모든 도로에 석유를 뿌리기로 했다. 그리고 독감을 우려하여 실질적인 격리 조치를 취하기로 했다. "사령부에서 통보하기 전까지, 그리고 가장 긴박한 이유가 있을 때 외에는 장교나 신병이 기지 밖으로 나가는 것을 금지한다."[10]

그러나 그는 그날 바로 명령을 한 건 더 내렸다. 미치와 캡스는 사령관이 그 명령을 정당화하기 위해 자신들의 권위를 이용한 것을 알고 몹시 짜증을 냈을 것이 틀림없다. "군사적 필요성 때문에 부대의 과밀 수용이 실시되어야 한다. 기지 의무관은 이런 상황에서 허용된 수용 능력을 넘어서 ······ 이 조치는 막사에 병사를 더 많이 수용하는 것을 승인한다. ······ 막사가 정리되자마자 실행될 것이다."[11]

9월 21일 해거던이 그 명령을 내린 다음 날, 보병중앙사관학교Infantry Central Officers Training School — 데번스 기지에서 온 장교들이 속한 기관—에서 온 몇 명이 독감에 걸렸다는 보고가 들어왔다. 그들은 즉시 기지 병원에 격리되었다.

그러나 별 소용이 없었다. 자정 무렵에 보병학교에서 온 이들 및 옆에 있던 부대에서 108명이 입원했다. 병원에서는 각 환자의 입과 코에 거즈 마스크를 씌웠다.

두 부대는 기지의 나머지 부대와 격리되었고, 부대원들끼리도 어느 정도 격리했다. 침대 사이에는 천을 드리워서 칸막이를 설치했고, 군인들은 하루에 2차례씩 검진을 받았다. 영화 관람, YMCA 활동 등 모든 모임 활동은 취소되었고, 군인들은 "다른 부대원들과 어느 때든 어떤 식으로든 뒤섞이지" 말라는 명령을 받았다. "외부인의 기지 방문은 금지된다. …… 환자가 발생했다고 보고된 막사는 모두 격리된다. 해당 막사 거주자는 같은 부대에 속하는 다른 막사의 거주자들과 어떤 식으로든 접촉해서는 안 된다."[12]

위병들은 그 명령이 엄격하게 지켜지도록 활동을 강화했다. 그러나 독감에 걸린 이들은 증상을 느끼기도 전에 다른 이들을 감염시킬 수 있다. 이미 때가 너무 늦었다. 48시간 이내에 기지의 모든 부대가 감염되었다.

다음 날 입원자가 194명으로 늘었고, 그다음 날은 371명, 또 그다음 날은 492명으로 증가했다. 장교 중에 첫 환자가 발생한 지 나흘 뒤에 사망자가 처음으로 나타났다. 다음 날 두 명이 더 사망했고, 입원자는 711명으로 늘었다. 6일 사이에 병상에 누운 환자가 610명에서 4,102명으로 늘었다. 지금까지 병상이 가장 많이 찼을 때보다 거의 다섯 배나 더 많았다.[13]

환자를 병원까지 운송할 구급차가 턱없이 부족했기에, 노새를 써서 수레로 옮겨야 했다. 그러다가 결국 노새들도 지쳐서 움직이지 못할 지경이 되었다. 병상에 쓸 침구가 부족해져서, 적십자사는 시카고에서 6,000장의 침구를 주문했다. 병상이 너무 부족해서 복도, 창고, 회의실, 사무실, 베란다까지 간이침대를 발 디딜 틈도 없이 들여놓았다.

그래도 부족했다. 의무병들은 일찌감치 텐트로 옮기고 자신들이 지내던 막사를 병상—즉 간이침대—500개의 병동으로 개조했다. 기지 곳곳에 흩어져 있던 막사 10곳도 병동으로 개조했다. 그래도 부족했다.

전쟁을 위한, 즉 살인을 위한 훈련은 모두 중단되었다. 이제 군인들은 살인을 멈추기 위해 싸워야 했다.

건강한 군인들은 이런저런 식으로 병든 전우를 돌보는 일에 동원되었다. 처음에 320명이 병원으로 배속되어 전반적인 지원 인력으로 일했다. 이어서 260명이 추가되었다. 다시 250명이 뽑혀서 오로지 천 주머니에 밀짚을 집어넣어 매트리스를 만드는 일만 했다. 또 수백 명은 의료품을 가득 싣고서 계속 들어오는 열차에서 짐을 내리는 일을 했다. 또 수백 명이 환자를 운반하거나 침구와 마스크를 세탁하거나 음식을 준비하는 일을 도왔다. 한편 위협적인 폭풍우가 들이닥칠 가능성은 거의 없었지만, 목수 100명은 환자 수백 명이 비바람에 노출되는 것을 막기 위해서 베란다 서른아홉 곳에 지붕을 덮는 작업을 했다. 캡스가 그토록 자랑스러워했고 웰치가 칭찬했던 거즈 마스크는 더는 만들어지지 않았다. 만들 재료도 떨어졌고 인력도 없었다.

의료진도 과로와 질병으로 쓰러지고 있었다. 유행병이 돌기 시작한 지 5일 사이에 의사 다섯 명, 간호사 서른다섯 명, 의무병 오십 명이 병에 걸렸다. 이 숫자는 계속 늘어나, 이윽고 의료진도 사망자 통계에 잡히게 된다.

유행병이 돌기 시작한 지 7일째에 아직 일할 수 있는 병사들은 막사 9곳을 더 병동으로 개조했다. 아스피린, 아트로핀, 디기탈리스, 빙초산(소독제), 종이봉투, 가래 뱉는 컵, 온도계 등이 부족했다. 쓸 만한 온도계들이 착란에 빠진 병사들 손에 깨져 나가고 있었다.

응급 상황에 대처하기 위해 간호사 40명이 더 투입되어 383명으로 늘었다. 그래도 부족했다. 기지, 특히 병원에는 이미 "매우 특별한 상황 이외에는"[14] 모든 방문객의 접근이 금지된 상태였다. 그런데 그 매우 특별한 상황을 지닌 사람들이 이제 흔해져서 방문객이 쏟아지고 있었다. 미치는 이렇게 적었다. "사망 위험에 처해 있다는 전보를 받고 달려오는" 가족들이었다. 바로 전날 438통의 전보가 발송되었다.

그 숫자는 계속 빠르게 치솟고 있었다. 곧 매일 전보와 전화 수천 건을 처리해야 하는 지경이 되었다. 적십자사는 커다란 텐트를 치고서 바닥을 깔고 난방 시설과 전기도 설치하여 전화 교환소를 마련했다. 방청석과 비슷하게 그곳에 줄줄이 늘어선 의자들에 앉아서 가족들은 극심하게 앓고 있는 군인을 보겠다고 기다렸다. 그들을 환자에게 안내할 인력이 필요했다. 방문객에게 입힐 가운과 마스크를 세탁할 인력과 설비가 더 필요했다.

상황이 너무 급박하게 진행되는 바람에 의료진은 도저히 따라갈 수가 없었다. 파리가 윙윙거리는 가운데 — 파리를 쫓기 위해 "가래 뱉는 컵에 포르말린을 넣어야 한다"[15]는 명령이 내려져 있었다 — 피로 얼룩진 침구에 누운 채 기침하는 환자들이 끝없이 이어져 있었고, 토사물과 대소변의 기괴한 냄새는 어느 면에서 환자보다 가족을 더 힘들게 했다. 그들은 의사든 간호사든 의무병이든 간에 건강해 보이는 사람에게 아들이나 연인을 잘 보살펴 달라고 뇌물을 건넸다. 더 정확히 말해 방문자들은 받아 달라고 애걸했다.

미치는 단호하게 대처했다. "위급하지 않은 환자를 특별 대우하는 것을 금하며, 의료진은 민간인이나 누군가가 특정 환자를 특별히 잘 봐 달라고 특별 요청을 하면 지휘관에게 보고해야 한다."[16]

그리고 또 다른 일이, 더욱 안 좋은 일이 있었다.

그랜트 기지에서 첫 군인 사망자가 나온 바로 그날, 3,108명의 병력이 조지아주 오거스타 외곽의 기지로 가는 열차에 올라탔다.

그랜트 기지에서 수백 킬로미터 떨어진 곳의 민간인 보건 책임자는 기지 전체의 격리를 요구하며 죽은 군인들의 시신을 집으로 보내는 일도 하지 말 것을 요구했다.[17] 그런데도 그들은 열차를 타고 떠났다. 앞서 홍역에 감염된 병력을 열차에 싣고 이동했을 때 어떤 일이 벌어졌는지가 아직 사람들의 뇌리에 선명하게 남아 있는 상황이었다. 당시에 고거스와 본은 이의를 제기했지만 아무 소용이 없었다. 결국 군 병력은 "병영과 열차에 홍역의 씨앗을 뿌렸다. 지상의 그 어떤 힘도 이러한 조건 아래에서는 홍역의 확산을 막을 수 없었다."[18] 더군다나 이번에는 헌병감이 다음 징병을 취소하라고 명령하는 선견지명을 발휘하기까지 했다. 그런데도 그들은 열차를 타고 떠났다. 고거스의 의무감실은 바이러스에 감염된 기지와 감염되지 않은 기지 사이의 병력 이동을 모두 중단하라고 강력히 촉구한 바 있었다. 그런데도 그들은 열차를 타고 떠났다.

군은 기지들 사이에, 그리고 격리 중인 기지로 "독감 접촉자의 이동"은 어떤 일이 있어도 있어서는 안 된다는 명령을 내렸다. 하지만 그 명령조차 열차가 떠난 지 며칠 뒤에 내려졌다. 하루가 지체될 때마다 문자 그대로 수천 명의 병사가 목숨을 잃을 수 있던 때에 말이다. 그리고 그 명령문에는 다음과 같이 명시되어 있었다. "독감과 접촉하지 않은 장교들과 병사들의 이동은 명령에 따라 즉각적으로 시행되어야 한다."[19] 그러나 겉보기에 건강해 보이는 병사들도 잠복기에 있을 수 있었다. 그리고 증상이 발현되기 전에 다른 병사들을 감염시킬 수 있었다.

그랜트 기지를 떠난 열차 안에는 병사들이 거의 움직이지도 못할 만

큰 객차 안에 빽빽하게 들어차 있었다. 열차는 장장 1,500킬로미터의 거리를 신중하게 이동하는 잠수함처럼 병사들을 짐짝처럼 포개어 실은 채로 미 대륙을 가로질러 나아갔다. 병사들은 처음에는 마냥 들떠 있었을 것이다. 이동이란 원래 흥분을 자아내기 마련이니까. 그러다가 이내 지루해지기 시작했을 것이다. 가로 3미터에 세로 2미터밖에 안 되는 폐쇄된 공간 속에서 매분, 매시간이 더디게 흘러갔을 것이다. 막사보다 훨씬 더 비좁은 열차 칸마다 수백 명씩 들어찬 병사들은 환기도 안 되는 가운데 담배 연기와 땀 냄새에 찌들고 있었을 것이다.

기차가 움직이는 가운데 군인들은 창밖으로 고개를 내밀어서 담배를 빨아들이면서 바깥 공기도 들이마셨다. 그러다가 한 병사가 기침을 하기 시작하고, 어떤 병사는 땀을 삐질삐질 흘리기 시작하고, 또 어떤 병사는 갑자기 코에서 피가 쏟아지기 시작했을 것이다. 어떤 병사들은 겁이 나서 그들로부터 멀어지려 했을 것이고, 또 어떤 병사들은 쓰러지거나 고열이나 착란에 시달리기 시작하거나 코나 귀에서까지 피가 흘러나오기 시작했을 것이다. 열차 안은 공황 상태에 빠졌을 것이다. 기차가 연료와 물을 보급하기 위해 멈출 때마다, 군인들은 조금이라도 벗어나겠다고 밖으로 쏟아져 나와서 역의 일꾼들 및 민간인들과 섞였다가 장교들의 명령에 마지못해 다시 객차 안으로, 굴러가는 관 안으로 꾸역꾸역 들어갔을 것이다.

열차가 마침내 목적지에 도착했을 때, 열차에 탄 병력의 거의 4분의 1에 이르는 700명 이상의 병사들이 곧바로 기지 병원에 입원했고, 곧 수백 명이 더 입원했다. 3,108명의 병력 가운데 총 2,000명이 독감으로 입원하게 된다.[20] 그중 143명이 사망한 뒤부터는 핸콕 기지 ─ 이 병력 이송을 통해 바이러스가 보내진 곳 ─ 의 병력들과 합산되어 집계가 되었기에, 병력 이동 중에 정확히 몇 명이 사망했는지는 알 길이 없다. 그러나 열차에 탄 군인 중 10퍼센트나 아마 그 이상이 사망했을 가능성이 높다.[21]

해거던은 이제 기지가 돌아가는 상황과 거의 무관한 인물이 되었다. 이제 그는 의료진에게 모든 것을 맡겼고, 그들이 요구하는 모든 것을 들어주었고, 그들이 모든 자원을 쓸 수 있도록 했다. 그러나 그 무엇도 질병의 전파를 늦추지 못하는 것처럼 보였다.

10월 4일, 그랜트 기지에서 처음으로 하루 사망자가 100명을 넘어섰다. 거의 5,000명이 앓고 있었고, 매일 수백 명씩 더 늘어나고 있었다. 게다가 감염 그래프는 여전히 거의 직선을 그리면서 치솟고 있었다.

곧 하루 감염자가 1,810명으로 늘어나게 된다. 거의 동시에 몇몇 다른 군 기지들에서는 더 많은 병사들이 쓰러지게 된다. 미시간주 배틀크릭 외곽의 커스터 기지에서는 하루에 2,800명이 감염되었다는 보고가 올라오게 된다.[22]

유행병이 분출하기 전, 캡스는 닭에게서 추출한 프레스턴 키스의 폐렴 혈청을 시험하기 시작했다. 키스는 닭이 폐렴알균에 취약하지 않으므로, 병원성이 매우 강한 폐렴알균을 닭에게 감염시키면 아주 강력한 혈청을 얻을 수도 있다고 추론했다. 캡스는 "아주 꼼꼼하게 통제된"[23] 일련의 실험을 계획했다. 그러나 지금 당장 쓸 수 있는 다른 수단이 전혀 없었기에 그는 혈청이 도착하는 족족 다 투여를 했다. 혈청 공급량은 아주 적었다. 혈청은 효과가 있는 듯했다. 폐렴을 앓는 234명이 처방을 받았다. 그중 16.7퍼센트만 사망했다.[24] 반면 혈청 주사를 맞지 않은 이들은 절반 이상이 사망했다. 그러나 공급량이 너무 부족했다.

군인들이 독감에 걸리는 것을 막기 위해, 아니 적어도 합병증을 막기 위해서 필사적인 노력이 이루어지고 있었다.[25] 군은 살균제를 섞은 용액을 병사들의 입과 코에 뿌렸다. 군인들은 하루에 두 번 살균액으로 양치질을 하라는 명령을 받았다. 글리세린에 섞은 요오드로 입안을 살균했다. 멘톨을 섞은 바셀린을 콧구멍에 바르고, 액상 알볼린Albolene으로 입을 씻었다.

할 수 있는 온갖 노력을 다 했지만 사망자는 계속 늘어나기만 했다. 사망자가 너무 급속히 느는 바람에 의료진은 서류 작업에 지쳐 갔다. 사망자 신원을 확인하는 일만으로도 지칠 지경이었다. 미치는 어쩔 수 없이 경고 명령을 내려야 했다. "시신의 왼쪽 팔 한가운데 이름, 계급, 소속을 적은 반창고를 붙인다. 병실 담당 군의관은 시신을 병실에서 내보내기 전에 이 반창고를 붙였는지 반드시 확인하도록 한다. …… 사망 확인서의 이름을 읽기가 너무나 어려운 사례가 많다. …… 사망 확인서는 타자로 치거나 …… 인쇄를 한다. 이 부분을 책임자가 소홀히 하면 의무 소홀로 해석될 것이다."[26]

또 미치는 의무대 전체에 이렇게 지시했다. "이 병원에서 죽은 사람의 가족이나 친구를 기지 병원 시신 안치소로 보내서는 안 된다. …… 시신을 보고 울부짖는 가족들을 대하는 일이 점점 힘겨워지고 있다."[27]

그런 한편으로 국가의 사기를 유지하는 중요한 전투에 나선 『시카고 트리뷴Chicago Tribune』은 그랜트 기지발 희소식을 전했다. "유행병이 타파되다!" 신문은 그렇게 표제를 실었다. "H. C. 미치 중령의 지휘 아래 소수의 군 전문가들은 폐렴 유행을 멈추기 위한 전쟁을 벌여 왔다. …… 폐렴 환자들에게서 사망자가 나타났지만, 100명이 넘는 전투원들은 질병의 위기에서 빠져나왔으며 …… 175명이 질병과 싸워 이겨 퇴원했다."[28]

그 시점에 그랜트 기지의 사망자 수는 452명이었다. 추세가 늦춰질 기미는 전혀 보이지 않았다. 미치와 캡스는 약간이라도 효과가 있기를 바라면서, 교차 감염을 막을 수 있기를 바라면서, 환자들을 건물 밖에 두라는 명령을 다시 내렸다. "병동에 환자들을 몰아넣는 것을 최소화해야 한다. …… 베란다를 가장 유익한 방향으로 활용해야 한다."[29]

아마 그 명령은 해거던에게 앞서 과밀을 승인한 자신의 명령을 떠올리게 했을 것이다. 아마 그때쯤 그는 조지아행 열차에 올라탔다가 죽음에 이른 수백 명의 젊은 병사들에 대한 소식도 들었을 것이다. 막사의 과밀처럼, 그 자신이 "군사적 필요성"을 이유로 내렸던 명령으로 일어난 일을 말이다. 아마 그 일로 그는 너무도 괴로웠을 것이다. 그가 갑작스럽게 독감으로 사망한 군인들의 이름을 공개하지 말라고 명령한 것은 그 때문이었을 것이다. 그는 그렇게 함으로써 그 병사들의 죽음이 자기 마음속에 떠오르지 않기를 바랐는지 모른다.

다음 날 기지의 사망자 수는 500명을 넘었고, 수천 명이 여전히 사경을 헤매고 있었다. 한 군의관은 이렇게 썼다. "유행병이 얼마나 퍼질지는 오직 이 질병이 먹어치울 수 있는 원료에 달려 있을 것이다. 언제 종식될지, 유행병이 사라질 때까지 얼마나 많은 피해가 생길지 예측하기에는 아직 너무 이르다."[30]

죽은 이들 중에는 이제 겨우 성년에 이르렀거나 성년이 된 지 얼마 안 된 이들이 많았다. 열여덟, 열아홉, 스물, 스물한 살밖에 안 된 청년들이었다. 이제 막 젊음을 맛보려 하는 해맑은 웃음을 짓던 이들이었다. 미혼인 해거던은 군대를 자신의 집으로, 군인들을 자신의 가족으로, 그 젊은이들을 자신의 후계자로 여겼던 사람이었다.

10월 8일 미치는 사령관실에서 해거던 대령에게 최신 사망자 수를 보고했다. 대령은 보고를 듣고 고개를 끄덕였다. 잠시 분위기가 어색해졌다. 미치는 나가려고 자리에서 일어섰다. 해거던은 문을 닫고 나가라고 말했다.

그는 죽음에 둘러싸였다. 책상에 놓인 서류에도, 그가 듣는 보고에도, 말 그대로 숨 쉬는 공기에도 죽음이 떠돌았다. 죽음이 그를 감싸 밀봉해 버렸다.

그는 전화기를 들어서 부사관에게 사령부의 모든 인원을 데리고 건물 밖으로 나가서 외부 시찰을 준비하라고 했다.

기이한 명령이었다. 부사관은 지선 대위와 레이셜 중위에게 사령관의 명령을 알렸다. 그들은 의아해하면서도 명령을 따랐다.

그들은 30분 동안 기다렸다. 그때 총소리가 들렸다. 건물 안에서 났지만 그 소리는 마치 폭발음처럼 크게 울려 퍼졌다.

해거던은 유행병의 사망자 목록에 들지 않았다. 게다가 그의 희생도 유행병을 멈추지는 못했다.

19

필라델피아에서 자유 공채 시가행진이 있은 지 이틀 뒤, 윌머 크루센은 우울한 성명서를 발표했다. 시민들에게 퍼지는 유행병이 "해군 기지와 병영에서 발견된 것과 동일한 유형으로 보인다"는 내용이었다.

독감은 실제로 필라델피아에서 폭발하고 있었다. 시가행진이 있은 지 72시간이 지나기도 전에 그 도시에 있는 31개 병원의 모든 병상이 꽉 찼다. 그리고 사람들이 죽어 나가기 시작했다. 병원들은 의사나 경찰의 지시가 없이는 환자를 받지 않겠다며 입원을 거부하기 시작했다. 간호사들은 100달러를 주겠다고 해도 거절했다.[1] 그러나 환자들은 끝없이 밀려들었다. 한 여성은 그때 자신의 이웃들에게 있었던 일을 이렇게 떠올렸다. "그들은 집에서 가장 가까운 병원인 펜실베이니아 병원으로 갔어요. 5번가와 롬바드가에 있었죠. 하지만 병원에 도착했을 때 사람들이 길게 줄 서 있었고, 진료해 줄 의사도, 처방해 줄 약도 없었어요. 그래서 그들은 그냥 집으로 돌아갔어요. 아직 그 정도 기운은 있었으니까요."[2]

게다가 치료를 받아도 아무런 차도가 없었다. 의사 조지 털리지의 딸 메리 털리지는 첫 증상이 나타난 지 24시간 뒤 사망했다. 마운트시나이 병원의 간호 실습생인 앨리스 올러위츠는 아침 근무조로 일을 시작했다가 아픔을 느꼈고 12시간 뒤에 사망했다.

시가행진이 있고 난 후 사흘째인 10월 1일, 유행병으로 하루에 죽는 사람이 100명을 넘어섰다. 그날 하루에만 117명이 사망했다. 이 수는 곧 2배, 3배, 4배, 5배, 6배로 늘게 된다. 곧 시에서 독감 환자의 하루 사망자 수는 모든 질병, 모든 사고, 모든 범죄 등 모든 사망 원인으로 사망한 주간 평균 사망자 수를 넘어서게 된다.[3]

크루센이 시가행진을 허용한 지 겨우 닷새가 지났을 뿐인 10월 3일, 그는 필라델피아에서 모든 대중 모임을 금지했고(마지막에 가서는 자유 공채 판촉 모임마저 금지했다), 모든 교회와 학교, 극장 문을 닫게 했다. 장례식 조문마저 금했다. 대중이 모일 수 있는 장소 중 오직 한 곳만이 여전히 문을 열 수 있었다. 베어 파벌의 핵심 지지층이 모이는 장소, 바로 술집이었다. 하지만 그다음 날, 주 보건장관은 술집들마저 문을 닫게 했다.

아픈 사람들을 위한 최초의 임시 의료 시설이 시의 구빈원인 홈스버그에 설치되었다. 그곳은 "응급병원 1호"라고 불렸다. 보건위원회는 이런 시설이 더 필요하리라는 걸 알았다. 이 병원의 병상 500개는 단 하루 만에 차버렸다. 결국에는 이와 유사한 대형 병원 12곳이 시의 보조를 받아 운영되기에 이르렀다. 그중 세 곳은 사우스필라델피아의 공화당 클럽을 개조해 마련한 것이었다. 사람들이 늘 도움을 구하러 가던 곳이었다.

10일 —**정확히 10일이다!** — 사이에 유행병은 하루에 수백 명이 감염되고 한두 명이 사망하던 수준에서 매일 수십만 명이 걸리고 수백 명이 죽는 수준으로 폭발적으로 불어났다.

연방, 주, 시 법원이 문을 닫았다. 사람 많은 곳을 피하고 재채기나 기침을 할 때 손수건으로 가리라고 경고하는 대형 현수막이 곳곳에 걸렸다. 어떤 현수막에는 이렇게 적혀 있었다. "침 뱉기는 곧 죽음이다." 거리에서 침을 뱉는 사람은 체포되었다. 하루에 60명이 체포되기도 했다. 신문들은 체포에 관한 기사를 쓰면서 그 와중에도 유행병을 최대한 축소해서 보도하려 했다. 의사들도 죽어 가고 있었다. 하루는 3명, 다음 날은 2명, 또 다음 날은 4명이었다. 신문은 유행병을 최대한 축소 보도하려는 노력을 계속하는 와중에 다른 부고 기사들과 함께 지면 안쪽에 이들의 죽음을 보도했다. 보건 담당자와 시 직원들은 계속 마스크를 썼다.

뭘 해야 하지? 사람들은 두려워하며 생각했다. **이 사태가 얼마나 오래갈까?** 매일 사람들은 저번 주까지도, 혹은 하루 전만 해도 더할 나위 없이 건강했던 친구와 이웃이 죽어 있는 것을 발견하곤 했다.

그런데도 시 당국과 신문들은 계속 위험을 최대한 축소해서 보도하고 있었다. 『퍼블릭 레저Public Ledger』는 모든 대중 모임을 금지하는 크루센의 지시가 "공중보건 조치"가 아니라는 엉터리 주장을 하면서 같은 말을 되풀이했다. "두려워하거나 경계할 이유가 전혀 없다."4

10월 5일, 의사들은 그날 독감으로 254명이 사망했다고 발표했고, 신문들은 공중보건 당국의 말을 인용했다. "독감 유행이 정점에 다다랐다." 다음 날 필라델피아 주민 289명이 사망했을 때 신문들은 이렇게 썼다. "유행병이 정점을 지났다고 믿는다고, 보건 당국은 확신한다."

다음 이틀 동안 하루에 300명 넘게 사망하자, 크루센은 다시 다음과 같이 공표했다. "이 사망자 수는 최고점을 찍은 것이며, 이제부터 사망률이 바닥에 닿을 때까지 계속 낮아질 것이라고 가정하는 것이 타당합니다."

다음 날 428명이 사망했고, 하루 사망자 수는 그 뒤로도 여러 날 동안 계속 증가하게 된다. 이윽고 그 수의 거의 두 배에 다다랐다.

크루센은 이렇게 말했다. "과장된 보도에 겁먹거나 공황 상태에 빠지지 마십시오."

그러나 크루센의 안심시키는 말은 더는 시민들을 안심시킬 수 없었다.

이제 사람들은 어떤 주제든 간에 폴 루이스의 말에 귀를 기울이지 않을 수 없었고, 그가 문제를 파악하고 가능한 해결책을 떠올리고 그 다양한 확장 가능성을 이해하는 지식과 능력을 갖추고 있음을 알아차렸다. 필라델피아의 다른 과학자들은 그를 존경하지는 않았을지라도, 그의 입을 바라보았다.

그는 꼬박 3주째 이 문제를 연구하고 있었다. 그는 연구실에서 두문불출하다시피 했다. 아파서 쓰러진 사람들을 빼고, 그를 보조하는 연구원들도 마찬가지였다. 필라델피아의 다른 과학자들도 깨어 있는 동안에는 연구실 밖으로 나올 생각을 하지 않았다.

어찌 되었든 연구실은 그가 좋아하는 장소였다. 그는 집보다 연구실을 훨씬 더 좋아했다. 연구를 하고 있을 때면 마음이 평온했다. 그는 연구실에서 편안함을 느꼈고, 그가 끌어안고 있는 수수께끼들에도 그러했다. 그는 한 치 앞도 보이지 않는 해무 속에 던져진 사람처럼 그 수수께끼들 안에 자리를 잡았다. 그 속에서 그는 홀로 있다고 느끼면서도 자신이 세계의 일부임을 느꼈다.

하지만 그는 이 일을 하면서는 평온함을 느끼지 못했다. 지금까지 일을 하면서 받던 것과 전혀 다른 압력을 받고 있었기 때문이다. 지금 그는 리듬을 벗어날 것을 강요하는 압력, 즉 과학적 절차를 포기하라는 압력을 느꼈다. 그래도 그는 가설을 세우고 거기에 집중했지만, 속성으로 그 가설에 도달했기에 마음이 편치 않았다.

계속해서 들려오는 죽음에 대한 소식도 그러했다. 죽은 자들의 젊음과 활력, 가능성을 생각하면 가슴이 아팠다. 그들의 가능성이 헛되이 낭비되었다고 생각하면 몸서리가 쳐졌다. 그는 더욱 일에 매진했다.

1918년 펜실베이니아 대학교의 학생회 회장이자 "영예로운 인물"로 선정된 아서 에인싱어가 사망했다. 스워스모어 대학 축구 영웅인 더들리 퍼킨스도 사망했다. 사망자의 약 3분의 2가 40세 미만이었다.

1918년에는 가족이 죽으면 집 문에 크레이프 천을 내거는 것이 일반적인 풍습이었다. 이제 어디에서나 크레이프 천이 보였다. 애나 밀러니는 이렇게 회상했다. "젊은 사람이 죽은 집 문에는 하얀 크레이프가 걸리곤 했다. 중년인 사람이 죽은 집은 검은 크레이프를, 노인이 죽은 집은 회색 크레이프를 걸어서 누가 죽었는지 짐작하게 했다. 우리는 어렸고, 그래서 들뜬 마음으로 또 누가 죽었는지 알아보기 위해 문을 바라보며 다녔다. 그러면 또 다른 문에 또 크레이프 천이 걸려 있곤 했다."[5]

늘 또 다른 문이 있었다. 클리퍼드 애덤스는 "사람들이 파리처럼 죽어 가고 있었다"고 말했다. "스프링가든가에는 한 집 걸러 한 집마다 문 위에 크레이프 천이 걸려 있었다. 사람들이 죽은 집이었다."[6]

애나 래빈은 마운트시나이 병원에 있었다. "고모부가 그곳에서 돌아가셨어요. …… 고모는 먼저 돌아가셨고요. 하나 있는 아들은 열세 살이었어요. …… 많은 젊은이들이, 이제 갓 결혼한 젊은 사람들이 가장 먼저 죽었어요."[7]

그러나 이 유행병의 가장 섬뜩한 측면은 계속 쌓여만 가는 시신이었다. 장의사들도 병에 걸려 쓰러지는 바람에 쏟아져 나오는 시신을 감당할 수가 없었다. 시신을 둘 곳조차 없었다. 무덤을 파는 인부들도 병에 걸렸거나 독감 사망자는 묻지 않겠다고 거부했다. 필라델피아 교도소 소장은 죄수들에게 무덤을 파게 하면 어떻겠냐고 제안했다가 이내 자신의 제안을 철회했다. 죄수들을 감독할 만한 건강한 교도관이 전혀 없었기 때문이다. 무덤을 팔 사람이 없어서 시신을 묻을 수가 없었다. 작업 공간이 꽉 차서 장의사들은 복도와 생활공간에 관을 쌓아 놓았다. 많은 장의사들이 관을 옆에 끼고 살았다.

그러더니 장의사들에게 관이 부족해졌다. 몇 개 남지 않은 관 가격이 갑자기 천정부지로 치솟았다. 마이클 도너휴의 가족은 장례식장을 운영했다. "우리는 장례식장 바깥에 관을 쌓아 두곤 했어요. 그런데 사람들이 관을 훔쳐 가는 바람에 관을 지키려고 경비를 서야 했어요. …… 무덤 도굴하고 하나도 다르지 않은 짓이죠."[8]

곧 훔칠 관조차 남지 않게 되었다. 루이스 애퍼체이스는 관이 얼마나 부족했는지 아주 생생하게 기억했다. "일고여덟 먹은 이웃집 사내아이가 죽자 그들은 하던 대로 그 아이를 들어올린 다음 침대 시트에 감싸 순찰차에 실었어요. 그러자 아이의 엄마와 아빠가 악을 쓰며 이렇게 외치더군요. '마카로니 상자라도 구해 올게요.' 파스타의 일종인 마카로니를 담는 데 쓰는 상자를 관 대용으로 쓰겠다고 했어요. 마카로니가 10킬로쯤 담겨 있던 상자였어요. '제발 아이를 그 마카로니 상자에 실어 주세요. 아이를 그런 식으로 데려가지 말아요…….'"[9]

클리퍼드 애덤스는 이렇게 기억을 떠올렸다. "묻기 위해 내놓은 시신들이 쌓이고. …… 또 쌓였어요. 그들을 묻을 수가 없었어요."[10] 시신들이 갈수록 처리되지 않고 쌓여, 집 안에도 쌓이고, 현관 앞에 방치되기도 했다.

시립 시신 안치소는 36구의 시신만을 수용할 수 있었는데, 그곳에 200구의 시신이 쌓였다. 악취가 끔찍한 수준이었다. 그래서 문과 창문을 모두 열어 놓은 상태였다. 더는 시신이 들어갈 자리가 없었다. 시신들은 그들이 죽은 집 안에 그대로 놓여 있었고, 죽을 때 콧구멍과 입에서 흘러나온 핏물조차 닦이지 않은 채 그대로 방치되어 있는 경우가 많았다. 가족들은 시신을 얼음으로 덮었지만 그렇게 해도 시신들이 부패하면서 악취를 풍기기 시작했다. 공동주택에는 따로 현관이랄 것이 없었고, 비상용 사다리 같은 것도 거의 없었다. 가족들은 시신이 놓인 방의 문을 닫아 놓았지만, 그런다고 해서 그 방문 뒤에 시신이 놓여 있다는 사실과 두려움까지 막아 낼 수는 없었다.

필라델피아의 상당 지역은 뉴욕보다 더한 주택 부족에 시달리고 있었기에, 아예 문을 닫을 방조차 없는 사람이 많았다. 그냥 시신을 침대 시트에 말아서 구석에 밀어놓은 채로 두는 이들이 많았다. 때로는 며칠째 그대로 두어야 했고, 사람들은 시간이 지날수록 점점 짙어 가는 악취를 맡으면서 두려움에 떨어야 했다. 이미 자신도 앓고 있었기에 스스로 요리를 할 수도, 몸을 씻을 수도, 침대에서 시신을 밀어내지도 못한 채 시신 옆에 그냥 누워 있어야 하는 이들도 있었다. 며칠째 누워 있는 시신과 함께 생활한다는 것 자체도 끔찍했지만, 아마 가장 끔찍한 일은 사람들이 그런 삶에 익숙해져 갔다는 점일 것이다.

증상들은 점점 끔찍해지고 있었다. 코와 귀, 눈구멍에서 피가 쏟아졌다. 어떤 이들은 고통에 몸부림쳤고 어떤 이들은 섬망 상태에 빠져서 몸은 살아 있지만 정신은 이미 딴 세상에 가 있었다.

대체로 한 가정에 평균 2명이 사망하곤 했다. 3명이 사망하는 일도 드물지 않았다. 더 심한 고통을 겪는 가정도 있었다. 데이비드 스워드는 잭슨가 2802번지에 살았다. 10월 5일 독감으로 그의 식구 중 여섯 번째 사망자가 나왔고, 『노스 아메리칸』에는 병원에 있는 그의 식구 3명이 추가로 "페스트로 죽을지 모른다"[11]는 기사가 실렸다.

페스트. 거리에서 사람들은 그 단어를 속삭이고 있었다. 그리고 어쩐 일인지 몰라도 그 단어가 실수로 신문에까지 등장했다. "사기" 문제에 신경을 쓰는 신문 편집진은 모든 기사를 가능한 한 가장 긍정적인 맥락에서만 쓰려고 했기에, 그 단어는 두 번 다시 신문에 실리지 않았다. 그러나 사람들은 신문에는 실리지 않는다고 해도 흑사병을 떠들어 대고 있었다. 어떤 시신은 거의 검은색을 띠었다. 그런 시신을 본 이들은 신문에 뭐라고 실리든 믿지 않게 되었다. 환자 수백 명을 치료하는 일을 지원했던 한 의대생은 이렇게 회상했다. "그 청색증은 지금껏 본 적이 없는 수준으로 심했다. 실제로 흑사병이 돌아왔다는 소문이 돌았다."[12] 신문들은 의사 레이먼드 레오폴드Raymond Leopold의 말을 인용했는데, 그가 한 말은 꽤 합리적으로 들렸다. "그런 소문이 도는 데는 충분한 이유가 있다. …… 많은 시신은 거무스름하며 죽은 뒤에 뚜렷하게 냄새를 풍긴다." 그러나 그는 이렇게 장담했다. "흑사병이 돈다는 주장은 결코 사실이 아니다."[13]

물론 그의 말은 옳았다. 그러나 이제 신문을 믿을 사람이 과연 얼마나 되겠는가? 그리고 설령 흑사병이 돌아오지 않았다고 해도, 페스트는 돌고 있었고 그와 함께 공포도 떠돌고 있었다.

전쟁은 집 안에까지 들어와 있었다.

해거던이 자살하기 한참 전에, 필라델피아 거리에서 시가행진이 벌어지기 한참 전에, 독감은 나라의 가장자리를 따라 씨앗을 뿌리고 있었다.

9월 4일, 독감은 보스턴에서 온 해럴드워커호에서 내리자마자 병원으로 옮겨진 세 명의 선원을 통해서 뉴올리언스에 도착했다. 그들은 곧 사망했다. 9월 7일에는 보스턴에서 온 해병들을 통해서 독감이 그레이트레이크스 해군 훈련소에 도착했다. 다음 며칠 동안 대서양 연안 및 멕시코만 연안의 항구와 해군 시설 ─ 뉴포트, 뉴런던, 노픽, 모빌, 빌럭시 ─ 에서 독감 환자가 보고되었다.[14] 1918년 9월 17일에는 리 기지 외곽에 위치한 버지니아주 피터스버그에서 "독감과 유사한 질병이 광범위하게 유행하고 있다"[15]는 소식이 들려왔다. 같은 날 앞서 필라델피아를 떠나 퓨젓만으로 향한 해병 수백 명이 도착했다. 11명은 들것에 실린 채 배에서 내려 곧바로 병원으로 향했다. 그러면서 새 바이러스는 태평양 연안에 다다랐다.

바이러스는 대서양 연안, 멕시코만 연안, 태평양 연안, 5대호 연안에 교두보를 확보하면서 전국으로 퍼진 상태였다. 그 즉시 유행병 형태로 분출되지는 않았지만, 이미 씨앗은 다 뿌려 둔 상태였다. 그리고 그 씨앗은 싹이 트고 자라서 만개하기 시작했다.

바이러스는 철도와 강을 따라서 내륙으로 들어갔다. 뉴올리언스에서 미시시피강을 거슬러 올라가서 내륙으로, 시애틀에서 동쪽으로, 그레이트레이크스 훈련소에서 시카고로, 시카고에서 철도를 따라 여러 지역으로 퍼졌다. 각 근원지에서부터 사방으로 뻗어 나갈 때, 때때로 불씨가 가까운 곳을 뛰어넘어서 더 멀리까지 날아가듯이 불균등하게 퍼지기도 했다. 예를 들어, 독감은 보스턴에서 뉴포트로 뛰어넘은 뒤에는 방향을 되돌려 그 사이에 있는 지역인 브록턴과 프로비던스로 퍼졌다.

9월 28일 자유 공채 시가행진 참가자들이 필라델피아 거리를 행진하고 있을 때, 아직 로스앤젤레스에서는 단 7명만이, 샌프란시스코에서는 단 2명만이 독감에 걸렸다고 보도되었다. 그러나 바이러스는 곧 그런 지역들에서도 활개를 치게 된다.

그사이에 필라델피아에는 공포가 밀려들어 똬리를 튼 상태였다. 죽음은 언제든 누구에게나 찾아올 수 있었다. 사람들은 길에서 서로 멀찌감치 떨어져서 지나다녔고, 대화를 피했다. 말을 할 때에는 서로의 입김이 닿지 않도록 서로 고개를 돌리고서 했다. 사람들은 점점 고립되어 갔고, 그러면서 점점 더 두려움에 휩싸였다.

게다가 도움을 받기가 불가능해지면서 고립은 더욱 심화되었다. 필라델피아의 의사 850명과 그보다 더 많은 수의 간호사가 군대로 파견 나가 있었다. 그보다 더 많은 수의 의사와 간호사가 병으로 쓰러져 있었다. 필라델피아 종합병원에는 126명의 간호사가 있었다. 수술 마스크를 쓰고 수술복을 입는 등 모든 예방 조치를 다 취했음에도, 그 병원의 의사 8명과 간호사 전체 인원의 43퍼센트에 이르는 54명의 간호사가 입원 치료를 받아야 했다. 이 병원에서만 간호사 10명이 사망했다. 보건위원회는 은퇴한 간호사와 의사에게 현직 때 했던 일을 "조금이라도" 떠올릴 수 있다면 와서 도와줄 것을 요청했다.

간호사나 의사, 경찰관이 수술 마스크를 쓰고 나타나면 마치 유령처럼 보여서 달아나는 사람들도 있었다. 모든 가정에서 누군가 앓기 시작하면, 죽지 않을까 걱정했다. 그리고 누군가 앓지 않고 있는 가정은 찾아보기 어려웠다.

필라델피아에는 의대가 5곳 있었다. 그 의대들은 수업을 중단하고,

3학년과 4학년 학생들을 학교와 도시 전역의 빈 건물에 마련한 응급 병원들로 보냈다. 필라델피아 약대도 마찬가지로 문을 닫고서, 학생들을 약제사들을 돕도록 보냈다.

펜실베이니아 대학교 의대생들은 병원으로 지원을 나가기 전, 앨프리드 스텐걸의 강연을 들었다. 아주 오래전의 일처럼 느껴지는 시티오브엑스터호 선원들을 치료했던 그 감염병 전문가 말이다. 스텐걸은 의학지에 제시된 수십 가지 주장들을 죽 훑었다. 다양한 소독제를 이용한 양치질. 약물. 면역 혈청. 장티푸스 백신. 디프테리아 항독소. 그러나 스텐걸의 메시지는 간결했다. **이도 저도 다 소용없다. 모두 무용지물이다.**

당시 펜실베이니아 의대 학생이었고 나중에 세계적인 심장 전문의가 되는 아이작 스타Isaac Starr는 이렇게 회고했다. "그는 지금까지 나온 그 어떤 치료법도 믿지 않았다."

스텐걸은 옳았다. 그들이 쓰고 있던 그 어떤 치료법도 듣지 않았다. 스타는 18번가와 체리가에 있는 응급 병원 2호로 파견되었다. 그는 오래전에 은퇴한 한 늙은 의사의 도움을 받았다. 그것을 도움이라고 부를 수 있다면 말이다. 그 의사를 통해서 스타는 최악의 영웅적 의학을 접하게 되었다. 스타는 하제를 사용하고 환자의 정맥을 절개하여 피를 빼는 사혈 같은 고대 의술들을 결코 잊지 못하게 된다. 그러나 대체로 그를 비롯한 의대생들은 간호사의 도움조차 받지 못한 채 홀로 일해야 했다. 적십자사가 10곳의 응급 병원에 보낸 자격을 갖춘 간호사는 한 명씩에 불과했고, 그들이 자원봉사하는 여성들을 다 감독해야 했기에 간호사는 절대적으로 부족한 상태였다. 그리고 자원봉사자들은 한번 일하고 나면 겁에 질리거나 지쳐서 다시 오지 않을 때가 많았다.[16]

스타는 응급 병원의 한 층 전체를 책임졌다. 처음에 그는 환자들이

"열 외에는 거의 아무런 증상이 없는…… 사소한 질병처럼 보이는 것"을 앓고 있다고 생각했지만 "불행히도 많은 환자들의 임상적 특징들은 곧 바뀌었다." 가장 현저한 변화는 청색증이었다. 환자들의 몸은 때때로 거의 검게 변하기도 했다. "몇 시간 동안 숨 가빠 하다가 섬망에 빠져 헛소리를 하기 시작했고, 많은 이들이 피거품이 기도를 막아서 제대로 호흡을 못 하고 때때로 코와 입에서 피를 내뿜으며 죽어 갔다."[17]

매일같이 그가 일하는 병원의 환자들 중 거의 4분의 1이 죽어 나갔다. 스타가 집에 갔다가 다음 날 돌아와 보면, 4분의 1에서 5분의 1에 이르는 환자들이 간밤에 죽어 나가고 새 환자들로 채워져 있곤 했다.

말 그대로 수십만 명이 필라델피아에서 병으로 쓰러지고 있었다. 그들은 물론이고 그들의 친척과 친구들도 모두 겁에 질려 있었다. 처음에 나타난 증상이 아무리 가벼워 보일지라도, 그 안에서 어떤 이질적인 힘, 들끓으면서 감염을 퍼뜨리는 힘, 몸을 강탈하려는—그리고 죽일 수 있는—의지를 지닌 살아 있는 존재가 자신의 몸속에서 움직이고 있다는 두려움이 그들을 사로잡았다. 그리고 그런 것을 지니고 돌아다니는 이들이 두려웠다.

도시는 공포에 얼어붙었다. 말 그대로 꼼짝도 하지 않을 정도로 얼어붙었다. 스타는 그 병원에서 약 20킬로미터 떨어진 체스트넛힐에 살았다. 그가 차를 몰고 집으로 돌아갈 때면 거리는 침묵에 잠겨 있었다. 그가 지나가는 차가 몇 대인지 셀 수 있을 만큼 거리는 너무나 한산했다. 어느 날 밤에는 다니는 차가 한 대도 보이지 않았다. 그는 "도시의 삶이 거의 멈추었다"고 생각했다.[18]

6부

역병

20

이 병은 독감, 그저 독감일 뿐이었다.

이 새로운 독감 바이러스는 대부분의 새로운 독감 바이러스처럼 빠르게 널리 퍼졌다. 앞서 인용했던 한 역학자가 간파했듯이, **독감은 감염병 중에서 특수한 사례다. 이 바이러스는 너무나 효과적으로 전파되기에 감염할 숙주를 더는 찾을 수 없는 상황에 이른다.** 이는 미국에서 그 바이러스에 수천만 명이 걸렸으며 — 많은 도시에서는 적어도 독감 환자가 한 명 이상인 가정이 절반을 넘었고 샌안토니오에서는 인구의 절반 이상이 걸렸다 — 전 세계로 보면 수억 명이 걸렸다는 의미였다.

그러나 이 병은 독감, 그저 독감일 뿐이었다. 이 병에 걸린 환자들의 대다수는 회복되었다. 가볍게 앓는 사람도 있었고 심하게 앓는 사람도 있었지만 그들은 견뎌 냈고, 회복되었다.

이 바이러스는 독감 바이러스가 으레 하는 방식으로 이 엄청나게 많은 사람들을 거쳐 갔다. 걸리면 며칠 동안 몸 상태가 심하게 안 좋아졌지만(이 안 좋은 몸 상태에다가 심각한 합병증이 생기지나 않을까 하는 두려움이 겹쳤다) 10일 이내에 회복되었다. 수백만 명이 이런 식의 경과를 거치는 것을 보면서 의료진은 이것이 정말로 독감에 불과하다는 확신을 갖게 되었다.

그러나 아주 적지만은 않은 소수의 환자들에게서 정상적인 양상을 따르지 않는, 지금까지 보고된 독감과 다른, 웰치 자신이 처음에 어떤 새로운 유형의 감염이나 역병이 아닐까 걱정했을 만치 통상적인 독감과 너무나 다른 경로를 따르는 양상이 나타났다. 웰치가 걱정했다면, 그 병을 앓는 이들은 두려움에 떨었다.

대체로 서양에서 이 바이러스는 극도로 강한 병원성을 띠었고, 감염자의 10~20퍼센트가 폐렴에 걸렸다. 미국에서 이삼백만 명이 폐렴에 걸렸다는 뜻이다. 세계의 다른 지역들, 특히 사람들이 독감 바이러스에 거의 노출된 적이 없는 고립된 지역들—알래스카의 에스키모 마을, 아프리카의 정글 속 마을, 태평양의 섬—에서 이 바이러스는 더욱 병원성이 강한 양상을 띠었고, 환자 중 폐렴에 걸리는 이들이 20퍼센트를 훨씬 넘었다. 이 수치들은 인구가 현재 세계 인구의 3분의 1도 안 되던 세계에서 전 세계적으로 수억 명에 이르는 사람들이 심각한 증상을 겪은 것으로 해석될 수 있다.

이 병은 여전히 독감, 그저 독감일 뿐이었다. 당시나 지금이나 독감의 가장 흔한 증상들은 잘 알려져 있다. 코, 인두, 목의 점막에 염증이 생긴다. 눈꺼풀의 안쪽에 둘러진 섬세한 막인 결막에도 염증이 생긴다. 두통과 몸살, 열, 기침이 나타나고 때로는 완전히 탈진하기도 한다. 1918년 한 뛰어난 임상의는 그 병이 "두 증상의 집합 형태로 나타난다"[1]고 보았다. "첫 번째 증후군은 급성 열병을 구성하는 반응들이다. 두통, 몸살, 발한, 열, 피로, 탈진, 식욕부진, 욕지기, 구토 등이다. 두 번째 증후군은 코, 인두, 후두, 기관, 상기도 전체, 결막에 있는 점막의 강한 울혈이라고 말할 수 있는 증상들이다." 또 다른 의사는 이렇게 적었다. "이 병은 완전한 탈진과 오한, 열, 두통, 결막염, 등과 팔다리의 통증, 얼굴 홍조로 시작되었다. …… 기침이 멈추지 않고 계속 나오는 경우가 많다. 상기도가 막혔다." 또 다른 의사는 이렇게 썼다. "치명적인 증상을 보이지 않는 환자들도 …… 체온이 37.7도에서 39.4도에 달했다. 치명적인 증상을 보이지 않는 환자는 대개 일주일쯤 앓은 뒤 회복되었다."[2]

그리고 바이러스가 강력하게 타격을 입히는 환자들이 있었다.

강력한 타격을 받은 환자들에게는 종종 통증이, 그것도 엄청난 통증이 수반되었다. 몸의 거의 모든 부위에서 통증이 일어났다. 그리고 그들은 격리되고, 고립되어 집중 치료를 받는 곳으로 보내졌다.

필라델피아에서 클리퍼드 애덤스는 이렇게 말했다. "아무런 생각도 할 수 없었다. …… 죽든 말든 상관없다고 할 지경까지 갔다. 내 삶 자체가 그저 숨쉬는 것에 불과한 양 느껴졌다."[3]

워싱턴에 살던 빌 사도는 이렇게 회상했다. "그 병에 걸렸던 다른 사람들처럼, 나는 내가 죽은 목숨이라고 생각했다. 아파서 미칠 지경인데 혼수상태에 빠지지도 않은 채 위기의 정점에 이른 상황에서, 정상적으로 사고하고 정상적으로 반응하기란 불가능하다. 일종의 착란 상태에 빠지는 거다."[4]

일리노이주 링컨에 살던 윌리엄 맥스웰은 "위층의 그 작은 방에 누워 있을 때 시간 감각이 흐릿해졌다"[5]고 느꼈다. "그래서 나는 …… 지금이 낮인지 밤인지도 몰랐다. 아프다고 느꼈고, 속이 텅 빈 것 같은 기분이었다. 나는 이모가 받은 여러 통의 전화로 엄마가 얼마나 심각한 상태에 놓여 있는지 잘 알았다. 나는 이모가 '아, 안 돼'라고 말하고 나서 '원한다면……'이라고 하는 소리를 들었다. 눈물이 이모의 얼굴을 타고 흘러내렸고, 나는 무슨 일이 일어난 건지 듣지 않고도 알 수 있었다."

조시 브라운은 그레이트레이크스 해군 훈련소에서 간호사로 일하다가 독감에 걸렸다. 가슴 밖으로 튀어나올듯이 그녀의 "심장이 세차게 뛰며 쿵쾅거렸고" 극심한 열 때문에 "몸이 얼마나 덜덜 떨리던지 올려놓은 얼음이 덜거덕거리고 병상 끝에 걸어둔 차트가 흔들릴 정도였다."[6]

핼스테드의 제자로서 이미 두각을 나타내고 있었지만 좀 더 지난 뒤에 세계적인 명성을 누리게 될 하비 쿠싱은 당시 프랑스에서 복무하고 있었다. 1918년 10월 8일, 그는 일지에 이렇게 썼다. "내 다리에 뭔가 일이 벌어지고 있다. 척수매독 환자처럼 불안정하게 흔들리고 있다." 척수매독은 지팡이가 필요한 에이즈 환자처럼 오래 앓으면서 쇠약해져 가는 질병이다. "또 아침에 불안정하게 일어날 때 바닥에 닿는 느낌이 없다. …… 따라서 이는 독감의 진행 양상이다. 독감이 실제로 [공세 기간에] 독일군을 이렇게 강하게 타격을 입혔다면 전쟁에서 이기도록 도와준 독감에게 감사해야 할지도 모르겠다."[7] 그에게 나타난 합병증은 대체로 신경 쪽인 듯하다. 두통, 겹보임, 두 다리의 마비 증세로 누운 채 3주를 보낸 뒤인 10월 31일에 그는 이렇게 썼다. "신기한 일이다. 상당한 수준으로 근육 쇠약이 …… 아직도 분명히 진행되고 있다. …… 이제 이 느낌에 왠지 익숙해진 것 같기도 하다. 마치 꿈속에서 만난 것 같은 느낌이다." 그는 4일 뒤에 이렇게 썼다. "이제 손이 발이나 다름없어졌다. 너무 감각이 없고 움직임이 둔해서 면도를 하는 것도 위험하고 단추를 채우는 것도 고역스럽다. 말초신경이 이러니 뇌도 멍하고 어색하다."

쿠싱은 이로부터 결코 완전히 회복하지 못하게 된다.

그리고 전선 반대편에 있던 독일 장교 루돌프 빈딩은 자신의 병을 이렇게 묘사했다. "창자 중독의 섬뜩한 증상들을 지닌 장티푸스 같다."[8] 몇 주 동안 그는 "열에 시달렸다. 아주 멀쩡한 날도 있다. 그러다가 다시 온몸이 쇠약해지면서 거의 일어나지도 못한 채 침대 위에서 식은땀을 흘리면서 누워 있다. 그런 뒤 살든 죽든 상관없다는 생각이 들 만큼 극심한 고통이 찾아온다."

캐서린 앤 포터는 당시 『로키마운틴 뉴스*Rocky Mountain News*』 기자였다. 약혼자인 젊은 장교는 사망했다. 그는 그녀를 간호하다가 병이 옮았고, 사람들은 그녀도 죽을 것이라고 예상했다. 동료들이 그녀의 부고 기사까지 써 놓았을 정도였다. 그러나 그녀는 살아남았다. 그녀는 「창백한 말, 창백한 기수Pale Horse, Pale Rider」에서 죽음에 다가서던 상황을 이렇게 묘사했다. "그녀는 한없이 깊다는 것을 알고 있는 구덩이 위로 튀어나온 좁은 바위에 누워 있었다. …… 그리고 망각이나 영원처럼 세심하게 빚어진 부드러운 단어들은 아무것도 없는 것을 가리는 커튼일 뿐이었다 …… 그녀의 마음은 토대에서 떨어져 나와 도랑의 주철 바퀴처럼 돌면서, 다시 흔들거리면서 미끄러졌다. …… 그녀는 전혀 어렵지 않게 깊고 깊은 어둠 속으로 가라앉아서 이윽고 생명의 가장 밑바닥에 돌처럼 내려앉았다. 눈도 귀도 멀고 말도 못하고, 자신의 신체 부위들을 더는 자각하지 못하고, 인간의 모든 걱정거리로부터 완전히 벗어났지만, 유달리 명료하고 일관성 있는 의식을 유지하면서 살아 있음을 알고 있었다. 마음속의 모든 관념들, 혈연 및 욕망으로 이어진 모든 관계들은 녹아서 그녀에게서 떨어져 나갔고, 그녀였던 것 중에서 격렬하게 타오르는 작은 존재의 알갱이 하나만이 남았다. 홀로임을 알고, 오로지 자신의 힘에만 의지하는 알갱이였다. 그 어떤 호소나 유도에도 넘어가지 않고, 오로지 하나의 동기, 생존하려는 불굴의 의지만으로 이루어진 알갱이였다. 꼼짝하지 않고 타오르는 이 알갱이는 어떤 도움도 받지 않은 채 파괴에 저항하고, 생존하고, 존재하는 데 몰두했다. 자신의 본질적인 목적 외에는 아무런 동기도 계획도 없었다."[9]

그런 뒤 그녀는 그 깊은 곳에서 다시 기어올랐다. "고통이 되살아났다. 집중포화를 퍼붓듯이 정맥을 따라 끔찍할 만큼 강렬한 고통이 줄달음쳤고, 부패의 악취가 코로 가득 밀려들었고, 썩어 가는 살과 고름의 달큼하면서 역겨운 냄새가 코를 찔렀다. 눈을 뜨니 얼굴에 씌워진 하얀 천을 통해 희미한 불빛이 보였다. 그녀는 죽음의 냄새가 자기 몸에서 나는 것을 알아차렸고, 힘겹게 손을 들어올렸다."

이런 감염자들은 이전의 독감에서는 전혀 나타난 적이 없거나 이전에 겪어 본 적이 없는 수준으로 특이한 갖가지 증후군을 겪었다. 처음에 의사들, 그들 앞에 드러나 있는 실마리들에 적합한 질병을 찾고자 했던 훌륭하고 지적인 의사들은 으레 그 병을 잘못 진단했다. 독감은 그 실마리들에 들어맞지 않았다.

환자들은 관절에 지독한 통증을 느끼며 몸부림치곤 했다. 의사들은 "뼈 부수는 병Breakbone fever"이라고도 불리는 뎅기열이라고 진단하곤 했다.

환자들은 극도의 열과 오한, 몸서리, 떨림에 시달리다가 담요 속에서 몸을 웅크렸다. 의사들은 말라리아라고 진단하곤 했다.

뉴욕시 윌러드 파커 병원(이 병원은 윌리엄 파크의 연구실과 길을 사이에 두고 마주하고 있었다)의 의사 헨리 버그는 "횡격막 위로 타는 듯한 통증"[10]으로 괴로워하는 환자들의 호소에 콜레라가 아닐까 생각했다. 또 다른 의사는 이렇게 언급했다. "구토하는 환자들이 많았다. 몇몇 환자들은 복부를 만지면 아파하는데 이는 복강 내에 문제가 있음을 시사한다."[11]

파리에서 어떤 의사들은 콜레라나 이질이라는 진단을 내렸고, 또 어떤 의사들은 두통의 세기와 위치로 볼 때 장티푸스라고 진단했다.[12] 유행병이 될 조짐이 점점 심해지고 있을 때조차 파리의 의사들은 여전히 독감이라는 진단을 내리기를 꺼렸다. 스페인에서 공중보건 당국은 합병증이 "스페인 전역에 흔한 …… 장티푸스"[13] 때문이라고 공표했다.

그러나 장티푸스도 콜레라도, 뎅기열도, 황열병도, 페스트도 결핵도, 디프테리아도 이질도 다른 증상들을 설명할 수 없었다. 알려진 다른 모든 질병들도 마찬가지였다.

한 영국 의사는 『왕립의학협회보Proceeding of The Royal Society of Medicine』에 이렇게 썼다. "전에 한 번도 본 적이 없는 증상이 있는데, 피하기종(피부 밑에 공기주머니가 생기는 병)이 목에서 시작되어 때때로 온몸으로 퍼지곤 한다는 것이다."[14]

파열된 폐를 통해 공기가 새어 나와서 생기는 이런 공기주머니는 환자가 옆으로 돌아누울 때 찌걱거리는 소리를 내곤 했다. 한 해군 간호사는 이를 라이스 크리스피 그릇에서 나는 소리와 비슷하다고 생각했고, 평생토록 그 소리가 너무나 생생하게 떠올라 누군가가 옆에서 라이스 크리스피를 먹으면 도저히 견딜 수 없었다.[15]

극심한 귀앓이도 흔했다. 한 의사는 중이염(통증과 열, 현기증이 증상으로 발현되는 중이의 염증)이 "놀라울 만치 빠르게 진행되며, 통증이 시작된 지 몇 시간 사이에 고막이 파열되기도 한다"[16]라고 관찰했다. 또 다른 의사는 이렇게 썼다. "환자 마흔한 명에게서 중이염이 나타났다. 낮과 밤에 교대 근무하는 귀전문의들이 불룩해진 고막마다 즉시 천자술(바늘을 찔러서 체액을 빼내는 치료)을 시행했다."[17] 또 한 의사는 이렇게 썼다. "외이外耳에서 고름이 나오는 것이 두드러졌다. 부검을 한 모든 시신에 중이염으로 인한 고막 천공이 있었다. …… 이 고막 파괴 작용은 폐 조직의 파괴 작용과 비슷한 점이 있는 듯하다."[18]

두통은 머리뼈 깊숙한 곳에서 고동치면서 일어났고, 환자들은 머리가 말 그대로 쪼개지는 느낌을 받았다. 쐐기를 머리 밖에서 대고 망치를 내려치는 것이 아니라, 머리 안에서 대고 밖으로 때리는 것 같았다. 특히 눈구멍 뒤쪽에서 통증이 일어나는 듯했고, 눈동자를 움직일 때 거의 참을 수 없는 고통을 느끼곤 했다. 시야가 막히는 부위들도 있었다. 정상적인 시야에서 일부가 검게 보이곤 했다. 눈 근육의 일부가 마비되는 사례가 잦았고, 독일 의학 문헌에는 독감 환자 중 25퍼센트에서 특정한 빈도로 눈 운동이 나타났다고 적혔다.[19]

후각에 지장이 생겼고, 증상은 때때로 몇 주 동안 이어지기도 했다.[20] 드물게는 때때로 치명적인 결과를 낳기도 하는 급성 콩팥 기능 상실 등의 합병증들도 있었다. 간이 손상되는 라이 증후군도 있었다. 나중에 나온 한 군 보고서에는 이렇게 요약되어 있었다. "심각하거나 가벼운 온갖 증상들이 너무나 다양하게 나타났다."[21]

죽음뿐 아니라 이런 증상들도 공포심을 퍼뜨렸다.

이 병은 독감, 그저 독감일 뿐이었다. 그러나 가정의 비전문가들, 즉 남편을 돌보는 아내, 아이를 돌보는 아빠, 누이를 돌보는 형제에게, 살면서 한 번도 본 적이 없는 증상들은 공포를 불러일으켰다. 그리고 그 증상들은 꼼짝도 못 하는 가정에 음식을 전달하는 보이스카우트 대원들을 겁먹게 했다. 거주자가 죽었거나 죽어 가는지 살펴보러 공동주택에 들어선 경찰관을 겁먹게 했다. 자신의 차를 구급차로 제공하여 모는 자원봉사자를 겁먹게 했다. 이 병의 증상들은 보통 사람들을 오싹하게 했고, 두려움에 덜덜 떨게 했다.

세계는 검게 보였다. 청색증은 세상을 검게 만들었다. 환자는 처음에 다른 증상들을 보였을 수도 있지만, 간호사와 의사는 청색증이 나타났음을 알아차리면 그런 환자를 말기라고, 즉 죽음을 앞두고 있다고 보고서 치료하기 시작했다. 청색증이 극심해지면, 죽음은 확실했다. 그리고 청색증은 흔했다. 한 의사는 이렇게 썼다. "짙은 청색증은 뚜렷한 현상이었다. 입술, 귀, 코, 뺨, 혀, 결막, 손가락, 때로는 온몸이 거무죽죽한 납색을 띤다." 또 한 의사는 이렇게 썼다. "많은 환자는 입원할 때 현저하게 강한 청색증을 보였다. 입술이 눈에 띄게 그랬다. 쇠약해진 폐렴 환자에게서 으레 보이는 거무스름하면서 창백한 푸른색이 아니라 짙은 푸른색이었다."[22] 또 다른 의사는 이렇게 말했다. "양측성 병변이 있는 환자에게서는 청색증이 뚜렷했고, 심지어 남색을 띠기도 했다. …… 창백함은 유달리 나쁜 예후였다."[23]

그리고 피가 있었다. 몸에서 피가 쏟아져 나왔다. 환자의 코와 입, 심지어 귀와 눈에서 피가 흘러나오거나 때로 왈칵 터져 나오는 광경은 섬뜩했다. 출혈이 죽음을 의미하는 것은 아니었지만, 의사들, 심지어 몸을 기계라고 생각하고 질병의 진행 과정을 이해하려고 애쓰는 일에 익숙한 의사들조차, 예전에는 독감과 무관했던 이 같은 증상들을 보며 마음의 동요를 느꼈다. 이 바이러스가 과격해졌을 때, 피는 어디에서나 나타났다.*

미군 병영에서 입원한 사람의 5퍼센트에서 15퍼센트는 에볼라 바이러스 같은 출혈성 바이러스에 감염된 것처럼 코피를 흘렸다.[25] 약 1미터까지 뿜어질 만치 코에서 피가 세게 뿜어지곤 하는 환자도 많았다. 의사들은 이 현상을 전혀 설명할 수 없었다. 그냥 기록만 할 수 있었을 뿐이다.

"15퍼센트는 코피를 흘렸다……." "환자 중 약 절반은 머리를 낮출 때 코와 입에서 피가 섞인 거품 같은 액체가 흘러나왔다……." "코피는 상당히 많은 환자에게서 일어나며, 한 환자는 코에서 새빨간 피가 약 0.5리터나 쏟아졌다……."[26] "이 환자들의 초기 단계에서 한 가지 놀라운 특징은 몸의 특정 부위에서 출혈이 일어난다는 것이었다. …… 환자 여섯 명이 피를 토했다. 그리고 그중 한 명이 과다 출혈로 사망했다."[27]

이것이 무엇이었을까?

"가장 충격적인 합병증 중 하나는 점막, 특히 코, 위장, 창자의 점막에서 일어나는 출혈이었다. 귀에서 피가 나오기도 하고, 피부에서 점출혈이 일어나기도 했다."

한 독일 연구자는 아주 자주 "눈 안쪽의 다양한 부위에서 출혈이 일어난다"[28]고 기록했다. 미국의 한 병리학자는 이렇게 적었다. "결막 밑 출혈이 일어난 환자가 50명이었다. 열두 명은 말 그대로 객혈이었다. 점액이 전혀 섞이지 않은 새빨간 피였다. …… 장출혈도 세 명 있었다."[29]

---

* 점막 출혈을 일으킬 수 있는 메커니즘은 많으며, 독감 바이러스가 정확히 어떤 방식으로 출혈을 일으키는지는 모른다. 일부 바이러스는 직접적이거나 간접적으로 혈소판—혈액 응고에 필요한—도 공격하며, 면역계의 요소들도 우발적으로 혈소판을 공격할 수 있다.[24]

"여성 환자들의 질에서 피가 섞인 분비물이 나왔는데, 처음에는 생리가 겹친 것이라고 생각했지만 나중에 자궁 점막에서 출혈이 일어난 것이라고 해석되었다."[30]

이것이 무엇이었을까?

그 바이러스가 단 한 가지 증상만 일으키는 일은 결코 없었다. 뉴욕시 보건과의 수석진단학자는 이렇게 요약했다. "극심한 통증을 보이는 환자들은 뎅기열 환자처럼 보이고 행동도 비슷하다. …… 코나 기관지에서 출혈이 일어난다. …… 가래가 대개 많이 배출되고 피가 섞일 수도 있다. …… 대뇌나 척수에서 기원한 불완전마비나 마비로 …… 심각하거나 가벼운 …… 영구적이거나 일시적인 …… 운동 장애로 …… 신체적 쇠퇴나 우울증이 생길 수도 있다. 강렬하거나 지속적인 탈진으로 히스테리, 우울증, 자살 충동 같은 정신 이상이 생기기도 한다."[31]

환자의 정신 상태에 끼치는 영향은 가장 널리 보고된 후유증 중 하나였다.

유행병이 퍼질 당시에 미국의 모든 사망자의 47퍼센트, 즉 암, 심장병, 뇌졸중, 결핵, 사고, 자살, 살인 등 모든 원인에 따른 모든 사망자를 다 합친 숫자의 거의 절반이 독감과 그 합병증으로 죽었다.[32] 그리고 그때문에 미국에서 평균 기대수명은 10년 넘게 줄어들었다.[33]

독감과 폐렴으로 죽은 사람들 중 상당수가 이 유행병이 없었더라면 죽지 않았을 것이다. 아무튼 폐렴은 당시 주된 사망 원인이었다. 따라서 사실상 "초과 사망자" 수가 더 중요한 척도가 된다. 오늘날 연구자들은 미국에서 1918~1919년 독감 대유행으로 초과 사망자가 약 67만 5,000명 발생했다고 본다. 당시 미국 인구는 1억 500만 명에서 1억

1,000만 명 사이였다. 2004년에는 2억 8,500만 명이었다. 따라서 지금
으로 치자면 약 175만 명이 사망한 것과 같다.

그리고 사망자의 총계를 훨씬 넘어선 무언가가 1918년 독감의 세계
적 유행을 더욱 직접적으로 무서운 것으로 만들고 있었다. 그것은 모
든 가정에, 모든 가정에서 일어나는 대부분의 삶에 공포를 드리웠다.

독감은 거의 언제나 사회에서 가장 약한 이들, 즉 아주 어리거나 아
주 늙은 사람들을 고른다. 약자를 괴롭히는 깡패처럼 기회주의적인 행
태를 보이면서 죽인다. 청년층을 비롯하여 가장 활력 넘치고 가장 건
강한 이들은 거의 언제나 피하도록 놔 둔다. 폐렴은 특히 노인을 죽이
고, 비교적 고통 없이 심지어 작별 인사를 할 시간까지 주면서 평화롭
게 죽이므로 "노인의 친구"라는 별명까지 붙어 있다.

하지만 1918년 독감에서는 그런 우아한 모습을 전혀 찾아볼 수 없었
다. 그 독감은 건강하고 튼튼한 사람들을 죽였다. 전 세계에서 이루어
진 조사들은 모두 동일한 결과를 내놓았다. 청장년층, 즉 인구 전체에
서 가장 건강하고 가장 튼튼한 집단이 가장 죽을 가능성이 높았다. 가
장 생존할 가능성이 높은 이들 — 튼튼하고 강하고 기운차고, 어린 아
들딸을 키우는 이들 — 이 바로 죽음을 맞이한 이들이 되었다.

남아프리카의 도시들에서는 20세에서 40세 사이 연령대가 사망자
의 60퍼센트를 차지했다.[34] 시카고에서는 20세에서 40세 사이 연령대
사람들이 41세에서 60세 사이 연령대보다 사망자가 거의 5배 더 많았
다.[35] 한 스위스 의사는 "50세 이상의 중증 환자를 한 명도 보지 못했
다"[36]고 했다. 미국의 "등록 지역Registration area", 즉 신뢰할 만한 통계를
계속 내놓는 주와 도시의 인구 집단을 5년 단위로 끊어서 살펴보았을
때, 25세에서 29세 사이 남녀의 사망자가 가장 많았으며, 30세에서 39세

까지가 그다음이었고, 20세에서 24세 사이 연령대가 세 번째였다. 그리고 이 세 연령 집단 **각각의** 사망자 수가 60세 이상의 사망자 **전체**보다 더 많았다.

독감이 발병했을 때 사망률과 연령의 상관관계를 보여주는 그래프들은 언제나 — 즉 1918~1919년을 제외한 다른 모든 시기 — 유아 쪽에서 정점을 찍은 뒤에 서서히 낮아지면서 골짜기 바닥에 닿았다가 다시 서서히 높아지면서 65세 이상의 어느 지점에서 두 번째 정점을 찍는다. 사망률을 세로축, 나이를 가로축으로 삼으면, 사망 그래프는 U자를 그릴 것이다.

그러나 1918년은 달랐다. 유아도 많이 죽고 노인도 많이 죽은 것은 맞다. 그러나 1918년에는 그래프의 중앙이 가장 높게 올라갔다. 1918년의 연령별 사망 그래프는 W자와 비슷하다.

이 그래프는 지독히 비극적인 이야기를 들려준다. 프랑스 전선에 있던 하비 쿠싱은 이 비극을 알아차렸고, 희생자들이 "너무 젊은 나이에 죽었기에 이중으로 사망했다"[37]라고 표현했다.

미군에서 발생한 독감 관련 사망자 수는 베트남 전쟁에서 전투로 사망한 미국인의 수보다 조금 더 많다. 미군 67명 중 1명꼴로 독감과 그 합병증으로 사망했고, 그들 중 거의 모두가 9월 중순부터 10주 사이에 사망했다.

그러나 독감은 물론 군대의 군인들만을 죽인 것이 아니었다. 미국에서 민간인 독감 사망자는 군인보다 15배 더 많았다. 그리고 청장년층에서는 또 다른 특이한 인구통계학적 양상이 드러났다. 독감에 가장 취약한 이들, 그 가장 죽을 가능성이 높았던 연령층 중에서도 가장 죽을 확률이 높았던 이들은 바로 임신한 여성들이었다. 일찍이 1557년에도 독감을 유산 및 임신부의 사망과 연관 지은 이들이 있었다. 1918년에 독감이 전 세계적으로 유행하는 동안 입원한 임신부들을 연구한 13건의 자료를 보면, 사망률이 23퍼센트에서 71퍼센트까지 나타난다.[38] 살아남은 임신부 중에서는 26퍼센트가 유산했다.[39] 그리고 이 여성들은 이미 다른 아이들을 기르고 있을 가능성이 가장 높은 집단이었다. 그러니까 정확히는 모르지만 무수히 많은 아이들이 엄마를 잃은 것이다.

과학에서 가장 함의가 풍부한 단어는 "흥미롭다"는 단어다. 이 단어는 새롭고, 수수께끼 같고, 중요할 수 있는 무언가를 시사한다. 웰치는 "브리검" 병원으로 알려진 훌륭한 보스턴 병원의 뛰어난 병리학과장 버트 월바크에게 데번스 기지에서 발생한 환자들을 조사해 달라고 요청한 바 있었다. 월바크는 그 일을 "내가 겪어 본 중에 가장 흥미로운 병리학적 경험"[40]이라고 했다.

이 세계적 유행병의 역학은 **흥미로웠다**. 그 특이한 증상들은 **흥미로웠다**. 그리고 부검의 결과 — 몇몇 증상들은 부검을 해야만 드러났다 — 는 **흥미로웠다**. 이 바이러스가 입힌 손상과 그 역학은 몹시 수수께끼 같았다. 언젠가는 해명될 터였지만, 그러기까지 수십 년을 기다려야 했다.

이 독감은, 어쨌거나 이 병은 그저 독감일 뿐이었는데도, 건드리지 않은 장기가 거의 없었다. 또 다른 저명한 병리학자는 뇌에 "뚜렷한 충혈"이 있다고 하면서 — 아마 통제 불능의 염증 반응 때문에 뇌에 피가 들이찼을 것이다 — 이렇게 덧붙였다. "뇌 조직이 눈에 띄게 마르면서 뇌이랑이 편평해졌다."[41]

또 다른 의사들은 이 바이러스가 심장을 보호하는 조직과 체액을 담은 주머니인 심장막과 심장 근육에 염증이나 손상을 일으켰다고 기록했다. 또 심장은 "이완되고 축 늘어져서, 엽폐렴으로 죽은 환자를 부검했을 때 거의 언제나 보이는 단단하게 수축된 좌심실과 정반대"[42] 양상을 보일 때가 종종 있었다.

콩팥은 손상되는 정도가 다양했지만, "거의 모든 환자"에게 적어도 어느 정도는 손상이 일어났다.[43] 간도 종종 손상되곤 했다. 부신샘에는 "군데군데 괴사, 뚜렷한 출혈, 이따금 고름집"이 생기곤 했다.[44] "출혈 과정을 수반하지 않을 때에는 대개 상당히 울혈을 보인다."

흉곽에 붙은 근육은 내부의 유독한 과정들과 기침할 때의 외부 스트레스 때문에 찢겨 나갔고, 병리학자들은 다른 여러 근육도 "괴사"나 "밀랍 변성"이 일어났다고 기록했다.

고환도 "거의 모든 환자에게서 …… 매우 뚜렷한 변화"를 보였다. "근육과 고환에 왜 그렇게 심각한 독성 병변이 일어나야 하는지를 이해하기가 어려웠다."

그리고 당연히 폐도 손상되었다.

의사들은 그런 증상을 보이는 폐를 알고 있었다. 하지만 그런 폐는 폐렴 환자의 것이 아니었다. 이 병이 하는 식으로 폐를 찢는 질병은 단 하나밖에 없다고 알려져 있었다. 감염자의 약 90퍼센트가 사망하는 폐렴페스트라는 매우 병원성이 강한 형태의 가래톳페스트였다. 그래서 전쟁 때 무기로 쓰였다.

한 군의관은 이렇게 결론지었다. "비교할 만한 것은 폐렴페스트로 죽은 사람과 독가스로 급사한 사람의 폐뿐이다."[45]

이 세계적 유행병이 있은 지 70년 뒤, 생애의 대부분을 독감을 연구하면서 보낸 매우 존경받는 과학자 에드윈 킬본Edwin Kilbourne은 폐의 증상이 "다른 바이러스의 호흡기 감염에 비해 특이하고 독가스를 흡입한 뒤에 나타나는 것을 떠올리게 하는 병변이 있다"[46]는 말로 이 관찰이 옳았음을 재확인했다.

그러나 원인은 독가스가 아니었고, 폐렴페스트도 아니었다. 그것은 그저 독감이었을 뿐이다.

21

특히 1918년에 독감은 너무나 갑작스럽게 들이닥쳐서 독감에 걸린 사람들은 자신이 아프다고 느낀 정확한 순간을 기억해 낼 수 있었고, 너무나 갑작스러워서 전 세계에서 말을 타다가 떨어지고, 길을 걷다 쓰러졌다는 기사들이 넘쳐났다.

죽음 자체가 너무나 빨리 찾아올 수 있었다. 저명한 역학자이자 예일대 교수인 찰스-에드워드 윈슬로Charles-Edward Winslow는 이렇게 언급했다. "더할 나위 없이 건강했던 사람이 채 12시간이 지나기도 전에 사망에 이르는 경우가 많았다."[1] 『미국의학협회지』는 몇 시간 사이에 죽는 사람들이 있다는 기사를 실었다. "한 건강한 사람은 오후 4시에 첫 증상을 보였고 이튿날 오전 10시에 사망했다."[2] 작가인 리처드 콜리어 Richard Collier는 『스페인 부인의 역병: 1918~1919년 독감의 세계적 대유행 The Plague of the Spanish Lady: The Influenza Pandemic of 1918-1919』에서 이렇게 설명했다. 리우데자네이루에서 한 남자가 전차를 기다리던 의대생 시로비에라 쿠냐라에게 지극히 정상적인 목소리로 길을 묻다가 한순간 쓰러지더니 사망했다. 남아프리카 케이프타운에서는 찰스 루이스가 5킬로미터 떨어진 집으로 가기 위해 전차에 올라탔을 때 안내원이 쓰러지더니 죽었다. 그 뒤로 5킬로미터를 가는 사이에 전차에서 6명이 사망했는데 여기에는 전차 운전사도 포함되어 있었다.[3]

루이스는 전차에서 내려서 집으로 걸어갔다.

처음에 병리학자들이 주목한 것은 폐였다. 의사들과 병리학자들은 폐렴으로 죽은 사람의 폐를 많이 보았다. 독감 폐렴으로 죽은 이들 중 상당수는 정상적인 폐렴 환자와 비슷한 양상을 보였다. 그리고 유행병이 진행될 때 더 나중에 죽은 환자일수록 부검 때 폐가 정상적인 폐렴, 즉 세균성 폐렴에 걸렸을 때와 비슷한 양상을 띠는 비율이 더 높았다.

그러나 아주 빨리 사망한 이들, 즉 첫 증상이 나타난 지 하루나 채 하루가 지나기도 전에 사망한 이들은 바이러스 자체가 압도적일 만큼 대규모로 침입하는 바람에 죽었을 가능성이 가장 높았다. 이 바이러스는 산소 교환을 차단할 만큼 폐의 세포를 많이 파괴했다. 이것만으로도 특이하면서 수수께끼 같았다. 그런데 독감의 첫 증상이 나타난 지 이틀, 사흘, 나흘이 지난 뒤에 사망한 남녀의 폐는 정상적인 폐렴 사망자의 폐와 닮은 점이 전혀 없었다. 더욱 특이했고, 더욱 당혹스러웠다.

4월에 시카고의 한 병리학자는 폐 조직 표본을 어느 연구소 소장에게 보내면서 그것을 "새 질병으로서 조사해 달라"[4]고 부탁했다. 프랑스에 있던 영국 병리학자들은 봄에 부검할 때 기이한 증상들을 발견했다고 언급했다. 6월에 캡스는 웰치와 콜, 그리고 조사단의 다른 구성원들에게 폐에서 특이한 점들을 발견했다고 말했다. 웰치는 데번스 기지 부검실에서 직접 폐를 보고서는 그 병이 새로운 질병이라는 두려움에 사로잡혔다.

기도가 하는 일은 하나다. 공기에 든 산소를 적혈구로 전달하는 것이다. 호흡계 전체는 뒤집어놓은 참나무에 비유할 수 있다. 바깥 세계의 공기를 폐로 운반하는 기관은 나무줄기에 해당한다. 이 줄기는 먼저 두 개의 큰 가지로 나뉜다. 각 가지는 "1차 기관지"라 불린다. 산소를 오른쪽 폐와 왼쪽 폐로 보내는 통로다. 각 1차 기관지는 점점 더 작은 기관지, 즉 더 작은 가지로 나뉘다가 이윽고 "세기관지細氣管支"가 된다. (기관지에는 연골이 있어서, 폐가 일종의 건축 구조를 유지하도록 돕는다. 세기관지에는 연골이 없다.)

각 폐는 여러 폐엽으로 나뉜다. 폐엽은 오른쪽 폐에는 3개, 왼쪽 폐에는 2개가 있다. 폐엽은 다시 총 19개의 더 작은 주머니로 나뉜다. 더 작은 기관지와 세기관지에서 잎처럼 뻗어 나온 각 주머니에는 허파꽈리라는 작은 주머니들이 다닥다닥 달려 있다. 허파꽈리는 구멍이 송송 나 있는 작은 주머니와 비슷하게 생겼으며, 사람은 평균 3억 개를 지닌다. 허파꽈리는 잎이 광합성에서 하는 역할에 상응하는 역할을 한다. 실제 산소가 피로 전달되는 과정은 허파꽈리에서 일어난다.

심장의 오른쪽은 산소가 없는 피를 폐로 뿜어내며, 피는 폐에서 모세혈관으로 지나간다. 모세혈관은 혈구들이 한 줄로 서서 지나가야 할 만큼 아주 작은 혈관이다. 모세혈관은 허파꽈리를 감싸고 있으며, 산소 분자는 허파꽈리 조직의 막을 통과하여 빠져나와서 지나가는 적혈구의 헤모글로빈에 달라붙는다. 산소를 얻은 피는 심장의 왼쪽으로 돌아가며, 그곳에서 동맥을 통해 온몸으로 뿜어진다. (몸의 피는 전체적으로 1분마다 폐를 지나간다.)

동맥 안에서 적혈구는 산소를 지니며 선홍색을 띤다. 손목에서 보이는 것과 같은 정맥에서는 적혈구에 산소가 없기 때문에 푸르스름한 색깔을 띤다. 폐가 혈액에 산소를 공급하지 못하면, 몸의 일부 또는 온몸이 파랗게 변하면서 청색증이 일어날 수 있다. 산소가 없는 상태가 얼마간 지속되면 이윽고 몸의 기관들에 손상이 일어나면서 기능을 상실한다.

건강한 폐 조직은 밝은색이고 가볍고 푹신푹신하고 구멍이 많고, 물보다 훨씬 가볍고, 방음 효과도 뛰어나다. 건강한 환자의 가슴을 톡톡 두드려서 타진하는 의사는 거의 아무 소리도 듣지 못할 것이다. 정상적인 폐 조직은 청진기로 들으면 "비빔 소리"가 난다. 허파꽈리 안의 공기가 빠져나오면서 머리카락을 비비는 것과 비슷한 소리를 낸다.

울혈이 생긴 폐는 건강한 폐와 소리가 다르다. 속이 꽉 찬 조직은 호흡 소리를 가슴벽으로 전달하며, 따라서 청진기를 대면 따닥거리거나 쌕쌕거리는 "거품 소리"를 들을 수 있다(둔하거나 매우 심하게 울리는 소리가 날 수도 있다). 울혈이 너무 심해지거나 폐에 아주 널리 생기면, 폐가 "경화한다."

기관지폐렴은 세균이 허파꽈리를 침입해서 생기며, 많은 종류의 세균이 그럴 수 있다. 세균이 침입하면 면역계 세포들이 허파꽈리로 모이고, 항체, 체액, 단백질과 효소도 몰려든다. 감염된 허파꽈리는 이런 물질들로 꽉 채워지면서 산소를 피로 전달하지 못하게 된다. 이 "경화"는 기관지 주위에서 반점 형태로 나타나며, 감염은 대개 꽤 한 곳에 국한되어 나타난다.

엽폐렴에서는 폐엽 전체가 경화하면서 간과 비슷한 모습의 덩어리로 변한다. 그래서 "간화Hepatization"라는 표현도 쓰인다. 간화한 폐엽은 병의 진행 단계에 따라서 다양한 색깔을 띤다. 회색 간화는 감염에 맞서 싸우기 위해 다양한 종류의 백혈구가 폐로 쏟아져 들어 왔음을 의미한다. 또 병든 폐에는 녹은 세포의 잔해, 몸이 손상을 수선할 때 쓰는 피브린과 콜라겐 같은 다양한 단백질도 있다. (이런 수선 노력은 그 자체가 문제를 일으킬 수 있다. "섬유증"은 피브린이 너무 많아져서 폐의 정상적인 기능을 방해할 때 생긴다.)

세균성 폐렴의 약 3분의 2와 엽폐렴의 더 높은 비율을 차지하는 것은 한 세균 집단이다. 바로 폐렴알균의 다양한 아형들이다. (폐렴알균은 수막염의 두 번째로 주된 원인이기도 하다.) 병원성 폐렴알균은 몇 시간 사이에 폐엽 전체로 퍼질 수 있다. 현재도 엽폐렴 환자의 20~30퍼센트에서는 세균이 혈관을 통해 몸의 다른 부위로도 퍼지며, 그 결과 죽는 이들도 여전히 많다. 엽폐렴일 때 청색증이 나타나는 사례도 드물지는 않지만, 폐의 대부분은 여전히 정상으로 보일 때가 많다.

1918년 병리학자들은 부검했을 때 대개 엽폐렴과 기관지폐렴으로 생기는 손상이 폐에 일어난 것을 보았다. 그러나 그 전염병이 대유행하는 동안 빨리 죽은 사람의 폐, 웰치까지도 혼란스럽게 만든 폐는 달랐다. 한 병리학자는 이렇게 말했다. "신체적 징후들은 혼란스러웠다. 전형적인 경화를 거의 찾아볼 수 없었다."[5] 또 다른 병리학자는 이렇게 말했다. "병변의 분포에 관한 기존 분류 방식에 맞지 않았다."[6] 이렇게 말한 사람도 있었다. "본질적으로 허파꽈리 벽에 중독성 손상과 피와 체액의 삼출이 있었다. 환자 중에는 세균 활동의 증거를 거의 찾아볼 수 없는 사례도 있었다."[7]

『미국의학협회지』에 실린 한 토론회에서 몇몇 병리학자들은 다음과 같이 의견 일치를 보았다. "병리학적 양상이 충격적이었으며, 미국에서 으레 보는 그 어떤 폐렴 유형과도 달랐다. …… 폐 병변이 복잡하고 다양한 것이 지난 20년 동안 했던 수천 건의 부검 때 흔히 보던 그 어떤 것과도 전혀 다른 특징을 지녔다."[8]

대개 폐는 떼어 내면 바람 빠진 풍선처럼 쪼그라든다. 이 폐는 아니었다. 폐에는 무언가가 꽉 차 있었지만, 그것이 공기는 아니었다. 세균성 폐렴에서는 대개 감염이 허파꽈리 안에서, 즉 작은 주머니 안에서 진행된다. 1918년에는 허파꽈리 안으로 침입한 사례들도 있긴 했지만, 대부분 허파꽈리 사이의 공간이 채워졌다. 폐 부피의 상당 부분을 이루고 있는 이 공간이 파괴된 세포의 잔해들과 효소에서 백혈구에 이르기까지 면역계의 온갖 성분들로 채워져 있었다. 또 피도 가득 고여 있었다.

또 한 의사는 자신이 폐에서 본 증거들로 판단할 때, "다른 유형의 폐렴성 감염에서 나타나지 않는 병변이 급사"의 증거라고 결론지었다. "독감을 특징짓는 것은 그 병변이다."

독감 희생자들의 폐는 사실상 면역계가 바이러스를 공격할 때 이차 피해를 입어서 찢겨 나가고 있었다. 기도는 바깥 공기를 몸의 가장 안쪽까지 들여보내야 하므로, 매우 철저히 방어되고 있었다. 폐는 침입자와 면역계 사이의 전쟁터가 되었다. 이 전쟁터에서 버텨 내는 것은 아무것도 없었다.

면역계는 폐보다 훨씬 앞쪽에서 방어를 시작한다. 침에 든 효소는 몇몇 병원체를 파괴한다(이를테면 HIV는 대부분의 체액에서 잘 지내지만 침에서는 그렇지 못하다. 침에 든 효소가 이 병원체를 죽이기 때문이다). 또 면역계는 커다란 입자를 거르는 코털과 들이마신 공기가 숨길 벽에 부딪히도록 통로 방향을 급격히 바꾸는 목의 구조 등 물리적

장애물도 설치한다.

이 통로의 벽에는 점막이 있어서 생물과 자극 물질을 붙여 잡는다. 점막 밑에는 두꺼운 "상피세포" 층이 있고, 상피세포에는 "섬모"가 나 있다. 아주 미세한 털처럼 생긴 섬모들은 1분에 약 1,000번에서 1,500번의 속도로 계속 위쪽으로 쓸어 내는 행동을 한다. 이 쓸어내는 움직임 때문에 침입 생물은 자리를 잡아서 감염을 시작하기 전에 위쪽 후두로 쓸려 나간다. 그래도 무언가가 상기도에 교두보를 확보한다면, 몸은 먼저 체액을 더 많이 부어서 그것을 씻어 내려 시도하고(그래서 대개 콧물이 흐른다) 이어서 기침과 재채기를 통해서 배출한다.

이런 방어 수단들은 주먹을 막기 위해 팔을 치켜든 것만큼이나 물리적인 것이며, 폐를 전혀 손상시키지 않는다. 몸이 과잉 반응한다고 해도, 대개 결코 심각한 피해를 입지 않는다. 비록 점액의 양 증가로 기도가 막혀서 호흡이 더 어려워질 수는 있다. (알레르기 때에도 동일한 증상들이 나타난다. 면역계가 과잉 반응하기 때문이다.)

더 공격적인 방어 수단들도 있다. 대식세포와 "자연 살해 세포"─특정한 위협에만 대처하는 면역계의 다른 요소들과 달리 모든 외부 침입자를 찾아서 파괴하는 두 가지 백혈구─는 기도와 폐 전체를 순찰한다. 기도의 세포는 세균과 몇몇 바이러스(독감 바이러스를 포함하여)를 공격하거나 그것들이 점막 밑 조직에 달라붙지 못하게 막는 효소를 분비하며, 이런 분비물은 반격할 백구와 항균 효소를 더 끌어들인다. 침입자가 바이러스라면, 백혈구는 바이러스 감염을 차단할 수 있는 인터페론도 분비한다.

이 모든 방어 수단들은 아주 잘 작동하기에, 폐는 바깥 공기에 직접 노출되어도 대개 멸균 상태로 있다.

그러나 폐에 일단 감염이 일어나면 다른 방어 수단들이 작동한다. 치명적이면서 과격한 방어 수단들이다. 면역계는 기본적으로 살해 기계다. 감염하는 생물을 표적으로 삼아서, 온갖 무기 ─ 잔혹한 무기도 있다 ─ 를 동원하여 공격하고 중화시키거나 죽인다.

그러나 살해와 과잉 살해, 반응과 과잉 반응 사이에 균형을 잡는 것은 쉽지 않은 일이다. 면역계는 인질 억류자와 함께 인질까지 죽이는 특수 부대나 인질을 구하겠다고 마을을 파괴하는 군대처럼 행동할 수도 있다.

특히 1918년에는 이 균형 문제가 바이러스와 면역계 사이, 삶과 죽음 사이의 전쟁에서 중요한 역할을 했다. 이 바이러스가 폐를 침입하는 효율이 너무나 뛰어나곤 했기에 면역계는 대규모로 반응을 해야 했다. 첫 증상이 나온 지 며칠 사이에 청장년층을 죽인 것은 바이러스가 아니었다. 살인자는 대규모 면역 반응 자체였다.

바이러스는 대개 상피세포에 달라붙는다. 상피세포는 관 안쪽에 발라진 절연물질처럼 허파꽈리까지 죽 기도 전체를 감싸고 있다. 독감 바이러스가 몸에 침입하면 15분 이내에 헤마글루티닌 돌기가 이 세포의 시알산 수용체에 결합하기 시작한다. 이어서 돌기들이 더 많이 수용체에 결합하면서 바이러스는 세포에 점점 더 꽉 달라붙게 된다. 대개 바이러스가 세포 안으로 침입한 지 약 10시간 뒤, 세포가 터지면서 다른 세포를 감염할 수 있는 1,000개에서 10,000개에 이르는 바이러스 입자들이 쏟아져 나온다. 증식률이 최저라고 해도 ─ 매번 1,000배씩 계속 증가한다고 해도 ─ 한순간에는 더할 나위 없이 건강하다고 느끼는 사람이 다음 순간에, 즉 바이러스가 5~6세대째 증식하여 세포들을 감염시키는 순간에 쓰러질 수 있다는 것을 이해하기는 어렵지 않다.

한편 독감 바이러스는 면역계도 직접 공격하면서 몸의 자기 보호 능력을 훼손한다. 그 바이러스는 인터페론의 분비를 억제하는데, 인터페론은 대개 몸이 바이러스 감염에 맞서 싸울 때 가장 먼저 동원하는 무기다.[9] 1918년 독감이 면역계를 억제하는 능력이 너무나 확연했기에, 연구자들은 전염병의 세계적 유행에 압도되어 있는 와중에도 독감 희생자들이 다른 자극들에 반응하지 않을 만치 면역력이 약해졌음을 알아차렸다.[10] 그들은 이를 입증하기 위해 객관적 검사를 진행했다.

가벼운 독감 바이러스조차 상기도의 상피세포를 완전히 무력화하여 목을 고스란히 노출시킬 수 있다. (수선 과정은 며칠 내에 시작되지만, 몇 주가 걸린다.)

일단 감염이 교두보를 확보하면, 면역계는 처음에 염증으로 반응한다. 면역계는 감염 자리에 염증을 일으켜서 해당 부위를 붉게 열이 오르게 하여 부풀어 오르게 할 수 있다. 또는 열을 통해 온몸을 달아오르게 할 수 있고, 이 두 가지 작용을 둘 다 할 수도 있다.

실제 염증 과정에는 특정한 백혈구가 분비하는 "사이토카인cytokines"이라고 불리는 단백질이 관여한다. 백혈구에는 여러 종류가 있다. 몇몇 종류는 침입한 생물체를 공격하고, "도움" 세포는 공격을 관리하며, 또 어떤 세포들은 항체를 생산한다. 사이토카인에는 훨씬 더 많은 종류가 있다. 몇몇 사이토카인은 침입자를 직접 공격하는데, 바이러스를 공격하는 인터페론 같은 것들이 있다. 또 어떤 사이토카인은 명령을 전달하는 전령 역할을 한다. 예를 들어, 대식세포는 "GM CSF"즉 "과립 대식세포 집락 자극 인자granulocyte-macrophage colony Stimulating factor"를 분비한다. GM CSF는 골수에서 또 다른 종류의 백혈구인 과립구와 대식세포를 더 많이 생산하도록 자극한다. 또 일부 사이토카인은 본래 면역계에 속하지 않는다고 여겨지는 신체 부위들에도 메시지를 전달한다. 몇몇 사이토카인은 몸의 온도 조절기 역할을 하는 시상하부에 영향을 미칠 수 있다. 이런 사이토카인이 시상하부의 수용체에 결합하면, 체온이 올라간다. 온몸이 달아오른다. (열은 면역 반응의 일부이며, 일부 병원체는 체온이 더 높아지면 잘 자라지 못한다.) 독감에 걸리면 대개 열이 39.4도까지 올라가며, 이보다 더 올라갈 수도 있다.

그러나 사이토카인 자체는 독성 효과도 일으킨다. 기도 밖에서 일어나는 독감의 전형적인 증상인 두통과 몸살은 바이러스가 아니라 사이토카인이 일으킨다. 사이토카인은 골수를 자극하여 백혈구를 더 만들게 하는데, 그 부작용으로 뼈에 통증이 일어날 가능성이 있다.

사이토카인은 더 심각하면서 영구적인 손상을 일으킬 수도 있다. 한 예로, "종양 괴사 인자tumor necrosis factor, TNF"는 암세포를 죽이는 능력이 있어서 그런 이름이 붙은 사이토카인이다. 실험실에서 TNF에 노출된 종양은 그냥 녹아 사라진다. 또 TNF는 체온 상승을 돕고 항체 생산도 자극한다. 그러나 TNF는 매우 치명적이다. TNF는 병든 세포만이 아니라 건강한 세포도 파괴할 수 있다. 사실 몸 전체를 죽일 수 있다. TNF는 독소이며 독소 쇼크 증후군의 주요 원인이다. 게다가 독성을 띤 사이토카인은 그것만이 아니다.

대개 몸은 독감 바이러스가 폐에 탄탄한 교두보를 마련하기 전에 싸워서 물리친다. 그러나 1918년에 그 바이러스는 상기도의 상피세포를 감염했을 뿐 아니라, 기도를 쭉 따라 내려가서 폐의 가장 안쪽 성역까지, 즉 허파꽈리의 상피세포까지 감염하는 데 성공하곤 했다. 이것이 바로 바이러스성 폐렴이었다.

면역계는 바이러스를 따라 폐로 들어가서 그곳에서 전쟁을 벌였다.

이 전쟁에서 면역계는 결코 머뭇거리지 않았다. 모든 무기를 다 동원했다. 그리고 죽였다. 특히 "살해 T 세포"를 써서 죽였다. 이 백혈구는 바이러스에 감염된 몸 세포를 표적으로 삼는다. 이 세포가 몸 세포를 죽일 때 때로 "사이토카인 폭풍Cytokine storm"이라는 것이 일어난다. 몸이 지닌 모든 치명적인 무기를 쓰는 대규모 공격이 벌어지는 것이다.

피를 허파꽈리로 통과시키는 바로 그 모세혈관이 이 공격의 통로가 되었다. 모세혈관이 팽창하면서 체액이 쏟아져 들어갔고, 그와 함께 온갖 백혈구, 항체, 면역계의 다른 성분들, 사이토카인이 폐로 밀려들었다. 이 사이토카인과 기타 효소들은 모세혈관을 거의 제거했다. 더 많은 체액이 폐로 쏟아져 들어왔다. 바이러스가 들어 있던 허파꽈리를 감싸는 막의 세포들도 손상되었다. 허파꽈리 안쪽에는 유리질막이라는 분홍색의 반질반질한 막이 형성되었다. 이 막이 일단 형성되자, "표면활성제"라는 표면장력을 줄여서 산소가 적혈구로 쉽게 전달되도록 하는 미끈거리는 비누 같은 단백질이 허파꽈리에서 사라졌다. 그러자 피가 더 많이 허파로 쏟아져 들어왔다. 몸은 섬유 같은 연결조직을 만들기 시작했다. 폐의 곳곳이 세포 조각, 피브린, 콜라겐 등의 물질로 뒤엉켰다. 단백질과 체액이 세포 사이의 공간을 가득 채웠다.

노벨상 수상자인 맥팔레인 버넷은 이때 폐 안에서 일어나는 일을 다음과 같이 기술했다. "급성 염증 물질 주입 …… 기관지 수상 구조에 이르기까지, 특히 가장 작은 세기관지까지 상피세포 막 대부분의 아주 빠른 괴사 …… 본질적으로 허파꽈리 벽의 독소 손상과 피와 체액의 삼출 …… 더 작은 기관지가 막힌 부위에서 일어나는 체액의 지속적인 삼출로 결국 공기 없는 부위가 생긴다."[11]

면역계는 나이를 먹으면서 변한다. 청장년층은 인구 전체에서 면역계가 가장 강하며, 가장 대규모 면역 반응을 일으킬 수 있다. 대개는 그 덕분에 인구 중 가장 건강한 집단을 이룬다. 그러나 특정한 조건에서는 그 강점 자체가 약점이 된다.

1918년 청장년층의 면역계는 그 바이러스에 대규모 반응을 일으켰다. 그 면역 반응으로 폐가 체액과 잔해로 가득해짐으로써 산소를 교환하기가 불가능해졌다. 면역 반응이 몸을 죽였다.

1997년 홍콩에서 발병한 독감은 닭에서 사람에게로 새 바이러스가 뛰어넘어서 생겼는데, 사망자는 6명에 불과했고 사람에게 적응하지 못했다. 사람에게 적응하는 것을 막기 위해 100만 마리가 넘는 닭이 살처분되었고, 그 발병 사례는 그 뒤로 많이 연구되었다. 부검 때 병리학자들은 사이토카인 농도가 극도로 높다는 것과 배신자로 돌아선 면역계의 공격을 받은 골수, 림프 조직, 지라—모두 면역 반응에 관여한다—등의 기관에서도 사이토카인이 퍼져 있음을 발견했다. 병리학자들은 이 "증후군이 이전에는 독감과 관련지어서 기술된 적이 없었다"[12]고 믿었다. 그러나 사실 1918년에도 연구자들은 동일한 현상을 목격했다.[13]

이 병은 여전히 독감, 그저 독감일 뿐이었다.

1970년대에 의사들은 폐에서 일어나는 한 병리학적 과정이 다양한 원인으로 일어날 수 있지만, 일단 그 과정이 시작되면 동일해 보였고 동일한 치료를 받았다는 것을 알아차리기 시작했다. 그들은 이를 급성호흡곤란증후군Acute Respiratory Distress Syndrome, ARDS이라고 불렀다. 폐에 극도의 스트레스를 가하는 것은 거의 다 ARDS를 일으킬 수 있다. 익사할 뻔하든, 연기를 들이마시든, 유독한 증기(또는 독가스)를 마시든……독감 바이러스성 폐렴에 걸리든 말이다. 만약 오늘날 의사들이 1918년의 폐 병리학 기록을 살펴본다면 즉시 그 증상이 ARDS라고 말할 것이다.

한 폐렴 전문가는 ARDS을 "폐 안의 화상"으로 묘사했다. 사실상 폐 조직을 태우는 것이다. 바이러스성 폐렴이 조건을 조성하면, 침입자를 파괴하도록 고안된 면역계 독소들은 사실상 폐에 불을 질러서 조직을 태운다.

ARDS의 원인이 무엇이든 간에, 오늘날에도 일단 그것이 시작되면 폐 안에서 일어나는 붕괴 과정을 막을 방법은 전혀 없다. 회복될 수 있을 때까지 환자의 목숨을 계속 붙여놓는 것, 즉 생명을 유지시키는 것만이 유일한 치료법이다. 그러려면 현대 집중 치료의 모든 기술을 총동원해야만 한다. 그럼에도, 현대의 최고 치료법으로도, 예를 들어 1918년보다 훨씬 더 효율적이고 효과적인 산소 공급 방법을 쓴다고 해도, ARDS 환자의 사망률은 연구 방식에 따라 조금씩 다르긴 하지만 40~60퍼센트에 달한다.[14] 집중 치료를 받지 못한다면—그리고 병원에는 집중 치료실 병상이 얼마 안 된다—사망률은 100퍼센트에 달할 것이다.

(2003년에 사스, 즉 중증급성호흡기증후군을 일으키는 새로운 코로나 바이러스가 중국에서 출현하여 전 세계로 빠르게 퍼졌다. 코로나 바이러스는 모든 감기의 15~30퍼센트를 일으킨다고 추정되며, 독감 바이러스처럼 상피세포를 감염한다. 사스를 일으키는 코로나 바이러스가 환자를 죽일 때, ARDS를 통해서 그렇게 할 때가 많다. 비록 그 바이러스가 독감 바이러스보다 훨씬 느리게 증식하긴 해도, ARDS에 따른 사망은 첫 증상이 나타난 지 몇 주 뒤에 나타날 수도 있다.)

ARDS에서 사망은 여러 가지 원인으로 일어날 수 있다. 폐 이외의 기관들은 산소가 너무 부족해져서 망가진다. 폐는 체액으로 가득 찰 수 있고, 그럴 때 심장 우심실이 폐를 비울 수가 없어서 환자는 익사한다. 심장은 허파에서 피를 몰아내려 애쓰느라 무리하다가 기능을 상실할 수 있다. 또는 그저 탈진하여 죽을 수도 있다. 산소를 충분히 얻기 위해 호흡을 아주 빠르게 해야 하므로 근육이 지치게 된다. 호흡이 그냥 멈춘다.

ARDS는 결코 1918년과 1919년의 모든 독감 사망을 설명해 주지 못한다. 아니 그 대다수를 설명해 주지 못한다. ARDS는 다만 며칠 만에 죽은 사람들만을 설명하며, 왜 그토록 많은 젊고 건강한 사람들이 죽음에 이르렀는지를 설명해 준다. 비록 폐와 별 관련이 없는 방식으로 죽은 사람들도 있는 것이 거의 확실하지만 — 예를 들어 심장이 원래 늘 약한 사람은 질병에 맞서 싸우는 스트레스를 견디지 못할 수도 있다 — 비 ARDS 사망의 압도적인 다수는 세균성 폐렴에서 비롯된 것이었다.

상피세포가 파괴되면서 기도에서 많은 세균을 제거하는 청소 활동이 없어졌고, 바이러스는 면역계의 다른 부분들도 훼손하거나 소진시켰다. 그 결과 본래 입에 있던 세균들이 거침없이 폐로 진입했다. 최근의 연구들은 독감 바이러스의 뉴라미니데이스가 일부 세균이 폐 조직에 달라붙기 더 쉽게 만듦으로써 바이러스와 세균 사이에 치명적인 상승 효과를 일으킨다는 것도 시사한다.[15] 그리하여 폐에서 세균이 자라기 시작했다.

세균성 폐렴은 독감에 걸린 지 1주, 2주, 3주 뒤에 나타났다. 증상이 가벼워 보이는 독감 환자에게서도 나타났다. 때로 독감 환자는 회복되는 듯했고, 심지어 다시 일하러 갔다가 갑작스럽게 세균성 폐렴으로 쓰러지기도 했다.

사망자 중 바이러스성 폐렴과 ARDS로 죽은 사람이 몇 퍼센트이고 세균성 폐렴으로 죽은 사람이 얼마나 되는지 알기란 불가능하다. 일반적으로 이 세계적 유행병을 다룬 글을 쓰는 역학자들과 역사학자들은 사망의 압도적인 대다수가 두 번째 침입자 때문에, 즉 항생제로 싸울 수 있는 세균성 폐렴 때문에 일어났다고 가정해 왔다.

그러나 군의 폐렴위원회가 내린 결론을 현재의 관점에서 보면 다른 의미로 와 닿는다. 미국 최고의 과학자 여섯 명으로 구성된 이 위원회는 부검도 하고 다른 이들이 기록한 병리학적 보고서도 검토했다. 위원회는 부검한 시신 중 거의 절반에서 오늘날 ARDS라고 불리고 있는 것의 징후를 발견했다.[16] 웰치의 제자로서 나중에 예일 의대 학장이 된 밀턴 윈터니츠가 그 병의 병리학에만 국한하여 수행한 별도의 연구도 같은 결론에 다다랐다.[17]

그 결론에서는 ARDS — 사실상 독감 바이러스성 폐렴에서 비롯된 — 로 죽은 희생자의 비율이 지나치게 높게 나온다. 그 군 연구는 군인들, 즉 젊고 평소에 건강했던 남성들, 자신의 면역계로 죽음을 맞이했을 가능성이 가장 높은 집단만을 살펴보았기 때문이다. 인구 전체로 보면 바이러스성 폐렴과 ARDS는 사망자 중 높은 비율을 차지하지 않을 것이다. 이차 세균 감염으로 죽은 사람이 가장 많을 것이 거의 확실하지만, 아마 후대 연구자들이 가정했던 만큼은 아닐 것이다. 그러나 그 점은 다음번 독감의 세계적 유행을 우려하는 이들에게 작게나마 위안이 될 수 있을 것이다.

1957년에 발생한 세계적 유행병은 항생제의 황금기에 일어났지만, 당시에도 바이러스성 폐렴만으로 사망한 사람은 겨우 25퍼센트에 불과했다. 사망자의 4분의 3은 합병증, 즉 전반적으로 세균성 폐렴으로 죽었다.[18] 그 뒤로는 세균 내성이 의학의 큰 문제가 되어 왔다. 현재 독감에 따른 세균성 폐렴의 사망률은 여전히 약 7퍼센트이며,[19] 미국의 몇몇 지역에서는 항생제에 내성을 띠는 폐렴알균에 감염되는 비율이 35퍼센트에 달한다.[20] 항생제 내성 때문에 병원에서 특히 골칫거리가 되어 온 세균인 황색포도알균Staphylococcus aureus이 두 번째 침입자일 때, 사망률은 42퍼센트까지 치솟는다. 1918년 세균성 폐렴의 전반적인 사망률보다 높다.

7부

경주

22

자연은 1918년에 분노를 터뜨리기로 결정하고, 그 일을 할 독감 바이러스의 유형을 골랐다. 이는 자연이 처음에는 친숙한, 거의 우스운 형태로 세상으로 슬금슬금 나왔음을 의미했다. 자연은 가면을 쓰고 등장했다. 그러더니 곧 가면을 벗고 살이 없는 뼈를 드러냈다.

병원체가 병영에서 도시로 퍼질 때, 도시 내에서 퍼질 때, 도시에서 소도시로 마을로 농가로 퍼질 때, 의학도 따라 움직이기 시작했다. 의학은 병원체에 맞서 경주를 펼치기 시작했고 그 어느 때보다 더 빠르게, 그리고 더 선명한 목적을 가지고 움직였다.

과학자들은 자연의 분노를 자신들이 통제할 거라고, 그럴 수 있다고 추정하지 않았다. 그러나 그들은 이 분노가 가져올 피해를 통제할 방법을 찾는 노력을 포기하지 않았다. 그들은 생명을 구하려고 애썼다.

전 세계에서 그들의 투쟁, 그들의 경주가 시작되었다. 미국에서는 웰치, 고거스, 콜과 그들의 동료들, 그리고 그들이 세운 기관들과 그들이 훈련시킨 남녀들이 그 투쟁에 앞장섰다. 이 기관들도 이 사람들도 이런 시련을 한 번도 겪은 적이 없었다. 이런 시련을 겪을 것이라고 상상 조차 해본 적이 없었다. 그러나 어떤 식으로든 질병의 경로에 영향을 미칠 가능성이 있다면, 그 일은 그들의 손에 달려 있었다.

생명을 구하려면, 그들은 적어도 세 가지 질문 중 하나에 답해야 했다. 한 가지 답을 근사적으로라도 얻기만 한다면, 개입하여 중대한 시점에 그 병을 중단시킬 만한 지식을 얻는 것이 가능할 터였다. 하지만 이 세 가지 질문에 모두 상세한 답을 하더라도 여전히 무력한, 철저히 무력한 상태에 머무를 수도 있었다.

첫째, 그들은 독감의 역학epidemiology을 이해할 필요가 있었다. 독감이 어떻게 반응을 보이고 퍼지는지를 말이다. 과학자들은 이미 콜레라, 장티푸스, 황열병, 말라리아, 가래톳페스트 등의 백신이나 치료제를 개발하기에 앞서 그 역학을 이해함으로써 통제하는 법을 알아냈다.

둘째, 그들은 독감의 병리학pathology을 이해해야 했다. 독감이 몸속에서 어떤 짓을 하는지, 질병의 정확한 진행 경로는 어떠한지 알아야 했다. 그래야 어떤 식으로든 개입을 해서 생명을 구할 수 있었다.

셋째, 병원체pathogen가 무엇인지, 독감을 일으키는 미생물이 무엇인지를 알아야 했다. 그래야 면역계를 자극하여 질병을 예방하거나 치료할 방법을 찾을 수 있었다. 물론 정확한 원인을 모르는 상태에서도 혈청이나 백신을 개발할 수 있다고 상상할 수 있었다.

해답을 얻기가 가장 쉬운 질문은 역학이었다. 몇몇 존경받는 연구자들은 아직도 나쁜 공기 이론을 믿고 있었지만 — 그들은 독감이 사람 사이에 너무 빨리 퍼지므로 접촉을 통한 감염으로는 설명할 수 없다고 보았다 — 대다수는 공중에 떠다니는 병원체 때문이라고 올바로 믿고 있었다. 그 병원체를 들이마시면 병에 걸릴 수 있다는 것이었다. 그들은 정확히, 즉 상세히 알지는 못했다. 예를 들어, 그 바이러스가 배출된 뒤 1시간에서 1일 동안은 공중에 떠다니다가 누군가를 감염시킬 수 있다는 것을 알지 못했다(습도가 낮을수록 바이러스는 더 오래 생존한다). 그러나 그것이 "군중 질병"이라는 것, 즉 사람들이 모인 곳에서 가장 쉽게 전파된다는 것은 알고 있었다.

또 그들은 독감에 걸린 사람이 대개 감염된 지 3일에서 6일째부터 바이러스를 "뿌린다"고, 즉 다른 사람들을 감염시킬 수 있다고 정확히 추정하고 있었다.

또 그들은 사람들이 호흡을 통해서만이 아니라 손을 입이나 코에 갖다 댐으로써 독감에 걸릴 수 있다고 올바로 믿었다. 예를 들어, 아픈 사람이 기침할 때 손으로 입을 가렸다가 몇 시간 뒤 악수를 하고, 상대방이 생각에 잠겨서 턱을 문지르거나 코를 만지거나 입에 막대사탕을 물면 감염될 수 있다고 올바로 생각했다. 마찬가지로 아픈 사람이 손으로 가리고 기침을 한 뒤, 문손잡이 같은 단단한 표면을 만지면, 다른 사람이 그 손잡이를 만진 손을 입으로 가져갈 때 옮을 수 있었다. (실제로 그 바이러스는 단단한 표면에서 최대 2일까지 감염성을 띨 수 있다.)

그러고 나면 독감 역학에 관한 지식은 별 쓸모가 없었다. 가차 없는 격리와 고립만이 독감의 경로에 영향을 미칠 수 있었다. 그러나 그 어떤 과학자도 공중보건 담당자도 그런 조치를 취할 정치적 권한을 지니고 있지 않았다. 몇몇 지역 당국은 조치를 취할 수도 있겠지만, 전국 수준에서 그럴 수 있는 인물은 없었다. 군 안에서조차 병력 이동을 중단하라는 고거스의 긴박하면서도 절실한 요청은 무시되었다.

또 과학자들은 질병과 그 자연적인 경로의 병리학도 꽤 알아내고 있었다. 그들이 주로 알아낸 것은 중증 환자들, 바이러스성 폐렴과 ARDS로 진행된 환자들에는 개입할 여지가 거의 없다는 것이었다. 심지어 산소 공급조차 아무 효과가 없는 듯했다.

그러나 그들은 꽤 일찍부터 추측하고 있던 두 번째 침입자가 일으키는 더 느리게 진행되는 폐렴을 막거나 치료할 수 있다면 생명을 구할 수 있을 것이라고 믿었다. 독감에 걸렸을 때 침대에 누워 쉬라거나 하는 등의 적절한 지침을 제시하거나 잘 치료를 받으라는 등의 몇몇 예방 수단들은 세균의 이차 침입을 막는 데 도움을 줄 수 있었다. 그런데 환자가 점점 늘어나면서 후자는 점점 더 불가능해지고 있었다. 간호사들과 의사들도 쓰러지고 있었기 때문이다.

그러나 병원체를 찾아낼 수 있다면……. 그들은 도구를 지니고 있었고, 면역계를 조작할 수 있었고, 가장 흔한 폐렴을 포함해 몇몇 폐렴을 예방하고 치료할 수 있었다. 세균성 폐렴의 정복은 거의 과학의 영역 안에 들어올 것처럼 보였다. 과학자가 손을 뻗으면 닿을 듯 말 듯한 곳에 놓여 있는 듯이 보였다. 병원체를 찾아낼 수만 있다면 말이다…….

그래서 과학은 그 문제를 해결하기 위해 총력을 기울였다.

윌리엄 웰치 자신은 그 일에 매달리지 못하게 된다. 그는 데번스 기지에서 곧장 볼티모어로 돌아왔다. 뉴욕시에 들르지도 않고 워싱턴의 의무감에게 보고하러 가지도 않았다. 그런 일들은 다른 사람들이 할 수 있었고, 자신이 해야 할 말은 이미 전화로 다 한 상황이었다. 한편 웰치는 몸 상태가 그리 좋지 않다고 느끼고 있었다. 틀림없이 그는 그런 불편한 느낌을 대수롭지 않다고 여기려 했을 것이다. 어쨌거나 그는 매우 힘든 여행을 했다. 데번스 기지로 가기 직전에 웰치와 콜, 본은 막 기지 순회 점검을 끝내고 노스캐롤라이나주 애시빌에서 며칠 휴식을 취했을 뿐이었다. 그는 위원회에서 사직할 생각까지 했다. 그런데 일요일에 의무감실에서 갑작스럽게 지시가 떨어지는 바람에 곧장 데번스 기지로 향했고, 이 끔찍한 질병과 마주쳤던 것이다.

그러니 피곤하고 몸이 안 좋을 이유는 많았다. 그는 스스로에게도 그런 식으로 말했을 듯하다. 열차가 덜컹거리면서 몸이 흔들거렸기에, 처음에 조금 기미를 보였던 두통이 더 심해졌을 거라고. 그는 덩치가 좀 있는 남자였기에, 어쨌든 기차에서는 편히 가기가 어려웠다.

그러나 기차가 남쪽으로 갈수록 그는 점점 더 몸이 안 좋아지는 것을 느꼈다. 아마 갑자기 심하게 머리가 아프고 시원치 않게 기침을 계속하고 있었기 때문인 듯했다. 목에 뭔가 걸린 듯했지만 기침을 해도 개운치 않았다. 게다가 분명히 열도 나고 있었다. 그는 자신을 임상적으로, 객관적으로 바라보면서 올바른 진단을 내렸을 것이다. 그는 독감에 걸렸다.

그의 임상 진행 경과가 정확히 어떠했는지는 전혀 기록이 없다. 볼티모어 전역에서, 동부 해안 전역에서 불길이 훨훨 타오르고 있었다. 홉킨스 대학교도 바이러스에 거센 타격을 입었고, 결국 대학교는 병원문을 닫고 오직 직원과 학생만 이용하도록 했다. 그런데도 결국 홉킨스 의대생 세 명, 병원 간호사 세 명과 의사 세 명이 죽게 된다.[1]

웰치는 병원으로 가지 않았다. 가장 많이 죽는 연령대보다 40세 더 많은 거의 70세였고, 데번스 기지의 참상을 막 접하고 온 참이었고, 홉킨스 병원이 환자가 넘쳐서 치료를 제대로 받지 못할 가능성이 높다는 것을 알았기 때문이다. 그는 나중에 이렇게 말했다. "당시에는 병원에 간다는 생각조차 할 수 없었다."[2]

대신에 그는 자기 방 침대로 직행해서 거기에 틀어박혔다.[3] 이제 그는 자신을 혹사시키면 안 된다는 것을 잘 알았다. 이 병에 걸린 뒤에 억지로 돌아다니면 자신을 죽일 이차 침입자가 쉽게 들어올 수 있었다. 그는 열흘 동안 침대에 누워 지내다가 돌아다닐 수 있을 만치 회복되었다고 느끼자, 자신이 좋아하는 애틀랜틱시티의 데니스 호텔로 가서 완전히 틀어박혔다. 그 기이하리만치 수수한 곳이 그의 안식처였다.

다른 모든 곳이 혼란에 빠져 있을 때, 그는 자신에게 위안을 주는 친숙한 곳으로 돌아갔다. 거기에 있는 뭐가 늘 좋았을까? 아마 그곳의 떠들썩한 생활이었을 것이다. 그에게 조용한 휴양지는 지루했다. 그는 뉴욕시에서 북쪽으로 약 150킬로미터 떨어진 산악 휴양지인 모홍크를 이렇게 묘사했다. "일종의 호수 두 개짜리 휴양지에 데어스 양이 넓은 광장의 흔들의자에 앉아 있다. …… 때맞추어서 잠자러 갈 수 있는 9시가 결코 오지 않을 듯한 곳이다. …… 색깔 있는 넥타이도 매지 못한다……." 그러나 애틀랜틱시티와 "바다 위로 내밀어진 긴 기둥 위에 놓인 …… 플립플랩 레일로드Flip-flap railroad*라고 하는 가장 섬뜩하고 신기하고 오싹한 것이 있다. …… 엄청난 속도는 아닐지라도, 차에서 튀어나갈 것처럼, …… 약 23미터 높이에서 곤두박질친다. 한 바퀴 돌 때의 기분은 이루 말할 수 없다. …… 군중들은 주변에 서서 천 달러를 줘도 안 탈 거라고들 한다."[4]

애틀랜틱시티의 떠들썩한 생활 — 젊은 남녀들과 그들의 야단법석, 땀과 서핑과 바다의 관능적인 분위기, 바다와 산책로에 가득한 사람들에게 느껴지는 활력과 생기 넘침 — 에 빠져들면 사람들은 자신을 관찰

* 일종의 롤러코스터 — 옮긴이.

자가 아니라 참여자로 느꼈다. 그러나 지금 애틀랜틱시티는 조용했다. 제철이 아닌 10월이라서 리조트는 조용했다. 그리고 다른 모든 곳처럼 이곳에도 독감이 있었다. 모든 곳처럼 이곳에는 의사도 부족하고, 간호사도 부족하고, 병원도 부족하고, 관도 부족했다. 학교도, 대중오락 시설도 문을 닫았고, 플립플랩 레일로드도 운영을 중지했다.

그는 몇 주 동안 더 침대에서 지내면서 회복되기를 기다렸다. 그는 조카에게 말했다. "그 병은 기도보다 내 창자에 국한되어 있었던 것 같아. 아마 운이 좋았던 모양이야." 또 그는 훗날 상원의원이 될 조카에게 집안에 독감 증상이 나타나는 사람이 있으면 "체온이 사흘 동안 정상을 유지할 때까지"[5] 반드시 침대에 누워 있게 하라고 강조했다.

그는 록펠러 연구소에서 열릴 질병 회의에 참석할 계획이었지만, 애틀랜틱시티에 도착한 지 거의 2주가 지나고, 앓기 시작한 지 한 달이나 지났는데도 참석을 취소했다. 아직 회의에 참석할 만큼 회복되지 않았기 때문이다. 그는 이 유행병이 진행되는 동안 의학에 더는 아무런 역할도 하지 못하게 된다. 해결책을 찾으려는 연구에도 참여하지 못하게 된다. 물론 여러 해 동안 연구실에서 직접 실험을 한 적이 없었지만, 그는 누가 어디에서 무슨 연구를 하는지 잘 알았기에 한 연구자의 실험이 다른 연구자의 실험과 보완될 수 있음을 인식하고 직접적으로나 간접적으로 서로 접촉하게 주선하는 교차 수분 매개자라는 유용한 역할을 수행하곤 했다. 이제 그는 그 역할조차 못하게 된다.

우연히 플렉스너와 고거스는 미국에 독감이 터져 나올 때 서로 다른 일로 유럽에 도착했다. 즉 미국 의학을 변혁시킨 세대는 그 경주에서 빠져 있었다. 뭔가 과학적 돌파구 같은 것이 이루어져야 한다면, 그 일은 그들의 정신적 후예들이 하게 될 터였다.

웰치는 매사추세츠의 버트 월바크에게 부검을 더 해달라고 맡겼다. 밀턴 로즈노는 이미 자원자들을 대상으로 시험을 하고 있었고, 오스왈드 에이버리는 세균학적 조사를 하고 있었다. 뉴욕의 윌리엄 파크와 애나 윌리엄스, 필라델피아의 폴 루이스, 시카고의 프레스턴 키스 등 다른 걸출한 과학자들도 이미 이 문제에 달려든 상태였다. 미국이 운이 좋다면, 정말로 아주 운이 좋다면, 그들 중 누군가가 곧 충분히 도움을 줄 무언가를 발견할지 몰랐다.

아무리 시급해도, 연구자들은 공황 상태에 빠져서 무질서하게 접근할 수는 없었다. 무질서한 상태에서는 아무것도 얻을 수 없을 터였다. 그들은 자신이 아는 것에서, 그리고 할 수 있는 것에서 시작했다.

그들은 몸 밖에서는 병원체를 죽일 수 있었다. 온갖 화학 물질로 방이나 옷을 소독할 수 있었고, 방을 소독하는 데 필요한 화학 물질의 양과 노출 시간을 정확히 알고 있었다. 또 장비와 물건을 소독하는 방법을 알고 있었다. 세균을 배양하는 법을, 현미경 아래에서 잘 보이도록 세균을 염색하는 법을 알고 있었다. 그들은 에를리히가 "마법 총알"이라고 부른 것, 즉 감염 병원체를 죽일 수 있는 것이 존재한다는 사실을 알았고, 그것을 찾을 올바른 길로 이미 들어선 상태였다.

그러나 어디에나 죽음이 있는 위기 상황에서는 그런 지식들이 전혀 소용이 없었다. 살균과 소독은 대규모로 하려면 아주 많은 인력이 필요했고, 마법 총알을 찾아내려면 당시 가능한 것보다 훨씬 더 많은 미지의 지식을 발견해야 했다. 연구자들은 곧 약물학materia medica에서 아무런 도움도 받지 못하리라는 것을 깨달았다.

그러나 의학이 설령 완전히 숙달되지 않았다고 할지라도 적어도 쓰는 법을 알고 있는 도구가 하나 있었다. 바로 면역계 그 자체였다.

연구자들은 면역계의 기본 원리를 이해하고 있었다. 이 원리들을 조작하여 몇몇 질병을 예방하고 치료하는 법을 알고 있었다. 연구실에서 세균을 배양하고 약화시키거나 강화시키는 법을 알고 있었고, 동물의 면역계를 자극하는 법을 알고 있었다. 백신을 만드는 법을, 항혈청을 만드는 법을 알고 있었다.

또한 그들은 면역계의 특수성을 이해하고 있었다. 백신과 항혈청은 특정한 병을 일으키는 원인, 즉 그 병을 일으키는 특정한 병원체나 독소에만 작용한다. 친구와 가족, 동료가 앓아누워 있는 상황에서 자신의 실험이 얼마나 우아한지를 신경 쓰는 연구자는 거의 없었다. 그러나 백신으로 보호하거나 혈청으로 치료를 할 희망을 최대한 품을 수 있으려면, 병원체를 분리해야 했다. 그들은 첫 번째 질문, 가장 중요한 질문에 답해야 했다. 사실상 이 시점에서는 유일한 질문이었다. 무엇이 병을 일으켰을까?

리하르트 파이퍼Richard Pfeiffer는 25년 전에 자신이 그 질문의 답을 찾아냈다고 믿었다. 그는 코흐의 가장 뛰어난 제자 중 한 명이자, 베를린 감염병연구소의 과학부장이자 독일군 장성이었다. 그는 1918년에 예순 살이었고, 그 무렵에는 거물이 되어 있었다. 그는 평생에 걸쳐서 의학의 원대한 의문들 중 일부를 규명해 왔고, 이미 의학에 엄청난 기여한 터였다. 어느 기준으로 보나 거장이었다.

1889~1890년 독감이 전 세계적으로 유행할 당시와 그 이후에(지난 300년 동안 가장 심각한 독감 대유행 사례인 1918~1919년은 제외하고) 그는 독감 유행의 원인을 찾으려 했다. 세심하게 공들인 끝에 그는 독감에 걸린 사람에게서 끝이 둥근 막대 모양의 작고 가느다란 세균을

분리해 냈다. 때때로 다소 다른 형태를 띠는 것들도 보이기는 했지만 말이다. 그는 그 세균만 있는 사례를 자주 보곤 했고, "그 수가 엄청나게 많다"[6]는 것을 알아차렸다.

이 세균은 분명히 살상 능력을 지니고 있었다. 하지만 동물에게서 그 세균이 일으키는 질병은 사람의 독감과 전혀 닮지 않았다. 그래서 그 증거는 "코흐의 원칙"을 충족시키지 못했다. 그러나 사람 병원체는 동물을 앓게 하거나 동물에게 다른 증상을 일으키거나 하지 않을 때가 많으며, 많은 병원체는 코흐의 원칙을 완전히 충족시키지 않으면서도 질병의 원인이라고 받아들여져 있다.

파이퍼는 자신이 독감의 원인을 발견했다고 확신했다.[7] 심지어 그는 그 세균에 인플루엔자균Bacillus influenzae이라는 이름까지 붙였다. (현재 이 세균은 헤모필루스 인플루엔자Hemophilus influenzae라고 불린다.)

과학자들은 곧 이 세균을 "파이퍼균Pfeiffer's bacillus"이라고 부름으로써 그에게 받아 마땅한 존중을 보였으며, 그의 발견이 타당함을 의심한 사람은 거의 없었다.

확실성은 강점이 된다. 확실성은 기댈 것을 제공한다. 불확실성은 약점이 된다. 불확실성은 설령 두렵다고까지는 할 수 없다고 해도 주저하게 만들고, 설령 올바른 방향으로 향할지라도 걸음을 내딛는 것을 망설이게 하고, 큰 장애물을 극복하지 못하게 할 수 있다.

과학자가 되려면 지성과 호기심뿐 아니라 열정과 인내, 창의성, 자부심, 용기도 필요하다. 미지의 것을 탐사할 용기가 아니다. 불확실성을 받아들일, 아니 사실상 껴안을 용기다. 19세기의 위대한 프랑스 생리학자 클로드 베르나르는 이렇게 말한 바 있다. "과학은 우리에게 의심을 가르친다."

과학자는 자신의 모든 연구가, 심지어 믿음조차 연구실에서 이루어진 단 한 가지 발견이 가진 날카로운 모서리에 찢겨 나갈 수 있다는 사실을 받아들여야 한다. 그리고 아인슈타인이 자신의 예측이 검증되기 전까지 자신의 이론을 받아들이지 않으려 한 것처럼, 과학자라면 그런 발견을 추구해야 한다. 궁극적으로 과학자는 탐구 과정 외에는 아무것도 믿지 않는다. 불확실한 상황에서도 힘차게 그리고 공격적으로 나아가려면, 신체적 용기보다 더 깊은 확신과 강인함이 필요하다.

모든 진정한 과학자는 최전선에 있다. 그들 중 가장 야심이 적은 사람조차 미지의 것을, 아는 것에서 한 걸음 더 나아간 곳에 있기만 하다면 그것을 연구한다. 최고의 과학자는 자신이 거의 아무것도 모르는 황무지로 깊숙이 들어간다. 황무지를 개간하고, 존재하지 않는 질서를 부여할 도구와 기술이 필요한 곳이다. 그들은 정연한 방식으로 그곳을 탐사한다. 한 걸음만 디디면 거울을 통해서 전혀 달라 보이는 세계로 들어갈 수 있고, 그들이 적어도 어느 정도는 옳다면, 그들의 탐사는 혼돈에서 질서를 응결시키는, 형태와 구조와 방향을 빚어내는 결정 역할을 한다. 물론 한 걸음을 내딛었다가 절벽 너머로 떨어질 수도 있다.

황무지에서 과학자는······ **모든 것**을 창조해야 한다. 어떤 도구가 필요한지를 파악하는 것에서 시작하여 만드는 일로 나아가는 힘들면서 지루한 작업이다. 삽은 흙을 퍼낼 수는 있지만, 암반을 뚫을 수는 없다. 그러면 곡괭이가 가장 나을까, 아니면 다이너마이트가 더 나을까? 아니 다이너마이트는 너무 무차별적으로 파괴하지 않을까? 암반이 너무 단단하다면, 다이너마이트가 찾고 있는 것을 파괴할지 모른다면, 암반 안에 들어 있는 정보를 얻을 다른 방법이 있을까? 암반 속을 흐르는 물이 있다면? 흘러나오는 그 물을 분석하면 유용한 정보가 드러나지 않을까? 분석은 어떻게 해야 할까?

궁극적으로 그 연구자가 성공한다면, 많은 동료들이 그 길 위에 포장도로를 낼 것이고, 그 도로는 질서정연하고 곧을 것이며, 개척자가 찾는 데 몇 달 또는 몇 년이 걸렸던 곳으로 몇 분 안에 데려갈 것이다. 그리고 지금은 실험용 생쥐를 공급처에서 주문할 수 있듯이, 완벽한 도구를 구입해 쓸 수 있을 것이다.

모든 과학자들이 불확실성을 편안히 대할 수 있는 것은 아니며, 그럴 수 있는 연구자들도 어떤 주제를 규명할 실험을 이해하거나 설계할 만큼 창의적이지 못할 수 있다. 어떻게 어디를 살펴봐야 할지 모를 수 있다. 어떤 이들은 연구를 계속해 나갈 확신이 부족할 수 있다. 실험이 성공하지 못할 수도 있다. 설계와 준비를 얼마나 잘 하든지 간에, 실험은 원하는 대로 결과를 내놓는 일이 거의 없다. 초기에 지적인 추측을 통해 일을 진행할 때는 특히 더 그렇다. 연구자는 실험이 제대로 되도록 계속해야 한다. 아는 것이 적을수록, 실험이 원하는 결과를 내놓도록 다듬고 더 나아가 쥐어짜야 한다.

이 과정은 또 다른 질문을 낳는다. 자신이 알아냈다는 것을 어떻게 알까? 이 질문은 더 현실적인 질문들로 이어진다. 실험을 계속해서 밀어붙여야 할 때임을 어떻게 알까? 단서를 실패의 징후로 보고 이제 포기해야 할 때가 왔음을 어떻게 알까?

진리에 관심을 가진 이들 중에 데이터 자체를 고문하려는 사람은 아무도 없을 것이다. 그러나 과학자는 데이터를 내놓으라고, 결과를 내놓으라고 실험을 고문할 수 있고 또 그래야 한다. 새 분야를 탐구할 때면 더욱 그렇다. 과학자는 어떤 질문에 답할 방법을 찾아낼 수 있고 또 그래야 한다. 생쥐와 기니피그와 토끼를 써서 흡족한 답을 얻지 못한다면, 개, 돼지, 고양이, 원숭이를 써볼 수도 있다. 그리고 한 실험이 어떤 결과의 단서를, 정보라는 매끄러운 평면에 아주 경미하지만 뭔가 튀어나온 부분을 보여준다면, 과학자는 그 돌출 부위에 초점을 맞추어 다음 실험을 설계한다. 그 실험이 더 많은 돌출 부위를 만들어 낼 것 같은 조건을 창출함으로써 그 돌출 부위들이 일관성과 의미를 드러내도록, 또는 최초의 돌출 부위가 아무런 의미가 없는 무작위 변이에 불과함을 보이도록 말이다.

그런 조작에는 한계가 있다. 고문을 받아도 자연은 거짓말을 하지 않을 것이다. 참이 아니라면 일관되고 재현 가능한 결과를 내놓지 않을 것이다. 지나치게 고문받을 때 자연은 우리를 잘못된 길로 이끌 수 있다. 즉 특정한 조건에서만 — 연구자가 연구실에 조성한 조건에서만 — 참인 무언가를 자백할 것이다. 그럴 때 그 진리는 인위적인 것, 인위적인 실험의 결과물이다.

과학의 핵심 개념 중 하나는 결과가 **재현 가능하다**reproducible는 것이다. 다른 연구실의 누군가가 동일한 실험을 한다면 동일한 결과가 나와야 한다. 그래야 그 결과는 다른 누군가가 그것을 토대로 삼을 수 있을 만큼 신뢰성을 지니게 된다. 어떤 발견에 가해지는 가장 지독한 비난은 "재현 불가능하다"는 것이다. 그 말은 연구자의 능력뿐 아니라 때로 윤리까지 의심하는 것으로 비칠 수 있다.

그러나 재현 가능한 발견이 자연을 고문해서 나온 것이라면, 그 결과는 유용하지 않다. 어떤 결과가 유용하려면 재현 가능해야 할 뿐 아니라, **확장 가능하다**expendable고 할 만한 특성도 지녀야 한다. 즉 규모를 더 키우고, 탐사하고, 그로부터 더 많은 것을 배우고, 그것을 구조를 세울 토대로 삼을 수 있어야 한다.

이런 사항들은 돌이켜 볼 때면 쉽게 알 수 있다. 그러나 어느 때 계속해야 할지, 어느 때 실험을 계속 시도해야 할지, 어느 때 수정을 해야 할지를 어떻게 알까? 또 어느 때 지금까지 했던 생각이 잘못된 것이라거나 현재 기술로는 해답을 찾을 수 없다고 판단하고서 포기해야 할지를 어떻게 알 수 있을까?

어느 쪽이든 해야 할 때가 왔음을 어떻게 알 수 있을까?

그것은 판단력의 문제다. 과학을 특징짓는 요소는 지성이 아니라 판단력이다. 또는 그저 행운일 수도 있다. 조지 스턴버그는 자신이 발견한 폐렴알균을 계속 연구하지 않았으며, 백혈구가 세균을 먹어 치운다는 것을 발견하고도 그 연구를 계속하지 않았다. 이유는 성과 없는 황열병 연구에 계속 몰두했기 때문이다. 능력이 뛰어났다는 점을 생각할 때, 그가 자신이 한 다른 발견에 더 초점을 맞추었더라면, 그의 이름은 과학사에서 잊히는 대신에 대대로 전해졌을 가능성이 높다.

판단을 내리기는 대단히 어렵다. 실험 결과가 안 좋게 나온다고 해서 가설이 반드시 틀렸다는 의미는 아니기 때문이다. 10번, 아니 100번이나 잘못된 결과가 나온다고 해도 다르지 않다. 에를리히는 마법 총알이 존재한다고 믿었다. 즉 화합물이 질병을 치료할 수 있다고 믿었다. 그 추론을 토대로 그는 특정한 감염을 막는 화합물을 찾으려고 시도했다. 이윽고 그는 900가지가 넘는 화합물을 시험했다. 매번 실험을 할 때마다 그는 희망을 품었다. 각 실험은 세심하게 수행되었다. 그리고 매번 실패했다. 그러나 마침내 그는 효과가 있는 화합물을 찾아냈다. 그는 감염을 치료할 수 있는 최초의 약물만 얻은 것이 아니었다. 자신의 추론이 옳음을 확인한 것이었고, 그 뒤로 무수한 연구자들이 그의 길을 따라갔다.

자신이 알아냈다는 것을 어떻게 알까? 자신이 위기에 처해 있다는 것, 자신이 모른다는 것은 또 어떻게 알까? 실험을 해볼 수밖에 없다.

토머스 헉슬리는 이렇게 조언했다. "지침을 제시할 시간과 모든 위험을 무릅쓰고 자신의 길을 개척할 시간은 분명히 있다."[8]

토머스 리버스는 군 폐렴위원회에 속한 홉킨스 의대 출신 젊은이들 중 한 명이었다. 그는 겨우 몇 년 뒤에 바이러스와 세균의 차이를 정의하고, 세계 최고의 바이러스 학자 중 한 명이 되며, 콜의 뒤를 이어서 록펠러 연구소 병원의 원장이 된다. 그가 록펠러 연구소의 동료였던 앨버트 세이빈Albert Sabin과 피터 올리츠키Peter Olitsky에 관해 한 이야기는 자신이 안다는 것을 알기가 얼마나 어려운지를 잘 보여주는 사례다. 리버스는 이렇게 회상했다. 그들은 "소아마비 바이러스가 신경 조직에서만 증식한다는 것을 증명했다. 절대적인 설득력을 지닌 우아한 연구였다. 모두가 그 연구를 믿었다."[9]

모두가 믿었다. 존 엔더스John Enders만 빼고 말이다. 사실 세이빈과 올리츠키가 연구하던 바이러스는 연구실에서 아주 오랫동안 쓰이면서 돌연변이가 일어난 것이었다. 그래서 그 바이러스가 신경 조직에서만 증식했던 것이다. 엔더스는 소아마비 바이러스를 다른 조직에서 증식시키는 데 성공했고, 이 연구는 소아마비 백신으로 곧바로 이어졌다. 그 업적으로 그는 노벨상을 받았다. 그런 실수를 했어도 세이빈의 연구 경력에는 별 문제가 없었다. 그는 이윽고 가장 나은 소아마비 백신을 개발했다. 올리츠키도 성공했다. 한편 엔더스가 자신의 직관을 믿고서 추구했는데 결과가 잘못되었더라면, 그는 자신의 경력에서 많은 시간을 헛되이 낭비하는 셈이 되었을 것이다.

리하르트 파이퍼는 자신이 독감의 원인, 즉 병원체etiological agent를 발견했다고 주장했다. 그는 자신의 발견을 너무나 확신했기에 그 세균에 인플루엔자균이라는 이름까지 붙였다. 그는 파스퇴르, 코흐, 에를리히에 거의 맞먹는 수준의 엄청난 지위에 있었다. 전쟁 이전에 그의 명성을 따라올 미국 연구자가 전혀 없었다는 것은 분명하다. 그런 그에게 과연 누가 도전하겠는가?

명성에 힘입어서 그의 발견은 엄청난 무게를 지니게 되었다. 전 세계의 많은 과학자들이 그의 발견을 믿었다. 사실, 몇몇 과학자들은 파이퍼의 그 발견을 "그 세균이 없다면 독감도 있을 수 없다"는 공리로 받아들였다. 한 유럽 연구자는 이렇게 썼다. "이곳의 환자들에게서는 인플루엔자균이 전혀 발견되지 않았다." 그래서 그는 이렇게 결론지었다. 이 병은 "독감이 아니다."[10]

23

전 세계의 모든 연구실들이 독감에 눈을 돌렸다. 파스퇴르의 제자로서 디프테리아 항독소를 개발하기 위해 독일 연구자들과 경쟁한 바 있던 에밀 루는 파스퇴르 연구소에서 그 연구를 이끌었다. 영국에서는 암로스 라이트의 연구실에 있는 모든 이들이 사실상 그 연구에 달려들었다. 훗날 페니실린을 발견하게 되는 알렉산더 플레밍Alexander Fleming도 처음에 그 연구실에서 파이퍼의 이른바 인플루엔자균을 연구했다. 독일에서도, 이탈리아에서도, 심지어 혁명으로 혼란스러운 러시아에서도, 연구자들은 해답을 찾고자 필사적으로 매달렸다.

그러나 1918년 가을 무렵이 되자, 이 연구실들은 규모가 대폭 줄어든 상태였다. 다른 연구들은 다 접고서 독가스나 독가스를 막는 방법, 상처의 감염을 막는 방법, "참호열trench fever" 같은 군대를 무력화하는 질병을 막을 방법 등 전쟁 관련 연구에 집중하고 있었다. 참호열은 발진티푸스와 관련 있는 감염증으로서 그 자체로는 심각하지 않지만 다른 모든 질병보다 더 많은 병사를 전투 불능 상태로 만들었다. 실험 동물도 쓸 수 없게 되었다. 군이 독가스 검사 등의 목적으로 다 가져갔기 때문이다. 실험실 기사와 젊은 연구원들도 전쟁에 동원되어 빠져나갔다.

유럽과 미국의 연구소들이 다 전쟁의 영향을 받았지만, 유럽 쪽이 훨씬 더 심한 곤란을 겪었다. 인력뿐 아니라 난방용 석탄에서 페트리접시를 살 돈에 이르기까지 모든 것이 부족했기 때문에 연구에 제약을 받을 수밖에 없었다. 적어도 미국에는 그런 자원들이 있었다. 그리고 미국이 아직 유럽보다 연구자 수가 적긴 했지만, 연구자의 질적 측면에서는 더는 뒤처진 상태가 아니었다. 록펠러 연구소가 이미 세계 최고 수준의 연구소라는 데는 논란의 여지가 없었다. 당시 그곳에서 일하는 과학자는 몇 명 되지 않았지만, 이미 한 사람이 노벨상을 받았고 나중에 두 사람이 더 받게 된다. 가장 관련이 깊은 폐렴 분야에서 록펠러 연구소는 전 세계에서 확연히 앞서 있었다. 그리고 세계적인 수준의 연구를 하는 미국인들이 모두 록펠러 연구소 과학자들만은 아니었다.

그들이 세계적인 수준에 오를 수 있었던 것은 웰치, 미시간 대학교의 빅터 본, 하버드 대학교의 찰스 엘리엇, 펜실베이니아 대학교의 윌리엄 페퍼와 소수의 동료들이 의학의 변혁을 위해 고군분투한 끝에 성공을 거둔 덕분이었다. 그들은 미국의 의학을 변모시켰다. 그 변모가 최근에 이루어졌고, 겨우 최근에야 유럽 수준에 다다랐다고 한다면, 막 변모했기에 그에 따르는 활력도 지니고 있었다. 그리고 대체로 유럽과 달리 국가 자체도 지쳐 있지 않았다. 미국은 전혀 지쳐 있지 않았다.

독감이 미국 전역으로 손을 뻗치면서 목숨을 앗아 가기 시작했을 때, 거의 모든 진지한 의학자들은 치료제를 찾는 일에 나섰다. 자신이 과학에 소질이 있다고 여기는 많은 의사들도 이 일에 동참했다. 그들은 과학이 진정으로 기적을 일으킬 수 있음을 입증하기로 결심했다.

사실 그들 중 대다수는 그 문제를 다룰 능력이 되지 않았기에 성공할 가능성이 희박했다. 그래도 어쨌든 그들은 시도했다. 영웅적인 노력을 했다. 그 일에는 과학적 능력뿐 아니라 신체적 위험을 무릅쓰고 행동하는 용기도 필요했다. 그들은 죽은 사람과 죽어 가는 사람을 오가면서 심하게 앓는 환자들의 입과 코를 면봉으로 문질렀고, 부검실에서 피범벅이 된 상태에서 시신을 해부하면서 깊이 조사했고, 면봉, 피, 조직 표본에서 역사상 가장 많은 사람을 죽이고 있는 병원체를 배양하고자 애썼다.

이런 연구자들 중 헛고생을 하지 않을 만큼 충분히 명석하고, 충분히 창의적이고, 충분히 알고, 충분히 숙련되고, 추진력도 지닌 사람은 몇 사람 되지 않았다. 아무리 많아 봐야 수십 명에 불과했을 것이다. 그들은 적어도 성공할 수 있다는 희망을 지닌 채 이 질병과 맞설 수 있었다.

보스턴에서 로즈노와 키건은 연구실에서 이 질병 연구를 계속했다. 군의 폐렴위원회는 웰치가 데번스 기지에 도착했을 무렵에 이미 지시를 받아서 아칸소주에 있는 파이크 기지에서 "새로운 기관지폐렴"[1] 조사에 착수했다. 웰치가 데번스 기지로 불러 모았던 록펠러 연구진은 뉴욕으로 돌아갔다. 그리고 록펠러 연구소와 관련이 있던 존경받는 세균학자 마사 울스타인Martha Wollstein이 이 연구팀에 합류했다. 그녀는 1905년부터 인플루엔자균을 연구해 오고 있었다. 시카고에서는 메모리얼 감염병 연구소Memorial Institute of Infectious Disease의 루드빅 헤크톤이 독감 연구에 뛰어들었다. 그리고 메이요 병원에서는 E. C. 로즈나우E.C. Rosenow가 같은 일을 했다. 유일한 정부 출자 민간 연구기관인 공중보건국 위생연구소와 그 소장인 조지 매코이도 뛰어들었다.

그러나 미국에서 일하는 이 모든 연구자들 중에서 아마도 가장 중요한 연구자는 록펠러 연구소의 오스왈드 에이버리, 뉴욕시 공중보건국의 윌리엄 파크와 애나 윌리엄스, 필라델피아의 폴 루이스였을 것이다.

그들 각자는 서로 다른 방식으로, 서로 다른 과학적 방법을 써서 그 문제에 접근했다. 파크와 윌리엄스는 그런 극단적인 위기 상황에서 할 수 있는 전형적인 방식에 가까운 방법을 택했다. 그들의 독감 연구는 궁극적으로 정답을 도출하는 길로 나아가도록 인도하는 데 기여하게 되지만, 그 연구는 개인적인 의미에서 볼 때 그들 자신의 삶에 아무런 영향을 미치지 않게 된다. 에이버리는 그 연구의 방향이 옳다고 확신하고서 이윽고 수십 년 동안 그 길을 추구하게 된다. 그리고 수십 년 동안 엄청난 좌절을 겪은 뒤에 기념비적인 발견을 한다. 사실상 그 발견은 새로운 우주로 들어갈 문을 열었고, 지금까지도 우리는 그 우주를 겨우 탐사하기 시작한 상태에 머물러 있다. 루이스는 비록 자신은 알 수 없었을 테지만, 독감 연구를 통해서 인생의 전환점을 맞이하게 된다. 과학에, 가족에, 그리고 자기 자신에게 닥칠 엄청난 비극에 이르는 전환점을 말이다.

사실 뉴욕시 공중보건국의 연구부, 즉 파크가 관리하고 윌리엄스가 일하는 부서는 중대한 새 위협에 맞서는 일까지 맡기에는 상황이 여의치 않았다. 특수한 문제를 안고 있었기 때문이다. 바로 뉴욕시의 정치적 갈등이었다.

1918년 1월 1일, 태머니 홀Tammany Hall*이 시정을 다시 장악했다. 먼저 공로자들이 고위직을 꿰찼다. 공중보건국을 설립한 개척자인 허먼 빅스는 1년 전 뉴욕주 보건장관으로 영전해 떠났다. 빅스는 누구도 건

---

* 1830년경부터 1930년대까지 뉴욕시의 행정을 지배한 민주당의 한 파벌. 부패와 타락의 온상이 되어 부정한 정치 조직의 대명사가 되었다 — 옮긴이.

들 수 없는 인물이 되어 있었다. 전임 태머니파 행정부에서 한 태머니파 고위 지도자와 친분을 쌓으며 그를 통해 공중보건국 전체를 보호한 전력이 있었기 때문이다. 그의 후임자는 그렇지 못했다. 존 하일런John Hylan 시장은 시정을 장악한 지 2주 만에 그를 교체했다. 그러나 보건국의 직위는 대부분 정무직이 아니었기에, 공석을 만들고자 태머니파는 세계 최고의 시 보건 부서를 깎아내리기 시작했다. 곧 하일런은 부서 과장들을 해고하고 매우 존경받는 의사들을 자문위원회에서 빼라고 요구했다.

태머니파가 새로 임명한 보건국장조차 그 지시에 반발하여 사임하는 바람에, 부서는 책임자가 없는 꼴이 되었다. 얼마 뒤 시장이 시청 앞 인도에 서 있는데 한 오랜 친구가 로열 코플랜드를 소개했다. 충성스러운 태머니파 인물이라고 하면서 새 보건국장으로 적임자라고 추천했다. 그러나 사실 코플랜드는 동종요법을 내세우는 한 의대의 학장이었고 의사 자격증조차 없었다.

그럼에도 시장은 그를 보건국장에 임명하기로 했다. 세 명은 계단을 올라 시장실로 갔고, 코플랜드는 취임 선서를 했다.[2]

세계 최고의 시 공중보건 부서는 이제 현대 과학적 의학을 전혀 믿지 않고, 공중보건이 아니라 정치에 야심을 둔 인물이 운영했다. 태머니파가 공석을 충성파로 채우기를 원했다면, 그는 그 자리를 만듦으로써 그 일을 하게 된다. (코플랜드는 자신이 태머니파에 충성한다는 사실을 몇 마디 말로 간단히 보여주었다. "사람은 사회적 동물이며 협력하지 않으면 살아갈 수 없다. 조직은 필수적인 것이며 내 조직은 태머니파다."[3] 몇 년 뒤 태머니파는 그를 미국 상원의원으로 추천함으로써 그의 충성심에 보답하게 된다.) 그는 그 부서를 해체하려는 태머니파의 의도를 계속 관철시켰다. 가장 뛰어난 과장 한 명에게는 먼저 범죄 혐의를 씌워 쫓아내려 했지만 이에 실패하자 "의무 태만, 비능률, 무능"이라는 혐의를 씌워 그를 시 청문회에 소환했다.

파크는 1893년부터 연구실을 맡아 왔으며, 정치에 관여한 적이 한 번도 없었고, 마찬가지로 건드릴 수 없는 인물에 속했다. 그는 이 소동 속에서도 탁월한 과학 연구를 계속했다. 록펠러 연구소에서 에이버리와 콜을 비롯한 이들이 I형과 II형 폐렴알균의 혈청을 개발하자마자, 파크는 웬만한 연구실이라면 30분 이내에 할 수 있는 단순한 폐렴알균 유형 검사법을 개발했다.[4] 덕분에 치료에 맞는 혈청을 거의 즉시 투여할 수 있게 되었다.

하지만 이제 파크는 공중보건국을 지켜야 했다. 그는 방어 운동을 조직화하는 일을 거들었고, 그 운동은 전국적인 양상을 띠게 되었다. 뉴욕시와 뉴욕주는 물론이고 볼티모어, 보스턴, 워싱턴에서 태머니파에 대한 비난 여론이 들끓었다. 웰치를 비롯하여 의학계의 거의 모든 주요 인물들이 태머니파를 비난했다. 미국 공중보건국 국장 루퍼트 블루는 시장에게 그만두라고 공개적으로 요구했다.

태머니파는 한 발 물러섰고, 코플랜드는 애국심에 기대어 비판을 잠재움으로써 자신과 "조직"이 입은 피해를 복구하려는 여론전을 시작했다. 여름 늦게 분노가 잦아들었지만, 세계 최고의 공중보건 부서였던 곳은 이미 사기가 떨어져 있었다. 세계적으로 존경받는 공중보건교육국 국장은 사직했다. 20년째 재직하던 보건국 부국장도 사직했고, 시장은 자신의 주치의에게 그 자리를 주었다.

9월 15일, 뉴욕시에서 첫 독감 사망자가 나왔다. 그때쯤 그 병은 육군과 해군 기지에서 흘러나와 매사추세츠주의 민간인들에게 퍼지기 시작한 지 오래였다.

앞서 10년 동안 소아마비가 두 차례 전국적으로 유행할 때, 공중보건 당국자들은 도시를 거의 폐쇄하다시피 했다. 그러나 지금 코플랜드는 아무런 조치도 취하지 않았다. 3일 뒤 병원들이 독감 환자로 가득 차기 시작하자, 그는 독감과 폐렴을 보고해야 할 질병으로 지정했지만, 그런 한편으로 "현재 독감에 걸렸다고 보고되는 사람들의 대다수는 이른바 스페인독감이 아닌 다른 기관지 질환들에 걸려 있다고 말할 수 있다"[5] 라고 발표했다.

며칠이 더 지나자 코플랜드도 더는 현실을 부정할 수가 없게 되었다. 사람들은 어디에서나 그 병을 볼 수 있었다. 결국 그는 환자들을 격리하라고 하면서 이렇게 경고했다. "보건 당국은 지역 사회에 위협이 될 수 있는 환자들을 강제 입원시킬 준비가 되어 있습니다."[6] 또한 그는 걱정하는 주민들을 안심시켰다. "이 질병은 보건 당국의 통제하에 들어오고 있으며, 줄어들고 있습니다."

파크는 더 많은 사실을 알고 있었다. 1890년 빈에서 공부할 때 그는 독감이 대유행하면서 교수 중 한 명의 목숨을 앗아 가는 것을 지켜보면서 이렇게 썼다. "우리는 그와 우리 자신을 애도했다."[7] 그리고 현재 그는 연구원들과 함께 연구실에서 몇 달째 그 병의 진행 양상을 추적하고 있었다. 그는 시티오브엑스터호가 바다 위에 떠 있는 시신 안치소로 변했고, 7~8월에 중증 환자들이 뉴욕항에 도착했다는 사실을 잘 알고 있었다. 그 환자들은 한 가지 좋은 일을 했다. 연구실은 그 덕분에 정치적 압력에서 벗어났고 파크와 연구실은 연구에 몰두할 수 있게 되었다.

8월 말에 파크와 애나 윌리엄스는 그 질병을 연구하는 데 전력을 쏟기 시작했다. 9월 중순에 그들은 롱아일랜드주 업턴 기지로 호출되었다. 독감이 막 그 기지에 이르렀고, 사망자는 거의 없었지만―아직까지는 말이다―매사추세츠주 출신 병사들로 가득한 한 막사가 이미 환자 2,000명으로 채워져 있었다.

파크와 윌리엄스는 벌써 25년째 함께 연구하고 있었고, 서로를 완벽하게 보완하고 있었다. 파크는 짙은 갈색 눈에 속내를 잘 드러내지 않는 왠지 귀족적인 풍모를 지닌 인물이었다. 그는 엘리트 계층이라고 할 수 있었다. 부계 쪽 조상은 1630년, 모계 쪽 조상은 1640년에 아메리카에 도착했다. 파크에게는 또한 소명 의식 같은 게 있었다. 고모할머니 세 분은 선교사였고, 실론 섬에 묻혔다. 그리고 그와 아주 아까운 사이였던 사촌 한 명은 목사가 되었고, 파크 자신도 의료선교사가 되려고 생각한 적이 있었다.

그는 진지한 목적을 품고 있었고, 그 목적은 호기심에서 비롯된 것이 아니었다. 그가 연구실에서 한 지식 추구는 신의 목적에 기여하는 한도 내에서만 그의 목적에 봉사했다. 그는 뉴욕 대학교 세균학 교수로 일하면서 받은 봉급을 모두 연구실에, 적어도 공무원 봉급으로 먹고살려고 애쓰는 연구원들의 손에 들어가도록 기부했다. 또한 그는 환자들을 직접 만났다. 연구실에서 도로 맞은편에 있는 시립 윌러드 파커 병원의 디프테리아 병동에서 종종 일했다. 그 병원은 새로 지은 반들거리는 곳이었고, 각 병동에는 철제 프레임을 가진 35개의 침상과 테두리가 도기로 된 대리석 욕조, 수세식 화장실이 있었고, 반들거리는 단단한 나무로 된 바닥은 매일 1,000분의 1로 희석한 이염화수은 용액으로 닦았다. 환자들이 퇴원하거나 입원할 때도 그 용액으로 씻었다.

침착하고 꼼꼼한 성격의 파크는 좋은 의미에서 달인의 경지에 오른 관료였다. 그는 보건국의 실험실을 수십 년째 맡고 있었고, 늘 업무가 원활히 이루어질 방법을 찾아냈다. 그를 움직이는 추진력은 실험실 연구를 환자에게 적용하겠다는 의욕이었다. 그는 실용주의자였다. 괴테는 사람은 빛이 있는 곳을 찾는다고 간파했다. 상당수의 과학자들이 문제를 비출 새로운 불빛을 만들어 내고자 한다. 파크는 그런 유의 과학자가 아니었다. 파크의 강점은 무엇보다 기존 불빛 아래에서 샅샅이 탐색하는 것이었다.

저렴한 디프테리아 항독소의 대량 생산이 가능해진 것은 바로 파크와 윌리엄스의 연구 덕분이었다. 미국이 유럽과 대등한 과학적 수준에 이르렀다고 인정받은 계기가 된 것은 그의 연구였다. 국제 학술대회에서 결핵에 관해서 코흐의 견해보다 그의 견해가 인정을 받으면서였다. 그가 쓴 과학 논문들은 우아하다고까지는 말할 수 없더라도 빈틈이 없었고, 그의 꼼꼼한 성격은 문제를 깊숙이 파고드는 탐구와 신중한 태도와 잘 어울렸다.

그가 록펠러 연구소의 사이먼 플렉스너와 몇 년 전에 수막염 혈청을 두고 공개 논쟁을 벌인 것도 정확성, 선교사적인 의미의 옳고 그름 때문이었다. 1911년 파크는 특수요법조사연구소Laboratory for Special Therapy and Investigation를 만들었다. 적어도 어느 정도는 록펠러 연구소와 경쟁하고픈 생각도 있었다. 그사이 몇 년의 세월이 더 흘렀지만, 그의 성격은 여전히 온화함과는 거리가 멀었다. 두 사람 모두와 잘 알고 지내던 한 과학자의 말에 따르면, 파크와 플렉스너는 여전히 서로에 대해 "상당히 신랄한" 태도를 보였다. "둘 사이에 잃어버린 사랑 같은 건 없었다." 하지만 그런 반감에도 불구하고, 두 사람은 요청이 있을 때마다 서로 협력했고, 알고 있는 정보를 일부러 알려주지 않는 경우도 없었다.[8]

(이런 개방성은 파스퇴르 연구소를 비롯한 여타 연구소들의 분위기와 사뭇 달랐다. 파스퇴르 연구소에서는 다른 그 누구도 아닌 파스퇴르 본인이 한 제자에게 "연구하는 시체에서 알아낸 사실을 혼자 마음속에 품어라"라고 말하며 외부 사람들과 정보를 공유하지 말라고 조언했다. 애나 윌리엄스가 파스퇴르 연구소를 방문했을 때 연구소 측은 연구 결과가 발표될 때까지 폐렴 항혈청에 관한 어떠한 것도 알려줄 수 없다며 그녀에게 정보 제공을 거부했고, 연구소를 떠날 때도 그녀는 연구 결과가 발표될 때까지 그곳에서 본 것을 절대 말하지 않겠다는 서약을 해야 했다. 출판물에서조차 파스퇴르 과학자들은 모든 걸 털어놓지는 않았다. 빅스는 파크에게 보낸 편지에 이렇게 썼다. "마모레크는 그녀에게 그 일을 어떻게 해냈는지 알려 줬어요. 물론 비밀이지요. 으레 그렇듯이, 그는 논문에서 핵심 내용을 뺐어요."[9])

파크가 속내를 드러내지 않는 성격이라면, 애나 윌리엄스는 연구실에 어느 정도 무모하면서 창의적인 분위기를 조성했다. 그녀는 곡예비행사가 모는 항공기를 타고서 빠르게 회전하고 갑작스럽게 뚝 떨어지곤 할 때의 기분을 즐겼다. 그녀는 운전을 즐겼고 늘 속도를 내곤 했다. 교통이 막히면, 그녀는 그냥 반대 차선으로 차를 빼내어 죽 달려서 앞지르곤 했고, 이미 끊었다고 보여주기 위해서 교통 위반 딱지를 줄줄이 엮어서 지니고 다녔다. 한번은 정비사 강의를 듣고서 자신의 뷰익 엔진을 분해하기로 결심했다. 하지만 다시 조립하는 데 실패했다. 일지에 그녀는 이렇게 썼다. "내가 기억하는 한 나는 아주 어릴 때부터 싸돌아다니기를 무척 좋아했다. 돌아다닐 수 없을 때는 돌아다니는 꿈을 꾸곤 했다. 여느 아이들은 상상도 못할 만큼 무모한 꿈이었다."[10]

무모함에도 불구하고 — 아니 무모함 덕분이라고 해야 더 맞겠다―그녀는 미국 최고의 여성 의학자로 자리를 잡았다. 그러나 성취한 만큼 잃는 것도 있었다.

그녀는 불행했다. 또한 고독했다. 마흔다섯 살 때 그녀는 "각별한 친구가 한 사람도 없다니 몹시 딱하다는 말을 오늘 들었다"[11]고 썼다. 그녀와 파크는 수십 년 동안 함께 일했지만, 세심하게 거리를 유지했다. 그녀는 일기에 이렇게 털어놓았다. "모든 것에는 정도가 있다. 우정이라고 해서 다를 건 없다.…… 내 우정에는 감상적인 부분이 전혀 없다. 일말의 감상도."[12] 종교는 그녀에게 전혀 위안을 주지 못했다. 그녀는 종교로부터 너무 많은 것을 원했다. 그녀는 예수가 자신의 고통이 일시적인 것이며 그 대가로 세상을 구원할 것임을 알았다고 스스로에게 말했다. "이러한 앎을…… 확신할 수만 있다면, 아, 그 누가 어떤 고초든 마다하겠는가."[13] 물론 그녀에게는 그런 앎이 없었다. 그녀는 "마치 진리인 양 행동하는…… 내가 배운 모든 좋은 것들"을 떠올릴 수 있었을 뿐이다.

그러나 정상적인 삶을 사는 사람들을 시기하면서도 그녀는 결국 "앎이 결여된 행복보다 불만족"[14]을 선호했다. 무지에 따른 행복 대신에 그녀는 "전율을 느꼈다"[15]는 사실에 만족했다. 자기 자신을 분석하면서 그녀는 자신에게 더 중요한 것은 "지식에 대한 사랑", "이해에 대한 사랑", "승리에 대한 사랑", "조롱에 대한 두려움", "새로운 일들을 하고 생각할 힘"이라고 일기에 적었다.

파크는 윌리엄스와 연구를 대하는 관점이 달랐다. 하지만 윌리엄스와 파크는 강력한 조합을 이루었다. 과학에서 적어도 그녀는 정말로 전율을 느꼈다.

그녀는 1918년에 쉰다섯 살이었다. 파크도 같은 나이였다. 그들은 맨해튼에서 업턴 기지까지 차를 몰고 울퉁불퉁한 도로를 달렸다. 설령 파크가 그녀를 즐겁게 해주고 그녀에게 운전을 하라고 맡겼어도, 그 장거리를 가면서 짜릿함을 느낄 리는 만무했다. 기지 의사들은 데번스 기지에서 어떤 일이 일어나고 있는지를 알았기에 그들에게 도움을 요청했다.

파크와 윌리엄스는 백신 요법의 전문가였다. 소아마비가 대유행할 때도 그들은 탁월한 과학적 연구를 했다. 비록 부정적인 것을 입증한 것이긴 했지만 말이다. 파크는 치료법을 개발하려고 시도했지만, 결국에 그가 해낸 일은 몇몇 치료법이 효과가 없다는 사실을 증명한 것이었다. 그들은 이번에는 희망적이라고 느꼈다. 록펠러 연구소의 연구와 마찬가지로 그들의 사슬알균과 폐렴알균 연구도 희망적이었기 때문이다. 그러나 아직 파크와 윌리엄스는 조언을 해줄 것이 없었다. 그들은 업턴 기지에서 환자들의 목과 코를 면봉으로 문지른 뒤, 그 시료를 갖고 연구실로 돌아와서 조사를 시작하는 일만 할 수 있었을 뿐이었다.[16]

그들은 다른 방식으로도 시료를 확보했다. 윌리엄스는 그 일을 결코 잊지 못했다. 그녀가 처음으로 접한 독감 사망자 부검이었기 때문이다. 나중에 그녀는 시신이 "텍사스 출신의 잘생긴 젊은이"이며 성이 자신과 같다고 썼다. 그녀는 그의 잘생긴 모습을 바라보면서 자신의 먼 친척이 아닐까 하는 생각도 하면서 서 있었다. "죽음이 너무 빨리 일어나는 바람에 폐를 제외하고 어디에서도 질병의 흔적이 거의 남아 있지 않았다."[17]

그녀는 그의 완벽한 모습, 완벽하지만 죽은 모습을 바라보면서, 나라에 곧 어떤 일이 닥칠지를 생각하지 않을 수 없었다. 뉴욕으로 돌아오는 차 안에는 수수께끼의 치명적인 질병에 걸린 환자들에게서 얻은 점막을 문지른 면봉, 가래, 조직 표본이 가득 실려 있었고, 두 사람은 열띤 대화를 나누다가도 한순간 침묵하곤 했다. 대화는 실험을 어떻게 할지에 관한 것이었고, 침묵은 그들을 기다리는 연구소가 처해 있는 상황을 떠올릴 때면 찾아왔다.

당시에 파크의 연구소 같은 곳은 어디에도 없었다. 바깥 거리에서 파크는 이 6층짜리 건물을, 층마다 연구실들이 있고 자신의 성공을 상기시키는 건물을 뿌듯한 마음으로 올려다볼 수 있었다. 오로지 진단 검사와 혈청과 항독소 생산, 의학 연구에만 몰두하도록 파크가 만들어낸 이 연구소는 이스트 16번가 끝자락에 자리했고, 바로 너머에는 이스트강의 부두가 있었다.

노면전차와 마차, 자동차가 소음을 내면서 지나다녔고, 말똥 냄새가 휘발유와 기름 냄새와 섞여 있었다. 뉴욕시를 만들고 유지하고 있는 요소들인 땀과 야심과 실패와 끈기와 돈이 몰려 있는 지역이었다.

건물 안에서 파크는 실질적인 업무를 총괄했다. 200명이 넘는 사람들이 그에게 보고를 했고, 그중 거의 절반은 연구실에서 일하는 과학자나 연구원이었으며, 각 연구자는 줄줄이 늘어서 있는 실험대에서 일했고, 실험대 위에는 선반에 유리로 된 실험 기구들이 잔뜩 쌓여 있었다. 선반은 벽에도 가득했고, 방에는 멸균기에서 증기가 나오면서 쉿쉿거리는 소리가 울려 퍼지고 있었다.

과학적 능력, 유행병과 공중보건 분야의 전문성, 실용적인 결과를 염두에 두고서 연구를 수행하는 능력 — 한 가지 과제에 모든 자원을 집중시키고, 다른 어떤 발견이 아무리 흥미롭거나 중요하다고 해도 그쪽으로 방향을 돌리지 않는 것 — 을 이만큼 겸비한 곳은 다른 어떤 연구소에도, 어떤 대학에도, 정부가 지원하는 그 어떤 곳에도, 제약사가 운영하는 어떤 연구실에도 없었다.

또 그의 연구소는 극단적인 위기 상황에서도 돌아갈 수 있었다. 전에는 그랬다. 콜레라와 장티푸스의 대유행을 막았고, 디프테리아를 이겼고, 수막염이 대유행할 때도 도움을 주었다. 뉴욕시뿐 아니라 전국의 대유행을 막는 데 기여했다. 요청이 오면 파크는 질병이 창궐하는 것을 막기 위해 어느 곳으로든 조사단을 파견했다.

그리고 이 연구소가 독특한 이유가 하나 더 있었다. 어떤 해결책이 발견되면, 연구소는 세계의 그 어떤 제약사가 할 수 있는 것보다 더 빨리—그리고 더 품질 좋은—산업적 규모로 혈청과 백신을 생산할 수 있었다. 사실 그 연구소가 항독소를 생산하는 능력이 너무나 뛰어났기에, 제약사와 시 의사들은 정치력을 총동원하여 생산을 제한하려고 공모하기도 했다. 그러나 지금 파크는 빠르게 일을 진척시킬 수 있었다. 군에 납품할 혈청 생산을 위탁받았기에, 그는 막 감염시켜서 피를 빼는 데 쓸 말의 수를 4배로 늘린 참이었다.[18]

따라서 파크가 업턴 기지에서 돌아온 직후에 국가연구위원회의 의학 분과장 리처드 피어스로부터 전보를 받은 것도 놀랄 일이 아니었다. 피어스는 프랑스, 영국, 더 나아가 독일로부터 오는 모든 정보를 취합하여 전국의 연구자들에게 보내고 있었다. 또 그는 독감에 관한 문제들을 세분하여 소수의 연구자들에게 하나씩 맡아서 해달라고 요청하고 있었다. 파크에게는 "이른바 스페인독감을 일으키는 생물의 특성"을 알아내고 "그것을 얻을 수 있다면 순수 배양"을 해달라고 요청했다. "귀하의 연구소가 가능한 한 빨리 필요한 세균학적 연구를 수행하여 보고서를 작성해 줄 수 있는지요?"[19]

파크는 즉시 전보를 보냈다. "맡겠습니다."[20]

마치 연구소가 전쟁에 뛰어든 것 같았고, 파크는 승리를 확신했다. 그는 전 세계의 연구실에서 발표된 문헌들과 미발표된 자료까지 다 긁어모아서 살펴보았지만, 눈에 띄는 것이 없었고 대부분은 거의 쓰레기나 다름없었다.[21] 그의 연구소가 더 잘할 수 있는 것이 확실했다. 그는 다른 연구실들이 그 병을 제대로 파악하지 못한 데에는 일을 너저분하게 하는 탓도 있다고 믿었기에, 매우 야심적인 계획을 세웠다. 병원체를 발견하고, 백신이나 혈청이나 양쪽을 다 찾아내고, 그 약물을 대량으로 생산하고, 다른 사람들도 생산할 수 있도록 정확한 생산 과정을 알려서 보급하는 차원을 넘어서 그 이상의 일을 할 계획이었다. 그는 아주 많은 사람들을 선정하여─그들 중 상당수는 병에 걸릴 테니까─가능한 한 가장 정교한 실험 및 역학적 수단을 통해 그들을 철저히 추적 조사함으로써, 발생할 모든 유행병을 가장 철저히 조사할 생각이었다. 할 일이 엄청나게 많겠지만, 그는 자기 부서가 감당할 수 있을 것이라고 믿었다.

그러나 며칠 사이에, 아니 거의 몇 시간 사이에 그 병이 연구소를 휩쓸기 시작했다. 파크는 모든 업무를 분석하여 효율을 최대화함으로써─3,000개의 병에 15분 내에 백신을 정해진 용량씩 채우는 진공 펌프를 설치하는 등─전쟁으로 빠져나간 인력을 보완하는 조치를 이미 취해 놓은 상태였다.[22] 심지어 회계 방식까지 바꾸었다. 그런데 지금 독감이 인부나 연구원이나 과학자를 처음에는 한 명씩, 이어서 한꺼번에 4명씩, 더 뒤에는 15명씩 쓰러뜨리자, 연구소는 휘청거렸다. 얼마 전에 보건국은 발진티푸스가 발병했을 때 끝까지 추적 조사한 적이 있었는데, 그때 그의 직원 4명이 그 병에 걸려 사망했다. 연구소에서 감염되었을 가능성이 높았다. 이제 그의 연구소 직원들이 다시 앓고 있었고,

일부는 죽어 가고 있었다.

독감은 그의 콧대를 꺾었다. 그것도 순식간에. 그는 다른 사람들의 연구를 바라볼 때, 그리고 야심적인 계획을 세울 때 지녔던 오만한 태도를 버렸다. 이제 그는 한 가지만, 중요한 것 한 가지만 제대로 하려고 애쓰고 있었다. **병원체가 대체 무엇일까?**

그사이에 세계는 지각변동을 일으키고 있는 듯했다. 해답을 찾으려는 경주에 뛰어든 파크와 윌리엄스뿐 아니라 다른 모든 연구실들의 연구자들에게는 세계가 마치 이 엄청난 재앙을 향해 다가가고 있는데도 꼼짝 못 하고 있어야 하는 양, 물리치지도 피할 수도 없는 양 비쳤을 것이 틀림없다. 마치 조수 웅덩이의 바위 틈에 발이 끼었는데 밀물이 되어서 물이 무릎까지, 이어서 허리까지 차오르고, 숨을 깊이 들이마신 뒤에 발을 빼내려고 전력을 다하는 데 물이 곧장 목까지 차오르고 이어서 파도가 들이치면서 머리 위를 뒤덮는 것처럼 느껴졌을 것이다……

뉴욕시는 공황 상태에 빠져들어 두려움에 떨고 있었다.

이때쯤 코플랜드는 모든 환자를 엄격하게 격리하는 조치를 취하고 있었다. 말 그대로 수십만 명이 한꺼번에 병에 걸리고 있었고, 그중 상당수는 증세가 심각했다. 사망자 수는 궁극적으로 뉴욕시에서만 33,000명에 이르렀지만, 그 수도 상당히 축소해서 말한 것이었다. 사람들이 유행병 수준으로 그 병에 걸려서 죽어 가고 있음에도 통계 담당자들이 희생자 수를 집계하는 것을 임의로 중단했기 때문이다.[23] 사실 그로부터 몇 달 뒤까지도 뉴욕시의 사망률은 전국의 다른 어떤 지역보다 높았다.

의사를 만나는 것은 불가능했고, 아마 간호사를 만나는 것은 더욱 불가능했을 것이다. 환자의 가정에 붙들려 있는 간호사들도 너무나 겁에 질린 나머지 떠날 수만 있다면 필사적으로 떠나려고 애쓴다는 기사가 잇달아 실렸다. 간호사들은 말 그대로 납치되고 있었다.[24] 연구실이 받고 있는 압력은 극단에 달한 듯했다. 그러나 곧 더 많은 압력이 가해졌다.

파크가 야심 찬 계획을 포기한 뒤로도 압력은 더욱 심해지기만 했다. 그는 언제나 모든 일을 꼼꼼하게 했고, 결코 어중간하게 타협하지 않았으며, 그가 얻은 과학적 명성은 다른 사람들이 한 연구의 결함을 폭로하여 얻은 것이 많았다. 그는 늘 가능한 한 가정을 적게 세우고 잘 정립된 전제들을 토대로 실험을 설계하여 꼼꼼히 진행했다. 그는 늘 이렇게 말하곤 했다. "실험을 거쳐 나온 사실에 토대를 둘 때…… 자신을 정당화할 수 있다."[25]

이제 파크는 정당화할 여유가 없었다. 유행병의 경로에 어떤 영향을 미치고자 한다면, 추측해야 했다. 그것도 올바로 추측해야 했다. 따라서 그는 자기 연구소에 있는 이들이 "우리 실험 방법을 통해 드러난 더 주된 유형만을 집중 연구했다"고 말했다. "우리는 우리의 방법이…… 이 감염병과 병인론적 관계에 있을지도 모르지만 지금까지 기재되지 않았던 생물들을…… 고려하지 않았다고 인정했다."[26]

연구소에 늘 있는 것은 두 가지뿐이었다. 하나는 끊임없이 들어오는 살아 있는 환자들에게서 채취한 면봉, 피, 가래, 소변, 그리고 시신에서 채취한 장기였다. 윌리엄스는 짤막하게 표현했다. "이런 말을 하기는 안타깝지만, 재료는 풍부했다."[27]

그리고 늘 하던 실험 절차가 있었다. 질서만 계속 유지하면 연구실이 혼란에 빠지는 것을 막을 수 있었다. 이 연구에 연구자를 흥분시킬 만한 요소는 전혀 없었다. 오로지 지루하고 지겨운 실험 절차만이 있을 뿐이었다. 그러나 그 모든 단계에서 사람을 죽일 수 있는 것과 접촉해야 했고, 모든 단계에서 병에 걸릴 수 있었다. 연구원들은 병원에서 환자의 가래를 채취하자마자 바로 조사하기 시작했다. 1시간도 기다릴 수 없었다. 그랬다가는 환자의 입에서 나온 세균이 가래에 스며들어서 가래를 오염시킬 수 있었다. 그 조사는 "세척"하는 것으로 시작되었다. 엉긴 점액 덩어리를 멸균수가 든 병에 담갔다가 꺼내는 일을 5번 반복한 뒤, 점액을 쪼개어 다시 세척한 뒤 백금 고리 — 비눗방울을 불 때 쓰는 것과 비슷하게 얇은 백금을 구부려 만든 고리 — 를 통과시켜서 시험관에 담는다. 다시 다른 고리를 써 가면서 이 과정을 6번 반복한다. 각 단계는 시간이 걸리며 그사이에 사람이 죽어 갔지만, 선택의 여지가 없었다. 그냥 두면 세균 군체가 너무 많이 자라기에 계속 옮기면서 희석하여 세균을 줄여야만 했다. 그런 단계들을 계속 거치면서 각 세균 군체를 분리했다.

모든 단계가 중요했다. 가장 지루한 일들이 중요했다. 유리 기구를 세척하는 것도 중요했다. 오염된 유리 기구는 실험을 망치고, 시간을 낭비시키고, 목숨을 앗아 갈 수 있었다. 이 연구를 하면서 멸균 과정을 거친 시험관, 병, 플라스크가 22만 488개에 달하게 된다.[28] 모든 일이 중요했다. 하지만 날마다 누가 연구소에 나오고 누가 나오지 못하게 될지 — 그리고 누가 거리 맞은편 병원으로 갑작스럽게 후송될지 — 아무도 알 수 없었고, 누군가가 출근하지 못하게 되면 배양기에서 자라는 배지를 빼내는 단순한 작업을 계속 기록하는 것은 거의 불가능했다.

세균을 배양하는 방법은 수십 가지가 있었지만, 종류에 따라서는 한가지 방법만 들 때가 많았다. 산소가 없는 곳에서만 자라는 세균이 있고, 산소를 풍족하게 공급해야만 자라는 세균이 있다. 염기성 배지가 필요한 세균이 있는 반면, 산성 배지가 필요한 세균이 있다. 극도로 예민한 세균이 있고, 둔감한 세균이 있다.

병원체를 배양하는 모든 단계, 모든 시도에는 노력이 필요하며, 노력은 곧 시간이다. 세균을 배양하는 모든 과정에는 시간이 걸린다. 그런데 그들에게는 시간이 없었다.

피어스의 요청을 받아들인 지 4일 뒤, 파크는 이렇게 전보를 쳤다. "지금까지 나온 진정으로 중요한 결과는 오직 두 죽은 환자에게서 얻은 것뿐입니다. 한 명은 브루클린 해군 공창에서 걸렸고, 다른 환자는 보스턴 해군 병원의 의사였습니다. 둘 다 급성 패혈폐렴에 걸렸고, 첫 감염 증상이 나타난 지 일주일도 안 되어 사망했습니다. 둘 다 폐에 폐렴 증상이 시작되었음이 드러났고, 배양하니 사슬알균이 아주 많았습니다. …… 어느 쪽 폐에서도 인플루엔자균은 전혀 발견되지 않았습니다."[29]

"인플루엔자균"을 발견하지 못했다는 사실에 파크는 미칠 지경이었다. 알려진 병원체를 찾아야만 백신이나 혈청을 생산할 가능성이 가장 높은데, 파이퍼가 "인플루엔자균"이라고 부른 것이 그 병원체일 가능성이 가장 높다고 여겨지고 있었다. 파이퍼는 그 세균이 독감을 일으킨다고 확신했고 여전히 그렇게 믿고 있었다. 파크는 그의 주장을 뒷받침할 타당한 증거를 찾아내지 못한다면 인플루엔자균을 제외시키는 것을 주저하지 않았을 테지만, 그는 파이퍼를 매우 존경하고 있었다. 이런 절망적인 상황에서 일하고 있었기에, 그는 파이퍼의 연구를 배제하기보다는 입증하기를 원했다. 그는 파이퍼균이 맞다는 답을 얻고 싶었다. 그 소망은 그에게 기회를 주게 된다. 수천 명의 목숨을 구할 것을 생산할 기회를 말이다.

인플루엔자균은 분리하기가 유달리 어려운 세균이었다. 세균의 기준으로 보아도 작고, 대개 큰 집단을 이루는 대신에 한 마리 또는 쌍으로 나타난다. 또 배양하려면 배지에 피를 비롯하여 특수한 성분들을 넣어야 한다. 또 아주 좁은 온도 범위에서만 자라며, 군체도 작고 투명하고 뚜렷한 형태도 없다. (대부분의 세균은 모양과 색깔이 독특한 군체를 형성하며, 개미탑의 모양만 보고서 어떤 개미인지를 알 수 있는 것과 마찬가지로 군체만 보고서도 어떤 세균인지 알 수 있을 만큼 독특한 것도 있다.) 인플루엔자균은 배지 표면에서만 자란다. 산소에 매우 의존하기 때문이다. 또한 염색하기가 어려워서, 현미경으로 잘 보이지 않는다. 특별히 주의를 기울여 찾고 탁월한 기법을 쓰지 않는 한 놓치기가 쉽다.

연구소의 다른 연구자들이 다른 미생물을 찾는 동안, 파크는 애나 윌리엄스에게 파이퍼균을 찾는 일에 집중해 달라고 요청했다. 윌리엄스는 파이퍼균을 찾아냈다. 계속 찾아냈다. 궁극적으로 기법을 완벽하게 다듬자, 그녀는 윌러드 파커 병원에서 채취한 시료 중 80퍼센트, 해군 병원의 모든 시료, 고아원에서 채취한 시료의 98퍼센트에서 이 균을 찾아내게 된다.[30]

윌리엄스가 발견한 것이 맞기를 너무나 원했지만, 그는 자신의 욕망이 과학을 타락시키는 것을 원치 않았다. 그는 한 단계 더 나아가서 "가장 섬세한 정체 확인 검사 …… 응집 검사"[31]를 했다.

"응집"은 시험관에서 항체가 세균의 항원에 결합하여 덩어리를 형성하는 현상을 말한다. 때로는 맨눈으로 보일 만큼 큰 덩어리를 이루기도 한다.

항체와 항원의 결합은 특이성을 띠므로, 즉 인플루엔자균에 결합하는 항체는 그 세균에만 결합하고 다른 세균에는 결합하지 않을 것이므로, 정체를 정확히 확인할 수 있다. 응집 검사는 윌리엄스가 파이퍼의 인플루엔자균을 발견했다는 사실을 의심의 여지없이 입증했다.

그 균을 찾아내지 못했다고 처음 보고를 한 지 일주일도 지나지 않아, 파크는 피어스에게 인플루엔자균이 "그 병의 출발점일 수 있을 것"이라고 전보를 쳤다. 그러나 자신의 방법이 철저하지 않았다는 것을 잘 인식하고 있었기에 그는 이렇게 덧붙였다. "물론 걸러낼 수 있는 어떤 미지의 바이러스가 출발점이 될 가능성도 있습니다."[32]

그 보고는 후속 조치로 이어졌다. 파크의 연구소는 파이퍼균을 막는 항혈청과 백신을 만드는 힘든 일을 시작했다. 곧 그들은 그 세균을 몇 리터씩 계속 배양하여 북부로 운송했고, 시에서 북쪽으로 약 100킬로미터 떨어진 175에이커의 보건국 소유 농장에서 말에게 주사했다.

그러나 인플루엔자균이 그 병을 일으킨다는 것을 확실히 알 방법은 코흐의 원칙을 따르는 것뿐이었다. 병원체를 분리한 뒤, 그 병원체로 실험 동물에게 그 병을 일으키고, 그 동물에게서 병원체를 다시 분리하는 것이었다. 그 균은 실험용 쥐들을 죽였다. 그러나 쥐들에게서 나타난 증상은 독감과 달랐다.

그 실험 결과는 코흐의 원칙이 완전히 충족되지 않았음을 시사했다. 그래서 사람을 실험동물로 써서 확인해야 했다.

인체 임상시험은 이미 시작되었다. 이미 보스턴에서 로즈노와 키건은 해군 교도소에서 자원자들을 뽑아서 이 병에 걸리게 하려고 시도하고 있었다.

그런데 자원자 중 아무도 앓지 않았다. 오히려 실험을 한 의사 중 한 명이 앓았을 뿐이다. 사실 그는 독감으로 죽었다. 그러나 과학적으로 말해서, 그의 죽음은 아무것도 증명하지 않았다.

24

파크가 뉴욕에서 그 병에 맞설 항혈청이나 백신을 만들려고 애쓰고 있을 때, 필라델피아는 이미 붕괴 직전에 와 있었다. 그리고 곧 전국의 많은 도시들이 필라델피아가 겪은 일을 메아리처럼 되풀이하게 된다.

필라델피아에서는 폴 루이스가 마찬가지로 답을 찾고 있었다. 파크를 포함해 루이스보다 그 답을 찾아낼 가능성이 높은 사람은 거의 없었다. 의사의 아들인 루이스는 밀워키에서 자란 뒤 위스콘신 대학교에 들어갔고, 1904년 펜실베이니아 대학교에서 의학 교육을 마쳤다. 졸업하기 전부터 이미 그는 여생을 연구실에서 보낼 생각을 품고 있었다. 그는 곧 입지를 다졌고 받아 마땅한 명성도 얻었다. 그는 웰치, 오슬러, 빅스를 비롯하여 록펠러 연구소의 과학자문가위원회Board of Scientific Advisers에 속한 이들 밑에서 폐렴을 조사하는 젊은 연구원으로 들어갔다. 루이스는 그들 모두에게 깊은 인상을 주었다. 가장 깊은 인상을 받은 사람은 세계적인 세균학자 시어벌드 스미스였다. 당시 루이스는 보스턴에서 그의 밑에서 일하고 있었다. 나중에 스미스는 루이스를 사이먼 플렉스너에게 추천하면서, 하버드 대학교에는 루이스가 제대로 능력을 발휘할 자원이 부족하며 "그의 마음은 연구에 가 있다"[1]고 말했다.

스미스가 할 수 있는 최대의 찬사였다. 루이스는 그런 찬사를 받을 자격이 있었다. 그는 연구실을 위해 태어난 사람 같았다. 적어도 연구실은 그가 행복해하는 유일한 곳이었다. 그는 연구 자체뿐 아니라 연구실 환경도 사랑했고, 연구실에 파묻혀서 생각에 잠기는 것을 사랑했다. "사랑"이라는 말은 전혀 과장이 아니었다. 그는 연구실에 열정을 쏟았다. 록펠러 연구소에서 루이스는 자신의 생각을 추구하기 시작했지만, 소아마비가 유행할 당시 플렉스너는 그에게 함께 연구하자고 요청했다. 루이스는 그의 말에 응했다. 그들은 완벽한 조합을 이루었다. 그들의 소아마비 연구는 속도와 좋은 과학을 조합한 모범 사례였다. 그들은 소아마비가 바이러스 질병임을 입증했을 뿐 아니라(지금도 바이러스학계에서는 기념비적인 연구로 보고 있다) 원숭이가 소아마비에 걸리는 것을 100퍼센트 막는 백신을 개발했다. 사람을 위한 소아마비 백신 개발은 그로부터 반 세기가 더 지나서야 가능해질 터였다. 그 연구를 통해서 루이스는 세계 최고의 바이러스 전문가 중 한 명이 되었다.

플렉스너는 루이스를 "미국 최고의 인물 중 한 명이며……아주 재능 있는 동료"[2]라고 말했다. 그 말은 루이스를 과소평가한 것일 수 있다. 리처드 쇼프Richard Shope는 1920년대에 그의 곁에서 일했고, 플렉스너와 웰치, 파크, 윌리암스, 그리고 많은 노벨상 수상자들을 포함한 세계 최고의 과학자들과 알고 지내는 사이였고, 국립과학원 회원이 된 인물이었다. 그는 루이스가 자신이 아는 사람 중 가장 똑똑한 사람이라고 했다.[3] 파스퇴르 연구소에서 일한 적이 있는 펜실베이니아 대학교의 저명한 과학자 조지프 애런슨Joseph Aronson은 아들에게 루이스의 이름을 따서 붙였고, 쇼프처럼 루이스가 자신이 만나 본 사람들 중 가장 똑똑한 인물이라고 말했다.

전쟁이 터지자, 국가연구위원회의 피어스는 미국에서 겨우 네댓 명의 과학자에게만 한 말을 루이스에게 했다. "유행병과 관련된 특수 업무"[4]를 맡아 달라는 것이었다.

루이스는 준비가 되어 있었다. 그는 해군 장교가 되었고, 플렉스너에게 "귀찮은 틀에 박힌 임무는 전혀 없다"[5]고 말했다. 그의 연구 능력은 대단히 중요했다. 그는 폐렴 혈청을 개발하는 일로 콜 및 에이버리와 여전히 협력하고 있었고, 플렉스너에게 말한 것처럼 결핵을 일으키는 세균의 "증식을 억제할 능력이 있는지"[6] 염료를 실험하는 일도 하고 있었다. 염료가 세균을 죽일지 모른다는 생각은 그만이 한 것은 아니었지만, 그는 그 분야에서 세계적인 수준의 연구를 하고 있었고 염료가 중요하다는 그의 본능은 옳았다. 20년 뒤 게르하르트 도마크Gerhard Domagk는 염료를 항생제로 전환하여 최초의 설파제를 개발한 공로로 노벨상을 받았다.

그러나 현재 필라델피아에 필요한 것은 이해 수준을 높일 연구실 수준의 돌파구가 아니었다. 당장 성공을 거둘 무언가가 필요했다. 루이스는 소아마비를 연구할 때 엄청난 속도로 일하며 거의 1년 만에 결론에 도달했고, 그 결론은 타당하면서 선구적인 것이었다. 그러나 지금은 시간이 몇 주, 아니 며칠밖에 없었다. 그는 해군 공창의 병원 시신 안치소에, 민간 병원의 시신 안치소에, 장의 시설에, 가정에 말 그대로 시신이 쌓이는 광경을 보고 있었다.

그는 수막염이 유행할 때 플렉스너가 어떻게 연구했는지를 떠올렸다. 플렉스너는 그 문제를 해결했고, 그 일로 록펠러 연구소의 평판을 높였다. 플렉스너가 성공한 과정을 지켜보았으니, 이 문제의 해결도 가능해 보였다. 아마 루이스도 같은 일을 할 수 있을 것이었다.

루이스는 어떤 여과성 병원체가 독감을 일으키는 것은 아닐지 생각했다. 그러나 바이러스를 찾으려면 루이스는 암흑 속을 들여다봐야 할 것이다. 그 일은 과학, 최고의 과학 연구라 할 수 있었다. 적어도 으스름이 깔린 곳을 들여다보는 일이었으니까. 하지만 지금은 과학만을 염두에 두고서 일할 때가 아니었다. 지금 당장은 아니었다. 그는 **당장** 사람들의 목숨을 구해야 했다.

그는 빛이 비치는 곳을 살펴봐야 했다.

빛이 비추는 곳 중 하나는 면역계의 무차별적인 힘을 활용하는 분야였다. 병원체를 찾을 수 없더라도, 정상적인 절차에 따라 말을 병원체로 감염시키고 나서 말에서 피를 뽑을 준비를 할 수 없더라도, 전 세계를 파죽지세로 휩쓸고 있는 이 병에 시달리고 있는 동물이 하나 있었다. 그 동물은 바로 인간이었다.

이 병에 걸린 사람들은 대다수가 살아남았다. 폐렴에 걸린 사람들도 대다수가 살아남았다. 그들의 피와 혈청에는 다른 사람들의 병을 치료하거나 예방할 항체가 들어 있을 가능성이 매우 컸다. 루이스와 플렉스너는 1910년에 소아마비가 유행할 때 이 접근법을 이용해 상당한 성공을 거둔 적이 있었다. 보스턴 해군 병원의 의사 W. R. 레든W. R. Redden은 그 일을 기억했다. 그는 이렇게 기록했다. "플렉스너와 루이스가 척수성 소아마비의 회복기 혈청convalescent serum*에 관한 실험 증거를 내놓 았다." 이제 레든은 한 동료와 함께 독감에 걸렸다가 살아남은 이들의 피를 빼서 혈청을 만든 뒤, 10월 1일부터 폐렴 환자 36명에 차례로 주 사했다. 이는 대조군을 설정한 과학 실험이 아니었고, 과학적 의미에서 볼 때 그 결과는 아무것도 입증하지 않았다. 그러나 그들은 10월 19일 『미국의학협회지』에 30명이 회복되었고, 5명은 아직 치료 중이며, 사 망자는 1명뿐이라는 결과를 발표했다.[7]

필라델피아에서도 독감 생존자의 피 전체와 혈청을 이용한 실험이 시작되었다. 마찬가지로 과학적인 실험은 아니었다. 목숨을 구하려는 필사적인 시도였을 뿐이다. 이 방법이 효과가 있다는 징후가 조금이라 도 있다면, 과학적 연구가 뒤따를 수 있었다.

루이스는 면역계의 무차별적 공격 능력을 이용하는 방법은 다른 사 람들이 하도록 놔두었다. 그 일에는 별다른 특수한 기술이 필요하지 않았고, 다른 사람들도 자신 못지않게 잘 할 수 있었다. 그는 네 가지 일에 시간을 쏟았다. 이 일들을 순차적으로 한 것은 아니었다. 동시에 서로 다른 경로를 따라가면서 — 각 가설을 검증할 실험을 구상하면 서 — 동시에 수행했다.

첫째, 그는 소아마비 백신을 개발할 때 썼던 것과 동일한 방법을 써 서 독감 백신을 개발하려고 시도했다. 독감 생존자의 피나 혈청을 주 사하는 무차별적 접근법의 더 정교한 형태였다. 최소한 그는 바이러스 가 독감을 일으킬 수 있다고 의심하고 있었기 때문이다.[8]

* 일정 기간 병을 앓다가 최근에 병이 회복되는 단계에서 얻은 혈청. 이 혈청에 원래 병에 대 한 항체가 남아 있는 경우 진단에도 도움이 될 뿐 아니라, 이를 동일 질병을 앓고 있는 다 른 사람의 치료에 활용할 수도 있다 — 옮긴이.

둘째, 그는 연구실에서 가물거리는 빛을 따라가고 있었다. 루이스도 앞서 파크가 추론했던 식으로 추론했다. 연구하면 원인인 세균을 찾을 수 있을 것이라고 추론했다. 파이퍼는 한 세균이 원인이라고 이미 지적해 왔다. 루이스를 비롯하여 그의 연구실에 있는 이들은 쪽잠을 자면서 밤낮으로 일하고 있었다. 응집, 여과, 배양한 세균 운송, 실험 동물 주사 등의 과정을 계속 반복했다. 그의 연구진 역시 세균을 찾고 있었다. 그들은 새로 감염된 이들의 목과 코를 문지른 면봉을 가져다가 배양하면서 지켜보았다. 그들은 하루 24시간 교대 근무를 하면서 열심히 일한 뒤 기다렸고, 배지에서 세균이 자라는 데 걸리는 시간만큼 기다리다가 좌절했고, 오염된 배지의 수를 보면서 좌절했고, 진척을 방해하는 모든 것들에 좌절했다.

루이스는 처음 조사한 환자 15명에게서 인플루엔자균을 전혀 발견하지 못했다. 역설적이게도 그 병이 병원 의료진 사이에 폭발적으로 퍼지는 바람에 루이스는 가래를 빼고 연구할 시료를 거의 구하기가 어려웠다. "병원 의료진이 급감했다. …… 부검 재료가 없었다." 너무 오래되어서 전혀 소용이 없을 것이 확실한 "몹시 부패한" 시신만 네 구 남아 있었다.[9]

그러다가 파크와 윌리엄스가 그랬듯이, 루이스는 기법을 다듬었고, 인플엔자균을 계속 발견하기 시작했다. 그는 그 정보를 보건국장인 크루센에게 알렸다. 긍정적인 소식을 알리고자 혈안이 되어 있던 『인콰이어러』를 비롯한 신문들은 즉시 그가 독감의 원인을 찾아냈으며, "질병 퇴치 운동의 토대로 삼을 절대 지식으로 의료계가 무장했다"[10]고 선언했다.

루이스는 그런 절대 지식을 지니고 있지 않았고, 그 자신도 그렇다고 믿지 않았다. 그가 인플루엔자균을 분리한 것은 사실이었다. 그러나 그는 폐렴알균과 용혈성 사슬알균도 분리했다. 이제 그의 본능은 다른 방향을 가리키고 있었다. 그는 세 번째와 네 번째 방향으로 탐구를 시작했다. 세 번째 방향은 염료 실험을 결핵균을 죽이는 쪽이 아니라 폐렴알균을 죽이는 쪽으로 바꾼 것이었다.

그러나 죽음이 그를 둘러싸고 있었다. 아니 그는 죽음에 뒤덮여 있었다. 그렇기에 현재 효과가 있을 만한 유일한 것을 생산하는 데 도움을 주는 방향으로 초점을 맞추지 않을 수 없었다. 뭔가 조사할 만한 것이 있다면, 즉 늘 하듯이 연구실로 돌아가서 그것을 이해하기 위해, 그리고 효과가 있는지 알아내기 위해 꼼꼼하고 신중하게 할 수 있으려면, 이 응급 상황이 지나가야 했다.

그래서 그는 자신과 다른 사람들이 발견한 세균들을 표적으로 삼았다. 죽어가는 선원들을 처음 보았을 때부터, 그는 이제 자신이 당장 세균 연구에 착수해야 한다는 것을 직감했다. 올바로 추론하고 자신이 하는 일에 성공을 거둘지라도, 성공에 이르는 데는 한참 시간이 걸릴 터였다. 그래서 루이스의 연구실만이 아니라 필라델피아의 모든 연구실에서 연구자들은 이제 연구에서 손을 뗀 상태였다. 그들은 그저 생산하려고 애썼다. 생산한 것이 효과가 있으리라는 보장은 전혀 없었다. 단지 그러기를 바랄 뿐이었다.

그는 쇠고기 추출물과 펩톤에 피를 첨가한 배지를 준비하여 환자들에게서 분리한 병원체들을 배양했다. 인플루엔자균, 폐렴알균 I형과 II형, 용혈성 사슬알균이었다. 그는 이런 미생물들로 백신을 소량 제조하여 60명에게 투여했다. 그 60명 중에서 세 명만 폐렴에 걸렸으며, 사망자는 한 명도 없었다.[11] 대조군에서는 10명이 폐렴에 걸렸고 세 명이 사망했다.

이 결과는 단순히 가능성이 엿보이는 차원을 넘어서는 양 보였다. 이는 치료 효과가 있음을 증명한 것이 아니었다. 무작위 우연을 비롯하여 결과를 설명할 수 있는 요인들은 많았다. 그러나 그는 설명이 나올 때까지 기다릴 수가 없었다.

그의 연구실은 필요한 엄청난 양의 백신을 생산할 능력이 전혀 없었다. 산업 규모의 시설이 필요했다. 페트리접시나 플라스크가 아니라 양조장에서 쓰는 것과 같은 산업용 통이 필요했다.

그는 그 일을 시립 연구실을 운영하는 이들을 비롯한 도시의 다른 사람들에게 넘겼다. 수만 명에게 접종할 만큼 배양하려면 시간이 걸릴 터였다.

최대한 촉진한다고 해도 전체 과정에는 적어도 3주가 걸릴 터였다. 그리고 생산된 백신을 며칠 간격으로 용량을 늘려 가면서 수천 명에게 접종하는 데에도 시간이 걸릴 터였다. 그사이에도 사람들은 계속 죽어갈 터였다.

한편 루이스는 다섯 번째 방향으로 탐구를 시작했다. 병을 치료할 수 있는 혈청을 만드는 일이었다. 이 연구는 더 까다로웠다. 백신 제조에는 몇 가지 생물을 조합하여 모두를 다 보호할 수 있도록 하는 산탄총 접근법을 쓸 수가 있었다. (오늘날 디프테리아, 백일해, 파상풍의 백신은 섞어서 한 번에 함께 맞는다. 또 아이에게 홍역, 볼거리, 풍진의 백신도 섞어서 주사 한 방으로 맞는다. 그리고 오늘날 독감 예방 주사에도 독감 바이러스와 폐렴알균 백신이 다 들어 있다. 이 폐렴알균 백신은 록펠러 연구소가 1917년에 한 연구의 산물이다.)

그러나 혈청은 오직 한 가지 특정한 표적만을 겨냥해야 했다. 또 그 혈청이 듣는다면, 오직 한 생물에게만 효과가 있을 것이다. 어떤 혈청이 효과가 있도록 만들려면, 루이스는 표적을 하나 정해야 했다. 그리고 한 표적을 겨냥해야 한다면, 그는 파이퍼가 발견한 인플루엔자균을 선택해야 했다. 여전히 그것이 독감의 원인일 가능성이 가장 컸기 때문이다.

이 미생물을 겨냥한 혈청을 개발하는 일은 어려울 수 있었다. 루이스가 아직 록펠러 연구소에 있을 때, 플렉스너는 마사 울스타인과 협력하여 그 일을 시도한 바 있었다. 울스타인은 1906년 이래로 거의 쉬지 않고 인플루엔자균을 연구해 왔다. 비록 플렉스너는 다른 이들에게 보인 것만큼 그녀에게 존중하는 태도를 보인 적은 없었지만 그녀는 훌륭한 과학자였다. 그러나 플렉스너와 그녀의 연구는 어떤 진척도 보인 적이 없었다. 그들은 사람을 도울 수 있는 혈청을 개발하지 못했을 뿐 아니라, 어떤 동물이든 간에 실험동물을 치료할 혈청도 개발하지 못했다.[12]

루이스는 플렉스너의 그 연구가 정확히 어디에서 잘못되었는지를 전혀 알지 못했다. 아주 많은 과학 문제들에 해결책이 제시되곤 했던 유명한 점심 식사 때 나온 많은 대화의 주제 중 하나였겠지만, 관심사가 아니었을 것이다. 이제 그는 그 문제를 깊이 생각할 겨를이 없었다. 처음부터 하나하나 따지고, 설명력을 지닌 가설을 도출하고, 검증을 할 시간이 없었다.

플렉스너의 실험 방법에 오류가 있어서 실패했다고 보아야만 루이스에게 희망이 있었다. 그럴 가능성은 있었다. 플렉스너는 연구실에서 좀 느슨할 때가 종종 있었기 때문이다. 그는 언젠가 이렇게 시인하기도 했다. "기술적으로 볼 때, 나는 세심하고 완벽한 정확성이라는 측면에서 훈련이 덜 되어 있다."[13]

그래서 루이스는 플렉스너의 문제가 배지를 잘못 준비했거나 아니면 죽은 세균을 너무 거칠게 처리했거나 하는 식으로 일부 기술적 오류로 생긴 것이기를 바랐다. 그럴 수 있었다. 한 예로, 여러 해 뒤에 한 젊은 대학원생은 어느 실험실에 들어갔을 때, 하버드 대학교의 저명한 교수가 싱크대에서 실험 기구들을 씻고 있는 모습을 보았다. 그가 그러고 있는 동안 한 연구원은 실험대에서 복잡한 실험을 하고 있었다. 그 대학원생은 그 교수에게 왜 연구원에게 실험 기구를 씻게 하지 않느냐고 물었다. 그러자 교수는 이렇게 대답했다. "실험에서 가장 중요한 일들은 항상 내가 하기 때문이지. 이 실험에서 가장 중요한 일은 실험 기구의 청결이야."[14]

루이스는 연구 자체에 결코 실수가 없도록 하기 위해서 가장 허드렛일인 실험 기구를 씻는 데 온 정성을 기울이는 동시에, 플렉스너의 실패 이후로 파이퍼균에 관해 알려진 모든 지식을 적용했다.

루이스는 자신이 하고 있는 일이 좋은 과학과 별 관계가 없다는 것을 잘 알고 있었다. 그가 하는 일의 전부, 혹은 거의 전부는 이미 알려진 지식에 바탕을 둔 추측에 근거한 것이었다. 그는 오직 더 열심히 일했을 뿐이었다.

그가 연구하는 동안, 그를 둘러싼 사회는 붕괴 직전에 와 있었다.

25

앞서 웰치는 데번스 기지에서 희생자들을 부검하는 모습을 지켜본 뒤에 시신 안치소 밖으로 걸어 나가서 세 통의 전화를 걸었다. 하버드 대학교 병리학자에게는 부검을 더 해 달라고 요청했고, 고거스의 의무감실에는 유행병이 오고 있다고 경고했고, 록펠러 연구소의 오스왈드 에이버리에게는 뉴욕에서 다음 열차를 타라고 요청했다. 그는 에이버리가 데번스 기지의 군인들을 죽이고 있는 병원체의 정체를 알아내기를 바랐다.

에이버리는 즉시 연구실을 나와서 몇 블록 떨어진 집으로 걸어가서 옷을 갈아입은 뒤, 그랜드센트럴역으로 갔다. 열차가 코네티컷 시골을 지나, 뉴헤이븐, 프로비던스, 보스턴역을 지나서 데번스 기지로 가는 긴 시간 동안, 그는 이 문제에 접근할 가장 좋은 방법들을 검토하면서 대비할 준비를 했다.

웰치는 임상 증상들이 독감처럼 보이긴 해도 새로운 질병일 수도 있지 않을까 하는 걱정을 털어놓았다. 에이버리가 취할 첫 단계는 역시

인플루엔자균이 있는지를 살펴보는 것이 될 터였다. 모두가 그 균이 독감의 원인일 거라고 추측하고 있었다. 에이버리는 파이퍼균에 관해 꽤 많이 알고 있었다. 배양하기가 유달리 어렵다는 것과 염색하기가 어려운 화학적 특성 때문에 현미경으로 잘 안 보인다는 것도 알았다. 그는 이 세균의 화학과 대사에 흥미를 느꼈다. 그는 어떻게 하면 이 균을 더 잘 자라게 할지, 어떻게 하면 찾기 쉽게 할지, 어떻게 하면 구별하기 쉽게 만들지를 생각했다. 그는 실험 기구를 씻는 것부터 모든 것을 정확하고 질서정연하게 하지 않으면 직성이 풀리지 않는 사람이었다.

그날 오후 늦게 데번스 기지에 도착하자마자 에이버리는 곧바로 검사를 시작했다. 그는 주변에서 벌어지는 혼란에 아랑곳하지 않았다. 그는 알몸으로 혹은 피 묻은 천에 덮인 채 누워 있는 젊은이들의 시신 사이로 발을 내디디면서, 웰치, 콜, 본, 러셀 등이 그랬듯이 냉정한 태도로 부검실로 향했다.

처음부터 그는 어려움에 직면했다. 그람 검사Gram test에서 당혹스러운 결과가 나왔기 때문이다. 이 검사는 세균을 크리스털바이올렛으로 염색하고, 요오드 처리를 한 뒤 알코올로 세척한 다음, 상반되는 염료로 다시 염색하는 것이다. 검사 결과 보라색이 그대로 남아 있는 세균은 "그람 양성"이라고 하고, 그렇지 않은 세균은 "그람 음성"이라고 한다. 그람 검사 결과는 목격자가 가해자를 맞다 아니다로 말하는 것에 해당한다. 즉 몇몇 가능한 용의자를 배제하는 역할을 한다.

다른 연구자들과 달리, 에이버리는 그람 음성 세균을 전혀 찾아내지 못했다. 인플루엔자균은 그람 음성이다. 그런데 그 검사는 인플루엔자균을 아예 가능한 후보에서조차 배제시켰다. 모든 그람 음성 세균은 용의자에서 다 배제되었다. 그는 검사를 다시 했다. 마찬가지로 그람 음성 세균은 전혀 발견되지 않았다. 전혀.

에이버리는 곧 이 별난 수수께끼를 풀었다. 그는 실험실에 "알코올"이라고 적혀 있는 액체가 모두 사실은 물임을 알아차렸다. 군인들이 알코올을 몰래 마신 뒤에 물을 부어 놓은 듯했다. 그가 알코올을 구해서 실험하자, 검사 결과가 예상한 대로 나왔다. 그는 그람 음성 세균을 발견했다.

이제 그는 열심히 용의자를 찾기 시작했다. 먼저 시신들, 가장 최근에 사망한 시신들부터 살펴보았다. 만지면 온기가 느껴질 만치 사망한 지 얼마 안 된 시신도 있었다. 그는 사망 원인인 미생물을 찾기 위해서 장갑 낀 손으로 젖은 스펀지 같은 느낌을 주는 아직 따뜻한 폐와 기도를 더듬어서 가장 감염이 뚜렷한 부위인 고름집을 찾아서 조직을 잘라냈다. 작은 사람이 젊은 군인들의 시신에 둘러싸여 있었으니 좀 겁이 났을 것이다. 하지만 그는 대담했고 토끼를 사냥하고 있는 것이 아니었다. 그는 토끼 사냥 따위에는 관심도 없었다.

슬라이드에 올린 조직을 살펴보니 몇 가지 가능한 병원체들이 보였다. 모두 잠재적인 살인자였다. 그는 어느 것이 살인자인지를 알아내야 했다.

그는 데번스 기지에 계속 머무르면서 세균을 배양했다. 파크와 루이스처럼, 에이버리도 처음에는 어려움을 겪었지만 곧 인플루엔자균을 찾아내기 시작했다. 그는 죽은 군인 30명 중 22명에게서 이 세균을 발견했고 웰치에게 그 결과를 알렸다. 한편 데번스 기지에서 웰치가 도움을 요청했던 하버드 대학교 병리학자인 버트 월바크는 더 강력한 어조로 말했다. "모든 환자에게서 인플루엔자균이 검출되었고, 폐렴의 하나 또는 그 이상에서 얻은 표본을 배양했을 때는 이 세균만 나타나는 사례가 많았다. …… 기관지 확장이 뚜렷한 환자에게서는 배양했을 때 대개 폐렴알균과 함께 나타났다. …… 감염이 더 최근 단계에 있고 따라서 대개 상부 폐엽에만 증상이 있는 환자에게서는 인플루엔자균만 배양되었다."[1] 『사이언스』지에 실린 기사에서 다른 저명한 연구자도 이렇게 썼다. "원인 생물은 파이퍼균이라고 생각된다."[2]

9월 27일, 웰치와 콜, 빅터 본은 데번스 기지에서 의무감에게 전보를 보냈다. "파이퍼균이 데번스 기지의 독감을 일으킨 것이 확실합니다."[3]

그러나 에이버리가 보기에는 그다지 확실하지 않았다. 에이버리는 거의 동시에 동일한 결론에 다다른 파크, 윌리엄스, 루이스는 말할 것도 없고 월바크를 존중했지만, 그는 오로지 자신이 발견한 것만을 토대로 결론을 내렸다. 그런데 그가 발견한 것은 아직 설득력이 부족했다. 그는 부검한 시신 일곱 구에서 세균 감염의 징후를 전혀 찾아내지 못했다. 폐가 엉망이 되어 있음에도 그랬다. 또한 파이퍼균에 감염되었다는 징후가 전혀 없이 다른 치명적인 세균에 감염되었을 가능성이 있는 시신은 한 구뿐이었지만, 시신 중 약 절반에서 파이퍼균만이 아니라 폐렴알균, 용혈성 사슬알균, 그리고 치명적인 세균이지만 폐렴을 거의 일으키지 않는 황색포도알균도 함께 발견했다.

그는 이런 발견을 몇 가지 방식으로 해석할 수 있었다. 그가 발견한 사실들은 파이퍼균이 이 병의 원인이 아니라는 걸 의미할 수 있었다. 그렇지만 그 결론도 여러 가능성 중 하나일 뿐이었다. 파이퍼균은 이 병의 원인일 수 있었고, 그 균에 감염됨으로써 면역계가 약해진 틈을 타서 다른 세균들이 밀려든 것일 수 있었다. 그리 특이한 일도 아닐 터였다. 몇 가지 병원체가 함께 발견된다는 것은 파이퍼균이 원인이라는 주장을 사실상 뒷받침하는 것일 수도 있었다. 파이퍼균은 실험실에서 배양할 때 다른 세균들, 특히 폐렴알균이나 용혈성 사슬알균이 있으면 잘 자라지 못했다. 따라서 그런 세균들이 함께 있는 상황에서 배지에서 존재한다는 것은 인플루엔자균이 희생자의 몸에 엄청나게 많이 존재했다는 의미일 수 있었다.

그는 이 모든 사항들을 마음속으로 체계적으로 검토했다. 10월 초에 그는 록펠러 연구소로 돌아가서 미국 전역과 전 세계의 연구자 수십 명이 인플루엔자균을 발견했다는 소식을 들었다. 그러나 그 균을 찾아내지 못했다는 연구 결과들도 있었다. 그 사례들은 실험 방법의 실패라고 봐도 무방할 터였다. 어쨌거나 파이퍼균은 배양하기 가장 어려운 생물에 속했다. 그러나 지금이 위기 상황이든 아니든 간에, 에이버리 자신의 발견만 해도 해결되지 않은 의문이 너무 많았기에 어떤 결론을 내리기에는 부족했다. 파크, 윌리엄스, 루이스와 달리, 에이버리는 잠정적인 결론조차 내릴 준비가 되어 있지 않았다. 물론 파이퍼균이 독감을 일으킨 것일 수 있었다. 정말 그럴 수 있었다. 그러나 그는 확신하지 못했다. 에이버리는 독감의 원인을 발견했다는 보고서도, 말에게 주사하여 혈청이나 백신을 생산할 세균 배양액을 보내겠다는 전화나 전보도 전혀 보내지 않았다.

그는 늘 연구에 매진했고 데번스 기지에서도 그랬지만, 이제 더욱 혹독하게 자신을 밀어붙이면서 연구에 몰두했다. 그는 연구실에서 끼니를 때우면서 거의 잠도 자지 않은 채 수십 가지 실험을 동시에 진행했다. 로즈노 같은 이들이 전화로 어떤 착상을 제시하면 곧바로 다른 실험을 시작했다. 그는 마치 드릴처럼 실험을 꿰뚫어서 낱낱이 해체한 뒤 데이터의 모든 파편들을 조사하면서 단서를 찾았다. 그러나 아무리 열심히 파헤쳐도, 그는 결론을 내릴 수가 없었다.

도무지 확신이 들지 않았다.

오스왈드 에이버리는 달랐다. 자신이 받는 압박보다 자신의 연구 방향을 밀어붙이는 일에 더 신경을 썼고, 연구가 이끄는 방향으로 나아가지 못할까 봐, 자신의 속도로 연구를 못할까 봐, 생각할 시간이 없을까 봐 더 안달했다. 임시로 해결책을 내놓는 방식은 천성적으로 그에게 맞지 않았다. 그는 수직으로 꿰뚫는 방식으로 일했다. 무언가를 깊이, 가장 깊은 곳까지 파고들어서 가장 좁은 통로까지 따라 들어가고 가장 작은 입구까지 열고 들어갔다. 어느 한 곳도 남기지 않았다. 그의 삶은 모든 면에서 수직으로 좁게 초점을 맞춰 통제되어 있었다.

그는 모든 효과를 통제하기를 원했기에, **모든 상황**에 대비했다. 그가 드물게 하는 발표 원고에는 어느 단어를 강조하고, 어디에서 어조를 바꾸고, 어디에서 분위기를 바꾸어야 할지까지 표시되어 있었다. 일상적인 대화를 할 때도 그는 단어 하나하나, 아니 머뭇거림 하나하나까지 꼼꼼하게 준비하고 중요도를 평가하고 순서까지 정한 듯이 보일 때가 많았다. 연구실 옆에 있는 그의 사무실도 그의 그런 성격을 고스란히 보여주었다. 저명한 과학자인 르네 뒤보스는 그곳을 이렇게 묘사했다. "작고 휑하다. 더는 불가능할 만치 텅 비어 있다. 사진도, 기념물도, 그림도, 읽지 않은 책도, 흔히 사무실을 장식하거나 어지럽게 널려 있는 물품들도 전혀 없었다. 그 간소함은 몇 가지 선택한 목표에만 집중하기 위해 삶의 모든 측면들을 얼마나 포기했는지를 상징했다."[4]

깊이 파고들기 위해서, 에이버리는 방해받는 것을 원치 않았다. 그는 무례하지도 퉁명스럽지도 편협하지도 않았다. 정반대였다. 그의 밑에서 일한 젊은 연구자들은 한결같이 그를 가장 열렬히 찬미하게 되었다. 그러나 그의 관심은 자신이 만들고 있는 세계, 자신이 규정할 수 있고 어느 정도 통제력을 발휘할 수 있는 세계로 점점 더 깊이 파 들어가는 쪽에 있었다. 그 세계가 얼마나 좁든 상관없었다.

그러나 좁다는 것이 작다는 걸 의미하지는 않았다. 그가 생각하는 것 중에 작은 것은 전혀 없었다. 그는 정보를 일종의 도약대로, 마음이 자유롭게 돌아다닐 수 있도록, 사실 자유롭게—더 나아가 그 어떤 것에도 구애받지 않고—추측할 수 있도록 해줄 도약 지점으로 삼았다. 뒤보스처럼 에이버리의 뛰어난 제자인 콜린 매클라우드Colin MacLeod는 이렇게 말했다. 어떤 실험에서 예기치 않은 정보가 나올 때마다 에이버리의 "상상이 불붙었다. …… 그는 거기에 함축된 이론적 의미를 철저히 탐구했다."[5]

뒤보스는 다른 관점에서 보았다. 그는 에이버리가 사회적 상호작용이라는 혼란을 불편해했고 아마 대처할 능력도 없었을 것이라고 생각했다. 반면에 자연의 혼란은 편하게 대하면서 다룰 수 있었다고 생각했다. 에이버리는 "진정으로 중요한 것이 무엇인지를 파악하는 기이한 능력"과 "상상하면서 현실을 보는 능력" 덕분에 그럴 수 있었다. "그는 그런 사실들을 의미 있고 우아한 구조로 엮으려는 창의적인 충동을 지녔다. …… 그의 과학적 성과물은 사실상 현실을 모방하는 것이 아니라 그것을 초월하고 현실을 비추는 예술가의 창작물과 공통점이 많았다."[6]

독감의 전 세계적 유행이 끝나고 여러 해가 지난 뒤, 에이버리의 동료이자 친구인 알폰스 도체스는 코버 메달을 받았다. 에이버리도 앞서 받은 적이 있는 상이었다. 에이버리는 축사를 할 때 도체스의 연구가 윤리적이라고 했다. 그는 자신의 연구를 말한 것인지도 모른다. "결과는…… 우연한 관찰의 무작위적 산물이 아닙니다. 여러 해에 걸친 현명한 성찰, 객관적인 사고, 사려 깊은 실험의 결실입니다. 나는 그의 실험대에 길이 어디가 끝인지 알 수 없고 탐색자가 뒤얽힌 생각의 빽빽한 덤불 속에서 길을 잃고 마는 숲처럼 시험관이 빽빽하게 늘어서 있고 페트리접시가 높이 쌓여 있는 것을 한 번도 본 적이 없습니다.…… 그가 무익한 경쟁심에 빠지거나 경쟁적으로 연구하는 것을 본 적이 없습니다. 하지만 나는 주변에서 다른 모든 이들이 마치 브라운 운동을 하는 입자처럼 부산하게 움직이는 와중에, 그가 고요히 앉아서 생각에 잠겨 있는 모습을 종종 보았습니다. 그러다가 그가 불현듯이 일어나서 미소를 지으면서 실험대로 천천히 걸어가 피펫 몇 개, 배지가 든 시험관 몇 개, 때로 얼음이 담긴 통도 갖다 놓고서 떠오른 의문에 답할 단순한 실험을 하는 모습을 보곤 했습니다."[7]

그러나 지금 목숨을 앗아 가는 유행병이 판치는 상황에서 그 주변의 모든 것들과 모든 사람들 — 웰치에게서 받는 압력도 포함하여 — 은 생각을 옆으로 밀어내고, 계획과 준비를 옆으로 밀어내면서 에이버리가 그토록 경멸하던 것을 대신 들이대고 있었다. 바로 브라운 운동, 액체 속에 들어 있는 입자들의 무작위 운동이었다. 다른 사람들은 독감이 죽음을 가져오기 때문에 싫어했다. 에이버리도 그런 이유로 독감을 싫어했지만, 더 개인적으로 가하는 공격 때문에도 싫어했다. 그의 성실성을 무너뜨리려는 공격이었다. 그는 굴복하지 않으려 했다.

한 동료는 에이버리가 실험을 할 때의 모습을 이렇게 설명했다. "그의 태도는 사냥감을 찾는 사냥꾼의 태도와 비슷한 점이 많았다. 사냥꾼에게는 바위, 식생, 하늘 등 자연의 모든 요소들이 정보와 의미를 지니고 있기에, 그는 사냥감에게 친근한 세계의 일부가 될 수 있다."[8] 에이버리는 사냥꾼의 인내심을 지녔다. 그는 한 시간, 하루, 한 주, 한 달, 한 계절을 가만히 기다릴 수 있었다. 사냥감이 매우 중요한 것이라면, 그는 한 계절이 지나고, 다음 계절이 지나고 또 다음 계절이 지날 때까지 기다릴 수 있었다. 그러나 그냥 단순히 기다리는 것은 아니었다. 그는 한 시간도 낭비하는 법이 없었다. 그래프를 작성하고, 관찰하고, 알아내면서 기다렸다. 사냥감의 탈출 경로들을 알아내고, 이를 차단하는 법을 알아냈다. 점점 더 유리한 위치를 찾아냈다. 사냥감이 지나간 들판을 에워싸고 점점 좁혀 들어가면서 끝내 사냥감이 올가미로 지나갈 수밖에 없게 내몰았다. 그리고 그는 덫을 놓을 수 있었다. 예를 들어, 시험관 바깥에서 세균을 실험할 기회를 얻기 위해 면역계가 감염을 쉽게 통제할 수 있는 부위인 피부를 살짝 긁어서 폐렴알균을 묻혀 연구하기도 했다. 그는 이렇게 조언했다. "실패할 때마다 무언가를 얻어라." 그리고 종종 이런 말도 했다. "실망은 내 일용할 양식이다. 실망을 먹으며 잘 살아가고 있다."[9]

그는 서두르지 않으려 했다. 다른 모든 이들이 그러했듯이 그 또한 압박을 받고 있었다. 그러나 그는 서두르지 않으려 했다. 록펠러 연구소에서 독감 연구에 매진하는 사람이 그만은 아니었다. 파이퍼균을 막을 혈청을 개발하기 위해 여러 해 동안 플렉스너와 공동 연구를 했지만 실패했던 마사 울스타인도 회복된 환자들의 피에서 항체를 찾고 있었다. 도체스는 환자들의 목을 집중적으로 연구하고 있었다. 그 외에도 많은 이들이 그 병을 연구하고 있었다. 그러나 그들의 연구는 거의 진척이 없었다. 루퍼스 콜은 10월 중순에 고거스의 의무감실에 이렇게 보고했다. "병원과 연구소에서 증가하는 독감 환자를 돌보느라 여념이 없었습니다. 환자들로 공간이 꽉 찼어요."[10] 그는 환자들을 돌보는 일에 시간을 써야 하기에 "이 병을 더 알아내는 일에 별 기여를 하지 못할 것 같습니다"라고 덧붙였다.

압박은 어디서나 강했다. 홉킨스 대학교 출신으로 중령 계급장을 달고 군 폐렴위원회에서 일하고 있던 유진 오피는 유행병이 발생했을 때 아칸소주 파이크 기지에 있었다. 그는 홍역이 유행했을 때 파이크 기지가 전국의 병영 중에서 폐렴 발생률이 가장 높았기에 그곳에 간 적이 있었다.[11] 물론 지금은 오로지 독감을 연구하는 데 몰두하고 있었다. 고거스의 대리인인 프레더릭 러셀은 "매일 …… 발견하고 해석한 사항들을 보고할 것"[12]을 요구했다. 그는 **매일** 보고를 받았다. 고거스는 그에게 조금이라도 진척이 보이는 내용이 있으면, 공유할 수 있도록 즉시 알려 달라고 했다. 오피는 실험 재료가 부족할 일은 없으리라는 것을 깨닫게 된다. 파이크 기지에는 6만 명의 병력이 주둔하고 있었다. 유행병이 정점에 달했을 때 그중 13,000명이 한꺼번에 입원하게 된다.[13]

연구자들은 도움을 줄 수 있는, 전염병의 폭발을 억제할 수 있는 무언가를 ─ 그것이 무엇이든 간에 ─ 찾으려고 애썼다. 비록 아무도 확실한 무언가를 발견하지 못했지만, 루이스의 방법을 따르는 필라델피아에서, 파크의 방법을 따르는 뉴욕에서, 메이요 병원이 개발한 방법을 따르는 시카고에서, 많은 연구실들은 수십만 명, 더 나아가 수백만 명이 접종할 수 있을 만큼의 백신과 혈청을 생산하는 중이었다. 한편 보스턴에서는 대대적인 홍보를 하면서 대량의 백신이 샌프란시스코로 서둘러 운송되고 있었다. 10월 3일, 워싱턴의 고거스 사무실은 모든 기지의 사령부에 콜과 에이버리가 매우 기대하는 폐렴알균 백신, 봄에 업턴 기지에서 시험을 거친 — 그리고 성공을 거둔 — 백신을 제공했다.[14]

이 죽음, 이 압력의 와중에도 에이버리는 서두르지 않았다. 전 세계의 연구자들로부터 인플루엔자균을 찾을 수 없었다는 보고가 점점 더 많이 쏟아져 들어왔다. 이 자체는 아무것도 증명하지 않았다. 그것은 연구실에서 파이퍼균을 배양하는 세균학자의 실력을 검사한 결과나 다름없었다. 한 예로 아이오와주 닷지 기지에서 세균학자들은 부검한 시신 중 9.6퍼센트에서만 파이퍼균을 발견했다. 군의 한 공식 보고서는 그들을 이렇게 비난했다. "이 낮은 수치는 배양 기술이 떨어지기 때문임이 분명했다. …… 이 기지의 …… 세균학적 방법은 …… 믿을 만한 것이 못 되었다."[15] 유행병이 터져 나오기 겨우 3개월 전에 웰치가 "탁월하다"고 선언한 인물인 그랜트 기지의 연구실장은 부검한 시신 198구 중에서 6구에서만 파이퍼균을 발견했다.[16] 그런데도 그는 이렇게 보고서를 썼다. "우리는 실험 방법이 균일하지 않았다는 점을 고려하여, 이 연구가 파이퍼균과 유행병 사이에 관계가 없음을 증명하는 것은 아니라고 보고자 한다."[17]

아마 그랬을 것이다. 아마 기술적인 오류 때문에 닷지 기지와 그랜트 기지를 비롯한 여러 지역에서 그 균을 찾아내지 못했을 것이다. 아니면 파이퍼균 자체가 존재하지 않았을 수도 있었다.

에이버리는 늘 하던 체계적인 방법으로 이 문제를 해결할 가능성이 가장 높은 단계를 밟아 갔다. 여기에는 그 어떤 극적인 요소도 없었다. 그는 도구를 완벽하게 가다듬고, 인플루엔자균을 더 쉽게 배양할 방법을 찾는 일에 전력을 쏟았다. 그가 성공한다면, 그 균을 찾아내지 못하는 이유가 무능력 때문인지 세균이 없어서인지를 모두가 알 수 있을 터였다.

그는 연구실에 페트리접시를 잔뜩 쌓아 놓고, 수십 가지 방식으로 만든 배지를 준비하고, 다양한 요인들을 구분한 뒤, 어느 접시에서 그 세균이 가장 잘 자라는 듯이 보이는지를 관찰했다. 그런 뒤 그는 증식을 촉진하는 듯한 요소들을 하나하나 조사했다. 각 실험은 나름의 가설에 토대를 두고 있었다. 예를 들어, 그는 폐렴알균이 파이퍼균의 증식을 억제한다는 것을 이미 알고 있었다. 그래서 그는 폐렴알균의 증식을 억제하고자 했다. 또한 그는 이미 폐렴알균의 화학과 대사를 그 누구보다도 많이 알고 있었다. 그는 폐렴알균 증식을 막기 위해 배지에 올레산나트륨을 첨가했다. 효과가 있었다. 올레산나트륨이 첨가된 배지에서는 폐렴알균이 자라지 않았고, 파이퍼균은 더 잘 자랐다.

몇 주에 걸쳐서 그는 상당한 진척을 이루었다. 파이퍼균이 배지에서 잘 자라려면 혈액도 필요했다. 그 점은 특별한 일이 아니었다. 하지만 혈청은 올레산나트륨의 활성을 없앴다. 그래서 그는 원심 분리를 통해서 적혈구만 모아서 썼다. 또한 그의 실험은 배지에 체온과 비슷한 온도의 피를 첨가하면 증식이 억제된다는 것을 시사했다. 에이버리는 거의 섭씨 93도로 가열한 피를 배지에 첨가하면 인플루엔자균이 빠르게 증식한다는 것을 알아냈다.

그는 즉시 이 배양법을 『미국의학협회지』에 발표했고, 이 배양법은 "초콜릿 한천 배지Chocolate agar"라고 불리게 되었다. "연구실마다 다른 결과가 나온 것이 어느 정도는 이 미생물의 분리와 증식의 기술적 어려움에서 비롯된 것일 수 있다. …… 이 배지를 이용하면 실제 환자와 회복된 사람에게서 인플루엔자균을 발견하는 사례가 증가할 것이다."[18]

이 정보를 갖추면 꽤 유능한 과학자는 이 세균을 배양하고 식별할 수 있었다. 적어도 이제 파이퍼균이 발견되지 않는다면 거기에 없기 때문이라는 것을 알게 될 터였다.

에이버리 자신은 여전히 서두르지 않았다. 그는 아직 지지할 준비가 안 된 결론은 논의하지 않으려 했다. 그러나 에이버리의 연구를 토대로 콜은 러셀에게 이렇게 말했다. "점점 더 인플루엔자균이 일차 감염일 것 같지 않다는 생각이 듭니다. 감염의 실제 원인이 드러날 때까지는 그 가능성을 배제할 수는 없지만요. …… 폐렴알균 백신 접종을 빠르게 밀어붙일 수 있어서 매우 희망적입니다. 폐렴알균 백신 접종은 큰 도움이 될 것이라는 매우 타당한 증거가 있는 반면, 항인플루엔자 백신 접종은 아직 의심스럽게 여겨집니다."[19] 그는 이렇게 덧붙였다. "독감 대유행이 다른 때였다면 할 수 없었던 방식으로 이 백신을 개발할 기회를 주는 듯하네요."

임상시험에서 I형 폐렴알균에 감염된 환자 29명 중 28명을 완치시킨 폐렴알균 혈청이든 백신이든 간에 생산하는 일은 결코 쉽지 않았다.[20] 백신을 제대로 준비하려면 두 달이 걸렸고, 그동안 어려운 일들을 해야 했다.[21] 배양액을 300리터 만들고 ─ 그리고 폐렴알균 자체는 일반 배양액에서 녹아 없어질 때가 많았는데 그 말은 증식에 도움을 줄 화학 물질을 첨가했다가 나중에 제거해야 한다는 의미였다 ─ 농축시킨 뒤, 일부를 알코올로 침전시키고, 첨가물을 분리하고, 이 과정을 표준화해야 했다. 에이버리를 비롯한 록펠러 연구소의 연구자들은 생산 쪽으로 한 가지 중요한 발전을 이루었다. 배양액의 포도당 함량을 조절함으로써 수율을 10배 높일 수 있었다. 그러나 그들이 배양할 수 있는 세균은 아직 하루에 겨우 25리터에 불과했다.[22] 필요한 양에 비하면 새

발의 피였다.

　그사이에 사람들은 계속 독감에 죽어 가고 있었다.

8부

조종 소리

26

과학이 자연과 맞서고 있을 때, 사회는 자연의 영향과 맞서기 시작했다. 그 영향은 어느 개인이나 집단의 대처 능력을 초월했다. 유행병이 일으키는 참화를 줄일 기회를 어떻게든 잡으려면 조직, 협력, 실행이 필요했다. 지도자가 필요했고, 그 지도자를 뒷받침할 기관이 필요했다.

기관은 대중과 개인의 기이한 혼합물이다. 기관은 추상화한다. 기관은 개인의 판단과 개인들이 상호작용할 때 일어나는 감정 반응을 대신하는 일련의 규칙에 따라 행동한다. 기관을 만드는 행위는 기관을 비인간화하며, 개인 사이에 임의의 장벽을 세운다.

그러나 기관은 인간적이기도 하다. 기관은 그 안에 있는 이들의 누적된 인격, 특히 그들의 지도력을 반영한다. 불행히도 기관은 이기심과 더 나아가 야심을 부추기고 보호함으로써 덜 바람직한 인간적인 특징들을 반영하는 경향이 있다. 기관은 희생하는 법이 거의 없다. 기관은 규칙에 따라 움직이므로, 자발성이 없다. 기관은 예술가나 과학자가 하는 식으로 구조와 규율을 빚어내는 명확한 비전을 통해서가 아니라,

적합하지 않은 것으로부터 스스로를 고립시키고 차단함으로써 혼돈에 질서를 부여하려고 한다. 기관은 관료주의적이 된다.

최고의 기관은 관료주의의 최악의 측면들을 두 가지 방식으로 피한다. 어떤 기관은 사실상 결코 기관이라고 할 수 없다. 그저 개인들의 느슨한 연합이며, 각 개인은 대체로 자유로운 행위자로 남아 있다. 각 개인의 성취는 기관으로부터 독립적이지만, 개인은 서로 연합함으로써 공유하고 혜택도 본다. 이런 사례에서 기관은 그저 개인을 뒷받침하는 기반 시설을 제공할 뿐이다. 그럼으로써 개인의 능력이 활짝 꽃필 수 있게 하며, 그 결과 전체가 부분들의 합을 초월할 때가 종종 나타난다. (록펠러 연구소는 그런 기관이었다.) 다른 기관들은 명확히 정의한 목적에 집중함으로써 관료주의의 최악의 요소들을 피한다. 이런 기관들의 규칙은 명령 계통 같은 절차적 문제들과 거의 관련이 없다. 대신에 규칙은 사실상 경험을 토대로 한 지침을 제공함으로써 특정한 결과를 성취하는 법에 초점을 맞춘다. 이런 기관은 가장 나을 때도 창의성을 질식시킬 수 있지만, 그런 기관은 수행할 수 있다. 즉 순서와 방법이 정해진 일을 효율적으로 할 수 있다. 자신의 업무와 임무를 실행하려고 애쓰는 전문가를 닮았다. 그런 기관은 자신의 과업을 성취한다.

1918년에 연방 정부라는 기관은 과거의 그 어느 때보다 많은 힘을 지니고 있었다. 그리고 어느 면에서는 그 뒤로도 점점 더 힘이 커졌다. 그러나 그 모든 힘, 모든 생명력은 다른 방향을 향하고 있었다.

미국은 1917년 4월에 거의 아무런 준비 없이 참전했으며, 국민을 동원하는 데 시간이 걸렸다. 그러나 1918년 여름까지 윌슨은 정부를 국민 생활의 모든 측면에 밀어 넣었으며, 모든 국민의 주의와 의도를 전쟁 쪽으로 돌리는 거대한 관료주의적 엔진을 설치했다.

그는 식량을 통제하고 분배하기 위해 식품청을, 석탄과 석유를 배급하기 위해 연료청을, 경제 전체를 감독하기 위해 전시산업위원회를 창설했다. 그는 철도를 거의 다 물리적으로 통제했고, 연방 정부 지원으로 미시시피강의 바지선 통상로를 되살렸다. 철도와의 경쟁에 밀려나서 사라졌던 통상로였다. 그는 수십 곳의 군사 시설을 설치했고, 각각의 시설에는 육군이나 해군의 군인이 적어도 수만 명씩 주둔했다. 또 미국의 조선소들을 수십만 명이 우글거리면서 수백 척의 배를 만드는 산업으로 키우고, 새 탄광들을 파서 미군이 영국과 프랑스로부터 무기와 탄약을 들여올 필요가 없도록 군수 공장들에 석탄을 공급했다. 제2차 세계 대전 때와 달리 미국은 민주주의의 무기고가 아니었다.

그는 엄청난 선전 조직, 국내 스파이망, 도시의 주택 단지 수준까지 침투한 국채 판매 조직을 만들었다. 언론의 입을 틀어막는 데도 성공했고, 1918년 여름에는 급진적인 노동 지도자들과 독일어 신문 편집장만이 아니라 권력을 지닌 이들, 심지어 하원의원까지 체포하여 투옥했다. 10년 넘게 형기를 산 사람도 있었다.

그는 미국 역사상 유례없는 방식으로 정부를 미국인의 삶 구석구석까지 밀어 넣었다. 그리고 연방 권력 확대의 완결판은 1918년 봄에야 나왔다. 기지에서 기지로 뛰어넘으면서 독감의 첫 번째 물결이 밀려들기 시작한 뒤, 정부는 징집 연령을 21~30세의 남성에서 18~45세의 남성으로 확대했다. 1918년 5월 23일, 징집을 총괄하던 헌병감 이넉 크라우더는 필수 산업에서 일하지 않는 사람은 징집될 것이라고 선포하고 ― 이 때문에 메이저리그 사무국은 야구 시즌을 줄이고 많은 선수들을 "필수" 직장으로 황급히 보냈다 ― "확대된 연령에 속한 남성은 모두

1년 안에 징집될 것"이라고 하면서 "일 아니면 전투" 명령을 내렸다. 정부는 소집 영장을 받은 이들이 **다** 입영하면 9월 12일에는 병력이 1,300만 명으로 늘어날 것이라고 말했다. 크라우더는 "프로이센 독재 정권이 달성하는 데 거의 50년이 걸린 일을 하루에"[1] 해냈다고 자랑했다.

이 모든 일은 대규모로 집중된 형태로 가속되고 있었기에 쉽게 되돌릴 수 있는 성질의 것이 아니었다.

평화가 찾아오리라는 전망조차 가속되고 있던 이 추세를 돌려세울 수는 없었다. 유행병의 치명적인 물결이 점점 더 위력을 더해 가던 8월 중순에 오스트리아는 이미 강화 조약을 타진한 바 있었지만, 윌슨은 단호하게 퇴짜를 놓았다. 그리고 유행병이 점점 거세지고 있을 때, 평화는 몇 주 남지 않은 상황이었다. 불가리아는 9월 29일에 휴전 협정에 서명했다. 9월 30일 빌헬름 황제는 의회 정치에 권력을 이양했다. 같은 날 루덴도르프는 정부에 독일이 강화 타진 노력을 더 해야 하며, 그렇게 하지 않으면 재앙이, 즉각적인 재앙이 닥칠 것이라고 경고했다. 독일 외교관들은 특사를 보내어 의사를 타진했다. 윌슨은 무시했다. 독일과 그 동맹국들인 추축국들은 동시에 서로 갈라서면서 내부적으로 해체되고 있었다. 10월 첫 주에 오스트리아와 독일은 연합국 측에 각자 따로 강화를 타진하는 특사를 보냈고, 10월 7일 오스트리아는 윌슨이 내거는 어떤 조건에든 합의하겠다면서 공식 외교 문서를 윌슨에게 보냈다. 열흘이 지나도록 오스트리아는 답신을 받지 못했고, 그사이에도 전투와 죽음은 계속되었다.

앞서 윌슨은 "승리 없는 평화"를 이야기하며, 그런 평화만이 지속될 수 있다는 생각을 드러낸 바 있었다. 그러나 지금 그는 전쟁이 곧 끝날 것이라는 말을 전혀 내비치지 않았다. 전쟁이 끝났다는 소문이 돌면서 국민들 사이에서 흥분을 일으키고 있었지만, 윌슨은 재빨리 부인했다. 게다가 그는 강경 기조를 지속했다. 그는 이제 죽음과 싸우는 것이 아니었다. 오로지 죽이기 위해 싸우고 있었다. 그는 **싸우려면 야만적이고 잔혹해야 한다**고 말했다. **힘! 그는 힘을 요구했다. 궁극적인 힘! 유보도 제약도 없는 힘! 정의를 세계의 법칙으로 만들고, 모든 이기적인 통치 세력을 먼지로 만들 정의롭고 승리하는 힘**을 원했다.

그의 의지를 반영하듯이, 자유 공채 판매 운동의 잔혹성과 광기는 잦아들 기색이 전혀 없었고, 탄광과 조선소에 가해지는 열띤 생산 압력도 줄어들 기미가 전혀 없었다. 총동원하여 독일의 항복을 받아내야 한다고 국민들에게 촉구하는 사설이나 뉴스 기사가 계속 쏟아지고 있었다. 특히 정부 내에는 자제하자는 분위기가 전혀 없었다. 그러기는커녕 윌슨은 완전한 승리를 거두자고 온 힘을 다해서 — 그리고 그 말은 모든 국민의 힘을 뜻했다 — 압박하고 또 압박했다.

윌슨과 정부가 강화 가능성이 보이는 데도 목표를 바꾸지 않으려 했다면, 그들이 바이러스 때문에 목표를 바꿀 일은 더더욱 없을 터였다. 그리고 미국 정부가 표적을 옮기지 않은 것이 꺼려서든 무능력해서든 노골적으로 거부해서든 간에, 그 결정은 바이러스의 살인에 기여하게 된다. 윌슨은 그 병에 관해 어떤 공식 발표도 한 적이 없었고, 정부의 추진력을 그쪽으로 돌리지도 않았다. 독감 환자를 구하려는 노력은 식품청, 연료청, 철도청으로부터 아무런 도움을 받지 못했다. 백악관이든 다른 어떤 상부 기관이든 간에 어떤 지휘도 하지 않았고, 우선순위에 두려는 어떤 시도도 하지 않았다. 각 부서의 활동을 조정하려는 시도는 전혀 없었고, 자원을 제공하려는 시도조차 없었다.

군, 특히 육군은 그 바이러스와 직접 대면하게 된다. 고거스는 그 응급 상황에 대비하기 위해 자신이 할 수 있는 일을, 어느 누구도 할 수 없는 수준으로 다했다. 그러나 군은 민간인에게 아무런 도움도 주지 않았다. 오히려 민간 자원을 더 빼내 갔다.

웰치가 데번스 기지의 부검실에서 나와 고거스의 사무실에 전화를 건 바로 그날, 그의 경고는 육군 참모총장에게 전달되었다. 절대적으로 필요한 일이 아니라면 병력의 이동을 전면 중단하고, 감염된 기지의 병력은 무슨 일이 있어도 이동시키지 말라고 촉구하는 내용이었다. **"데번스 기지의 사망자 수는 아마 500명을 넘을 것이다.⋯⋯ 데번스 기지에서 일어난 일을 통해 다른 대규모 병영들에서 어떤 일이 일어날지를 상당히 정확히 예상할 수 있다.⋯⋯ 신병들은 그 병에 걸릴 것이 거의 확실하다."**

고거스의 상관들은 그 경고를 무시했다. 아무튼 기지 간 이동은 아무런 제약 없이 이루어졌다. 몇 주 뒤 기지들이 마비되고, 말 그대로 수만 명이 죽거나 죽어 가자, 비로소 군은 방침을 바꾸었다.

그러나 조치를 취한 사람이 한 명은 있었다. 9월 26일, 아직 많은 훈련소에서는 독감 환자가 한 명도 나타나지 않았음에도, 이넉 크라우더 헌병감은 다음 징집 일정을 취소했다(그 뒤의 일정도 다 취소하게 된다). 그리하여 14만 2,000명이 훈련소로 들어가지 않게 되었다.

대담한 결정이었다. 그 결정은 미국원정군 사령관 존 J. 퍼싱John J. Pershing이 계속 병력을 보내라고 요청하고 있는 상황에서 내려진 것이었다. 프랑스에서 퍼싱은 계속 밀어붙이고 있었다. 바로 그날 일찍 그는 뮤즈-아르곤 지역에서 대규모 공세를 펼치기 시작했다. 미국인들이 참호 밖으로 뛰쳐나올 때마다, 독일군은 그들을 산산조각 냈다. 그 광경을 지켜보던 독일 사령관 막스 폰 갈비츠Max von Gallwitz은 공식 일지에 이렇게 썼다. "우려할 필요가 전혀 없다."[2]

그럼에도 크라우더는 즉시 조치를 취했다. 그럼으로써 수천 명의 목숨을 구했을 테지만, 그는 인명을 구하기 위해 징병을 취소한 것이 아니었다. 그는 유행병의 위세가 대단하여 병영에 큰 혼란을 일으키고 있음을 알아차렸기에 조치를 취했던 것이다. 유행병이 사라지기 전까지는 어떤 훈련도 불가능했다. 그는 이 혼란 속으로 신병을 더 많이 보낸다면 유행병이 더 확산될 뿐이고, 질서 회복과 군인 양성이 지체될 것이라고 믿었다. 그것은 T. S. 엘리엇T. S. Eliot이 『대성당의 살인Murder in the Cathedral』에서 "가장 큰 반역: 잘못된 이유로 올바른 일을 하는 것"이라고 말한 것에 해당했다. 크라우더 덕분에 목숨을 구한 이들은 그 시인의 견해에 동의하지 않을지 모르겠다.

그러나 크라우더의 결정과 고거스가 이끄는 의무대의 노력은 연방정부의 대처 노력 전체로 보면 밝은 점 몇 개에 불과했다. 군의 다른 결정들은 그렇게 좋지 않았다. 퍼싱은 계속 신규 병력 투입을 요구했다. 전투로 죽거나 다친 병력을 대체하고, 독감으로 죽거나 회복 중인 병력을 대체하고, 전선에서 그저 휴식을 좀 취할 필요가 있는 병력을 대체할 군인을 요구했다. 연합국의 모든 군대가 미국인 신병을 절실히 요구했다.

미군은 유행병이 맹위를 떨치는 와중에도 프랑스로 병력을 계속 보낼지 결정해야 했다. 그들은 그랬을 때 어떤 대가를 치러야 할지 정보를 갖고 있었다. 어떤 희생을 치르게 될지 잘 알고 있었다.

9월 19일 의무감 부관인 찰스 리처드는 당시 유럽에 가 있던 고거스를 대신해 육군 사령관 페이턴 마치Peyton March에게 보낸 문서에서 이렇게 촉구했다. "그 병에 감염되었거나 노출되었다고 알려진 조직이라면, 조직 내에서 그 병이 사라지기 전까지는 해외 파병을 개시해서는 안 됩니다."[3]

마치는 고거스의 부관이 한 경고에 고개를 끄덕이긴 했지만 아무 조치도 취하지 않았다. 군인들이 승선하는 항구인 버지니아주 뉴포트뉴스의 군의관도 더욱 열띤 어조로 같은 경고를 했다. "독감 공격에 노출된 병력이 타면 수송선은 화약고나 다를 바 없어집니다. 빠르든 늦든 간에 불꽃은 튀기게 되어 있어요. 독감 공격에 노출되지 않은 병력을 태워야 화약이 폭발할 위험을 제거할 수 있습니다."[4] 그의 말 역시 무시당했다. 고거스의 의무감실은 파병되는 병력을 출발 전에 일주일 동안 격리하거나 과밀 상태로 수송하지 말라고 촉구했다.[5] 마치는 이번에도 아무런 조치를 하지 않았다.

그사이에 레비아탄호에는 군인들이 승선하고 있었다. 원래 이름은 파터란트Vaterland*호였다. 독일이 자랑하던 여객선이었던 이 배는 세계에서 가장 큰 배였고, 동급의 여객선 중에서 가장 빨랐다. 미국이 선전포고를 했을 때 마침 뉴욕에 정박해 있었는데, 선장은 이 배를 파괴할 수도 빼낼 수도 없었다. 미국에 압류된 모든 독일 선박 중에서 그 배만 훼손되지 않은 상태였다. 9월 중순에 그 배는 프랑스에서 오다가 독감에 걸려서 사망한 선원과 승객 몇 명을 수장시켰다. 뉴욕에 입항했을 때는 이미 다른 이들도 앓고 있었다. 해군차관보 프랭클린 루스벨트Franklin Roosevelt는 들것에 실려서 상륙한 뒤 구급차로 모친이 있는 이스트가 65번지로 갔다.[6] 그는 몇 주 동안 말도 못할 만치 심하게 앓으면서 누워 있었다. 가장 친한 자문가인 루이스 하우Louis Howe는 거의 매시간 주치의들에게 상태가 어떤지 물어보곤 했다.

* Vaterland는 "조국"이라는 뜻이다 — 옮긴이.

레비아탄호와 다른 수송선들은 몇 주에 걸쳐서 약 10만 병의 병력을 유럽으로 보내게 된다. 그렇게 오가는 배들은 그랜트 기지에서 핸콕 기지로 3,100명의 군인을 실어 날랐던 열차와 거의 같은 상태에 이르렀다. 이 배들은 죽음의 배가 되었다.

비록 군은 자체 의무분과에서 올린 청원을 대부분 무시하긴 했지만, 독감 증상을 보인 군인들은 모두 승선 전에 제외시켰다. 그리고 배에서 독감이 퍼지는 것을 막기 위해, 군인들을 격리했다. 권총을 찬 헌병들 ― 레비아탄호에는 그 일을 할 헌병이 432명 탔다 ― 이 돌아다니면서 서로 다른 공간에 들어가 있는 군인들이 방수문 밖으로 나오지 못하게 격리시켰다. 비좁은 공간에 들어가 있는 군인들은 여러 층으로 된 침대에 누워 있거나 그나마 비어 있는 공간에서 주사위 놀음을 하거나 포커를 치는 것 말고는 달리 할 일이 없었다. 잠수함의 공격을 우려하여 밤에는 현창을 닫게 했고, 낮에도 과밀 상태에다가 문을 꼭꼭 닫고 있었기에 환기가 제대로 될 리 없었다. 갑판에 나가서 신선한 공기를 마시는 일도 제한되었다. 좁은 공간에서 수백 명 ― 한 방에 대개 400명까지 들어가 있었다 ― 이 생활하자 곧 땀과 체취가 악취로 변했다. 침대와 바닥, 벽과 천장이 모두 강철로 되어 있어서 늘 소리가 울려 퍼졌다. 거의 우리에 갇힌 동물처럼 지내다 보니, 군인들은 점점 갑갑해하며 폐쇄공포증을 느껴 갔다. 그러나 그들은 자신들이 적어도 안전하다고 생각했다.

병력을 무리로 나누어서 격리시킨다는 계획에는 한 가지 결함이 있었다. 그들은 먹어야 했다. 그들은 한 번에 한 무리씩 식당으로 향했다. 하지만 몇 분 전에 다른 군인들이 만졌던 문을 열고 들어가서 같은 공기를 마시면서 같은 식탁에 앉아 그 손으로 식사를 했다.

출항하기 전에 독감 증상을 보인 병사를 다 제외했는데도, 출항한 지 48시간이 지나기 전에 의무실에 독감에 걸린 병사들이 쏟아져 들어왔다. 침대가 꽉 차고 가능한 모든 공간이 환자들로 꽉꽉 들어찼다. 이윽고 기침하고 피를 쏟고 착란에 빠지는 환자들을 위해 건강한 병사들이 쓰던 커다란 방을 하나둘 비워야 했다. 간호사들도 앓기 시작했다. 병사들은 공포감에 사로잡히기 시작했다.

버몬트 57연대 연대장 깁슨 대령은 레비아탄호에서 자기 부대가 겪은 일을 이렇게 썼다. "배는 군인들로 꽉꽉 들어차 있었다.…… 독감이 유달리 빠르게 불어나고 퍼지기에 좋은 환경이었다.…… 환자의 수가 빠르게 치솟았고, 워싱턴에 상황을 통지했지만, 연합군이 아주 절실하게 병력을 요청해서 어떤 일이 있어도 가야 했다.…… 의사들과 간호사들이 병으로 쓰러졌다. 아프지 않은 의사들과 간호사들은 인내심의 한계에 내몰릴 때까지 일했다. 실제로 보지 않고는 상상조차 할 수 없는 상황이 밤사이에 벌어졌다.…… 치료해 달라고 아우성치는 환자들로 혼잡한 가운데 신음소리와 두려워서 우는 소리까지 겹쳐서 진짜 지옥 같은 광경이 펼쳐졌다."[7]

다른 배들에서도 똑같은 광경이 펼쳐졌다. 환자들이 쏟은 피가 바닥 곳곳에 웅덩이를 이루며 고여 있었고, 건강한 병사들은 배 전체에 피로 발자국을 남기면서 돌아다녔다.[8] 그래서 갑판은 젖어서 미끄러운 상태가 되었다. 마침내 의무실이 꽉 차고, 임시로 만든 의무실도 꽉 차고, 위생병과 간호사는 환자를 갑판에 며칠씩 눕혀 둬야 하는 상황에 이르렀다. 브리튼호에 탔던 로버트 월리스는 갑판에 누워 있는데 폭풍우가 밀려들어서 배가 뒤흔들리고 파도가 배 위로 덮쳐서 자신을 비롯한 환자들이 몸도 옷도 담요도 흠뻑 젖은 상태에서 기침을 하고 가

래를 뱉던 일을 떠올렸다. 그리고 아침마다 당번병들이 시신을 들고 갔다.[9]

처음에는 몇 시간 간격으로 사망자가 나왔다. 레비아탄호의 일지에는 이렇게 적혀 있었다. "오후 12시 45분. 얼 톰프슨, 이병, 군번 4252473, 소속 미상, 선상 사망. …… 오후 3시 35분. 이병 O 리더, 엽폐렴으로 선상 사망……."[10] 그런데 뉴욕을 떠난 지 일주일 뒤, 당직 사관은 더는 굳이 "선상 사망"이라고 적을 필요도, 사망자가 속한 부대를 파악하느라 애쓸 필요도 못 느꼈다. 그냥 이름과 시각만 적었다. 오전 2시에 이름 둘, 오전 2시 2분에 다시 이름 둘, 오전 2시 15분에 다시 이름 둘, 그런 식으로 밤새 죽 이어졌다. 일지에는 오로지 사망자 기록만 계속 반복되고 있었다. 오전 7시 56분에 한 명, 오전 8시 10분에 한 명, 오전 8시 25분에 한 명, 이런 식으로 아침까지 이어졌다.

수장이 시작되었다. 곧 이는 장례라기보다는 위생 조치에 가까운 일이 되었다. 갑판에 시신들을 죽 늘어놓고 나서 몇 마디 조사를 읊고 이름을 호명한 다음 한 구씩 뱃전 너머로 미끄러뜨렸다. 빌헬미나호에 탄 한 병사는 물결 너머로 같은 수송선단의 그랜트호에서 시신들이 잇달아 바다로 떨어지는 광경을 지켜보았다. "눈물이 차오르고 목이 메었다. 죽음, 바다에 이름도 없이 수장되는 최악의 죽음이었다."[11]

수송선은 떠다니는 관이 되었다. 한편 프랑스에서 미국의 병영들에서 일어난 일들에 비하면 덜하긴 해도 어느 기준으로 보더라도 심각한 독감이 군대를 유린하고 있었다. 10월 후반기의 뮤즈-아르곤 공세는 미국이 한 가장 큰 규모의 전투였는데, 3사단 이상의 병력이 부상보다는 독감 때문에 전선을 이탈했다.[12] (미국과 유럽에 있는 병력의 수는 거의 같았지만, 독감 사망자는 유럽이 미국의 절반에 불과했다. 전선에 있던 병사들이 앞서 가벼운 형태의 독감이 유행할 때 노출되어 어느 정도 면역성을 띠었기 때문일 가능성이 있다.) 한 군의관은 10월 17일 일기에 이렇게 썼다. "몇몇 병원은 아예 일을 못하고 있다. 114 후송 병원에는 군의관이 한 명도 없었지만 폐렴 환자는 수백 명에 달했다. …… 수없이 죽어 가고 있었다."[13]

치료가 필요한 병사들을 이 혼란 속으로 더 보내는 것은 별 의미가 없었다. 바다를 건넌 군인이 얼마나 많이 죽었는지는 말하기가 불가능하다. 배에서 감염되었다가 나중에 상륙해서 죽은 사망자가 얼마나 되는지를 말할 때는 더욱 그렇다. 그러나 사망자 1명당 적어도 네댓 명은 몇 주 동안 앓아서 무력한 상태로 있었다. 이들은 유럽에 도움을 주기는커녕 부담만을 안겼다.

월슨은 독감에 관해서 공개적으로 언급한 적이 한 번도 없었다. 그는 그때그때 어떤 일이 일어나든 신경 쓰지 않고 원래 세운 목표에만 집중하려고 했다. 그러나 그가 신뢰하는 이들은 그에게 그 병, 특히 수송선에서의 헛된 죽음을 이야기했다. 해군 장성이자 월슨의 주치의인 캐리 그레이슨Cary Grayson도 그중 한 명이었다. 그는 테디 루스벨트와 월리엄 하워드 태프트가 대통령이었을 때 마찬가지로 주치의로 일했다. 매우 유능하면서 대단히 체계적인 인물인 그는 월슨의 신임을 받아서 때로 자문가 역할도 하게 되었다. (월슨이 1919년 뇌졸중을 일으킨 뒤, 그는 월슨의 아내와 공모하여 사실상 국정을 운영했다는 비난을 받게 된다.) 또한 그는 고거스 및 웰치와 좋은 관계를 유지하고 있었다. 아마도 군 의료진이 그레이슨에게 얘기했을 가능성이 큰데, 그레이슨은 참모총장 페이턴 마치에게 유럽으로의 병력 이동을 동결해 줄 것을 촉구하고 있었다.[14] 마치는 그의 요청을 거절했다.

그레이슨은 윌슨을 설득하여 10월 7일 마치를 백악관으로 불러서 그 문제를 논의하도록 했다. 그날 밤 늦게 윌슨은 마치와 만났다. 윌슨은 "마치 장군, 능력과 애국심을 의심할 수 없는 분들이 보낸 사람들이 이 독감 유행이 잡힐 때까지 프랑스로 병력을 수송하는 일을 중단해야 한다고 말합니다. …… 장군은 수송 중단을 거부했고요."[15]

마치는 자신이 고거스 사무실에서 조언을 받았던 일에 대해서는 일절 언급하지 않았다. 그는 가능한 예방 조치는 다 취하고 있다고 주장했다. 실제로 승선하기 전에 아픈 사람은 걸러내고 있었다. 심지어 일부 배는 캐나다 노바스코샤주 핼리팩스에 정박했다. 대서양을 건너기 전에 심하게 앓는 이들이 나타났기 때문이다. 어떤 이유로든 간에 미국 부대가 프랑스에 가는 것을 중단한다면, 독일의 사기는 치솟을 수 있었다. 실제로 상당수의 병사들이 타고 있던 배 안에서 죽었지만, 마치는 이렇게 말했다. "그렇게 죽은 병사들도 프랑스에서 죽은 동료만큼 나름 분명히 역할을 한 겁니다."[16]

전쟁은 그로부터 한 달 남짓 지난 뒤에 끝나게 된다. 유행병은 병영의 거의 모든 훈련을 불가능하게 만들었다. 독일에서는 의회가 ― 황제가 아니라 ― 이미 정권을 넘겨받아 강화 타진을 시도하고 있었고, 독일의 동맹국들은 이미 무너지거나 항복하거나 오스트리아처럼 윌슨에게 원하는 조건에 강화를 하자고 요청하고 있었다. 그러나 마치는 이렇게 고집했다. "병력 수송은 무슨 일이 있어도 중단되어서는 안 됩니다."

마치는 나중에 윌슨이 의자를 돌려서 창밖을 내다보는데 얼굴이 아주 슬퍼 보였고, 살짝 한숨을 내쉬었다고 썼다. 결국 유행병에 직면한

상황에서 단 하나의 군사 활동은 그대로 지속되게 된다. 군은 수송선을 계속 해외로 보냈다.[17]

윌슨이 군대의 독감에 관해 아무 일도 하지 않았으면서도 유럽으로 병력을 보내는 일에 우려를 드러냈다면, 그는 민간의 독감 유행에는 훨씬 더 관심이 없었다. 그는 여전히 독감에 관해 공개적으로 아무 말도 하지 않았다. 그가 개인적으로 무슨 말을 했다거나 정부의 민간 부문에 있는 누군가에게 그 병과 어떻게 맞서 싸우고 있는지를 물어봤음을 시사하는 자료는 전혀 없다.

윌슨은 정부에 강한 인물, 유력한 인물을 임명하고서 그들이 결정을 내리도록 했다. 그들은 국민의 생각을 지배했고, 국민 경제를 지배했다. 그러나 그 임명된 사람들 중에 보건 분야에서 실질적인 책임을 맡은 사람은 아무도 없었다. 미국 공중보건국 수장인 보건총감 루퍼트 블루는 책임을 졌다. 그러나 블루는 강한 인물이 아니었다.

넙데데한 얼굴에 우락부락한 근육질 몸을 지닌 아마추어 권투선수이기도 했던 블루는 중년에 들어선 지 한참임에도 신체적으로는 강했다. 그러나 중요한 방면, 즉 지도력 방면에서는 강하지 않았다. 대체로 새로운 분야에 진입할 때, 동료들은 새로운 길을 내면서 수십 가지 방향으로 뻗어 나가는 반면, 그는 개척을 하기는커녕 전문가다운 용기도 보여주지 못했고 심지어 진정한 열정조차 보이지 않았다. 그가 결코 아둔하지 않았다면, 진정한 지적 엄밀함이나 중요한 질문을 던질 창의성이 부족하다는 뜻이었고, 그는 공중보건 분야에서 어떤 진정으로 특별한 재능이나 통찰력을 결코 보여준 적이 없었다.

과학적인 공중보건 문제에 관한 한, 의학계의 진정한 지도자들은 그를 라이트급이라고 보았다. 웰치와 본은 그를 신뢰하지 않았기에 국가 연구위원회에 공중보건국을 대표하는 인물로 그를 추천하지 않았고, 대신 그들이 존중하는 공중보건국의 한 과학자를 뽑았다.[18] 캐리 그레이슨은 그가 너무나 못 미더웠기에 다른 국가 공중보건 기관을 창설하는 일에 나섰다. (그는 태머니파가 뉴욕시 보건국을 장악하는 바람에[19] 그 시도를 포기했다.) 블루는 그저 자신에게 맡겨진 일을 잘 수행하고, 외교적인 책략에 능숙하고, 큰 기회가 왔을 때 그 기회를 잘 잡았기에 보건총감이 되었다. 그것이 전부였다.

블루는 1892년 의학 공부를 마치자마자 공중보건국에 들어가서 퇴직할 때까지 그곳에서 일했다. 그는 이 항구에서 저 항구로, 볼티모어, 갤버스턴, 뉴올리언스, 포틀랜드, 뉴욕, 노퍽으로 옮겨 다니면서 일했다. 병원과 검역소에서 일하고 위생 문제를 처리했다. 그는 1903년 샌프란시스코에서 가래톳페스트가 발병했을 때 기회를 잡았다. 그전에 공중보건국 소속의 어느 매우 존경받는 과학자가 샌프란시스코에는 페스트가 없다고 주장하는 지역 정부 및 재계 인사들과 지겹게 논쟁을 벌인 바 있었다. 블루는 페스트가 존재한다는 것을 증명하지 않았지만—사이먼 플렉스너가 그 일을 했다. 그 문제를 해결하기 위해 온 과학조사단의 일원으로서 실험실에서 페스트균을 배양했다—그 병을 방제하기 위해 애쓰면서 지역 당국으로부터 마지못한 협조를 얻어 내는 데 성공했다. 결코 쉬운 일이 아니었으며, 그는 쥐를 죽이는 일을 감독하는 한편으로 한 탄복하는 기사에 실린 말을 빌리자면 "주의 모든 이해 관계자들을…… 화합시켰다."[20]

이 성공으로 그는 유력한 친구들을 얻었다. (그러나 그는 페스트가 쥐로부터 야생 설치류 집단으로 퍼지는 것을 막지는 못했다. 오늘날 페스트는 태평양 연안의 상당 지역과 내륙으로 애리조나주, 뉴멕시코

주, 콜로라도주에 걸쳐서 다람쥐, 프레리도그 등의 동물들에게 퍼져 있다.) 1907년 샌프란시스코에서 다시 페스트가 발생하자, 그는 다시 불려갔다. 다시 성공을 거둠으로써 그는 더 많은 유력한 친구들을 얻었다. 1912년 그는 보건총감으로 승진했다. 그해에 의회는 공중보건국의 권한을 확대했다. 그 자리에서 그는 당시 의료계가 주장했던 국민의료보험을 추진했고, 1916년 미국의학협회의 회장이 되었다. 취임 연설에서 그는 이렇게 선언했다. "건강보험이 사회 입법 쪽으로 다음번의 큰 도약이 될 것이라는 징후가 뚜렷합니다."[21]

윌슨은 굳이 새 보건총감을 뽑을 생각이 없었지만, 참전하자 공중보건국을 육군 산하 기관으로 배치했다. 원래 공중보건국은 들어오는 배를 점검하는 검역소 몇 곳, 상선 선원들과 일부 연방 공무원을 대상으로 하는 해양병원국, 위생연구소로 이루어져 있었다. 그런데 이제 전 국민의 건강을 지키는 일을 맡게 되었다. 국민이 전쟁 물자를 더 많이 생산할 수 있도록 말이다. 맡은 일의 규모는 커졌지만, 블루의 업무방식은 그대로였다.

유행병이 터지기 전 고거스는 수백만 명의 군인을 질병으로부터 보호하기 위해 가능한 모든 수단을 다 썼다. 그와 지위가 같은 해군 의무감 윌리엄 브레이스테드는 고거스에 견줄 만한 일을 거의 하지 않았지만, 보스턴의 로즈노와 필라델피아의 루이스 같은 사람들이 하는 연구를 지원하고 있었다.

이와 대조적으로 블루는 말 그대로 아무 일도 안 하는 차원을 넘어섰다. 그는 관련 연구의 진행을 막았다. 1918년 7월 28일, 블루는 위생연구소 소장 조지 매코이가 록펠러 연구소에서 하는 연구를 보완할 폐렴 연구를 하겠다고 신청한 1만 달러 예산을 삭감했다. 1912년에 의회가 그 연구소에 "사람의 질병와 그 전파에 영향을 미치는 조건"을 연구할 권한을 부여했음에도, 블루는 매코이의 연구가 "법을 집행하는 데 직접적으로 필요하지 않다"[22]고 판단했다.

블루는 독감이 미국에 유행할 가능성이 있음을 알았다. 8월 1일 『멤피스 메디컬 먼슬리*Memphis Medical Monthly*』지에는 유행병을 경고하는 그의 말이 실렸다. 그러나 그는 유행병을 억제하는 쪽으로는 전혀 준비가 되어 있지 않았다. 유행병이 치명적이라는 증거가 드러나기 시작한 뒤에도, 루퍼스 콜이 자료를 모으라고 그의 사무실에 재촉한 뒤에도, 그도 그의 직원들도 세계의 다른 곳에서 그 병이 어떤 상황인지 정보를 모으려는 노력을 전혀 하지 않았다. 그리고 공중보건국을 위기 상황에 대비시키려는 노력을 전혀 하지 않았다.

그의 밑에서 일하던 사람들 대다수는 그와 조금도 다를 바 없었다. 커먼웰스 부두에서 8월 말에 유행병이 발병하고, 9월 9일 신문들에 독감 환자들이 "보스턴항 주둔지의 모든 병원 침상"을 가득 채웠다는 기사가 실리고 있었을 때, 데번스 기지의 독감 환자는 3,500명이었고, 매사추세츠주의 병원들은 민간인 환자들로 채워지고 있었다. 그러나 그지역 공중보건 책임자는 나중에 이렇게 주장했다. "독감이 이 지역에 도달했다는 사실을 처음 안 것은 9월 10일이었다."

바이러스는 9월 4일 뉴올리언스에 도달해 있었다. 그레이트레이크스 해군 훈련소에는 9월 7일에, 코네티컷주 뉴런던에는 9월 12일에 도착했다.

공중보건국은 아무 말도 없다가 9월 13일에야 이렇게 발표했다. "유럽 국가들이 혼란스러운 상태에 있기 때문에, 당국은 이 질병의 특성이나 유행 양상에 관한 신뢰할 만한 정보를 전혀 받지 못하고 있습니다."[23] 바로 그날 블루는 모든 검역소에 입항하는 배에 독감 검사를 실시하라는 순환논법에 불과한 지시를 내렸다. 그 지시조차도 "지역 보건 당국에 통보될 때까지"[24] 감염된 배를 체류시키라는 내용뿐이었다.

나중에 블루는 더 적극적인 조치를 취하지 않은 이유를 변명했다. 그는 이렇게 말하는 듯했다. **이 병은 독감, 그저 독감이었을 뿐이라고.** "독감을 막겠다고 엄격한 검역 조치를 집행한다면 누가 보아도 부당했을 것이다."[25]

아무튼 선박을 아무리 엄격하게 검역한다고 해도 성공할 수 없었을 것이다. 바이러스는 이미 여기에 있었다. 그러나 블루의 순환논법은 블루가 전국은커녕 공중보건국이 살육에 대비하게 하는 일을 거의—사실상 전혀—하지 않았음을 시사한다.

바이러스는 9월 17일 퓨젓만에 다다랐다.

9월 18일에 이르러서야 블루는 미국의 어느 지역들에 독감이 침투했는지를 알아보겠다고 나섰다.

9월 21일 토요일에 수도 워싱턴에서 첫 독감 사망자가 나왔다.[26] 사망자는 존 시오레라는 열차 제동수로 4일 전 뉴욕시에서 그 병에 노출되었다. 같은 날 버지니아주 피터스버그 외곽의 리 기지에서는 6명이 사망했고, 뉴저지주 딕스 기지에서는 군인 13명과 간호사 1명이 사망했다.

그래도 블루는 거의 꿈적도 하지 않았다. 9월 22일 일요일에 워싱턴 신문들에 시 바로 외곽의 험프리스 기지(지금의 포트벨보어)에서 65명이 사망했다는 기사가 실렸다.

그제야 비로소 지역 신문들에 그 기사들 바로 옆에 정부가 이 병에 주의를 당부하는 내용이 실렸다.

보건총감의 독감 예방 지침[27]

불필요하게 모이지 않는다……

기침과 재채기를 할 때 가린다……

입이 아니라 코로 호흡을 한다……

3C를 염두에 둔다. 입을 깨끗이, 피부를 깨끗이, 옷을 깨끗이……

음식은 전쟁을 이기게 해줄 것이다…… 음식을 잘 고르고 잘 씹어 먹음으로써 돕는다……

식사 전에 손을 잘 씻는다……

대소변을 참지 않도록 한다……

꽉 끼는 옷, 신발, 장갑을 피한다—자연을 죄수가 아니라 동맹자로 삼도록 한다……

공기가 깨끗하면 한껏 들이마신다—심호흡을 한다.

독감이 이 기지에서 저 기지로 행군하면서 군인들을 대량 학살하고 있다는 사실을 알고 있는 대중이 이런 일반적인 지침에 안심할 리가 없었다. 3일 뒤 워싱턴에서 두 번째 독감 사망자가 나타났다. 첫 희생자처럼 존 제인스도 뉴욕시에서 그 병에 감염되었다. 바로 그날 육군, 해군, 적십자의 의료 책임자들은 워싱턴에서 회의를 열어서 각 주를 어떻게 도울 수 있는지 논의했다. 블루도 공중보건국의 대표도 이 자리에 참석하지 않았다. 26개 주에서 독감 환자들이 나오고 있는 시점이었다.

블루는 유행병과 싸울 조직을 만든다는 구상조차 하지 않고 있었다. 그가 취한 조치는 단 두 가지뿐이었다. 독감을 피할 방법을 알리는 지침을 발표한 것과 국립과학원에 병원체의 정체를 밝혀 달라고 요청한 것이었다. "독감 발병이 전시 물자 생산에 중요한 영향을 미칠 것이라는 점을 생각할 때, 공중보건국은 가만히 있을 수가 없습니다. …… 연구위원회가 감염 생물의 정체를 밝힐 …… 적절한 실험 연구를 마련한다면 가치 있는 활동이 될 겁니다."[28]

크라우더는 징집을 취소했다. 그런데도 블루는 응급 상황에 대처하지 않고 있었다. 수도 워싱턴에서 공중보건국을 이끌고 있던 그는 걱정할 이유가 전혀 없다는 말만 언론에 계속 되뇌고 있었다.

아마 블루는 공중보건국 밖에서 어떤 추가 조치가 있을 거라고 생각했던 것 같다. 그가 맡은 공중보건국은 철저히 관료주의적인 기관이었고, 그 관료주의적이라는 단어에 좋은 의미는 전혀 들어 있지 않았다. 겨우 10년 전 그가 뉴올리언스에 있을 때, 미국을 강타한 황열병 유행이 그곳까지 다다랐는데, 공중보건국은 시에 유행병에 맞서 싸우는 일을 돕기 위해 연방 정부가 지출할 비용 중 25만 달러를 내라고 — 미리 — 요구한 바 있었다.[29] 그리고 불과 몇 주 전에 그는 산하 연구소의 소장이 록펠러 연구소의 콜과 에이버리가 하는 연구를 보완할 폐렴 연구에 필요한 예산을 달라고 했을 때 거절한 바 있었다.

그러나 전국의 주지사들과 시장들은 도움을 요청하고 있었다. 워싱턴에 있는 모든 이들에게 도와 달라고 간청하고 있었다. 특히 매사추세츠주 공무원들은 주 외부의 지원을 간절히 요청하고 있었다. 그들은 의사와 간호사, 실험실 지원을 간절히 바라고 있었다. 사망자 수는 수천 명으로 치솟았다. 주지사 새뮤얼 매콜은 다른 주지사들에게 어떤 도움이든 달라고 전보를 보냈고, 9월 26일에는 연방 정부에 공식적으로 도움을 요청했다.

의사와 간호사가 절실히 필요했다. 의사와 간호사가 말이다. 특히 간호사가 필요했다. 질병이 퍼져 나가고, 웰치, 본, 고거스뿐 아니라 개인 적으로 의사 수십 명으로부터 경고가 쏟아지고, 마침내 블루가 뭐라도 하는 기색을 보일 때, 의회가 행동에 나섰다. 의회는 청문회나 토론회로 시간을 끌지 않은 채, 공중보건국에 100만 달러의 예산을 승인했다. 블루가 한 달 동안 5,000명의 의사를 고용하여 응급 활동을 펼치기에 충분한 돈이었다. 물론 고용할 만한 의사 5,000명을 어떻게든 찾을 수 있다고 한다면 말이다.

매일 ― 사실 매시간 ― 바이러스가 점점 더 폭발적으로 번지면서 사망자가 늘어나고 있었다. 블루는 갑자기 겁먹은 양 이제 돈 문제는 거의 신경을 안 쓰는 듯한 태도를 보였다. 그는 의회에 액수를 놓고 불평하지 않았다. 더 달라고 요청한 기록도 전혀 없다. 그러나 의회가 그 예산을 통과시킨 바로 그날, 그는 슬그머니 적십자사의 전쟁위원회에 자금과 지원을 요청했다.[30]

적십자사는 정부와 긴밀하게 협력하고 있었지만, 정부의 자금이나 지시를 받지 않았다. 게다가 공중보건 문제는 적십자사의 소관도 아니었다. 그러나 블루가 요청하기 전부터 이미 적십자사는 유행병에 맞설 예산을 따로 배정해 놓고 이미 대처에 나선 상태였다. 그것도 대규모로 말이다. 간호 부서는 이미 "본토 방어 간호사Home Defense Nurse" 조직을 가동한 상태였다. 자격을 갖춘 직업 간호사들이면서 나이나 장애나혼인 때문에 군에서 봉사할 수 없는 여성들로 이루어진 조직이었다. 적십자사는 전국을 13개 지역으로 나누었고, 각 간호 분회의 장은 정식 간호사와 간호학교에서 중퇴한 이들(적십자사는 모든 간호학교를 조사했다)뿐 아니라, 적십자사의 가정 내 환자 간호 교육 과정을 들은 이들까지, 간호 교육을 조금이라도 받은 사람은 모조리 다 찾아내라는 지시를 이미 받은 상태였다. 이미 각 분회에 가장 도움이 필요한 지역으로 갈 태세를 갖춘 일종의 간호사판 기동 타격 부대를 적어도 한 조짜리는 지시가 내려져 있었다. 그리고 정부 내의 누군가가 도움을 요청하기 전에, 적십자사 전쟁위원회는 "스페인독감 유행에 대처할 목적의 예비비"[31]를 마련해 두었다. 이제 전쟁위원회는 예비비보다 훨씬 더 많은 예산을 지출하도록 즉시 동의했다.

마침내 블루의 공중보건국도 움직이기 시작했다. 의사와 간호사가 절실히 필요했다. 의사와 간호사가 말이다. 그러나 그 무렵에 독감 바이러스는 해안 지역들을 중심으로 삼아서 이미 전국으로 퍼져 있었고, 덴버, 오마하, 미니애폴리스, 보이시 같은 내륙으로 진출하고 있었다. 그 바이러스는 알래스카로 침투하는 중이었다. 그 바이러스는 태평양을 건너 이미 하와이로 들어가 있었다. 그 바이러스는 푸에르토리코에서 모습을 드러냈다. 그 바이러스는 서유럽 전역에서, 인도에서, 중국에서, 아프리카에서 폭발적으로 분출하려 하고 있었다.

당시에도 지금처럼 과학자들이 동료 과학자들을 대상으로 글을 쓰던 잡지인 『사이언스』는 이렇게 경고했다. "지금 출현하고 있는 유행병은 전격적으로 나타나서 통제할 수 없는 강력한 해류처럼 움직이면서 격렬하면서도 기이한 효과를 일으키고 있다. 이 병은 결코 느리고 은밀하게 퍼지지 않는다. 출현하는 곳마다 자신의 존재를 놀랍도록 선명하게 드러낸다."[32]

4월이 아니라 10월이 가장 잔인한 달이 될 터였다.

27

미국에서, 그리고 세계의 모든 지역에서 거침없이 번지는 독감의 불길은 그 무엇으로도 멈출 수 없었다. 하지만 가차 없는 개입과 격리 조치가 있었더라면 독감이 이처럼 불길처럼 번져 나가는 것을 막고 저지선을 구축할 수 있었을 것이다.

2003년 중증급성호흡기증후군, 즉 사스라는 새로운 유행병이 발생했을 때 취한 것과 같은 가차 없는 조치를 취했다면 효과를 발휘했을지도 모른다.* 하지만 독감을 사스처럼 억제하지는 못했을 것이다. 독감이 훨씬 감염성이 강하기 때문이다. 그러나 독감의 전파를 막는 모든 조치들은 상당한 영향을 미쳤을 수 있다. 그 바이러스는 시간이 지날수록 점점 약해지고 있었기 때문이다. 단순히 지역 사회에 다다르는 시기를 늦추거나 도달했더라도 확산을 늦추기만 했어도—단지 그렇게 사소한 차원에서 성공하기만 했어도—많은, 수많은 목숨을 구했을 것이다.

가차 없는 조치를 한 선례가 있었다. 겨우 2년 전 동부 해안의 도시

---

*사스에 관해 더 알고 싶은 독자는 이 책의 〈후기〉 참조.

들은 가장 엄격한 조치를 써서 소아마비 유행과 맞서 싸운 바 있었다. 소아마비의 위협을 받는 지역마다 보건 당국은 가차 없는 조치를 취했다. 그러나 당시는 미국이 참전하기 전이었다. 독감에는 그에 비견될 만한 어떤 조치도 없을 것이었다. 블루는 전시 활동을 방해할 생각이 전혀 없었다.

공중보건국과 적십자사가 상당한 성과를 거둘 기회가 딱 한 번 있었다. 10월 초에 첫 가을 발병이 일어나고 봄에 한 차례 발병이 일어났다는 점을 생각하면, 바이러스의 공격이 주기를 이룬다는 것을 이미 짐작할 수 있었다. 민간 영역에서는 유행병의 첫 환자가 나타난 뒤에 정점에 이르렀다가 잦아들기까지 약 6주가 걸렸고, 인구가 고도로 밀집된 군 기지에서는 3~4주가 걸렸다. 유행병이 잦아든 뒤에도 여전히 이따금 환자가 나타나긴 했지만, 대처가 힘들 만큼 압도적으로 많지는 않았다. 그래서 적십자사와 공중보건국의 계획 수립자들은 바이러스의 도달이 시차를 두고 이루어지듯이 바이러스의 공격 또한 시차를 두고 이루어질 거라고 예상했다. 즉 바이러스의 공격이 정점에 이르는 시기는 지역마다 다를 거라고 보았다. 유행병이 정점에 이른 동안에는, 개별 지역 사회가 이에 대처하기란 불가능할 터였다. 대응 체계가 아무리 잘 마련되어 있더라도, 지역 사회 각각은 독감의 공격에 압도당하고 말 터였다. 그러나 적십자사와 공중보건국이 가장 필요할 때에 한 지역 사회에 의사, 간호사, 자원을 집중시킬 수 있다면, 유행병이 잦아들 때 지원 인력과 자원을 그다음에 필요한 지역으로 옮기는 식으로 계속해 나갈 수 있을 터였다.

이 일을 관리하기 위해 블루와 적십자사의 새 독감위원회 책임자이자 민간 구호 위원장인 프랭크 퍼슨스Frank Persons는 업무를 분담했다.

공중보건국은 모든 의사를 찾아내어 봉급을 주고 업무를 배분하는 일을 맡기로 했다. 간호사와 보급품을 언제 어디로 보내야 할지, 간호사가 누구에게 보고할지도 정하고, 주 및 지역의 보건 당국과 협조하는 문제도 맡기로 했다.

적십자사는 간호사를 찾아내어 봉급을 주고, 지역 당국이 감당하지 못하는 지역의 응급 병원에 의료품을 보급하고, 정보를 전달하는 등 다른 거의 모든 일을 맡기로 했다. 적십자사는 자신의 책임 범위에 한 가지 단서를 달았다. 군 기지의 요청은 받아들이지 않겠다는 것이었다. 그러나 그 단서 조항은 곧바로 잊혔다. 심지어 적십자사는 곧 민간인보다 군인에게 더 우선순위를 두게 되었다. 한편 적십자사 전시위원회는 3,864개 지부에 아직 환자가 나오지 않은 곳에도—사실 특히 신경을 써서—독감위원회를 설치하라고 지시했다. 전시위원회는 독감위원회 조직에 관한 지침을 내리면서 "각 지역 사회는 자체 자원을 최대한 활용해야 한다"[1]고 천명했다.

퍼슨스에게는 모델로 삼을 곳이 있었다. 바로 매사추세츠였다. 그곳에 있는 뉴잉글랜드* 분회장 제임스 잭슨James Jackson은 놀라운 일을 해냈다. 그 지역이 처음에 정체도 몰랐던 질병이 경고도 없이 들이닥친 곳이라는 점을 생각하면 더욱 그랬다. 지부들이 거즈 마스크—이 마스크는 곧 어디에서나 보게 되며 이 독감 유행의 상징이 된다—를 만드는 동안, 잭슨은 먼저 의사와 간호사를 직접 공급하려 시도했다. 그 일이 뜻한 대로 안 되자, 그는 주 국방위원회, 연방 공중보건국, 주와 지역의 공중보건 당국, 적십자로 구성된 임시 총괄 조직을 구성했다.

* 뉴잉글랜드는 미국 동북부의 메인, 뉴햄프셔, 버몬트, 매사추세츠, 로드아일랜드, 코네티컷 등 6개 주를 포괄하는 지역이다—옮긴이.

이 조직은 자원을 공동으로 운영하면서 필요할 때 소도시에 배분했다.

잭슨은 프로비던스, 뉴헤이븐, 뉴욕에서, 심지어 핼리팩스와 토론토에서도 간호사들을 데려왔다. 그는 적어도 어느 정도 인력 부족을 완화하는 데 성공을 거두었다. 그러나 매사추세츠주는 운이 좋았다. 그곳에 유행병이 발생했을 당시, 다른 지역들은 도움이 필요하지 않았기 때문이다. 유행병이 발생한 지 4주째에 잭슨은 이렇게 보고했다. "어느 지역 사회도 아직 간호사나 보급품을 다른 곳으로 옮길 수 있는 상황에 도달하지는 못했다. 데번스 기지에는 …… 간호사 40명이 앓고 있고, 그중에는 폐렴에 걸린 이들이 많다."[2]

또 그는 워싱턴의 적십자 본부에 이렇게 조언했다. "이 위기에서 가장 중요한 일은 더 많은 직장인들이 빨리 가정으로 돌아가서 가족을 돕도록 하는 것입니다. 그래서 나는 응급 구조 및 가정 간호 교육을 받은 이들이나 기꺼이 자원봉사를 하려는 여성들을 동원해야 한다고 모든 지부에 두 차례 전보를 보냈습니다."[3]

그리고 그는 이렇게 털어놓았다. "연방 공중보건국은 …… 이 전반적인 상황을 제대로 다룰 능력이 없습니다. …… 제대로 일을 한 적이 없습니다."[4]

그가 전보를 보낸 것은 10월이었다. 그때쯤에는 모두에게 간호사가 필요하거나 곧 필요해질 예정이었고, 그 사실을 모두가 알았다. 그리고 자원도 필요했다. 그래서 의사, 간호사, 자원을 찾아내는 일이 가장 큰 과제가 되었다. 그 세 가지가 다 필요했다.

이 감염병의 전 세계적 유행에 맞서 의사들은 도움을 줄 수 있었다. 그들은 목숨을 구할 수 있었다. 실력이 충분하다면, 제대로 자원을 갖추고 있다면, 적절한 도움을 받는다면, 시간이 있다면 말이다.

사실, 어떤 약이나 치료법도 바이러스 감염을 억제할 수 없었다. 독감 바이러스 자체에 직접 심하게 감염되어 사망했거나, 바이러스성 폐렴이 ARDS로 진행되어 사망한 사람은 어떤 조치를 취했더라도 사망했을 것이다. 1918년 ARDS는 치사율이 거의 100퍼센트였다.

하지만 다른 사망 원인들이 있었다. 이차 세균 감염으로 생긴 폐렴으로 사망한 이들이 훨씬 더 많았다.

바이러스에 감염된 지 10일, 2주, 또는 때로 2주 이상 지난 뒤에, 환자가 좀 나아졌다고 느낀 뒤에, 회복이 시작된 것처럼 보인 뒤에, 환자는 갑자기 다시 심하게 앓기 시작했다. 그리고 죽어 갔다. 바이러스는 면역계가 거의 망가진 폐를 해체하고 있었다. 최근의 연구들은 그 바이러스가 폐 조직에 몇몇 세균이 자리를 잡도록 돕는다는 것을 시사한다. 세균은 그 기회를 이용하여 폐에 침입하여 목숨을 앗아 갔다. 사람들은 배우고 있었고, 의사들은 조언하고 있었고, 신문은 경고하고 있었다. 설령 회복된 것처럼 보일 때도, 몸이 괜찮아진 것처럼 느껴질 때도, 다시 직장으로 돌아가도 될 만큼 정상인 것처럼 여겨질 때도, 여전히 계속 휴식을 취해야 한다고, 계속 누워 있어야 한다고 말이다. 그렇지 않으면 목숨을 잃을 위험이 있었다.

6년 전에도 의학이 무력했던 적이 있었다. 너무나 무력했기에 오늘 날은 의료 행위에 관한 고전으로 여겨지는 교과서의 가장 최신판에서도 폐렴 환자에게 사혈법을 쓰라고 권했다. 그러나 이제는 이차 세균 감염이 일어난 환자 중 일부에게 뭔가 할 수 있는 일이 있었다. 최첨단 치료법을 쓰는 최고의 의사들은 도움을 줄 수 있었다. 그들에게 자원과 시간만 주어진다면 말이다.

록펠러 연구소의 에이버리와 콜을 비롯한 이들은 봄에 업턴 기지에서 그런 유망한 결과를 보여주는 백신을 개발했고, 육군의학교는 백신을 대량 생산하고 있었다. 에이버리와 콜은 또한 정상적인 상황에서 엽폐렴의 3분의 2 이상을 차지하는 I형과 II형 폐렴알균의 사망률을 줄이는 혈청을 개발했다. 그러나 지금은 정상적인 상황이 아니었다. 거의 폐렴을 일으키는 법이 없던 세균도 방해받지 않은 채 폐로 침입하여, 거기에서 자라고, 번성하고 있었다. 그러나 I형과 II형 폐렴알균이 일으키는 폐렴도 여전히 많았기에, 그런 환자들에게는 혈청이 도움을 줄 수 있었다.

다른 연구자들도 다른 백신과 혈청을 개발했다. 메이요 병원의 E. C. 로즈나우가 개발하여 시카고에서 썼던 것처럼 어떤 백신과 혈청은 전혀 효과가 없었다. 하지만 어느 정도 효과가 있는 것들도 있었다.

의사들은 또한 동원할 다른 자산을 지니고 있었다. 외과의들은 유행병이 도는 동안 폐에 생겨서 몸에 독성을 끼치는 고름집에서 고름과 병원체를 빼내는 새로운 방법을 개발했다. 이 방법은 지금도 쓰인다. 또한 의사들은 일부 증상들을 완화하거나 심장을 자극하는 약물을 개발했다. 주요 병원들은 진단과 분류에 도움을 줄 수 있는 엑스선 기기를 갖추었고 일부 병원은 환자의 호흡을 돕는 산소 공급 시설도 갖추었다. 널리 쓰이지도 않았고 원하는 만큼 효과가 있지도 않았지만, 그래도 쓸 가치가 있었다.

그러나 이런 자원들을 쓰려면, 그중 하나라도 이용하려면, 의사는 그런 자원을 갖고 있어야 했고, 또 시간도 있어야 했다. 물적 자원을 구하기도 어려웠지만, 시간을 구하기는 더욱 어려웠다. 그럴 시간이 없었다. 록펠러 연구소가 개발한 혈청은 정확하게 여러 용량으로 처방되어야 했다. 하지만 그럴 시간이 없었다. 환자가 병동에 꽉꽉 들어차고, 복도와 현관에 가득한 간이침대도 꽉 차고, 의사 자신도 병에 걸려서 간이침대에 드러눕는 상황이었다. 설령 자원이 있다고 해도, 그들에게는 시간이 없었다.

그리고 공중보건국이 찾아낸 의사들은 자원도 시간도 없었다. 의사를 찾는 일 자체도 간단치 않은 일이었다. 군이 이미 모든 의사와 간호사 중 적어도 4분의 1 ─ 어떤 지역에서는 3분의 1 ─ 을 데려간 상태였다. 그리고 군은 바이러스에 심하게 유린되고 있었기에, 민간의 상황이 아무리 절망적이라고 해도 지역 사회에 의사를 보내려 하지 않았다.

이런 사정으로 민간에는 대략 10만 명 정도의 의사들이 남아 있었는데, 그중에는 수준이 떨어지는 의사들도 있었다. 국방위원회는 이미 지역 의학 분과 위원회들에 비밀리에 동료 의사들의 등급을 매겨 달라고 한 바 있었다. 그 위원회들은 약 7만 명이 군의관으로 부적합하다고 판정했다. 부적합 판정을 받은 이유는 대개 그들이 무능하다고 여겨졌기 때문이었다.

정부는 남은 의사들 중 가장 실력이 나은 이들을 파악한다는 계획을 세운 바 있었다. 1918년 1월 국방위원회는 "의료봉사단Volunteer Medical Service"을 창설했다. 이 부서는 미국의 모든 의사를 합류시키려고 애썼지만, 특히 여성이나 신체장애가 있는 젊은 의사들을 추적하고자 했다. 다시 말해, 좋은 의사이면서 징집 대상이 아니거나 징집 거부될 가능성이 가장 높은 이들이었다.

의사를 대규모로 찾는 데는 성공했다. 8개월 사이에 의사 72,219명이 의료봉사단에 가입했다.[5] 그러나 그들은 오로지 애국심을 입증하고자 가입한 것이지, 어떤 실질적인 헌신을 하기 위해서가 아니었다. 회원이 되는 데에는 아무런 조건이 없었고, 그들은 액자에 담아서 진료실에 걸어둘 멋진 임명장을 받았다.

그러나 이 집단 내에서 좋은 의사를 찾아내어 접촉한다는 계획은 무산되었다. 그 바이러스는 어디에나 침투하고 있었고, 의사는 어디에나 필요했다. 책임감을 지닌 의사라면 도움이 필요한, 절실히 필요한 자기 환자를 포기할 리 없었다. 게다가 연방 정부는 주급으로 겨우 50달러를 지불하고 있었다. 아무리 1918년이라도 결코 후한 액수가 아니었다. 10만 명의 민간인 의사 중에서 의료봉사단에 가입한 의사는 72,000명에 이르렀지만 그중 1,045명만이 공중보건국의 요청에 응했다. 그 가운데 아직 개업을 하지 않고 입영 통지서를 기다리는 실력 있는 젊은 의사는 몇 명 안 된 반면, 전국에서 가장 무능하거나 가장 훈련이 덜 된 의사는 많았다. 사실 공중보건국의 요청에 응한 의사가 너무 적어서 블루는 처음에 매우 부족하다고 여겼던 100만 달러의 예산 중에서 11만 5,000달러를 나중에 재무부에 돌려주게 된다.

공중보건국은 이 1,045명을 의사가 전혀 없는 곳, 독감에 너무나 철저하게 황폐해져서 어떤 도움이든 필요로 하는 곳으로 보냈다. 그러나 그들은 거의 아무런 자원도 받지 못한 채 파견되었다. 록펠러 백신이나 혈청도, 그런 것들을 제조하거나 처방하는 교육도, 엑스선 기기도, 산소도 그리고 그것을 공급할 설비도 없이 보냈다. 그들은 감당하기 어려울 만치 많은 환자들을 쉴 새 없이 계속 진료하면서 지쳐 갔다.

그들은 진단을 내렸다. 온갖 약물로 치료했다. 그러나 실제로 그들이 할 수 있는 일은 조언을 하는 것밖에 없었다. 최고의 조언은 이러했다. 침대에 누워 쉬세요. 그런 뒤 그들은 다음 간이침대로 자리를 옮기거나 다음 마을로 갔다.

사실 환자에게는 의사보다 간호사가 더 도움이 될 수 있었다. 간호는 환자의 긴장을 풀어 주고, 환자에게 물과 휴식과 안정을 제공하고, 최상의 영양 상태를 유지하고, 고열을 식힐 수 있었다. 간호는 환자에게 생존할 기회를 최대한 줄 수 있었다. 간호는 목숨을 구할 수 있었다.

그러나 간호사는 의사보다 구하기가 더 어려웠다. 애초에 의사보다 4분의 1이 더 적었다. 앞서 간호계를 대변하는 여성 지도자들은 간호조무사를 대규모로 양성하자는 제안을 거부함으로써 간호 예비 인력을 대규모로 양성할 기회를 막은 바 있었다. 원래 계획은 간호조무사를 수천 명 양성하자는 것이었지만, 그 대신에 육군간호학교Army School of Nursing가 설립되었다. 하지만 그 시점까지 221명의 학생이 간호사가 되기 위해 공부하고 있었을 뿐, 졸업생은 아직 단 한 명도 배출되지 않은 상태였다.

그리고 유행병이 분출하기 직전에, 프랑스에서 전투가 격렬해지면서 군은 간호사가 더 많이 필요해졌다. 사실 너무나 절실히 필요했기에, 8월 1일 고거스는 기존 요구 인력을 간신히 채워서 미국의 병영들에 있던 간호사 1천 명을 프랑스의 병원들로 보내는 동시에 8주 동안 "주당 1천 명"을 모아 달라고 요청했다.

적십자사는 미군의, 특히 육군의 간호사 공급 통로였다. 적십자사는 이미 그전부터 적극적으로 군에 보낼 간호사들을 모집하고 있었다. 그런데 고거스의 요청이 있자, 더욱 열정적으로 간호사 모집 캠페인을 벌이기 시작했다. 각 분회에, 분회 내의 지부에 할당량이 떨어졌다. 적십자 직원들은 할당량을 채우지 못할 경우 자신의 경력이 위험에 처한다는 것을 잘 알았다. 이미 모집 담당자들은 전국의 모든 간호사의 명단과 그들이 어디에서 어떤 일을 하고 있는지를 알고 있었다. 모집 담당자들은 이제 간호사들에게 하던 일을 그만두고 입영할 것을 종용했고, 의사들에게는 간호사들을 놓아 주라고 압박을 가했다. 개인 간호사를 두고 있던 부유한 환자들에게는 그러한 처사가 얼마나 비애국적인 일인지 느끼게 했고, 개인 병원에는 간호사들을 내보내라고 강요했다.

이런 조직적인 운동은 성공을 거두고 있었다. 엄청난 비율의 간호사들을 가정이나 다른 책임에 구애받지 않고 직장을 그만두게 하여 이동하기 쉽게 만듦으로써 민간 부문에서 빼내고 있었다. 적십자사의 모집 운동은 너무나 성공적이어서 병원들은 간호 인력을 거의 다 빼앗겼고, 전국의 많은 개인 병원은 인력이 너무 부족하여 문을 닫는 수밖에 없었고, 전쟁이 끝날 때까지 다시 문을 열지 못했다.[6] 한 적십자 모집자는 이렇게 썼다. "전국본부에서의 일이 이토록 힘든 적은 한 번도 없었다. 일이 너무 많아 쓰러질 지경이다. …… 한쪽 끝에서 다른 쪽 끝까지 미국을 샅샅이 뒤져 간호사들을 숨어 있는 곳에서 죄다 끌어내고 있다. …… 계속 이런 식으로 한다면, 민간에는 간호사가 한 명도 남아나지 않을 것이다."[7]

모집자가 그 글을 쓴 날은 9월 5일, 데번스 기지에서 바이러스가 폭발적으로 발생하기 3일 전이었다.

28

필라델피아는 고립된 채 홀로 독감의 공격에 휘청거렸다. 필라델피아에서는 전국적인 적십자사도 공중보건국도 돕고 있다는 기미를 전혀 찾아볼 수 없었다. 공중보건국은 모집한 의사를 단 한 명도 그곳으로 보내지 않았다. 적십자사도 모집한 간호사를 단 한 명도 그곳으로 파견하지 않았다. 그런 기관들은 필라델피아에 아무런 도움도 주지 않았다.

매일 사람들은 일주일 전, 아니 하루 전만 해도 완벽하게 건강했던 친구와 이웃이 죽어 있는 것을 발견했다. **뭘 해야 하지?** 사람들은 공황 상태에, 절망에 빠졌다. **이 사태가 얼마나 오래갈까?**

시장은 유행병이 돌기 시작할 무렵에 체포되었다가 그 자신이 독감에 걸렸다. 그는 아무 일도 한 것이 없었다. 5대 일간 신문인 『프레스*Press*』, 『인콰이어러*Inquirer*』, 『불러틴*Bulletin*』, 『퍼블릭 레저*Public Ledger*』, 『노스 아메리칸*North America*』 어디에서도 시장이 위기에 관해 한 마디라도 한 흔적을 찾아볼 수 없었다. 시 당국 전체가 아무 일도 하지 않았다.

시 보건국장인 윌머 크루센을 믿는 사람은 아무도 없었다. 다른 누군가가 **무언가** 조치를 취해야 했다.

폴 루이스는 그 압력을 느꼈고, 죽음이 모두 자신과 관련이 있다고 느꼈다. 아주 오래전의 일인 양 느껴지는 시티오브엑스터호의 선원들이 죽어 가는 광경을 본 이래로 얼마간이라도 압력을 느껴 왔다. 9월 초 바이러스가 독감 증상을 보인 필라델피아 해병들 중 5퍼센트를 죽이고 있을 때, 그 압력은 더욱 심해졌다. 그 뒤로 그와 그 밑에 있는 모든 직원들은 집에 거의 가지도 않은 채 연구실에서 일했다. 인플루엔자균을 찾아낸 것은 결론이 아니라, 진짜 일의 출발점에 불과했다.

그가 연구실에서 그토록 매진한 적은 결코 없었다. 그는 폐렴알균을 조사하는 것부터 시작했다. 또한 여과성 바이러스가 독감을 일으킬 가능성을 살펴보기 시작했다. 인플루엔자균을 살펴보는 연구도 계속했다. 그를 비롯한 연구원들은 백신을 개발했다. 그는 혈청을 개발하려고 노력하고 있었다. 그는 이 모든 일을 동시에 하고 있었다. 시간이 없었기 때문이다. 누구에게나 시간이 부족했다.

루이스에게 과학적 약점이 하나 있다면, 자신이 존중하는 사람의 지도를 너무나 기꺼이 받아들인다는 것이었다. 한때 그가 플렉스너에게 더 지도해 달라고 하자, 플렉스너는 퇴짜를 놓았다. "직접 계획을 짜는 편이 더 낫네. …… 자네에게 딱 들어맞을 계획을 내가 짜놓은 게 아니니까. 자네가 직접 하는 편이 훨씬 나아."[1] 루이스는 플렉스너를 존경했다. 또한 리하르트 파이퍼도 존경했다.

살아 있는 환자들의 목이나 코를 문지른 면봉이나 부검한 폐에서, 이제 인플루엔자균이 발견되는 사례가 압도적으로 많았다. 반드시 그 세균만 발견되는 것도, 또 늘 발견되는 것도 아니었다. 확실한 증거는 아니었지만, 그는 이 세균이 실제로 독감을 일으킨다는 믿음을 더욱 키워 갔다. 그리고 시간에 쫓기고 있었기에, 여과성 바이러스가 독감을 일으킬 가능성을 더 조사하는 일은 포기했다.

하지만 그는 이 일을 사랑했다. 독감은 증오했지만, 이 일은 사랑했다. 그는 자신이 이 일을 하기 위해 태어났다고 믿었다. 그는 밤늦게까지 죽 늘어선 실험 기구들 사이에서 100개의 플라스크와 페트리접시에서 세균이 자라는 것을 지켜보고, 경이로운 방식으로, 교향악의 지휘자처럼 조화롭게 십여 가지 실험을 동시에 수행하는 것을 사랑했다. 더 나아가 지금까지 한 일을 다 내버려야 할 예기치 않은 결과가 나오는 것도 사랑했다.

루이스가 연구소장이라는 입장에서 싫어한 유일한 일은 필라델피아의 유력 가문들이 모이는 파티에 참석하여 그들이 총애하는 과학자 역할을 하면서 기부금을 따내는 것이었다. 그가 있어야 할 곳은 언제나 연구실이었다. 이제 그는 매일 거의 온종일 연구실에 틀어박혀 있었다. 그는 자신이 필라델피아의 유력 가문들과 보내는 시간이 너무 많다고 믿었다.

사실 그 유력 가문들은 더 존경을 받을 자격이 있었다. 그들은 나름의 책임을 다할 예정이었다.

작가 크리스토퍼 몰리Christopher Morley는 필라델피아가 "비들 가문과 드렉셀 가문이 합류하는 곳에" 있다고 말한 바 있다. 1918년에 그 표현은 결코 틀린 말이 아니었다.

미국의 모든 주요 도시 중에서 필라델피아는 가장 "아메리카답다"고 주장할 수 있었다. 주요 도시 중에서 미국 내에서 태어난 이들의 비율이 가장 높았고 뉴욕, 시카고, 보스턴, 디트로이트, 버팔로 등 비슷한 도시들보다 이민자의 비율이 가장 낮았다. 필라델피아의 가장 유서 깊고 가장 부유한 가문들은 자선 기관과 지역 적십자사를 포함한 사회복지 단체, 그리고 펜실베이니아 국방위원회를 장악하고 있었다. 특이한 사례는 아니었다. 다른 도시들에서도 대체로 그렇게 하고 있었기 때문이다. 하지만 시 정부가 거의 존재하지 않는 것이나 다름없는 상황에서 필라델피아의 이 가문들은 국방위원회를 이용해 시정을 장악하는 것이 자신들의 의무라고 여겼는데, 이는 특이한 경우였다.

국가 차원에서 보면 국방위원회는 참전하기 전에 윌슨이 전국의 공장, 교통수단, 노동력, 천연자원의 현황 자료를 모아서 경제를 통제할 계획을 짜는 수단이었다. 하지만 각 주가 자체적으로 구성한 위원회는 그의 정적들에 의해 장악되어 있는 사례가 종종 있었다. 참전을 하자, 윌슨은 새로운 연방 기구를 창설함으로써 이 조직을 밀어냈고, 그리하여 이 조직은 힘을 잃었다. 그러나 펜실베이니아 국방위원회는 거의 전적으로 비공식적으로 이루어지고 있기는 했지만 그 주의 철도 운행 시간표에서 모든 대기업의 수익과 임금에 이르기까지 모든 것에 여전히 지대한 영향을 미치고 있었다. 게다가 주 정부 역시 윌슨의 정적들이 장악하고 있었다. 펜실베이니아 국방위원회가 이런 힘을 발휘할 수 있었던 주된 이유는 조지 훠턴 페퍼George Wharton Pepper가 위원장이었기 때문이다.

그는 더할 나위 없는 최고의 가문 출신이었다. 그의 고조부는 독립전쟁 때 주 의용군을 지휘했고, 그의 아내는 벤저민 프랭클린의 후손이었으며, 숙부 윌리엄은 웰치와 함께 의료 교육 개혁에 힘썼고 플렉스너를 펜실베이니아 대학교로 데려온 인물이었다. 현재 필라델피아 도심에 있는 프리 도서관에는 윌리엄의 동상이 웅장한 계단을 내려다보고 앉아 있다. 조지 휘턴 페퍼도 능력이 뛰어났다. 그는 변호사이자 미국에서 가장 큰 기업 6곳의 이사회 임원으로 있었고, 냉혹하지는 않았지만 명령을 내리는 법을 알고 있었다. 몇 달 전 그가 코네티컷주 하트퍼드에 있는 트리니티 대학교에서 명예 학위를 받은 세 명 중 한 명이라는 점도 그의 지위가 어느 정도인지를 시사했다. 다른 두 명의 인물은 J. P. 모건J. P. Morgan과 미국 전직 대통령이자 곧 연방대법원장이 될 윌리엄 하워드 태프트였다.

필라델피아 국방위원회 사무국은 판사 J. 윌리스 마틴J. Willis Martin이 맡았다. 그의 아내 엘리자베스는 미국 최초의 가든 클럽을 조직했고, 리튼하우스 광장을 도시 공원으로 조성하는 데 주도적인 역할을 했다. 또 그녀는 위원회의 여성 분과뿐 아니라, 그 시의 가장 중요한 민간 사회단체인 긴급지원단Emergency Aid도 맡았다.

사회단체는 거의 다 여성들, 지성과 활동력을 갖추고 특정 계층에서 태어난 강인한 여성들이 운영했지만, 여성은 자선 사업 이외의 모든 분야에서는 배제되었다. 시장은 여성들이 긴급 상황에서 대응하도록 사회위원회를 설립한 바 있었다. 페퍼의 아내, 존 워너메이커John Wanamaker의 부인, 시의 유력한 은행가이자 드렉설앤코Drexel & Co. 회장 에드워드 스토츠버리Edward Stotesbury의 부인, 에드워드 비들Edward Biddle(미합중국 제2은행의 총재로서 정적인 앤드루 잭슨Andrew Jackson 대통령의 미움을 사서 돈줄이 막히는 보복을 당한 니컬러스 비들Nicholas Biddle의 후손)의 부인이자 시빅 클럽의 회장도 그 위원회에 속했다. 이 여성들은 베어 조직을 경멸했고, 전쟁 때 협조한다는 인상을 심어 주는 차원에서만 협력했다. 그러나 시 당국이 유행병에 마냥 손을 놓고 있자, 이 여성들이 사직하면서 사회위원회는 사실상 해체되었다. 엘리자베스 마틴Elizabeth Martin은 시장에게 이렇게 썼다. "귀 위원회는 실질적으로 아무런 목적도 없는 곳입니다. …… 그래서 인연을 끊고자 합니다."[2]

이제 시 정부를 대신하여 10월 7일 페퍼와 마틴 부부, 그리고 그들의 동료들은 월넛가 1428번지에 있는 긴급지원단 본부로 12개 민간단체의 책임자들을 불러 모았다. 그 자리에서 여성들은 책임을 맡았다. 페퍼는 그들에게 힘을 실어주었다. 전시 공채를 팔기 위해서 그들은 이미 거의 시 전체를 동네 수준에 이르기까지 조직을 구축한 상태였다. 각 지역 사회는 "국적에 상관없이 판단력 있는 지도자"가 책임을 맡았다. 아일랜드인이 많이 사는 동네는 아일랜드 여성이, 아프리카계 미국인이 많이 사는 동네는 아프리카계 여성이 책임자가 되었다.

그들은 이제 같은 조직을 활용하여 의료부터 식량에 이르기까지 모든 것을 보급할 생각이었다.[3] 그들은 혼란과 공황 상태를 조직과 지도력으로 대처할 계획이었다. 또 적십자사와 연합하여 ─ 미국의 다른 거의 모든 지역과 달리, 이곳 적십자 지부는 규모가 더 큰 긴급지원단에 소속되어 일할 수 있었다 ─ 간호사들에게 호소했다. "필라델피아의 하루 사망자 수가 프랑스에 가 있는 미군 전체의 하루 사망자 수보다 많습니다."[4]

주 국방위원회는 일을 쉬는 사람까지 포함하여 펜실베이니아에 있는 모든 의사의 명단을 이미 모아둔 상태였다. 마틴의 임시 위원회는 매일 명단에 있는 사람들을 일일이 찾아다니면서 도와 달라고 간청했다. 위원회에는 자금이 있었고, 도움을 주겠다는 사람에게 봉급을 줄 돈도 더 구할 수 있었다. 위원회는 스트로브리지앤클로시어 백화점에

24시간 전화를 쓸 수 있는 곳을 마련해서 그곳의 전화선을 무료로 쓰도록 했다. 또 신문과 현수막을 통해서 사람들에게 하루 24시간 언제든 "필버트 100Filbert 100"에 전화를 걸어서 독감 정보와 지원을 요청하라고 알렸다. 또 문을 닫은 공립학교의 식당을 스스로 요리를 할 수 없을 만치 심하게 앓는 수만 명에게 줄 수프를 만드는 곳으로 개조했다. 또 시를 7개 구역으로 나누어서 의사들을 지역별로 보내어 시간을 절약할 수 있도록 했다. 자기 환자들을 돌볼 시간을 주기 위해서였다.

그리고 위원회는 자원봉사자들이 드나들 수 있는 곳이 되었다. 거의 500명이 자신의 차를 구급차로 제공하거나 의사를 태우고 다니는 운전자로 나섰고, 다른 차량들이 알아서 피할 수 있도록 그 차량들에는 녹색 깃발을 달았다. 자유 공채의 판매 단체도 쓰던 차량 400대를 지원했다. 수천 명이 본부에 전화를 걸어서 필요한 일을 돕겠다고 했다.

앞서 계속 굼뜨게 행동했던 크루센은 10월 7일 그 민간단체들의 회의에 참석하지 않았다. 그러나 이제 그는 태도를 바꾸었다. 아마 늘어나는 죽음이 영향을 미친 듯했다. 아니면 다른 이들이 주도권을 잡고 있다는 사실 때문에 움직일 수밖에 없었던 것일 수도 있다. 어쨌든 그는 돌변하여 베어 조직의 눈치를 보는 일도, 전시 공채를 파는 일도, 관료주의도, 자신의 권력 유지에 신경을 쓰는 일도 그만둔 듯했다. 오로지 유행병을 막기만을 원했다.

그는 시를 위해 일하는 수백 명에 달하는 간호사들을 지휘할 권한을 그 조직에 위임했다.[5] 그리고 시 헌장을 위반해 가면서까지 예비비 10만 달러와 전쟁 예비비 25,000달러를 빼서 응급 병원의 물품 구입과 의사 고용을 지원하는 데 썼다. 덕분에 의사들은 공중보건국이 주는 돈의 두 배를 받았다. 그는 의사들을 가장 큰 타격을 입은 지역인 사우스필라델피아의 모든 경찰소로 파견했다. 또한 육군과 해군에 유행병이 잦아들 때까지 필라델피아 의사들을 한 명도 징집하지 말고, 이미 입영 통지서를 받았지만 아직 복무하고 있지 않은 의사들을 시에 남아있게 해 달라고 요청했다. "지난주의 사망률이 시 역사상 최대였다"[6]는 이유를 댔다.

미국 공중보건국은 여전히 필라델피아에 코빼기도 안 보였고 아무런 지원도 하지 않았다. 그러다가 이제야 루퍼트 블루는 고통을 겪는 그 도시를 위해 한 가지 일을 했다. 그것이 그가 한 유일한 일이었다. 그는 해군 의무감에게 크루센의 요청을 "진심으로 지지한다"[7]고 통보했다. 그러나 블루의 지지보다 사망자 증가가 훨씬 더 큰 목소리를 냈다. 군은 의사들이 필라델피아에 계속 남아 있도록 허용했다.

또 크루센은 거리를 청소했다. 사우스필라델피아의 거리는 말 그대로 썩어 가는 쓰레기와 배설물의 악취가 코를 찔렀다. 빅토리아 시대 사람들은 지저분한 거리 자체가 질병과 관련 있다는 것을 공리로 여겼다. 프로비던스의 찰스 채핀, 뉴욕의 허먼 빅스 등 가장 현대적인 공중보건 전문가들은 그 개념을 헛소리로 치부했다. 그러나 앞서 자유 공채 시가행진이 독감을 퍼뜨릴 것이라고 경고했지만 언론에 무시당했던 의사 하워드 앤더스의 말이 이번에는 10월 10일 자 『레저』 전면에 실렸다. "더러운 거리는 병균과 질병이 증식할 때까지 오물이 모이고 쌓이도록 함으로써, 첫 돌풍을 일으키면서 병균과 질병을 널리 퍼뜨린다. 끔찍한 유행병의 최대 원인 중 하나다."[8] 필라델피아의 다른 의사들도 그의 말에 동의했다. "거리의 상태가 유행병을 퍼뜨린다."[9]

그래서 크루센은 트럭과 인부를 보내서 거의 매일 거리를 쓸고 물을 뿌렸다. 베어 조직이 많은 돈을 받으면서도 결코 하지 않던 일이었다. 크루센, 긴급지원단, 가톨릭교회는 힘을 모아서 한 가지 일을 더 했다. 가장 중요한 일이었다. 그들은 시신을 수거하기 시작했다.

시신은 장의업체의 모든 업무 공간을 꽉꽉 채우고도 모자라서 생활 공간까지 차지해 갔다. 병원 시신 안치소도 꽉 차서 복도까지 시신들로 차고 있었다. 시립 시신 안치소는 거리에 시신을 두어야 했다. 가정에도 시신들이 쌓여 있었다. 현관, 벽장, 방구석, 침대에 시신이 있었다. 아이들은 어른들 몰래 시신을 들여다보고 만지곤 했다. 한 아내는 죽은 남편의 시신을 옮기기도 보내기도 싫다면서 그 옆에 눕곤 했다. 죽음을 떠올리게 하고 공포나 슬픔을 불러일으키는 시신들이 따뜻한 가을 기온에 얼음 밑에 누워 있었다. 어디에나 시신이 늘 있었기에, 도시는 공포에 빠져들고 있었다. 피할 수가 없었기 때문이다. 마침내 도시는 시신 문제를 해결하려고 나섰다.

크루센은 경찰을 보내어 이틀 이상 집 안에 놓여 있는 시신을 수거하여 순찰차에 쌓아서 옮겼지만, 죽어 가는 사람이 더 많아서 따라갈 수가 없었다. 수술 마스크를 쓴 경찰관은 유령처럼 보여서 사람들이 달아나곤 했지만, 그 마스크는 바이러스를 막는 효과가 전혀 없었다. 10월 중순까지 경찰관 33명이 사망했고, 그 뒤로 더 많이 죽게 된다. 크루센은 20번가와 케임브리지가의 교차점에 있는 냉장 시설에 "추가 시신 안치소"를 마련했다. 또 추가 시신 안치소 5곳을 더 마련했다. 그는 육군에 군 장의사를 보내 달라고 요청했다. 페퍼와 마틴은 노면전차를 만드는 브릴 컴퍼니를 설득하여 관으로 쓸 단순한 상자 수천 개를 제작했고, 멀리 240킬로미터 떨어진 곳에 사는 장의사와 장의사학교의 학생까지 끌어모았다. 또 철도를 통해서 더 많은 관을 들여왔고,

운송하는 동안 총을 든 경비원이 관을 지켰다.

그리고 무덤을 팠다. 먼저 사망자의 유족들이 삽을 들고 흙을 파냈다. 그들의 얼굴은 땀과 눈물과 흙으로 뒤범벅되었다. 무덤 파는 인부들이 그 일을 하지 않으려 했기 때문이다. 시 공식 연례 보고서에는 이렇게 적혀 있다. "인부들이 자신도 병에 걸릴까 봐 시신에 손대려 하지 않았기에, 장의사는 인부를 구할 수가 없었다."[10] 애나 래빈은 숙모가 사망했을 때 겪은 일을 썼다. "인부들은 숙모의 시신을 묘지까지 운반했다. 아빠는 나를 묘지에 데려갔는데 숙모와 마찬가지로 독감에 걸린 숙모의 아들을 담요로 둘러싸 안고 데려갔다. 망자에게 기도를 하기 위해 담요에 둘러싸인 채로 묘지에 간 것이다. …… 유족은 식구들의 무덤을 파야 했다. 끔찍한 일이었다."[11]

페퍼와 마틴은 시신을 다루는 사람들에게 일당으로 10달러를 주었지만 곧 그것으로는 부족하다는 사실이 드러났으며, 시신은 계속 쌓여 갔다. 신학생들이 무덤 파는 인부로 자원했지만, 그래도 시신이 쌓이는 속도를 따라갈 수 없었다. 시와 주교 관구는 건설 장비에 눈을 돌렸다. 증기 삽을 써서 죽 도랑을 파서 집단 무덤을 만들었다. 장의사인 마이클 도너휴는 이렇게 말했다. "그들은 홀리크로스 묘지에 증기 삽을 가져와서 진짜로 팠다. …… 도랑에 관들을 넣으면서 그 자리에서 기도를 올리기 시작했고, 그 위에 다시 차례로 관을 올렸다. 그것이 유족들이 상황을 헤쳐 나가도록 돕기 위해 그들이 내놓은 해결책이었다."[12]

집을 숨 막히게 하고 시신 안치소에 쌓여 가던 시신들은 마침내 땅에 묻힐 준비가 되었다.

겨우 몇 주 전에 취임한 대주교 데니스 도허티Denis Dougherty — 그는 나중에 그 관구에서 최초로 추기경이 된다 — 는 사제들을 거리로 보내어 가정에 쌓인 시신을 수거하도록 했다. 그들은 경찰 및 몇몇 용감한 이들과 함께 시신을 수거했다.

때로 그들은 트럭에 시신들을 모아 날랐다. 해리엇 페럴은 이렇게 회상했다. "너무 많은 이들이 죽어서, 그들은 시신을 나무 상자에 담아서 현관에 내놓으라고 했다. 그러면 트럭이 동네를 돌면서 시신을 수거했다. 시신을 놓을 곳도, 놓을 방도 없었다."[13]

그리고 때때로 그들은 짐마차로 시신을 수거했다. 셀마 어프는 남동생 대니얼이 사망했을 때의 일을 이렇게 적었다. "말이 끄는 짐마차에 시신들이 쌓여 있었고, 숙모는 지나가는 짐마차와 거기에 실린 동생을 보았다. 모두가 항의할 기력조차 없었다. 짐마차에는 관도 없었고 시신들은 거친 천으로 감싸인 채 누워 있었다. 시신들이 겹겹이 쌓여 있었고, 아주 많았다. 말이 시신들이 실린 짐마차를 끌고서 사라져 갔다."[14]

어느 누구도 시신을 운반하는 트럭과 짐마차를 똑바로 쳐다볼 수 없었고 — 시신은 팔다리가 삐죽 튀어나와 있는 상태로 느슨하게 천에 싸인 채 겹겹이 쌓여서 길게 판 도랑에 묻히기 위해 묘지로 향했다 — 통곡하면서 죽은 이를 부르는 소리도 차마 들을 수 없었다. 그리고 다른 역병, 중세의 페스트 같은 것을 생각할 겨를도 없었다.

이렇게 초기에 활기차게 움직인 결과 도시는 처음에는 하나로 힘을 모아서 활력과 용기를 갖고 대처하는 듯했다. 지도력과 조직이 자리를 잡은 듯이 보였다.

그러나 유행병은 잦아들지 않았다. 거리 청소는 적어도 독감에 관한 한 아무런 효과도 없었고, 베어 조직에 속한 검시관은 주 공중보건국장이 술 판매를 금지하는 바람에 사망자가 늘었다고 비난했다. 그는 알코올이 독감을 치료하는 데 최고라고 주장했다.

거의 모든 가정에서 누군가는 앓고 있었다. 사람들은 이미 서로를 피하고 있었고, 말을 해야 할 때는 고개를 돌림으로써 스스로를 고립시켰다. 전화 회사는 고립을 더욱 심화시켰다. 직원 1,800명을 해고하여 긴급 전화만 연결했다. 교환수는 통화하는 내용을 무작위로 엿듣다가 일상 통화임이 드러나면 끊어 버렸다. 그리고 고립은 두려움을 심화시켰다. 클리퍼드 애덤스는 이렇게 회상했다. "그들은 사람들이 소통하는 것도, 교회에 가는 것도 막았고, 교문을 닫고, 모든 술집의 문을 닫았다. ⋯⋯ 모든 것이 잠잠해졌다."[15]

필라델피아 시민 중 거의 50만 명이, 아니 아마도 그 이상이 병들었을 것이다. 더 정확한 통계는 불가능했다. 환자를 보고하라는 새로운 법규가 나왔음에도, 의사들은 너무 바빠서 그럴 수가 없었고, 결코 모든 환자를 돌볼 수 없었다. 간호사들도 사정은 마찬가지였다.

사람들은 도움이 필요했지만, 긴급지원단, 국방위원회, 적십자사가 그토록 애쓰고 있는 상황에서도, 도움을 받지 못하는 이들이 많았다.

『인콰이어러』는 요란한 헤드라인을 뽑았다. "과학적 간호가 유행병을 멈춘다."[16]

그러나 간호사는 어디에도 없었다.

간호사를 공급하는 한 조직의 일지에는 다른 말없이 이렇게만 적혔다. "받은 요청 2,955건, 미해결 2,758건."[17] 받은 요청이 2,955건인데, 미해결이 2,758건이었다. 그리고 그 기록은 요청 건수 중 93퍼센트가 해결되지 못하고 7퍼센트만 해결되었다는 것을 보여주는 이 숫자조차 실상을 축소하고 있다고 지적했다. "'요청 건수'는 필요한 간호사의 수를 나타내는 것이 아니기" 때문이다. "요청 중 상당수는 한 곳으로 여러 명의 간호사를 보내 달라는 것이었다. 간호사를 50명을 보내 달라는 요청도 2건 있었다."

간호사들이 필요했다. 절실히 필요했다. 입원하지 않은 독감 환자 55명을 조사한 한 연구에 따르면 그들 중 간호사나 의사를 만나본 사람은 아무도 없었다. 55명의 환자 중 10명이 사망했다.[18]

이제 유행병 이전의 삶은 마치 존재한 적도 없었던 것처럼 보였다. 이 병은 도시의 모든 사람의 모든 행동에 배어 있었다.

대주교는 유대인 병원을 포함한 각 병원에 수녀들을 보내어 돕도록 했고, 교칙을 깨고 수녀원 바깥에서 밤을 보낼 수 있도록 하고, 침묵의 맹세도 깰 수 있도록 허가했다. 하지만 환자가 너무 많아서 별 차이가 없었다.

그때쯤 앞서 자원봉사를 하겠다고 밀려든 이들 중 다수가 봉사 활동을 그만둔 상태였다. 일이 너무 끔찍하고 너무 힘들어서 그만둔 이들도 있었고 그들 자신이 앓아눕기도 했다. 또는 그들은 두려움에 사로잡혔다. 매일 신문에는 자원봉사자가 필요하다고 점점 더 절실하게 요청하는 기사들이 실렸다.

10월 10일 단 **하루**에 필라델피아에서 독감 사망자만 759명이었다. 독감이 발생하기 전, 모든 질병, 모든 사고, 모든 자살, 모든 살인 등 모든 원인에 따른 사망자를 다 더해도 **일주일**에 평균 485명이었다.

공포는 도시의 공동체를 해체하기 시작했다. 신뢰는 무너졌다. 전면적인 재앙에 직면하자 사람들이 단지 초조해하고 불안해하는 것을 넘어 분노를 터뜨리고, 다른 사람들을 비난하거나 자기 이익을 지키고자 하는 차원을 넘어 노골적으로 이기심을 드러내는 조짐들이 보이기 시작했다. 병으로 쓰러진 수십만 명의 환자들이 엄청난 무게로 도시를 무겁게 짓누르고 있었다. 그러자 도시는 혼돈과 공포로 안에서부터 붕괴하기 시작했다.

자원봉사자를 구한다는 호소는 갈수록 처연하고 단호한 어조를 띠게 되었다. 신문들은 "긴급지원단 아마추어 간호사를 요청하다"[19]라는 제목 아래 마틴 부인의 요청을 실었다. "이 절실한 위기 상황에서 긴급지원단이 모든 분께 요청합니다. 가정에서 환자를 돌보고 있지 않고 건강 상태가 좋은 분들은…… 가능한 한 일요일 아침 일찍 월넛가 1428번지로 보고해 주십시오. 사무실은 온종일 열어 둘 것입니다. 신입 단원들은 명부에 이름을 올리는 즉시 긴급 업무에 투입될 것입니다."

크루센은 이렇게 선언했다. "자신의 의무에서 벗어날 수 있는 시의 모든 건강한 여성들은 이 응급 상황에 자원하는 것이 의무입니다."

하지만 누가 그의 말에 귀를 기울였겠는가?

마틴 부인은 "두 손이 있고 일할 의지가 있는 모든 사람"[20]의 도움을 요청했다.

그러나 찾아온 사람은 거의 없었다.

10월 13일, 아동위생국은 부모가 죽어 가고 있거나 죽은 아이들을 이웃 사람들이 적어도 일시적으로나마 돌봐 달라고 공개적으로 간청했다. 반응은 거의 없었다.

엘리자베스 마틴은 이렇게 호소했다. "더 많은 자원봉사자가 필요합니다. …… 우리는 이 병에 걸린 평범한 환자들은 돌보는 일을 중단한 상태입니다. …… 이들은 거의 생사의 기로에 서 있습니다. 필라델피아에 거주하는 모든 신체 건강한 여성분들에게 간곡히 부탁드립니다. 간호 경험이 있든 없든 상관없습니다. 와서 우리를 도와주십시오."[21]

이러한 호소에 응하는 사람은 거의 없었다.

필요한 것은 의료적 처치만이 아니었다. 보살핌이 필요했다. 가족 전체가 앓아 누워 그들을 먹여 줄 사람이 아무도 없었다. 크루센은 공개적으로 호소했다. "집안일에서 짬을 낼 수 있는 시의 모든 건강한 여성은 유행병과 맞서 싸우는 데 도움을 줄 수 있습니다."

하지만 지금까지 필라델피아 시민들은 이 같은 호소를 지겨울 정도로 들었고, 그로부터 등을 돌린 상태였다. 서로에 대한 신뢰는 완전히 사라졌다. 그리고 신뢰가 없어지자, 모든 인간관계가 무너져 내리고 있었다.

직업 의식이 투철한 전문직 종사자들은 묵묵히 자기 의무를 다했다. 필라델피아 병원의 한 여의사는 그대로 남아 있다면 죽을 것이 확실해서 달아났다고 말했다. 그러나 그런 사례는 드물었다. 의사들이 죽어 갔지만, 남은 의사들은 계속 일했다. 간호사들이 죽어 갔지만, 남은 간호사들은 계속 일했다. 필라델피아 병원에는 바사 대학교의 간호대생 20명이 있었다. 이미 두 명이 사망했지만, 그들은 "훌륭하게 행동했다. …… 그들은 더욱 열심히 일하겠다고 말한다."[22]

다른 분야의 전문직들도 자신들의 소임을 다했다. 경찰은 영웅적으로 업무를 수행했다. 유행병이 발생하기 전 그들은 베어 조직에 충성하는 민병대처럼 행동하는 일이 아주 잦았다. 전국에서 거의 유일하게 해군이 군사 시설 근처의 사창가를 단속하는 것을 반대했다. 그러나 경찰국으로 "침대에서 시신을 치워 관에 넣고 차량에 실을" 자원자가 4명 필요하다는 요청이 들어오자, 다수의 시신이 부패한 상태임을 알고 있었기에, 118명의 경찰관이 이러한 요청에 응했다.[23]

그러나 일반 시민들은 대체로 무반응으로 대처하고 있었다. 한 응급 병원의 교대 근무 한 자리에 많은 여성들이 다녀갔다. 그들은 그 자리에 결코 다시 복귀하지 않았다. 근무 도중에 사라진 여성들도 있었다. 10월 16일에 필라델피아에서 가장 큰 병원 수간호사는 자문위원회에 출두해 이렇게 말했다. "병동의 자원봉사자들은 아무 쓸모도 없습니다. …… 그들은 두려워해요. 많은 이들이 자원봉사를 해왔지만 환자와 관련이 있는 일이라면 다 거부했어요."[24]

주방처럼 자원봉사자들이 환자와 접촉하지 않는 분야에서는 인원 감소율이 좀 덜했다. 마침내 마틴 부인의 어조는 싸늘하고 경멸적으로 변했다. "한때 자신이 자비의 천사* 역할을 하는 것을 기쁜 마음으로 꿈꾸었고 …… 그 속을 알 수 없는 허영심으로 자신이 대의에 희생하는 위대한 인물이 되는 상상을 했던 …… 수백 명의 여성들이 그저 뒷전으로 물러나 있는 것에 만족해하고 있다. 이제는 그 무엇도 그들에게 그런 열의를 불러일으키지 않는 듯하다. 그들이 듣지 못했을 리 없다. 가족 구성원 모두가 병에 걸려서 음식을 먹여 줄 사람이 아무도 없는 아이들이 굶어 죽어 가고 있다는 소식을 말이다. 사망률은 치솟고 있는데, 그들은 여전히 꿈쩍도 하지 않고 있다."[25]

응급 병원에서 자원봉사를 했고 그곳을 떠나지 않고 매일같이 나갔던 수재너 터너는 이렇게 기억했다. "사람들의 마음속에 있던 두려움이 그들을 움츠리게 했다. …… 그들은 외출하는 것을, 뭔가를 하는 것을 두려워했다. …… 그냥 하루하루를 살았고, 자신이 해야 할 일을 했고, 미래 따위는 생각조차 하지 않았다. …… 이웃에게 도움을 요청하더라도 사람들은 어떤 위험도 감수하고 싶지 않기 때문에 아무도 도우

---

* 간호사를 말한다 — 옮긴이.

려 하지 않을 터였다. 집에서도 할 생각이 없는데, 밖에서 그렇게 할 리는 없었다. …… 사람들은 평상시라면 발휘할지도 모를 자비심을 보이지 않았다. 평상시에 누군가 아프다고 하면 사람들은 가서 그들을 도울 것이다. 하지만 그 당시에 사람들은 자기 자신을 챙기기에 바빴다. 공포에 질린 시절이었다."[26]

전문직 종사자들은 영웅이었다. 의사와 간호사, 의대생과 간호대생은 모두 대규모로 죽어 가고 있었지만, 결코 망설이지 않았다. 그리고 다른 이들도 있었다. 아이라 토머스Ira Thomas는 필라델피아 애슬레틱스*의 포수였다. 크라우더의 "일 아니면 전투" 명령이 내려지자, 야구 시즌은 단축되었다. 스포츠는 불필요한 일이라고 여겨졌기 때문이다. 토머스의 아내는 180센티미터의 장신에 체격이 있고 강한 여성이었다. 그들은 자녀가 없었다. 매일 그는 자신의 차로 환자들을 병원으로 실어 날랐고, 그녀는 응급 병원에서 일했다.[27] 물론 다른 이들도 있었다. 그러나 그런 사람들은 극소수에 불과했다.

수재너 터너는 말했다. "도우러 나간다고? 그들은 위험을 무릅쓰지 않으려 했고, 너무 겁에 질려서 그냥 거부했고, 정말로 두려워했고, 너무 많은 이들이 죽었기에 가족도 죽을까 봐 두려워했다. 그들은 그냥 죽은 듯이 있었다." 아무도 물건을 살 수 없었다. 가게도, 석탄 판매점도, 식료품점도 문을 닫았다. "그런 물품들을 거래하는 이들이 병에 걸리거나 두려워했다. 그들은 두려워할 만한 이유가 있었기 때문이다."

10월 16일로 시작하는 주에만 필라델피아에서 4,597명이 독감이나 폐렴으로 사망했고, 그로부터 간접적인 영향을 받아 사망한 사람은 더

---

* 오늘날 오클랜드 애슬레틱스의 원조 구단 ― 옮긴이.

많았다. 유행병이 극성을 부린 최악의 주였다. 그러나 당시에는 아무도 그 사실을 몰랐다. 크루센은 정점이 지났다는 말을 너무나 자주 했다. 언론도 유행병을 이기고 있다는 말을 너무나 자주 했다.

전시 산업에서도 승리가 그들의 생산에 달려 있다고 노동자들에게 계속 대규모 선전 활동을 벌였음에도, 결근자가 대규모로 나타났다. 애나 래빈은 이렇게 말했다. "우리는 일을 안 했다. 일하러 갈 수가 없었다. 어느 누구도 출근할 수 없었다." 아프지 않은 사람들조차 "집에 틀어박혔다. 모두가 겁에 질려 있었다."

볼드윈 로코모티브, 미드베일 스틸, 선 조선소 등 수천 명을 직원으로 고용하고 있는 공장들에서 모두 직원의 20~40퍼센트가 결근했다. 거의 모든 대규모 직장에서, 아주 많은 직원들이 결근했다. 펜실베이니아 철도에서는 3,800명이 결근했다. 볼티모어앤오하이오 철도는 철도 곳곳에 자체 응급 병원까지 마련했다. 대서양 중부 지역의 교통망 전체가 멈칫거리고 흔들거리면서, 국가의 산업 생산의 대부분이 위험에 처했다.

필라델피아는 해체되고 있었다. 이미 고아들이 사회 문제로 대두되고 있었다. 음식을 전달하고 환자를 병원으로 운송하는 일에 몰두하고 있지만 힘이 달리고 있던 사회복지 기관들은 이제 고아 대책도 세우기 시작했다.

29

필라델피아에서 벌어지고 있던 일이 어디에서나 일어나고 있었다. 인구가 밀집해서 살아가는 그 번잡한 도시에서 아이작 스타는 도심에 있는 집에서부터 20킬로미터를 운전하는 동안 도로에서 다른 차를 한 대도 보지 못했다. 그리고 세계의 다른 곳들에서도 죽음과 공포, 침묵 그리고 곤경에 처한 타인을 외면하고 싶어 하는 태도 등 필라델피아에서 벌어진 현상이 복제한 것처럼 재현되고 있었다. 앨프리드 할로스Alfred Hollows는 그때 뉴질랜드 웰링턴에 있었다. "나는 에이블스미스가에 있는 응급 병원을 구석구석 둘러보았다. …… 큰 홀에 여성 자원봉사자들이 모여 있는 곳이었다." 병상이 60개 있는 병원이었다. "사망률이 정말로 끔찍한 수준으로 치솟고 있었다. 하루에 열댓 명이 죽어 나갔다. 그러자 자원봉사자들은 그냥 사라졌다. 그리고 두 번 다시 오지 않았다. …… 나는 주중 오후 2시 정각에 웰링턴시 한가운데 서 있었다. …… 인적이 전혀 없었다. 전차도 운행하지 않았고, 문을 연 가게도 전혀 없었다. 커다란 적십자를 칠한 흰 천을 옆에 묶은 구급차나 영구차일 승합차가 한 대 달려갈 뿐이었다. 정말로 죽음의 도시였다."[1]

뉴욕시의 프레스비테리언 병원에서 의사 대너 애츨리Dana Atchley는 매일 아침 회진을 할 때마다 경악하며 섬뜩한 기분이 들었다. 그때마다 중환자실에 입원해 있던 모든 환자가 단 한 명도 빠짐없이 밤사이에 죽어 있는 모습을 보았기 때문이다.[2] 그에게는 그 순간이 영겁처럼 길게 느껴졌을 것이다.

연방 정부는 분별력 있고 신뢰할 만한 지침을 전혀 주고 있지 않았다. 지방 정부도 거의 다 다를 바 없었다. 진공이 생겼다. 공포가 그곳을 채웠다.

"사기"를 진작하려는 정부의 노력 자체가 공포를 부추겼다. 전쟁이 시작되었을 때 사기 ─ 가장 협소한 의미이자 가장 근시안적으로 정의된 ─ 는 대중의 모든 발언보다 우선시되었다. 캘리포니아주 상원의원 하이럼 존슨Hiram Johnson은 1917년 이렇게 말했다. "전쟁이 터질 때 가장 먼저 죽는 것은 진실이다."[3]

"활발하게 전투가 벌어지고 있다"는 말이 부대원의 50퍼센트 이상이 사상자가 되었다는 것을 의미하던 시절이었다. 1916년에 전선에 있는 간호사의 회고록이 출판된 적이 있었는데, 미국이 참전하자 출판사는 책을 회수했다. 그녀가 전선의 끔찍한 상황을 그대로 담은 진실을 말했기 때문이다. 주유소는 밤과 일요일에 "자발적으로" 문을 닫으라는 명령을 받았고, "휘발유 없는 일요일"에 운전을 하지 말자는 국민운동이 펼쳐지고 있었고, 경찰은 "자발적으로" 따르지 않는 운전자를 차에서 끌어내리고 있었다. 그런데도 신문에는 "자가용 운전을 위한 휘발유와 석유는 넉넉하다"[4]는 기사가 실리던 시절이었다.

신문은 그 유행병을 보도할 때도 다른 모든 것을 보도할 때와 똑같이 진실과 절반의 진실, 진실과 왜곡, 진실과 거짓말을 섞었다. 그리고 정부 관료 중에서 독감의 위험을 공개적으로 인정한 사람은 아무도 없었다.

그러나 의료계에서는 깊은 우려가 제기된 상태였다. 물론 웰치는 처음에 이것이 새로운 질병일지 모른다고 우려했다. 곧 독감임을 깨달았지만 말이다. 독일과 스위스의 많은 진지한 병리학자들은 페스트가 아닐까 생각했다.[5] 벨뷰 병원의 연구실장은 『미국의학협회지』에 유달리 치명적인 독감의 세계적 유행이 아니라 페스트의 약한 유형에 "세계가 직면해 있는" 것이 아닐까 하고 걱정했다. "임상적으로 두 질병이 비슷하다는 점도 이 생각을 강화한다. 여러 면에서 놀라울 만치 흡사하며, 또 폐 이외의 다른 조직들에 나타나는 병리학적 증상들도 비슷하다."[6]

병리학자들이 의학 잡지에 말한 내용을 의사들이 속닥이고 있는 동안, 사람들은 남편이나 아내가 거의 검게 변하는 모습을 지켜보고 있었다. 그리고 전국에 싸늘한 기운이 내려앉았다. 소름끼치는 두려움이었다.

한편 윌리엄 파크는 연구실의 페트리접시, 해부된 쥐, 병원체 배양액 사이에 앉아서 대니얼 디포Daniel Defoe의 『전염병 연대기Journal of the Plague Year』의 한 대목을 인용했다. "이제 상황이 크게 달라졌다. 슬픔과 비애가 모두의 얼굴에 내려앉았다. 아직 무너지지 않은 곳들이 있긴 했지만, 모두가 깊이 걱정하는 모습이었다. 그리고 페스트가 다가오고 있음을 보면서, 모두가 자신과 자신의 가족이 중대한 위험에 처해 있음을 알았다."[7]

그 병이 무서웠다면, 언론은 그 병을 더욱 무섭게 만들었다. 사람들이 두려움을 느낀 이유는 언론이 그 병을 얕잡아봤기 때문이었다. 관료들과 언론이 하는 말들은 사람들이 목격하고 만지고 감지하고 견디고 있던 것과 아무런 관련이 없었다. 사람들은 자신이 읽는 기사를 신뢰할 수 없었다. 불신은 불확실성을 낳고, 불확실성은 두려움을 낳기 마련이다. 그리고 이런 상황에서 두려움은 공포로 비화한다.

독감이 매사추세츠주에 들이닥쳤을 때, 인근에 자리한 『프로비던스 저널』은 이런 기사를 내보냈다. "보스턴항 군 주둔지의 모든 병상이 독감 환자로 꽉 찼다. ······ 데번스 기지에는 환자가 3,500명이다." 그러나 그 신문은 이렇게 단언했다. "이런 소식들은 사실 걱정보다는 안도감을 안겨 줄 수 있다. 병사들은 보초를 서라는 명령을 받듯이, 병상에 누워 쉬라는 말을 듣고 있다. 설사 병사가 몸이 아프다거나 불편하다고 느끼지 않더라도, 군의관은 그와 실랑이를 벌이지 않는다. 이 순간에 군의관은 독재자처럼 자신이 맡은 병사들에게 어떤 식으로든 반박할 기회를 전혀 주지 않고 있다."[8]

바이러스가 그레이트레이크스 해군 훈련소를 덮쳤을 때, AP 통신은 이렇게 보도했다. "과장된 이야기들이 전국을 휩쓸면서 생긴 우려를 불식시키기 위해서 ······ W. A. 모핏 대령은 기지의 수병 45,000명 중에 독감에 걸린 사람이 약 4,500명이라고 오늘 발표했다. 전반적으로 상황이 훨씬 나아진 것이다. 사망률은 겨우 1.5퍼센트에 불과하다. 동부의 사망률보다 더 낮다."[9]

그 기사의 의도는 시민들을 안심시키려는 것이었다. 하지만 격리 조치가 그 훈련소와 인접한 그레이트레이크스 공군 기지, 그리고 인근의 포트셰리든 육군 주둔지에 내려져 있고, 이 병력을 모두 합했을 때 이곳이 미국에서 병력이 가장 밀집해 있는 지역이라는 사실을 언급하지 않았음에도, 그 기사는 의도한 효과를 전혀 발휘하지 못한 것 같다. 그리고 물론 군 당국은 주변의 민간인들뿐 아니라 전국에 "유행병이 잦아들고 있다"[10]고 안심시켰다.

날마다 수백 종의 신문들에 이런저런 식으로 사람들을 안심시키려는 루퍼트 블루의 다음과 같은 말이 되풀이해 실렸다. "예방 조치를 잘하면 우려할 일은 전혀 없다."[11]

사람들은 조선소 노동자들의 건강 문제를 책임지고 있는 필립 도언 Philip Doane 대령이 AP 통신에 한 다음과 같은 말을 읽었다. "이른바 스페인독감은 기존 유행성 감기old-fashioned griffe와 별다를 바 없다."

그런 말들도 수백 종의 신문에 실렸다. 그러나 사람들은 행간에서 죽음의 냄새를 맡을 수 있었다. 그리고 그 죽음을 알게 되었다.

리틀록 바로 외곽에는 파이크 기지가 자리하고 있었다. 그곳에서는 4일 사이에 8,000명이 입원했고, 기지 사령관은 사망자의 이름을 발표하는 일을 그만두었다. 파이크 기지 군 폐렴위원회 위원 4명 중 한 명인 프랜시스 블레이크Francis Blake는 이렇게 썼다. "오늘밤 이 병원을 봐야 한다. 모든 통로마다 간이침대가 두 줄로 끝없이 놓여 있고, 거의 모든 병실의 한가운데에 추가로 독감 환자들이 줄줄이 누워 있다. 기지의 많은 막사들이 응급 병동으로 전환되었고 기지는 폐쇄되었다. …… 죽음과 파괴만 있을 뿐이다."[12]

기지는 리틀록에 간호사와 의사, 린넨, 관 등을 요청했으며, 이 와중에도 그 시에서 발행되는 『아칸소 가제트Acansas Gazette』는 이런 제목의 기사를 실었다. "스페인독감은 평범한 유행성 감기다. …… 똑같이 열과 오한이 난다."[13]

아이오와주 데모인 외곽에 위치한 닷지 기지에서도 독감으로 젊은 병사 수백 명이 죽어 가고 있었다. 이 비상시에 책임을 떠맡은 사업가들과 전문가들로 이루어진 그레이터데모인위원회라는 단체에는 시 검사도 포함되어 있었는데, 그는 신문 발행인들에게 이렇게 경고했다(그리고 그 경고에는 수틀리면 기소하겠다는 으름장도 섞여 있었다). "이 질병에 관해 무엇이든 신고자 한다면 예방 수단만을 언급하기를 권합니다. 파괴적인 쪽이 아니라 건설적인 쪽으로 말입니다."[14] 그 위원회에 속한 한 의사는 이렇게 말했다. "올바른 정신 자세를 지녀야 병에 걸리지 않는다는 점에는 의문의 여지가 없습니다. 많은 이들은 두려워했기 때문에 그 병에 걸린 것이 틀림없어요. …… 두려움이야말로 가장 먼저 이겨내야 할 것이며, 이 유행병을 정복하는 첫 단계입니다."

뉴욕주 브롱스빌의 『리뷰 프레스 앤 리포터*Review Press and Reporter*』는 그냥 독감 기사는 아예 싣지 않는 쪽을 택했다.[15] 10월 4일까지 이 매체는 독감에 관한 단 한 줄의 기사도 싣지 않았다. 그날에야 그 "천벌"로 지역에 최초의 희생자가 나왔다고 보도했다. 마치 그 천벌이 뜬금없이 불쑥 튀어나온 듯했다. 독감에 관해 단 한마디도 언급하지는 않았지만, 모두가 독감에 대해 알고 있다는 사실을 그 신문이 모를 리가 없었는데도 말이다. 그리고 유행병이 브롱스빌에 뿌리를 내렸을 때조차, 그 신문은 일부에서 "기우"를 한다고 비난하면서 이렇게 경고했다. "두려움은 독감보다 더 많은 사람을 죽이며, 약하고 소심한 이들이 가장 먼저 쓰러질 때가 많다."[16]

두려움이야말로 적이었다. 그렇다, 두려움이었다. 그리고 관료들이 절반의 진실과 노골적인 거짓말로 두려움을 억제하려고 시도하면 할수록, 공포는 더욱더 널리 퍼져 나갔다.

로스앤젤레스 공중보건국장은 이렇게 말했다. "일반적인 예방 조치를 충실히 하면 걱정할 이유가 전혀 없다."[17] 48시간 뒤 그는 학교, 교회, 극장 등 대중이 모이는 모든 장소를 폐쇄했다.

일리노이주 공중보건 감독관은 비밀리에 일리노이주 공중보건 담당자들 및 시카고 정치인들과 연 회의에서 시민들의 생명을 구하기 위해 모든 사업장을 문 닫자고 제안했다. 시카고 공중보건국 국장 존 딜 로버트슨John Dill Robertson은 그러한 조치가 부당하며 사기에 심한 지장을 준다면서 그 제안을 격렬하게 반대했다. 유행병에 관한 공식 보도 자료에서 그는 이렇게 허풍을 떨었다. "그 무엇도 지역 사회의 사기를 꺾지 못했습니다."[18] 나중에 그는 다른 공중보건 전문가들에게 이렇게 설명했다. "시민들이 두려움을 갖지 않도록 하는 것이 우리의 의무입니다. 두려움은 유행병보다 더 많은 이들을 죽여요."[19]

쿡 카운티 병원에서 독감 환자들 — 폐렴으로 발전한 이들만이 아니라 — 의 사망률은 39.8퍼센트였다.[20]

미국 최대의 판매부수를 자랑하는 정기 간행물인 『리터러리 다이제스트Literary Digest』도 이렇게 조언했다. "두려움이 우리의 첫 번째 적이다."[21]

전국의 거의 모든 신문은 "독감을 피하는 방법 안내"라는 지면을 따로 큼지막하게 할애하여 "겁내지 마라!"[22]라는 내용의 조언을 실어 댔다.

『앨버커키 모닝 저널Albuquerque Morning Journal』도 "'독감'을 피하는 법"을 싣곤 했다. 가장 두드러진 조언은 똑같았다. "겁내지 마라." 거의 매일 똑같은 말이 실렸다. "독감에 지레 겁먹어서 죽는 일이 없도록 하자." "겁먹지 마."

피닉스에서는 『애리조나 리퍼블리컨Arisona Republican』이 멀리서 독감 상황을 지켜보고 있었다. 그 신문은 9월 22일에 이렇게 선언했다. "보스턴 보건과의 의사 W. C. 우드워드는 오늘 저녁 낙관적인 태도를 보였다. 오늘의 환자 증가가 우려할 일이 아니라고 말했다." 딕스 기지의 "군의관들은 유행병을 통제하고 있다고 단언했다."[23] 또 그 신문은 뉴올리언스의 일간지인 『아이템*Item*』에 그 도시의 사망자 소식이 실리기 이틀 전에 뉴올리언스에서 첫 독감 사망자가 발생했다고 먼저 썼다.[24]

그러나 정작 피닉스에 첫 환자가 발생한 뒤로 『애리조나 리퍼블리컨』은 침묵에 잠겼다. 전국의 독감 소식을 아예 전하지 않을 정도로 철저히 침묵했다가, 더는 침묵할 수 없게 될 정도가 되어서야 입을 열었다.[25] 경쟁지인 『가제트』는 지역 의사인 허먼 랜들Herman Randall의 말을 인용하면서 시민을 안심시키고자 경쟁했다. "10명이 같은 곳에 앉아서 같은 미생물에 노출된다고 합시다. 일부는 병에 걸리고 아마 죽기도 하겠죠. 하지만 다른 이들은 아무 탈이 없습니다. …… 의사들의 증언에 따르면, 유행병이 돌 때 가장 두려워하는 사람들이 보통 이 병에 가장 먼저 굴복하는 사람들입니다."[26] 그리고 피닉스에서는 전쟁이 끝난 뒤에도 비상시에 시정을 장악했던 "시민위원회"가 계속해서 침묵을 강요했다. 그 위원회는 "시의 상인들은 광고를 할 때 직접적으로든 간접적으로든 독감 유행을 언급하지 말라"[27]고 지시했다.

한편 빅스 베이포럽Vicks VapoRub은 자사의 약품이 증상을 덜어 준다며 안심시키는 말들을 죽 늘어놓은 광고를 수백 종의 신문에 실으면서, 그 유행병을 "그저 구식 독감을 새로운 이름으로 위장한 것"[28]이라고 주장했다.

일부 신문은 거의 아무것도 싣지 않음으로써 두려움을 통제하려고 시도했다. 노스캐롤라이나주 골즈버러에 살던 한 생존자는 이렇게 회상했다. "신문들은 사망자의 명단을 싣지 않으려 했다. ……누가 죽어 가고 있다는 정보는 사람들 사이에 풍문을 통해 전해져야 했다."[29]

네브래스카주 버팔로 카운티를 연구하는 한 역사가는 이렇게 썼다. "카운티 신문들은 독감이 미치는 영향에 관해 기이할 만큼 입조심을 했다. 『키어니 허브*Kearney Hub*』가 아마도 가장 두드러진 사례일 것이다. 지독히도 무서운 상황에 처해서 전반적인 공황 상태에 빠지는 것을 막기 위해 편집부가 문제의 심각성을 낮춘 것이 아닐까 추측된다." 12월 14일까지도 그 신문은 사람들에게 시 당국이 "대다수의 시민들에 비해 공황 상태에 잘 빠지지 않고" 잘 대처하고 있으니까, "공황 상태에 빠지지" 말라고 말하고 있었다.[30]

어떻게 공황 상태에 빠지지 않을 수 있을까? 이웃들이 죽어 나가기 전에도, 시신들이 쌓이기 전에도, 신문을 제외한 모든 곳에서 나오는 정보들은 진실을 이야기했다. 블루는 **적절한 예방 조치를 취한다면 걱정할 이유가 전혀 없다**는 주문을 되뇌면서도, 지역 당국에는 "지역 사회가 유행병에 위협을 받고 있다면, 대중이 모이는 모든 장소를 폐쇄하라"고 요청하고 있었다. "그러면 유행병의 전파가 상당히 억제될 겁니다."[31] 설령 도언 대령이 **독감은 기존 유행성 감기와 별다를 바 없다**고 말하고 있을지라도, 신문들은 그의 이런 말도 인용했다. "침을 뱉는 사람은 모두 카이저를 돕고 있는 겁니다."[32]

그리고 블루와 도언, 주지사와 시장, 거의 모든 신문이 이 병은 독감, 그저 독감일 뿐이라고 주장하고 있는 와중에도, 공중보건국은 예방 지침을 널리 알리기 위해서 대규모 노력을 기울이고 있었다. 하지만 거의 쓸모없는 지침이었다. 공중보건국은 아예 인쇄판을 제작하여 신문사 1만 곳에 배포했고, 대부분의 신문사는 그것을 그대로 찍었다. 포스터와 소책자도 제작하여 한 번에 600만 장씩 찍었다. 인쇄와 배부 비용은 적십자사가 댔다. 교사들은 학교에서 이 포스터와 소책자를 나누어 주었고, 관리자들은 상점, 우체국, 공장에 쌓아 두었다. 보이스카우트 대원들은 수만 부를 집집마다 돌아다니면서 문틈에 끼웠다. 목사들은 일요일 예배 때 언급했다. 집배원들은 무료로 시골로 운반했다. 도시 노동자들은 포스터를 벽에 붙였다.

그러나 모임을 피하라는 공중보건국의 경고는 너무 늦어서 별 효과를 발휘하지 못했고, 실질적으로 유용한 지침은 여전히 단 하나뿐이었다. 아프다고 느끼는 사람은 즉시 침대로 가서 모든 증상이 사라질 때까지 며칠 동안 누워 있으라는 것이었다. 블루가 널리 퍼뜨린 다른 모든 지침들은 다 쓸모없었다. 그러나 전국의 신문들은 여전히 같은 지침들을 계속 실었다. "3C를 염두에 둔다. 입을 깨끗이, 피부를 깨끗이, 옷을 깨끗이. …… 대소변을 참지 않도록 한다. …… 음식은 전쟁을 이기게 해줄 것이다. …… 음식을 잘 고르고 잘 씹어 먹음으로써 돕는다 ……."[33]

『미국의학협회지』는 더 잘 알았다. 이 학술지는 대중을 안심시키려는 태도를 내치면서 이렇게 경고했다. "이 유행병을 일으키는 독감이 목숨에 끼치는 위험이 너무나 심각하므로 각 환자를 반드시 철저히 격리해야 한다."[34] 그리고 블루의 지침, 모든 것을 축소하려는 지역 공중보건 당국의 지침 등 "당국과 다른 출처들에서 현재 대중에게 제시하는 지침과 조언"이 쓸모없으면서 위험하다고 공격했다.

신문들은 말했다. "겁내지 마!"

한편 사람들은, 특히 서부에 사는 이들은 바이러스가 다다르기 전에 적십자사가 신문에 때때로 큼지막한 광고를 실어 이렇게 호소하는 글을 읽었다. "이 나라의 안전에는 모든 애국적인 간호사, 간호조무사, 정부의 관리하에 간호 업무를 한 경험이 있는 모든 사람이 필요합니다. …… 의사들은 밑에서 일하는 모든 간호사를 만성 질환자들과 목숨이 오락가락하지 않는 다른 모든 환자들을 돌보는 일에서 풀어 줄 수 있다면 풀어 주라는 시급한 요청을 받고 있습니다. 정규 간호사, 간호대생, 간호조무사, 자원봉사자는 즉시 지역 적십자 지부나 워싱턴의 적십자 본부로 전보를 보내주세요."

신문들은 말했다. "겁내지 마!"

두려워하지 마.

그러나 모든 이들이 신을 믿을 자세가 되어 있는 것은 아니었다.

2001년 탄저균 테러 공격에 5명이 사망하면서 미국은 얼어붙었다. 2002년에는 웨스트나일 바이러스가 발병하면서 6개월 사이에 전국에서 284명이 사망했고, 몇 주 동안 언론은 온통 그 기사로 넘쳐났다. 두려움을 일으켜서 사람들의 행동을 바꾸기에 충분할 정도였다. 2003년에는 사스가 전 세계에서 800명이 넘는 이들의 목숨을 앗아 갔고, 아시아 경제를 얼어붙게 했고, 홍콩과 싱가포르 등 각지에서 수백만 명이 두려움에 거리에서 마스크를 쓰고 다녔다.

배가 앞으로 나아갈 때 앞에 물결이 일 듯이, 1918년에 두려움은 바이러스를 앞질러 나아갔다. 사람들은 두려움에 쫓겼고, 정부와 언론은 이러한 상황을 통제할 수 없었다. 그들이 상황을 통제하지 못한 이유는 모든 진실한 보고가 거짓말들에 희석되었기 때문이었다. 그리고 정부 관리들과 신문들이 사람들을 안심시키려 하면 할수록, 즉 그들이

"적절한 예방 조치를 취한다면 걱정할 이유가 전혀 없다"고, "이 독감은 기존 유행성 감기와 별다를 바가 없다"고 되풀이해 말할수록, 사람들은 자신들이 표류하고 있다고 더욱 믿게 되었다. 신뢰할 만한 사람 하나 없이 표류하고 있다고, 죽음의 대양을 떠다니고 있다고 말이다.

그렇게 사람들은 바이러스가 다가오는 것을 지켜보면서 두려워했다. 바이러스가 무정하게 다가오는 독가스 구름처럼 자신들에게 다가올 때 사람들은 무력감을 느꼈다. 1,000킬로미터 떨어져 있던 것이, 500킬로미터, 50킬로미터, 20킬로미터로 점점 가까이 다가왔다.

9월 말에 사람들은 언론에 실린 기사들을 보았다. 그 기사들은 뒤쪽 지면에 실린 몇 줄 안 되는 작은 기사들이었지만, 그래도 기사였다. 아나폴리스에서 해군사관생도 800명이 독감에 걸렸고 …… 뉴욕주에서는 얼굴을 가리지 않은 채 기침이나 재채기를 하면 1년 징역형에 벌금 500달러의 처벌을 받을 수 있으며 …… 콜로라도 대학교에서 학생 30명이 독감에 걸렸다는 내용이었다. 그러나 물론 AP 통신은 이런 말로 사람들을 안심시켰다. "중증 환자는 한 명도 없다고 한다."[35]

그러나 당시 독감은 **심각했다**. 필라델피아에서는 하루에 400명이 사망했고 …… 콜로라도와 뉴멕시코에서는 20명이 사망했고 …… 시카고에서는 이제 400명이 사망했다. …… 하루에 병사 7명의 장례가 치러진 엘파소에서는 모든 사회 활동과 여가 활동이 금지되었고(상황은 곧 훨씬 더 악화된다) …… 애리조나주 윈슬로에서는 끔찍한 발병이 일어났다.

집중 포화가 이루어지는 가운데 탄막이 점점 더 가까이 다가오면서 옥죄는 듯했다.

일리노이주 스프링필드에서 약 50킬로미터 떨어진 소도시 링컨에서 윌리엄 맥스웰은 그 점을 감지했다. "유행병에 관해 내가 처음 눈치 챈

것은 그것이 군대에서 일어나고 있는 일이라는 것이었다. 그것이 우리와 관련된 무언가가 될 것이라고 생각할 이유가 전혀 없어 보였다. 그러나 그것은 서서히 무자비하게 계속 다가왔다. 중서부의 이 작은 도시에 우려할 만한 상황이 닥쳤다는 소문이 돌았다. …… 어떤 존재가 점점 가까이 다가오는 것 같았다."[36]

프로보에서 160킬로미터 떨어진 유타주 메도에 살던 리 리에이Lee Reay는 이렇게 회상했다. "독감이 고속도로를 따라 남쪽으로 이동하고 있었기에 주민들이 매우 걱정했다. 우리가 다음 차례라고 생각했다."[37] 그들은 독감이 페이슨, 이어서 샌터킨, 네피, 르번, 밀스의 주민들을 죽이는 것을 지켜보았다. 그러면서 점점 더 가까이 다가오는 것을 지켜보았다. 그들은 도로변에 메도에 멈추지 말고 그냥 지나가라고 적은 거대한 표지판을 세웠다. 그러나 집배원은 어쨌든 멈춰 섰다.

전국의 어느 곳이든 간에, 유행병은 점점 가까이 들이닥쳤다. 독감은 이웃 도시, 이웃 동네, 이웃집에 와 있었다. 툭손에서 『애리조나 데일리 스타』는 독자들에게 "스페인 히스테리"[38]에 걸리지 말라고 경고했다. "걱정하지 마!"는 애리조나주 보건위원회가 독감을 피하는 방법으로 공식적으로 내놓은 마지막 조언이었다.

겁먹지 마! 어디에서나 신문들은 말했다. **겁먹지 마!** 그들은 덴버에서, 시애틀에서, 디트로이트에서 말했다. 버몬트주 벌링턴에서, 아이오와주 벌링턴에서, 노스캐롤라이나주 벌링턴에서, 그리고 로드아일랜드주 그린빌에서, 사우스캐롤라이나주 그린빌에서, 미시시피주 그린빌에서 말했다. 그리고 신문들은 기회가 있을 때마다 말했다. **겁먹지 마!** 그럼으로써 그들은 사람들을 겁먹게 했다.

바이러스는 물길과 철길을 따라서 동부 해안에서 서부와 남부로 이동했다. 바이러스는 드높은 거대한 물마루를 이루면서 도시들을 덮쳤고, 거대한 물결이 되어 소도시들로 밀려들었고, 거친 강줄기가 되어 맹렬히 마을들로 관통해 들어갔고, 골짜기의 물을 불리면서 정착촌들로 쏟아져 들어갔고, 작은 시냇물이 되어 외딴집들로 흘러들었다. 그리고 대홍수가 난 것처럼, 바이러스는 모든 것을 덮어 버렸다. 깊이는 다를지라도 모든 것을 덮어 버려, 대지가 온통 똑같아 보이게 바꾸어 놓았다.

알베르 카뮈Albert Camus는 이렇게 썼다. "세상의 모든 악에 들어맞는 것은 페스트에도 들어맞는다. 그것은 사람들이 자신의 한계를 뛰어넘게 한다."[39]

의사인 랠프 마셜 워드Ralph Marshall Ward는 그렇게 성장한 사람이었다. 그는 소를 키우기 위해 의학을 포기했던 사람이었다. 의학을 그만둔 것이 사업상의 결정은 아니었다.

지적이었고, 특히 약리학에 관심이 많았던 그는 캔자스시티의 빈민가에 있는 스톡야드익스체인지 빌딩에 진료소와 약국을 운영하던 저명한 의사였다. 그런데 캔자스시티는 주요 철도 종점이었고, 그의 진료소 근처에 조차장이 있었다. 그의 환자는 대부분 사고로 다친 철도 인부들이었다. 그는 절단 수술을 아주 많이 했고, 몸이 뭉개지거나 강철 조각에 찢긴 환자를 매일같이 보는 듯했다. 그런 끔찍한 일을 당한 이들을 계속 치료하다 보니 그의 정신도 갈가리 찢겨 나갔다.

그는 왕진을 지나치리 만치 많이 나갔고, 소를 키우는 이들을 치료하러 시 북쪽을 오가면서 소 키우는 일을 상세히 알게 되었다. 그러다가 전쟁이 나기 직전에 작은 목장을 사서 소를 키우기로 결심했다. 1,600킬로미터 넘게 떨어진 텍사스주 샌베니토 인근, 멕시코 국경 옆이었다.

남쪽으로 멀리 이사 가는 동안, 그와 아내는 앞으로 의사였던 시절의 일을 한마디도 하지 않기로 다짐했다. 그러나 1918년 10월 독감이 그의 동네까지 덮쳤다. 몇몇 인부들이 앓아누웠다. 그는 그들을 치료하기 시작했다. 그리고 소문이 퍼졌다.

며칠 뒤 아내는 낯선 소리가 들려오는 바람에 잠에서 깼다. 나가보니 어스름 속에서 지평선을 배경으로 수백 명의 사람들이 보였다. 지평선을 다 가릴 만치 많았다. 그들이 점점 다가오자, 멕시코인들임을 알 수 있었다. 노새를 탄 이들도 몇 명 있었지만, 대부분 걷고 있었고, 여자들은 아기를, 남자들은 지치고 흙투성이가 된 여자를 안고서 질질 끌다시피 오고 있었다. 공포와 고통에 시달리면서도 지극히 인간적인 광경을 보여주는 사람들이었다. 그녀는 소리쳐서 남편을 불렀다. 현관으로 나온 남편은 중얼거렸다. "맙소사!"

그들은 몸만 달랑 왔다. 그러나 그들은 그가 의사임을 알았고 그래서 온 것이었다. 워드 부부는 훗날 손녀에게 마치 「바람과 함께 사라지다」에 나오는 병원 장면과 비슷했다고 말했다. 다쳐서 죽어 가는 이들이 고통스러워하면서 땅에 줄줄이 누워 있는 광경 말이다. 이들은 아무것도 가져오지 않았고, 아무것도 없었고, 죽어 가고 있었다. 워드 부부는 커다란 솥들을 밖으로 내와서 물을 끓이고, 지닌 것을 모두 써서 그들을 먹이고 치료했다. 멕시코 국경 근처는 텅 빈 황무지였기에, 도와줄 적십자사도 국방위원회도 없었다. 그들은 할 수 있는 일을 다 했고, 결국 빈 털터리가 되었다. 그는 캔자스시티로 돌아갔다. 이제 다시 의사가 되어 있었다.[40]

워드 부부 같은 이들은 또 있었다. 의사들, 간호사들, 과학자들은 묵묵히 자신들에게 주어진 일을 했고, 그러다가 바이러스에 목숨을 잃었다. 매주 『미국의학협회지』에는 그런 이들의 이름이 압축된 형식의 부고와 함께 지면을 가득 채웠다.[41] 수백 명의 의사가 죽어 갔다. 수백 명이 말이다. 그들 말고도 사람들을 돕고자 했던 사람들은 많았다.

하지만 카뮈가 깨달았듯이, 악과 위기가 모든 사람이 자신의 한계를 뛰어넘게 하는 것은 아니다. 위기 때 그저 자신의 참모습을 발견하는 이들도 있다. 그리고 몇몇 사람들은 자신의 덜 떨어진 인간성을 발견한다.

필라델피아를 덮친 파도의 물마루가 온 나라를 휩쓸기 시작했을 때, 필라델피아의 거리를 정적에 휩싸이게 했던 공포도 그 물결의 흐름을 따라갔다. 대부분의 사람들은 자신이 가장 깊이 사랑하는 이들, 즉 아이와 아내, 남편을 위해 기꺼이 자신을 희생하고 생명의 위험을 무릅썼다. 반면에 주로 자기 자신을 사랑하는 이들은 공포에 질려 가족들까지 버리고 달아났다.

또 어떤 이들은 의도적으로 공포를 조장했다. 적, 즉 독일을 비난하는 것이 미국의 전쟁 수행에 도움이 된다고 믿거나 실제로 독일이 이 사태에 책임이 있다고 실제로 믿는 자들이었다. 도언은 "잠수함을 타고 온…… 독일 간첩들"이 독감을 미국에 들여왔다고 비난하며 이렇게 말했다. "독일인들이 유럽에 유행병을 퍼뜨리기 시작했고, 그들이 미국만 유달리 점잖게 대할 이유는 전혀 없다."[42]

그 말에 호응하는 이들은 전국에 있었다. 미시시피주 언덕 지대에 자리한 인구 3,000명의 소도시 스타크빌은 제재소, 면화 농장—델타 지역의 풍족한 플랜테이션 농장이 아니라 황무지에 있는—과 미시시피 A&M 대학(지금의 미시시피 주립대학교)을 중심으로 한 곳이었다. 그곳은 미시시피주 북서부를 담당하는 연방 공중보건국 의사 M. G. 파슨스M. G. Parsons의 본거지 역할을 했다. 그는 대중이 "적절한 정신 자세를 형성하는 데 도움을 주도록" 자신이 꾸며 낸 이야기가 지역 신문들에 실리도록 하는 데 성공했다고 블루에게 자랑스럽게 알렸다. 그 정신 자세란 두려움이었다. 파슨스는 두려움을 조장하고 싶어 했다. 그래야만 "대중의 마음이 우리가 제시하는 것을 받아들이고 그에 따라 행동할 태세를 갖춘다"[43]고 믿었기 때문이다.

파슨스는 지역 언론에 이렇게 말했다. "그 훈족은 무고한 비전투원들까지 불필요하게 살해했다. …… 그는 병원균을 통해 질병과 죽음을 퍼뜨리려는 생각을 품었고, 진짜 환자들을 통해 그렇게 했다. …… 전염병은 엄밀히 말하자면 전선의 후방에서 쓰기 좋은 무기다. 프랑스나 영국, 미국 땅에서 말이다."[44] 블루는 두려움을 조장한다며 파슨스를 질책하지도 않았고, 다른 방침을 취하라고 제시하지도 않았다. 신문에는 이런 이야기도 실려 있었다. "세균이 오고 있다. 독감 유행은 퍼지고 있거나 퍼뜨려지고 있다. (과연 어느 쪽일지 의심스럽다.)"[45]

이와 같은 비난은 대중의 정서를 자극해 연방 공중보건국 연구실들이 바이엘 아스피린 같은 세균전에 쓰일 가능성이 있는 물질들을 검사하는 데 귀중한 시간과 에너지를 허비하도록 만들었다. 파슨스의 관할 지역에 인접한 앨라배마주에서는 필라델피아에서 온 외판원인 H. M. 토머스가 독일 간첩이며 독감을 퍼뜨리고 다녔다는 혐의로 체포되었다. 토머스는 풀려났지만, 필라델피아에서 759명이 독감으로 죽은 다음 날인 10월 17일, 그는 호텔방에서 손목이 그어진 채로 발견되었다. 그리고 그의 목은 길게 베어져 있었다. 경찰은 그가 자살했다고 발표했다.[46]

다른 지역들에서도 필라델피아에서처럼 두 가지 문제가 심해졌다. 환자를 돌보는 문제와 어떤 식으로든 질서를 유지하는 문제였다.

탄광 지대를 중심으로 한 철도와 산업의 요충 도시인 메릴랜드주 컴벌랜드는 질병 전파를 막기 위해서 학교와 교회를 진작에 폐쇄한 상태였고, 대중이 모이는 장소들도 모두 폐쇄하고, 가게들도 일찍 문을 닫도록 한 상태였다. 그럼에도 10월 5일 유행병이 터졌다. 그날 정오 지역 적십자사 지부장은 적십자사 전쟁기금 책임자와 국방위원회 지부장을 만났다. 그들은 이렇게 결론을 내렸다. "그 문제는 통제할 수 있는 수준을 넘어선 듯했다. …… 의사나 간호사도 없이 '이 사람' 또는 '저 사람'이 죽었다는 소식이 빠르게 퍼지고 있었고, 이는 정말로 극심한 공포를 불러일으켰다."

그들은 워싱턴가에 있는 두 대형 병원을 응급 병원으로 전환하기로 결정했다. 회의가 끝난 지 거의 한 시간 만에 몇몇 여성이 그 임무를 떠맡았다. 그들은 각자 일을 분담했다. 천, 화장실 용품, 요리 기구, 밀가루 등을 모았다. 그들은 일처리가 빨랐다. 다음 날 아침 병원은 환자로 가득 찼다.

컴벌랜드에서는 인구의 41퍼센트가 독감에 걸렸다.[47] 그런데 응급 병원에 간호사는 겨우 세 명뿐이었다. 운영진은 더 보내 달라고 간청했다. "우리가 계속 해나가려면 간호사가 더 필요하다고 보건국에 통지했다. …… 간호사를 약속받았다. 그러나 93명이 입원하고 18명이 죽는 날까지도 …… 이 약속은 실현되지 않았다. 잡역부들도 구하기 어렵다. 아예 구할 수가 없다."[48]

한편 스타크빌에서 파슨스는 대학 학장, 학도군 사령관(당시 모든 학생은 군대에 편입되어 있었다), 의사들과 회의를 가졌다. "당면한 위험과 최선의 조치가 무엇인지를 허심탄회하게 논의했는데, 그들은 가능한 모든 조치가 취해질 것이라고 나를 안심시켰습니다."[49] 그는 블루에게 그렇게 전보를 보내면서, 스타크빌, 컬럼버스, 웨스트포인트의 인구를 더한 것보다 많은 15,000부의 소책자, 포스터, 유인물을 요청하여 받았다. 그러나 그도 그들도 별 성과를 내지 못했다. 학생 1,800명 가운데 절반 이상이 독감에 걸리게 된다. 10월 9일 파슨스에 따르면 "모든 책임자들을 아연실색하게 만든 믿을 수 없는 상황이 일어났다." 그때 800명의 학생들이 앓고 있었고, 학생들 중 2퍼센트가 이미 사망했으며, 곧 더 많은 학생들이 죽게 된다. 파슨스는 곧 사태를 파악했다. "독감이 소도시와 작은 마을, 외딴집을 가리지 않고 지역 전체에 퍼져 있다. 사람들은 몹시 겁에 질려 있는데 …… 그럴만한 이유가 있다." 인구 5천의 소도시 웨스트포인트에서는 1,500명이 동시에 병에 걸렸다. 파슨스는 "공황 상태가 일어날 조짐이 보인다"[50]고 고백했다.

엘파소에서는 연방 공중보건국 공무원이 블루에게 이렇게 보고했다. "10월 9일부터 엘파소에서 독감 사망자가 275명 나왔다고 삼가 알려 드립니다. 정부가 고용하고 있거나 포트블리스 기지 병원에서 사망한 민간인들은 이 통계에 포함되어 있지 않습니다. 군인들도 마찬가지로 포함되어 있지 않습니다. …… 도시 전체가 공황 상태에 빠져 있습니다."[51]

콜로라도에서 샌환 산맥 주변의 소도시들은 아직 공황 상태에 빠지지 않았다. 그 도시들은 험악할 정도로 진지했다. 그들은 대비할 시간이 있었다. 레이크시티 경비대는 아무도 들여보내지 않음으로써, 시를 독감 청정 지역으로 유지했다. 인구 2,000명의 소도시인 실버턴은 환자가 한 명도 나타나지 않았음에도 미리 사업체 문을 닫게 했다. 그런데도 바이러스는 몰래 스며들었다. 실버턴에서는 단 한 주 동안 125명이 사망했다.[52] 오레이는 "산탄총 격리"[53]를 전개했다. 경비원을 고용하여 실버턴과 텔루라이드에서 오는 광부들을 막았다. 그러나 바이러스는 오레이에도 들어왔다.

바이러스는 아직 거니슨에 다다르지 않은 상태였다. 거니슨은 철도 도시이자, 주의 중서부 보급지이자, 웨스턴스테이트 교대가 있는 곳이었다. 독감 환자가 나오기 훨씬 전인 10월 초에 거니슨을 비롯한 주변 소도시들은 대부분 폐쇄 명령과 모임 금지 조치를 내렸다. 이어서 거니슨은 아예 철저히 고립되는 쪽을 택했다. 거니슨 보안관은 모든 도로를 차단했다. 열차 차장은 거니슨에서 다리를 뻗어 플랫폼에 발을 딛기만 해도 체포되어 5일 동안 격리될 것이라고 승객들에게 주의를 주었다. 네브라스카주 사람 두 명은 인접한 카운티로 가기 위해 그 도시를 통과하려고 봉쇄선을 뚫었다가 투옥되었다. 한편 인근의 서전츠 마을에서는 하루에 사망자가 6명 발생했다. 인구가 130명인 곳이었다.

마치 몇 년 전처럼 느껴지는 유행병 발병 초기인 9월 27일로 다시 돌아가 보자. 이날 위스콘신주에서 발행되는 지역 신문 『제퍼슨 카운티 유니언*Jefferson County Union*』은 이 유행병에 관한 진실을 보도했다. 그러자 육군 사기진작부를 책임진 사령관은 그 보도가 "사기 억제제"라고 판결하며 헌병대에 형사 기소를 포함하여 "적절하다고 판단할 수 있는 모든 조치"[54]를 취하라고 지시했다. 그런데 몇 주 후, 그러니까 몇 주 동안 사람들이 죽어 나가고 제1차 세계 대전이 종전한 후에, 『거니슨 뉴스 크로니클*Gunnison News Chronicle*』은 미국의 모든 다른 신문들과 달리 정색하며 이렇게 경고했다. "이 병은 결코 농담처럼 가볍게 다루어져서는 안 될 끔찍한 재앙이다."[55]

거니슨에서는 사망자가 한 명도 나오지 않았다.

미국에서 전쟁은 **저 너머**에 있는 것이었다. 유행병은 **여기에** 있었다.

필라델피아의 수재너 터너는 이렇게 회상했다. "전쟁이 벌어지기는 했어도, 그 전쟁은 우리와는 동떨어진 곳에서 일어난 것이었다. 알다시피 …… 그 일은 건너편에서 일어난 것이었다. 반면 이 암적인 존재는 바로 우리 문 앞에까지 와 있었다."[56]

사람들은 이 암적인 존재, 그들 가운데 있는 이 생경한 존재를 두려워하고 증오했다. 사람들은 어떤 희생을 치르고서라도 이 존재를 떨쳐 내고자 했다. 노스캐롤라이나주 골즈버러에 살던 댄 톤컬Dan Tonkel은 이렇게 회상했다. "우리는 실제로 숨 쉬는 것도 거의 두려워했다. 극장이 문을 닫아서 어떤 모임도 갈 수 없었다. …… 달걀껍데기 위에서 걷고 있는 양 느껴졌고, 밖으로 나가는 것조차 두려워했다. 놀이 친구, 반 친구, 이웃과 놀 수도 없고, 집에 틀어박혀서 그저 조심해야 했다. 두려움이 아주 커서 사람들은 아예 집 밖으로 나가기를 겁냈다. 사람들은 사실 서로 대화하는 것조차 겁냈다. 내 얼굴에 숨을 쉬지 말라고, 나를 쳐다보면서 내 얼굴에 숨을 쉬지 말라고 말하는 것 같았다. …… 다음 사망자 명단에 누가 실릴지를 결코 알지 못한 채로 하루하루를 지냈다. …… 정말 끔찍한 것은 사람들이 너무나 빨리 죽었다는 것이다."[57]

그의 부친은 상점을 운영했는데, 여자 점원 8명 중 4명이 사망했다. "농민들은 농사를 중단했고 상인들은 판매를 중단했다. 온 나라가 숨죽인 채 거의 모든 문을 닫고 지냈다." 열아홉 살이었던 그의 삼촌 베니는 함께 살다가 징집되어서 포트브래그 기지로 배속되었다. 그런데 정작 기지에 갔더니, 다시 집으로 돌려보냈다. 기지가 모든 신병을 받지 않고 있었다. 톤컬은 부모가 삼촌을 다시 집에 들이지 않으려 했다고 회상한다. "베니야, 널 어떻게 해야 할지 모르겠네." 그러자 삼촌이 대답했다. "음, 내가 할 수 있는 말은요, 지금 여기 있다는 거예요." 부모는 삼촌을 집 안으로 들였다. "우리는 겁먹었다. 그렇다, 진정으로 겁에 질렸다."[58]

워싱턴에 살던 윌리엄 사도William Sardo는 이렇게 말했다. "독감은 사람들을 소원하게 했다. …… 모든 사회생활을 멀리하게 했고, 사교생활도, 학교생활도, 교회생활도, 아무것도 없었다. …… 모든 가정생활과 사회생활은 완전히 파괴되었다. 사람들은 독감에 걸릴까 봐 서로 입을 맞추는 것도, 함께 먹는 것도, 서로 접촉하는 것도 겁냈다. …… 사람들 사이에 있는 접촉을 파괴하고 친밀함을 파괴했다. …… 주변에 죽음이 너무 많아서, 죽음에 둘러싸여 있어서 끊임없이 두려워했다. …… 매일 날이 밝아올 때마다, 나는 내가 그날 해가 질 때까지 살아남아 있을지 알 수 없었다. 독감은 아침 해가 떠올라서 밤에 잠자리에 들 때까지 단 하루 사이에 한 가족 전부의 목숨을 앗아 가곤 했다. 온 가족이 완전히 사라지곤 했다. 단 한 사람도 남겨 두지 않았다. 그리고 그런 일이 어쩌다 한 번이 아니라, 내 주위에서 끊임없이 일어났다. 끔찍한 경험이었다. 그것은 역병이라 불릴 만했다. 정말 그것은 역병이었기 때문이다. …… 사람들은 격리되었다. 두려운 나머지 격리는 아주 신속하고 갑작스럽게 일어났다. …… 아침에 일어나서 잠들 때까지 사람들은 내내 두려움에 사로잡혀 지냈다."[59]

코넷티컷주 뉴헤이븐에 살던 존 델러노는 두려움이 어떻게 고립을 심화했는지 이렇게 회상했다. "보통 때 같으면 식구 중 누가 아프면 엄마든 아빠든 부모가 먹을 걸 가져다주었을 것이다. 그게 인지상정이다. 그런데 섬뜩하게도 독감은 이마저 안 하게 만들었다. …… 아픈 식구에게 음식을 가져다주지도 않았고, 병세가 어떤지 살피러 오지도 않았다."[60]

애리조나주 프레스콧은 악수하는 것을 법으로 금지했다.[61] 켄터키주 페리 카운티는 석탄을 캐러 땅을 깊이 파거나, 겉흙이 10센티미터도 안 되는 땅에서 농사를 지어야 하는 산악 지대다. 가족간의 관계가 끈 끈하고, 자긍심이나 명예 때문에 살인을 하는 강인한 이들의 고장이다. 그곳의 적십자사 지부장은 "접근할 수 없는 높은 산악 지대에 환자 수 백 명이 있다"고 보고하면서 도움을 요청했다. 그 카운티에 접근하기 어려운 이유는 도로가 거의 없기 때문만이 아니었다. 건기에는 하천 의 물이 말라서 도로 역할을 했지만, 하천의 물이 채워질 때는 교통이 아예 불가능해졌다. 또 있었다. "사람들은 식량 부족 때문이 아니라 공 포에 질려서 환자 가까이 가지 않으려 하기 때문에 굶어 죽고 있다. 또 겁에 질린 가족들은 죽은 이를 그냥 방치한다."[62] 와서 한 시간 머무는 의사에게는 100달러를 주겠다고 했다. 그래도 아무도 오지 않았다. 적 십자사 직원인 모건 브라우너Morgan Brawner조차 토요일에 왔다가 공포 에 질린 나머지 일요일에 휑하니 떠났다.[63] 그에게는 두려워할 이유가 있었다. 몇몇 지역에서는 주민 사망률이 30퍼센트에 달했다.[64]

매사추세츠주 노우드에서 한 역사가는 몇 년 후 생존자들을 인터뷰 했다. 1918년 신문배달부였던 사람은 그의 관리자가 "탁자에 돈을 올 려놓으라고 말하고 분무기로 약을 친 뒤 돈을 집어들었"[65]던 일을 기 억했다. 또 다른 생존자는 이렇게 말했다. "들르는 사람이 거의 없었 다. …… 우리는 홀로 지내야 했다." 또 한 사람은 이렇게 말했다. "그는 아버지가 필요로 하는 것은 무엇이든 가져와서 문간에 놓고 가곤 했 다. 어느 누구도 서로의 집에 가지 않으려 했다." 또 다른 사람은 말했 다. "모든 것이 멈췄다. …… 우리는 문 밖으로 나가지 못했다. 사람들과 접촉하지 말아야 했다." 또 한 사람은 말했다. "경찰관, 덩치 큰 남자가 집에 와서 커다란 하얀 표지판을 보였어요. 표지판에는 붉은 글자로 독감이라고 적혀 있었어요. 그걸 문에 박았지요." 표지판은 가족을 더욱 고립시켰다. 또 다른 생존자는 이렇게 말했다. "거리를 걸어갈 때면, 한 손으로 눈을 가리고 걸었어요. 크레이프를 문에 드리운 집들이 너무 많았기 때문이었지요." 또 한 생존자는 말했다. "끔찍했어요. 죽음이 내게 닥칠지 모른다고 겁에 질려 있었을 뿐 아니라, 주위의 사람들이 사망할 때 느껴지는 기이한 감정도 있었지요."

한 적십자사 직원은 미시간주 루스 카운티에서 남편과 세 아들을 간호하다가 자신도 앓아누웠던 한 여성에 관해 보고했다. "이웃 중 어느 누구도 들어가서 도와주려 하지 않았다. 나는 밤새 그 집에서 환자들을 돌보았고, 아침에 부인의 자매에게 전화를 했다. 그녀는 집에 와서 창문을 두드렸다. 하지만 그녀는 멀찍감치 떨어져서만 나와 대화를 하려고 했다. …… 나는 부인을 위해 아무것도 할 수 없었다. …… 사제를 불러 달라고 하는 것밖에는."[66]

콜로라도주의 모뉴먼츠와 이그나시오는 대중 모임을 모두 금지하는 것에서 더 나아갔다. 상점 출입도 금지했다. 상점은 문을 열었지만, 고객이 문 바깥에서 소리를 쳐서 주문을 하고 기다렸다가 상품을 포장해 내놓으면 가져가도록 했다.[67]

콜로라도주 스프링스는 "병"이라고 적힌 벽보를 집집마다 붙였다.

모든 산업체에서 노동자들이 가장 많이 듣는 소리는 애국심이었다. 그들이 하고 있는 일이 전선에서 싸우는 병사들이 하는 일만큼이나 전쟁에 중요하다는 이야기였다. 당국은 모든 산업체의 노동자들에게 가장 주의를 기울였다. 모든 공장에서 공동으로 쓰던 컵은 모두 즉시 부수고, 수십만 개의 종이컵이 대신 쓰였다. 병원과 치료 시설을 미리 마련했고, 독감 백신을 공급했다. 간호사와 의사가 그대로 남아 있던 곳도 아마 산업체뿐이었을 것이다. 그 결과 한 공중보건국 책임자는 이렇게 주장할 수 있었다. "질병의 공포나 두려움 때문에 결근하는 이들이 많다고 믿을 이유가 전혀 없다. 우리 교육 과정은 사람들이 겁을 먹지 않도록 신경을 쓰고 있기 때문이다. 그들은 일터가 그 어느 곳보다 더 안전하다는 것을 배웠다."[68]

물론 그들은 돈을 벌려면 일을 해야 했다. 그러나 뉴잉글랜드의 조선소 수십 곳에서는 결근자가 놀라울 만치 늘어나고 있었다. L. H. 샤턱 컴퍼니에서는 직원의 45.9퍼센트가 출근하지 않았다. 조지 A. 거크리스트에서는 54.3퍼센트가 결근했다. 프리포트 조선소에서는 57퍼센트, 그로튼아이언웍스에서는 58.3퍼센트가 결근했다.[69]

애리조나주 피닉스는 거기에서 4,200킬로미터 떨어져 있었다. 유행병이 퍼지기 시작했을 때 그곳 신문들은 마치 그 병이 딴 세상 이야기라도 되는 양 거의 다루지 않았고, 유행병보다 두려움이 더 위험하다고 주장하면서 독자를 안심시키려고 했다. 그러나 바이러스는 그곳에 들이닥쳐서 다른 지역들보다 더 오래 머물렀다. 이윽고 언론이 두려움을 드러낼 정도까지 오래 머물렀다. 11월 8일 『애리조나 리퍼블리컨』은 이렇게 경고했다. "피닉스 주민들은 위기에 직면해 있다. 유행병이 사람들에게 첫 번째 문제가 될 만치 심각한 상황에 이르렀다. …… 도시에서 이 유행병에 걸리지 않은 집을 거의 찾아보기 어렵다. …… 용감한 사람들은 인류애라는 대의를 위해 봉사해야 한다."[70]

종전까지는 아직 3일이 남아 있었지만, 종전이 이루어졌다는 가짜 소식이 이미 몇 차례 나온 바 있었다. 아무튼 전쟁이 계속되고 있는 데에도 신문이 독감을 "첫 번째 문제"라고 썼다는 것은 특이한 사례였다. 그리고 마침내 피닉스시 당국은 유행병 문제를 전담할 "시민위원회"를 설치했다.

애리조나주에서 시민위원회를 설치했다는 소식을 시민들은 심각하게 받아들였다. 1년 전 미국수호연맹 단원 1,500명이 무장하고서 파업 중인 광부 1,221명을 화차에 태워서 음식도 물도 주지 않은 채 뉴멕시코 국경 너머 사막에 버리고 온 일이 있었기 때문이다. 또 피닉스에서는 "공채 회피자"를 추적하는 또 다른 "시민위원회"가 큰 거리에서 그들의 허수아비를 갖다놓고 교수형을 집행한 적이 있었다. 한 시민은 종교적인 이유로 공채를 사지 않겠다고 했다. 그럼에도 위원회는 한 허수아비에 "H. G. 세일러, 노란 회피자……자유 공채를 살 수 있지만 사지 않으려는 자!"[71]라고 적은 팻말을 걸고서 교수형에 처했다. 세일러는 운이 좋은 편이었다. 위원회는 목수인 찰스 리스도 잡아서 양손을 등 뒤로 묶은 뒤 얼굴을 노란 페인트로 칠한 뒤, 목에 올가미를 씌우고 "이 자만 빼면 우리는 100퍼센트다"라는 팻말을 건 채로 피닉스 도심지 거리로 끌고 다녔다.

독감 시민위원회도 비슷한 방식을 취했다. 특수 경찰력을 동원했고 모든 "애국 시민"에게 독감 예방 규정을 준수할 것을 요구했다. 공공장소에서는 필히 마스크를 써야 하고, 입을 가리지 않고 침을 뱉거나 기침을 하면 체포하고, 상점─아직 문을 열고 있는─에서 각 고객의 공간을 34세제곱미터로 해야 하고, 도시로 들어오는 모든 교통을 차단하고 "이곳에 실제로 업무"가 있는 사람만 들어올 수 있다는 것 등이었다. 곧 『리퍼블리컨』에는 "마스크 쓴 얼굴들의 도시, 가장 마스크 축제

장처럼 기괴한 도시"[72]라고 묘사한 기사가 실렸다.

그렇지만 — 역설적이게도 — 피닉스는 다른 지역들보다 독감의 위세가 약했다. 어쨌든 시는 공황 상태에 빠졌다. 그 공포 이야기는 개들도 전했다. 짖어서가 아니었다. 개가 독감을 전파한다는 소문이 돌면서였다. 경찰은 거리에 보이는 모든 개를 잡아 죽이기 시작했다. 그리고 사람들은 자기 개를, 자신이 사랑하는 개를 죽이기 시작했고, 차마 도저히 할 수가 없을 때에는 경찰에게 맡겼다. 『가제트』에는 이렇게 기사가 실렸다. "자연적이지 않은 원인으로 일어나는 이런 사망률을 볼 때, 피닉스에서는 곧 개가 완전히 사라질 것이다."[73] 필라델피아의 메리 볼즈는 교회 근처에 살고 있었다. 그녀는 늘 "교회 종소리를 듣는 것을 좋아했다." "늘 기쁨에 찬 울림이었다." 그런데 이제는 몇 분마다 사람들이 관을 교회로 옮겨 놓고 떠나곤 했다. "그리고 또 다른 관이 놓일 것이다." 관이 들어올 때마다 종이 울렸다. "내 기쁨이었던 종이 이제는 '덩! 덩! 덩' 소리만 냈다. 아파서 누운 채로 '덩! 덩! 덩' 소리를 듣고 있자니, 정말 끔찍했다. 저게 나를 위해 울리는 소리는 아닐까?"[74]

전쟁은 저 너머에 있었다. 유행병은 여기에 있었다. 전쟁은 끝났다. 유행병은 계속되고 있었다. 두려움이 얼어붙은 담요처럼 전국을 뒤덮었다. 로버트 프로스트Robert Frost는 1920년에 이렇게 썼다. "누군가는 세계가 불길에 종말을 맞이할 것이라고 말한다 / …… 얼음도 / 대단하며 / 그리고 충분할 것이다."[75]

미국적십자사의 한 내부 보고서는 다음과 같이 결론지었다. "독감에 대한 두려움과 극심한 공포가 중세에 흑사병이 돌 때의 공포와 비슷하게, 전국의 많은 지역에 만연해 있다."[76]

30

적십자사와 공중보건국에 도움을 요구하고, 간청하고, 애원하는 전보가 쏟아졌다. 버지니아주 포츠머스에서는 "두 명의 유색인 의사가 긴급히 필요함"[1], 켄터키주 캐리에서 "연방 탄광이 즉각적인 독감 지원을 요청함…… 받는 즉시 서둘러 회신 바람", 워싱턴주 스포캔에서 "지역 적십자사 지부에서 보낸 다른 간호사들을 대체할 네 명의 간호사가 긴급히 필요함"[2]이라고 적힌 전보가 들어왔다.

이러한 요구 사항들은 충족되지 못했다. 다음과 같은 회신이 전달되었다. "가용한 유색인 의사가 전무함."[3] "지역에서 필요한 만큼 간호사를 보내기가 거의 불가능한 상황임."[4] "지성과 실무 경험이 있는 지역 자원봉사자를 구하기 바람."

수요를 충족시키지 못한 것은 노력을 덜 해서가 아니었다. 적십자사 직원들은 집집마다 돌아다니면서 간호 경험이 있는 사람을 찾았다.[5] 그리고 숙련된 간호사가 있다는 것을 알면 끝까지 추적했다. 간호사였던 조시 브라운은 세인트루이스의 극장에서 영화를 보고 있었다. 그런데 갑자기 조명이 켜지면서 화면이 하얘졌다. 그러더니 한 남자가 무대에 올라 조시 브라운이라는 사람이 있으면 당장 매표소로 나오라고 했다.[6] 밖으로 나가 보니 그레이트레이크스 해군 훈련소로 가라고 지시하는 전보가 와 있었다.

『미국의학협회지』는 반복해서 다음과 같은 기사를 실었는데 때로는 같은 호에 두 번 실리기도 했다. "유행병이 유달리 심각한 지역들에서 도움을 줄 의사들을 긴급히 요청하고 있습니다. …… 이 일은 육군이나 해군 의무대에서 복무하는 것 못지않게 애국자만이 가질 수 있는 특권입니다. 이 요청들은 즉각적으로 대처해야 할 만큼 긴급한 것들입니다. 따라서 자신이 이 일을 할 수 있다고 생각하는 의사분들은 워싱턴 D. C. 공중보건국 보건총감에게 전보로 알려주시기 바랍니다."[7]

의사는 늘 부족했다.

한편 의사들은 생명을 구하기 위해 모든 것, 진정으로 모든 것을 시도했다. 이러한 시도들은 일부 증상을 개선할 수 있었다. 의사들은 아스피린에서 모르핀에 이르기까지 모든 약물로 통증을 줄일 수 있었다. 적어도 코데인으로 기침을 조금 억제할 수 있었다. 헤로인이 효과가 있다고 말하는 이들도 있었다. 또 아트로핀, 디기탈리스, 스트리크닌, 에피네프린 같은 자극제도 썼다. 산소도 투여했다.

증상을 완화하는 것을 넘어선 몇몇 치료 시도들은 견고한 과학적 토대를 지니고 있었다. 비록 그 과학 자체를 독감에 적용하려고 시도한 사람은 아무도 없었지만. 보스턴에서는 레든이 루이스의 소아마비 실험을 토대로 한 치료를 시도했다. 레든의 접근법은 다양하게 변주되어 전 세계에서 반복되어 시도되었다.

그리고 과학적인 근거가 부족한 치료법들이 있었다. 그 치료법들은 논리적인 것 같았다. 아니 논리적이었다. 하지만 그 추론은 또한 필사적인 추론, 뭐라도 해보려고 하는 의사의 추론, 엉뚱한 생각과 수천 년에 걸쳐 전승된 의술 그리고 몇십 년 동안 알려진 과학적 방법들이 마구 뒤섞인 추론이었다. 최고의 의학 잡지들은 가장 괴이하고 터무니없는 이른바 요법들을 거부했지만, 적어도 나름 이치에 맞는 듯이 보이는 것들은 무엇이든 실었다. 동료들의 심사를 거칠 시간도, 꼼꼼하게 분석할 시간도 없었다.

『미국의학협회지』는 "내 치료법을 적절히 썼을 때, 감염이 실질적으로 100퍼센트 예방되었다"[8]고 주장하는 한 의사의 연구를 실었다. 그의 접근법은 나름 논리적이었다. 그는 점액의 흐름을 자극하여 몸의 일차 방어선 중 하나를 도와서 병원체가 어떤 점막에도 달라붙지 못하게 막기를 바랐다. 그래서 그는 가루 형태로 만든 자극성 화학 물질 혼합물을 코를 통해 상기도로 불어넣어서 점막이 대량으로 흘러나오도록 했다. 그 이론 자체는 타당했다. 아마 점액이 실제로 흘러나왔다면 얼마간 도움이 되었을 것이다.

필라델피아의 한 의사는 다른 개념을 내놓았다. 나름 논리적이면서 더 쉽게 적용할 수 있었다. 그는 『미국의학협회지』에 이렇게 썼다. "알칼리로 포화된 몸은 세균이 증식하기에 척박한 토양이다."[9] 그래서 그는 몸 전체를 알칼리성으로 만들고자 시도했다. "시트르산칼륨과 중탄산나트륨 포화 용액을 입, 창자, 피부에 고루 썼을 때 늘 좋은 결과를 얻었다. …… 환자들은 아세틸살리실산[아스피린]의 유혹적인 진통 효과를 기대하는 것이 틀림없다. …… 이 유행병 치료에 성공한 내 경험을 우연이나 특이한 사례로 치부할 수는 없다. …… 나는 이 방법을 즉시 시도해 보기를 촉구한다. 실험실이나 병원에서 후속 조사가 필요할 수도 있다."

어쩌면 면역계를 전반적으로 활성화할지도 모른다고 생각으로, 아니 순전히 그러길 바라면서 의사들은 사람들에게 장티푸스 백신을 주사했다.[10] 면역 반응의 특이성을 잘 이해하지도 못한 상태에서 말이다. 몇몇 의사들은 그러한 치료법이 효과가 있었다고 주장했다. 또 어떤 의사들은 같은 이론에 근거해 환자들에게 알려진 모든 백신을 다 주사했다. 키니네는 한 질병에 효과가 있었다. 바로 말라리아다. 많은 의사가 독감 환자들에게 키니네를 처방했다. 여기에 합당한 추론 따위는 없었다. 절망한 나머지 될 대로 되라는 식이었다.

결과에 상관없이 어떤 치료법이 효과가 있다고 그냥 스스로 믿은 의사들도 있었다. 몬태나주에 사는 한 의사는 『뉴욕의학지New York Medical Journal』에 자신의 실험적인 치료법을 이렇게 말했다. "바람직한 결과가 나왔다." 그는 환자 6명을 치료하려고 애썼다. 두 명이 사망했다. 그럼에도 그는 이렇게 주장했다. "회복된 환자 4명에게서는 곧바로 확실한 결과가 나왔다."[11]

피츠버그 대학교의 두 연구자도 그보다 더 나을 것 없는 추론을 내놓았다. 그들은 레든이 채택한 플렉스너와 루이스의 기법을 자신들이 더 개선했다고 믿었다. 그들은 환자 47명을 치료했는데, 20명이 사망했다. 그들은 그중 7명은 너무 늦게 자신들의 치료를 받았다면서 통계에서 제외했다. 그래도 47명 중 13명이 사망한 것이지만, 그들은 자신들이 치료에 성공했다고 주장했다.[12]

한 의사는 폐렴 증세가 심각한 환자들에게 과산화수소를 정맥 주사했다.[13] 그러면 산소가 혈액으로 공급될 것이라고 믿어서였다. 13명은 회복되었고, 12명은 사망했다. 이 의사도 자신이 성공했다고 주장했다.

"무산소혈증에서는 뚜렷이 혜택이 나타나곤 하며, 많은 환자들에게서는 독소혈증에도 효과가 있는 듯하다."

그의 동료 중 상당수도 마찬가지로 괴이한 치료법들을 시도했고, 마찬가지로 성공했다고 주장했다. 많은 이들은 정말로 자신이 성공했다고 믿었다.

동종요법 시술자들은 유행병을 통해 자신들이 "대증요법" 의사들보다 낫다는 것을 증명했다고 믿었다. 『미국동종요법연구소회지*Journal of American Institute for Homeopathy*』는 일반 의사들의 치료를 받은 독감 환자는 사망률이 28.2퍼센트 — 말도 안 되는 소리다. 그렇다면 미국에서만 수백만 명이 사망했다는 의미가 된다 — 인 반면, 약초인 겔세뮴을 주로 쓰는 동종요법 시술사의 치료를 받은 26,000명의 사망률은 1.05퍼센트였다고 주장했다. 많은 동종요법 시술자들이 자신이 치료한 환자 수천 명 중에 사망자가 한 명도 없었다고 주장한 내용도 덧붙였다.[14] 그러나 그 결과는 아무런 검증 과정을 거치지 않은 자체 보고에 불과했다. 자신이 치료하다가 누군가 죽으면 이런저런 이유를 대면서 그냥 빼버리기가 아주 쉽다는 뜻이다. 예를 들어, 자신의 조언을 듣지 않고 아스피린을 먹은 환자는 제외시키는 식이었다. 동종요법 쪽은 아스피린을 독이라고 여겼다.

전 세계의 다른 곳들에서도 상황은 다르지 않았다. 그리스에서 한 의사는 겨자 석고를 써서 독감 환자의 피부에 물집을 일으킨 뒤, 물집의 체액을 빼내어 모르핀, 스트리크닌, 카페인과 섞어서 다시 주사했다. "효과가 즉각 뚜렷하게 나타났다. 36~48시간 안에, 심지어 12시간 안에 체온이 떨어졌고 차도가 보였다."[15] 그러나 그의 환자 234명 중 6퍼센트가 사망했다.

이탈리아의 한 의사는 염화수은을 정맥 주사했다. 또 한 의사는 소독제인 크레오소트를 겨드랑이에 주사했다. 겨드랑이의 피부 아래에는 온몸에 흩어져 있는 백혈구의 전초 기지인 림프절이 있다. 또 한 의사는 따뜻한 우유로 관장을 하면서 12시간마다 크레오소트를 한 방울씩 나이에 맞는 횟수만큼 섞으면 폐렴을 예방할 수 있다고 주장했다.

영국 육군성은 『랜싯』에 치료 지침을 발표했다.[16] 미국이 제시한 어떤 지침보다도 훨씬 더 구체적이면서, 몇몇 증상을 덜어 줄 가능성이 높았다. 수면에는 브롬화물 20알, 기침을 줄이는 데에는 아편제, 청색증에는 산소를 공급하라고 했다. 이 지침은 정맥절개술이 거의 아무런 도움이 안 되며, 알코올은 평가할 수 없지만, 음식을 주어서 얻을 수 있는 것은 거의 없다고 경고했다. 두통에는 안티피린과 아스피린을 처방하는 것이 좋다고 했다. 심장을 자극하는 데에는 스트리크닌과 디기탈리스를 쓰라고 했다.

프랑스에서는 10월 중순에야 전쟁부가 과학원에 도움을 요청했다. 몇몇 의사와 과학자는 예방하려면 마스크를 쓰라고 조언했다. 어떤 이들은 비소가 예방 효과가 있다고 주장했다. 파스퇴르 연구소는 치료를 위해서 으레 하는 방식으로 말에서 추출한 폐렴알균 혈청과 회복된 환자의 피를 이용한 혈청을 개발했다. (비교한 결과 콜과 에이버리가 만든 혈청이 훨씬 우수하다는 사실이 증명되었다.) 열을 떨어뜨릴 만한 것은 무엇이든 추천했다. 자극제는 심장에 권했다. 몸속을 비우는 "구토제"도 추천했다. 세균을 염색하여 현미경 아래에서 더 잘 보이도록 하는 데 쓰이는 염료인 메틸렌블루는 독성이 있다고 알려져 있었는데도 세균을 죽일 것이라는 희망 아래 시도되었다. 금속 용액을 서서히 흡수되기를 바라면서 근육이나 정맥에 주사한 의사들이 있었다. (정맥에 메틸렌블루를 주사한 한 의사는 그런 처치가 "다소 야만적"이었다고 시인했다.) 부항 뜨기도 추천되었다. 유리 용기에 불을 갖다대어 산소를 태워서 진공을 만든 뒤 몸에 붙이는 이 방법은 이론상 독소를 빨아낼 수 있었다. 한 저명한 의사는 폐수종과 청색증의 징후가 처음 나타날 때 500밀리리터 이상의 피를 "즉각 사혈"[17]하고 나서 아세틸살리실산을 처방하라고 했다. 사혈을 처방한 의사가 그만은 아니었다. "영웅적 의학"으로 돌아가자고 주장한 한 의사는 의사가 더 많은 조치를 취할수록 몸이 자극을 받아 더 반응한다고 설명했다. 그는 전쟁과 마찬가지로 질병에서도 전사는 주도권을 잡아야 한다고 말했다.[18]

전 세계에서 수억 명이 의사나 간호사를 전혀 만나지 못한 채— 미국에서만 수천만 명이 그랬을 가능성이 매우 높다 — 이용할 수 있거나 상상할 수 있는 온갖 민간요법이나 사기 요법을 시도했다. 어떤 이들은 장뇌와 마늘을 목에 걸었다. 어떤 이들은 소독제로 양치질을 하거나, 차가운 공기로 집을 환기시키거나, 창문을 꽉꽉 닫고서 아주 덥게 난방을 했다.

광고가 신문의 지면을 가득 채웠다. 어떤 광고는 뉴스 기사와 구별할 수 없게 기사와 같은 크기의 작은 활자로 인쇄되어 있었고, 또 어떤 광고는 한 면을 다 채울 만큼 요란하게 큰 글씨로 제작되어 있었다. 하지만 어떻게 만들었든 간에 이 광고들에는 한 가지 공통점이 있었다. 어떤 광고든 독감을 막을 방법이 있다고, 죽지 않고 살아남을 방법이 있다고 자신 있게 선언했다. 어떤 광고는 신발 가게 광고만큼 단순한 주장을 펼쳤다. "독감을 막을 한 가지 방법은 발을 건조하게 유지하는 것이다."[19] 다음과 같이 복잡한 광고도 있었다. "감염에 노출될 때 스페인독감과 싸우기 위한 콜리노스 가스 마스크 만들기."

또한 광고들은 모두 두려움을 이용했다. "스페인독감의 감염을 막는법 …… 미 육군 의무감은 소조돈트액 몇 방울로 …… 입을 청결히 하라고 권합니다." "집을 소독함으로써 스페인독감을 정복하려는 보건위원회를 도웁시다. …… 라이졸 소독제." "독감에는 …… 파더 존스 약을 먹으면 안전합니다." "인플루 연고로 스페인독감을 예방하세요." "특별 공지 사항. 베네톨 용법에 관해 미니애폴리스 의사들과 일반인들로부터 전화 문의와 미국 각지에서 편지가 쏟아지고 있다. …… 스페인독감의 예방과 치료에 좋은 강력한 방벽이다."[20] "스페인독감. 그 정체와 치료법. 언제든 의사에게 전화 가능. 겁먹을 필요가 전혀 없습니다. …… 겁먹을 필요가 전혀 없어요. 독감 자체는 사망률이 아주 낮습니다. …… 빅스 베이포럽을 쓰세요."[21]

10월 중순에 최고의 과학자들이 준비한 백신들이 곳곳에서 나오고 있는 듯했다. 10월 17일 뉴욕시 보건국장 로열 코플랜드는 이렇게 발표했다. "시립 연구소 소장 윌리엄 H. 파크가 발견한 독감 백신이 예방 접종용으로 권할 만큼 충분히 검사를 거쳤다." 코플랜드는 "이 백신을 접종한 사람은 거의 다 독감에 면역이 되었다"[22]라고 말하며 대중을 안심시켰다.

필라델피아에서는 10월 19일에 시 연구실의 세균학자 C. Y. 화이트가 폴 루이스의 연구를 토대로 1만 회 접종 분량의 백신을 전달했고, 곧 수만 회 분량의 백신을 더 내놓을 예정이었다.[23] 그 백신은 즉 인플루엔자균, 폐렴알균 두 종류, 다른 사슬알균 몇 종류를 포함하여 몇 가지 세균의 죽은 균주를 혼합하여 만든 "다가multivalent" 백신이었다.

바로 그날 『미국의학협회지』 최신호가 발간되었다. 여기에는 독감에 관한 정보가 가득 실려 있었는데, 보스턴에서 실시한 백신 접종에 관한 예비 평가도 담겨 있었다. 웰치가 키워 낸 인물이자 훗날 노벨상을 수상하게 되는 조지 휘플은 이렇게 결론지었다. "우리가 축적할 수 있었던 통계적 증거는 조사한 독감 백신이 치료적therapeutic 이득이 없음을 시사한다." 검사한 백신을 가지고는 독감을 치유할 수 없다는 뜻이었다. 하지만 그는 이어서 이렇게 말했다. "지금까지 드러난 통계적 증거는 이 백신의 사용이 어느 정도 예방적prophylactic 가치를 가질 가능성이 있음을 시사한다."[24]

공중보건국은 민간인을 위한 백신이나 치료제를 생산하거나 공급하려는 노력을 전혀 하지 않았다. 그렇게 해달라는 요청은 많았다. 하지만 공중보건국은 제공할 것이 아무것도 없었다.

워싱턴의 육군의학교(현재의 육군병리학연구소)는 백신을 만들기위해 엄청난 노력을 기울였다. 그들은 백신이 필요했다. 워싱턴에 있는월터 리드 육군 병원에서는 폐렴 합병증에 걸린 사람들의 사망률이 52퍼센트에 달했다.[25] 10월 25일 백신이 준비되었다. 의무감은 모든 기지의 의무관에게 통보했다. "백신 접종으로 폐렴을 일으키는 중요한 미생물들을 확실히 막을 수 있다고 생각할 수 있다. …… 이제 육군은 모든 장교, 병사, 군무원에게 쓸 폐렴알균 I형, II형, III형이 든 리포 백신*을 확보했다."[26]

육군은 다음 몇 주에 걸쳐서 이 백신을 200만 회분 보급했다. 생산

---

* 항원 물질을 천천히 흡수하게 할 목적으로 미생물을 식물성 기름에 현탁시켜서 만든 백신—옮긴이.

측면에서 엄청난 업적이었다. 앞서 한 저명한 영국 과학자는 영국 정부가 단기간에 4,000회분도 생산하기가 불가능하다는 의견을 표명한 바 있었다. 그러나 그 백신은 여전히 I형, II형 및 폐렴알균만을 막을 뿐이었고, 너무 늦게 나왔다. 그때쯤 독감은 거의 모든 병영으로 퍼져 있었다. 뉴욕의 민간 의사가 캘리포니아로 가서 육군으로부터 백신을 달라고 간청했을 때, 그는 군이 사실 "폐렴을 예방할 백신"을 생산했지만, "배분할 것은 전혀 없다"[27]는 답변을 받았다. 육군은 군대에서 독감이 재발할까 봐 두려워했다. 두려워할 만한 이유가 있었다.

육군의학교는 인플루엔자균의 백신도 생산했지만, 고거스는 그 백신에는 좀 더 신중한 태도를 보였다. "현재의 유행병에서 인플루엔자균이 병인론적으로 중요할 수 있다는 점을 고려하여 육군은 식염수 백신을 준비했으며, 모든 장교, 병사, 군무원이 이용할 수 있다. 인플루엔자균 백신의 효능은······ 아직 시험 단계에 있다."[28]

군의 발표는 일반 대중을 대상으로 한 것이 아니었다. 『미국의학협회지』에 실린 다음과 같은 신중한 어조의 사설도 마찬가지였다. "불행히도 우리는 독감을 치료할 구체적인 혈청이나 다른 특별한 수단을 아직 가지고 있지 않다. 독감 예방을 위한 특별한 백신도 없다. 신문과 기타 여러 곳에서 그와 반대되는 온갖 주장과 선전이 난무하고 있지만, 사실은 그렇다. ······ 따라서 의사들은 냉철함을 유지하여 사실이 보증하는 것 이상으로 약속해서는 안 된다. 특히 홍보를 담당하는 공중보건 공무원들에게 이런 우를 범하지 않기를 당부한다."[29] 회지가 발행될 때마다 거의 매번 이와 유사한 경고가 실렸다. "의료진은 대중에게 부적절한 희망을 불러일으켜 결국 의학과 의료진에 대한 실망과 불신만을 키우는 어떠한 일도 해서는 안 된다."[30]

『미국의학협회지』는 미국의학협회를 대변했다. 미국의학협회 지도
자들은 지난 수십 년간 의술에 과학적 표준과 전문성을 도입하기 위해
애썼고, 비로소 최근에야 그 일에 성공을 거둔 터였다. 그들은 최근에
겨우 확립된 신뢰를 무너뜨리고 싶지 않았다. 의학이 불과 얼마 전까
지 겪었던 조롱거리가 되는 일을 다시 겪고 싶지 않았다.

그사이에 의사들은 계속 정말 필사적인 시도들을 계속했다. 백신은
계속 대량으로 생산되고 있었다. 일리노이주에서만 열여덟 가지 백신
이 생산되었다.[31] 그중 어떤 백신이 효과가 있을지 아는 사람은 아무도
없었다. 단지 효과가 있기를 바랄 뿐이었다.

단일 기지 기준으로는 사망률이 가장 높았던 셔먼 기지에 유행병이
도는 동안 일어난 일련의 일들은 이 병의 현실을 극명하게 드러냈다.
이 기지의 의사들은 오슬러가 그의 최신판 교과서에서 추천한 표준적
인 독감 치료법을 정확히 따랐다. 병사들에게 아스피린을 복용하게 하
고, 침대에서 휴식을 취하게 하고, 양치질하게 하고, 구토를 가라앉히
기 위한 토근吐根과 통증과 기침을 완화하는 아편을 섞은 약물인 도버
산Dover's powder을 처방했다. 합병증으로 생긴 표준적인 폐렴에는 "규정
식과 신선한 공기, 휴식, 가벼운 설사약을 이용한 배설 등 통상적인 권
고 사항들"을 그대로 따랐다. "모든 환자에게는 심장을 자극하기 위해
허용 가능한 최대 용량으로 디기탈리스가 투여되었고, 빠른 자극을 위
해 용해성 카페인 염이 이용되었다. 피하에 대용량으로 주사한 스트리
크닌은 기존의 무기력증에 뚜렷한 효과가 있었다."[32]

그러나 그들은 훨씬 더 흔한 "급성 염증 폐부종", 즉 오늘날 ARDS
라고 부르는 것에는 속수무책이었다고 기록했다. "이는 치료에 새로
운 문제를 안겨 주었다. 폐부종 환자에게 해당 증상과 관련이 없어 보

임에도 심장을 확장하는 치료가 이루어졌다. 디기탈리스, 두 배 카페인 염double caffeine salt, 모르핀, 정맥절개술은 별 소용이 없었다. …… 산소는 일시적으로 효과가 있었다. 자세는 배설에 도움을 주었지만 최종 결과와는 무관했다. 이와 유사한 증상에 뇌하수체 용액을 피하주사로 놓으면 탈기가 일어난다고 했다. 써보았지만 좋은 결과는 전혀 얻지 못했다."[33]

그들은 모든 것, 그들이 생각할 수 있는 모든 것을 시도했지만, 종국에는 안타까움을 느끼며 하던 일을 중단할 수밖에 없었다. 그들은 "병사들의 영웅적인 태도에 기대어" 시도했던 더욱 잔혹하고 쓸모없는 많은 치료를 그만두게 되었다. 그때쯤이면 죽어 가는 병사들의 영웅적인 모습은 질릴 만큼 본 뒤였다. 그들은 마침내 그들이 편히 영면하도록 내버려 두었다. 그들은 이 질환에는 "어떠한 조치도 소용이 없었다"는 결론을 내릴 수밖에 없었다.

그때까지 개발된 어떤 약도 백신도 독감을 막을 수 없었다. 수백만 명의 사람들이 쓴 마스크는 별 소용이 없었다. 그것은 애초에 독감을 막기 위해 만들어진 것이 아니었다. 단지 그 바이러스에 노출되는 것을 막을 수 있을 뿐이었다. 오늘날에도 독감을 치료할 수 있는 약 같은 건 없다. 백신 접종을 하면 독감에 걸리지 않을 가능성이 상당히 커지지만, 독감으로부터 거의 완벽하게 보호해 주는 백신은 어디에도 없다. 그리고 몇 가지 항바이러스제는 단지 증상을 완화해 줄 뿐이지, 완전히 낫게 해주는 게 아니다.

콜로라도의 거니슨과 몇몇 섬에 있는 군 시설 등 스스로를 격리시킨 곳들은 유행병을 피했다. 그러나 대다수 도시가 내린 폐쇄 명령은 노출을 막을 수가 없었다. 그 정도로까지 극단적인 조치가 아니었다. 술집과 극장과 교회의 문을 닫는다고 해도 아주 많은 이들이 여전히 노면전차에 올라타고, 여전히 직장에 일하러 가고, 여전히 식료품점에 간다면 격리는 무의미했다. 두려워서 영업장의 문을 닫았어도, 상점 주인과 고객이 서로 마주치는 것을 꺼려서 인도에서 주문하고 물건을 받는다고 해도, 여전히 상호작용이 아주 많이 일어나기에 감염의 사슬이 끊기지 않았다. 바이러스는 자기 일에 대단히 효율적이고 폭발적이고 뛰어났다. 결국 바이러스는 전 세계에 자신의 의지를 보여주었다.

바이러스는 마치 사냥꾼 같았다. 인류를 사냥하고 있었다. 바이러스는 도시에서 쉽게 인간을 찾아냈지만, 그 정도로 만족하지 않았다. 인간을 따라서 소도시, 이어서 마을, 외딴 집까지 들어갔다. 바이러스는 지구의 가장 오지까지 찾아 들어갔다. 숲에서 인간을 사냥했고, 인간을 쫓아 정글 속으로 들어갔고, 빙판 위로 인간을 추적했다. 그리고 지구의 가장 오지에서, 사람조차 살아가기 힘든 매우 열악한 환경에서, 문명의 혜택을 거의 받지 못한 곳에서 산다고 해서 바이러스에 더 안전하지는 않았다. 아니 오히려 더 취약했다.

알래스카주 페어뱅크스에서 백인 주민들은 스스로를 지켰다. 보초를 세워서 모든 길을 지켰고, 시로 들어오는 모든 사람을 5일 동안 격리했다.[34] 에스키모인들은 그런 행운을 누리지 못했다. 적십자사의 한 임원은 "즉각적인 의료 지원이 없으면 그 인종이 전멸할"[35] 수 있다고 경고했다.

적십자사도 지방 정부 기금도 이용할 수 없었다. 알래스카 주지사는 워싱턴에 가서 의회에 20만 달러를 지원해 줄 것을 요청했다. 의회가 전국에 쓰라고 공중보건국에 배당한 예산이 1백만 달러였음을 염두에 두자. 한 상원의원은 그 지역 금고에 보관된 60만 달러 중 일부를 쓰면 안 되는지 물었다. 주지사는 이렇게 답했다. "알래스카인들은 알래스카의 백인들로부터 세금으로 거둔 돈을 지역 개선 사업에 써야 한다고 생각합니다. 도로를 까는 데 많은 돈이 듭니다. …… 그들은 알래스카의 원주민들을 미국의 다른 지역의 원주민들과 더 동등하게 대하기를 원합니다. 미국 정부가 책임을 져달라는 것이지요."[36]

그는 10만 달러를 받았다. 해군은 석탄선인 브루투스호를 구호대에 제공했다. 구호대는 주노에서 더 작은 배에 나뉘어 타고서 각지의 마을로 향했다.

그들은 끔찍한 광경을 목격했다. 너무나 끔찍했다. 놈Nome*에서는 에스키모인 300명 중 176명이 사망한 상태였다.[37] 게다가 상황이 더 악화되고 있었다. 작은 마을 10곳을 들른 한 의사는 이렇게 보고했다. "3곳은 전멸했다. 다른 곳들은 평균 85퍼센트가 사망했다. …… 대개 아이들만 살아있는데 …… 아마 25퍼센트는 구호대가 도착하기 전에 얼어죽을 듯하다."[38]

이어서 적십자사가 구호대를 보냈다. 그들은 알류샨 열도에 도착하여 의사와 간호사 두 명씩으로 조를 짜서 여섯 개 집단으로 나눈 뒤, 각자 배를 타고 흩어졌다.

첫 번째 조는 믹닉Micknick이라는 어촌으로 향했다. 그들은 너무 늦었다는 것을 알았다. 어른은 여섯 명만 살아남아 있었다. 어른 서른여덟 명과 아동 열두 명이 사망한 상태였다. 한 작은 집은 아동 열다섯 명이 모여 있는 고아원이 되었다. 구호대는 나크닉강을 건너 해산물 통조림 공장이 있는 마을로 들어갔다. 유행병이 발생하기 전에 그곳에는 에스

* 미국 알래스카주 북서부에 있는 항구 도시 — 옮긴이.

키모 성인 스물네 명이 살았다. 그런데 스물두 명이 사망한 뒤였다. 다음 날 한 명이 더 사망했다. 고아가 된 아이 열여섯 명은 살아남았다. 피터슨 통조림 회사는 누시객만에 본부와 창고가 있었다. 간호사들은 집집마다 돌아다니면서 살펴보았다. "이곳에서 독감 유행병은 가장 심각한 피해를 입혔다. 살아남은 어른이 거의 없다. 의사 힐리와 라일리는 몇몇 주민이 앓아누워 있는 것을 발견했다. 의사들은 정성을 다해 치료했지만, 이미 너무 늦어서 환자 중 다섯 명이 사망했다."[39]

더 심각한 곳도 있었다. 다른 구호팀은 이렇게 보고했다. "굶주려서 반쯤 야생화한 개 무리 외에는 생명의 징후를 전혀 찾을 수 없는 마을이 많았다." 에스키모는 "바라바라Barabara"라는 곳에 살았다. 3분의 2가 땅속에 묻혀 있는 원형 구조물이었다. 허리케인만 한 세기로 으레 부는 거센 바람, 일반적인 건축물을 찢어 버릴 강풍을 견딜 수 있도록 지은 구조물이었다. 한 구호대원은 바라바라를 "대강 이탄 뗏장을 덮은" 것이라고 했다. 입구는 높이가 1.2~1.5미터인 굴을 통해 들어갔고, 대개는 이 굴이 빛이 들어오고 환기가 이루어지는 유일한 통로였다. 방은 양쪽을 파서 선반을 만들었고, 그 위에 말린 풀과 털가죽을 깔고 잠을 잤다.

열두 명 남짓으로 이루어진 가족 전체가 이 한 방에서 생활했다. "의사 맥길커디 구호팀은 바라바라에 들어갈 때마다 남녀노소의 시신이 선반과 바닥에 쌓여 있는 광경을 보곤 했으며, 시신의 대다수는 차마 손댈 수 없을 만치 부패해 있었다."[40]

아마 그들 모두를 바이러스가 직접 죽이지는 않았을 것이다. 그러나 너무나 갑작스럽게 동시에 많은 사람이 병으로 쓰러지는 바람에 식구를 돌볼 사람이 없어졌다. 음식을 구해 올 사람도, 물을 가져 올 사람도 없었다. 그리고 생존할 수 있었을 이들도 더는 홀로 살아가고 싶지 않왔기에, 시신에, 사랑하던 이들의 시신에 둘러싸인 채 그들이 간 곳으로 함께 떠나는 쪽을 택했을 수 있다.

그러고 나면 개들이 들어오곤 했다.

"굶주린 개들이 많은 오두막에 파고들어서 시신을 먹어 치워서 뼈 몇 조각과 옷만 남은 사례가 많아서 사망자의 수를 추정하기가 거의 불가능했다."[41]

구호대가 할 수 있는 일이라고는 시신들을 밧줄로 묶어서 밖으로 끌어낸 뒤 묻는 것뿐이었다.

대륙의 반대쪽 끝에서도 같은 상황이 펼쳐졌다. 래브라도 주민들은 황량한 지역에서 불굴의 의지로 살아가고 있었지만, 그들의 삶은 밀물 때 밀려드는 파도에 휩쓸렸다가 바위 위에서 말라붙는 바닷말보다 그리 낫지 않았다. 헨리 고든Henry Gordon 신부는 10월 말에 카트라이트를 떠났다가 며칠 뒤인 10월 30일에 마을로 돌아갔다. "사람이 한 명도 보이지 않았고, 기이하면서 생소한 적막이 흘렀다." 그는 집으로 가다가 허드슨만 회사 직원을 만나서 "우편선이 떠난 지 이틀 뒤에…… 병이 사이클론처럼 동네를 강타했다"는 말을 들었다. 고든은 이 집 저 집을 들러 보았다. "식구들이 모두 주방 바닥에 꼼짝도 못하고 누워 있었다. 음식을 해먹을 수도 난로를 피울 수도 없는 상태였다."[42]

주민 100명 중 26명이 사망했다. 더 북쪽 해안은 더 심각했다.

헤브론에서는 주민 220명 중 150명이 사망했다. 날씨는 이미 몹시 추워져 있었다. 시신들은 침대에 누워 있었는데, 흘린 땀이 침구에 배어 있는 채로 얼어붙어 있었다. 카트라이트에서 고든은 몇 명 주민과 함께 무덤을 파려고 애썼지만 팔 수가 없어서, 시신들을 바다에 수장했다. 그는 이렇게 썼다. "우편선을 통해 독감을 우리에게 보내놓고서 우리를 가라앉든지 헤엄치든지 알아서 하라고 내버려 둔 당국의 무심함에 치밀어오르는 분노로 가슴이 터질 지경이었다."[43]

그리고 오카크가 있었다. 오카크에는 266명의 사람들과 많은 개가 살고 있었는데, 개들은 거의 야생 상태에서 자랐다. 바이러스가 순식간에 덮치면서 사람들은 자신들을 돌보지도 개를 먹일 수도 없는 상황에 처했다. 개들은 점점 굶주려 갔고, 이윽고 배고픔에 못 이겨서 서로를 잡아먹기에 이르렀다. 그 뒤에는 창문과 문을 부수고 들어와서 인간을 먹어 치웠다. 앤드루 애스보Andrew Asboe 신부는 총을 갖고 있었기에 살아남았다. 그가 죽인 개만 100마리가 넘었다.[44]

월터 페럿Walter Perret 신부가 도착했을 때, 주민 266명 중 59명만이 살아남은 상태였다. 그를 비롯한 생존자들은 할 수 있는 유일한 일을 했다. "땅이 쇠처럼 단단히 얼어 있어서 파기가 여간 힘들지 않았다. 파는 데 약 2주가 걸렸다. 다 파고 나니 길이 약 10미터, 폭 약 3미터, 깊이 약 2.5미터의 구덩이가 생겼다." 이제 시신들을 끌어다가 구덩이에 던져 넣는 일이 시작되었다. 그들은 114구를 각각 옥양목으로 감싸고 소독제를 분무한 뒤 구덩이에 넣고서 흙으로 덮었다. 그리고 개들이 파헤치는 것을 막기 위해 그 위에 돌을 쌓았다.[45]

래브라도 지역 전체에서 인구의 적어도 3분의 1이 사망했다.[46]

바이러스는 북극해의 얼음을 뚫었고, 켄터키의 길 없는 산맥을 올랐다. 그리고 정글로 침투했다.

서양에서 가장 심한 타격을 입은 이들은 민간인이든 군인이든 간에 서로 오밀조밀 모여 있던 청장년층이었다. 메트로폴리탄 생명보험은

25세에서 45세 사이 광부들에게 보험을 팔았는데, 그렇게 보험에 들어 있던 **모든** 광부 — 독감에 걸린 광부가 아니라 — 중 6.21퍼센트가 사망했다.[47] 보험에 가입한 동일 연령의 **모든** 산업 노동자 중에서는 3.26퍼센트가 사망했다. 사망률이 가장 높았던 군 기지에 맞먹는 수준이었다.

프랑크푸르트에서는 독감으로 입원한 사람들 — 폐렴 증세를 보인 사람들이 아니라 — 중 27.3퍼센트가 사망했다.[48] 나중에 유럽의 저명한 정치인이 되는 쾰른 시장 콘라트 아데나우어Konrad Adenauer는 수많은 주민들이 "너무 쇠약해져서 증오할 기력도 없는"[49] 상태가 되었다고 말했다.

파리에서, 당국은 학교만 폐쇄했다. 다른 조치를 더 취하면 사기가 떨어질까 우려했기 때문이다. 사망률은 독감 환자 전체로 보면 10퍼센트, 합병증이 나타난 환자만 따지면 50퍼센트에 달했다. 한 프랑스 의사는 이렇게 적었다. "이 환자들에게서 나타난 증상의 심각성과 죽음에 이르기까지의 진행 속도는 놀라울 정도였다."[50] 프랑스에서도 환자들에게 다른 곳들과 똑같은 증상들이 나타났지만, 유행병이 극성을 부릴 때 의사들은 일부러 병을 콜레라나 이질로 오진하고서 거의 보고조차 하지 않으려 한 듯했다.

그리고 독감 바이러스를 전혀 접해 본 적이 거의 없는 순진한 면역계를 지닌 이들은 대량으로 죽었다기보다는 전멸했다는 표현이 더 어울렸다. 에스키모인뿐 아니라 모든 아메리카 원주민, 태평양 섬 주민들, 아프리카인이 그랬다.

잠비아에서 유럽인은 8퍼센트가 사망하게 된다. 그런데 그곳 내륙을 들른 한 영국인은 이렇게 적었다. "300~400가구의 마을 사람 전체가 다 죽어 있는 모습을 보았다. 묻히지 못한 시신 위로 집이 무너져 있었다. 2개월도 안 되는 사이에 정글을 휩쓸어 사람이 살던 흔적을 지워 버리고 있었다."[51]

바이러스는 더 가벼운 형태로 돌연변이를 일으키고 있을 때도, 독감에 전혀 노출된 적이 없거나 거의 접해 본 적이 없던 면역계를 지닌 이들을 여전히 효율적으로 살해했다. 10월 26년 미 해군 전함 로건호가 괌에 도착했다. 상륙한 미국 선원 중 거의 95퍼센트가 독감에 걸려 있었지만, 사망자는 단 1명뿐이었다.[52] 그런데 몇 주 사이에 똑같은 바이러스가 섬 주민의 거의 5퍼센트를 죽였다.

남아프리카의 케이프타운을 비롯한 몇몇 도시에서는 첫 환자가 보고된 이래로 4주 사이에 총인구의 약 4퍼센트가 사망했다. 남아프리카 백인의 32퍼센트, 흑인의 46퍼센트가 독감에 걸리게 된다.[53] 그런데 유럽계 백인 중에는 0.82퍼센트가 사망하게 되지만, 아프리카 흑인은 적어도 2.72퍼센트가 사망에 이르게 된다(실제 사망률은 아마 그보다 훨씬 더 높았을 것이다).

멕시코에서는 바이러스가 인구 밀도가 높은 지역뿐 아니라 정글 전체를 휩쓸면서 광산촌, 슬럼가 주민들, 슬럼가 지주들, 시골 농민들을 가리지 않고 살해했다. 치아파스주에서는 총인구의 10퍼센트 — 독감에 걸린 사람의 10퍼센트가 아니라 — 가 사망했다.[54]

바이러스는 세네갈, 시에라리온, 스페인, 스위스를 거칠게 밀고 들어가며 가는 곳마다 지역을 황폐화시키고 살상했다. 어떤 지역들에서는 죽은 사람들이 총인구의 10퍼센트를 넘었다.

브라질에서 바이러스의 위력은 적어도 멕시코나 칠레보다는 상대적으로 약했지만, 리우데자네이루의 주민 33퍼센트가 독감에 걸렸다.[55]

아르헨티나의 부에노스아이레스에서는 인구의 약 55퍼센트가 독감

에 걸렸다.[56]

일본에서는 인구의 3분의 1 이상이 독감의 공격을 받았다.[57]

러시아와 이란의 많은 지역에서 그 바이러스는 총인구의 7퍼센트를 죽였다.

괌에서는 결국 인구의 10퍼센트가 죽게 된다.

사망률이 그보다 더 높은 곳들도 있었다. 피지 제도에서는 **11월 25일에서 12월 10일까지 겨우 16일 사이에** 인구의 14퍼센트가 사망했다.[58] 시신을 매장할 겨를이 없었다. 그 광경을 지켜본 누군가는 이렇게 썼다. "밤낮으로 트럭이 요란스럽게 길을 달리면서 계속 타오르는 장작불 위에 시신을 쏟아냈다."[59]

엄격한 격리가 가능하고 당국이 그 정도까지 가차 없는 조치를 취할 수 있었던 극소수의 외진 곳—사실상 거의 없다고 할 수 있었지만—만이 독감을 완전히 피했다. 미국령 사모아도 그런 곳 중 하나였다. 독감 사망자가 단 한 명도 나오지 않았다.

바다 건너 몇 킬로미터 떨어진 서사모아는 전쟁이 시작되었을 때 독일이 뉴질랜드로부터 빼앗았다. 증기선인 탈루네호가 그 섬으로 질병을 옮기기 전인 1918년 9월 30일에 그곳 인구는 38,302명이었다. 몇 달 뒤 인구는 29,802명으로 줄었다. **전 인구의 22퍼센트가 사망했다.**[60]

중국에서는 엄청나게 많은 사람들이 죽었지만 얼마나 많은 사람이 죽었는지는 정확히 알려져 있지 않다. 충칭에서는 그 도시 인구의 절반이 독감에 걸렸다.[61]

인도의 상황이 가장 끔찍했다. 다른 곳들에서처럼 인도도 봄에 독감 유행을 겪은 바 있었다. 다른 곳들에서처럼 이 봄의 유행 물결은 비교적 약했다. 9월에 독감이 봄베이로 돌아왔다. 다른 곳들에서처럼 이번에는 약하지 않았다.

그러나 인도에서는 다른 곳들과 다른 양상이 펼쳐졌다. 이곳에서 독감은 진정한 살상력을 보여주게 된다. 1900년에 심각한 가래톳페스트가 인도를 강타해 대유행한 적이 있었고, 그때 봄베이는 유달리 심한 타격을 입었다. 그런데 1918년 봄베이의 하루 독감 사망자 수는 1900년 가래톳페스트가 유행할 때보다 두 배 더 많았다.[62] 독감 환자의 사망률은 10.3퍼센트에 달했다.[63]

인도 아대륙 전체가 죽음의 물결에 휩싸였다. 열차들은 살아 있는 사람들을 태우고 역을 출발했다가 죽은 사람들 그리고 죽어 가는 사람들과 더불어 도착했다.[64] 열차가 역에 들어서면 안에서 시신을 끌어내렸다. 인도의 영국군, 즉 백인들에게서는 독감 환자의 사망률이 9.61퍼센트였다. 반면에 인도군에서는 21.69퍼센트였다.[65] 델리의 한 병원은 독감 환자 13,190명을 치료했는데, 그중 7,044명이 사망했다.[66]

가장 황폐해진 지역은 펀자브였다. 한 의사는 병원들이 "너무 꽉꽉 들어차서 죽어 가는 환자에게 병상을 내주지 못할 만큼 병상에서 망자를 빨리 치우기가 불가능했다"고 전했다. "거리마다 시신과 죽어 가는 사람들이 널려 있었다. 거의 모든 가정에서 곡소리가 났고 공포가 모든 곳을 지배했다."[67]

보통 때 인도인들은 강둑의 계단 꼭대기에 설치한 화장터에서 시신을 화장한 뒤, 유해를 강에 뿌렸다. 그런데 수요가 넘쳐 장작이 금세 다 떨어지는 바람에 화장을 할 수 없게 되어, 강은 시신들로 뒤덮였다.[68]

인도 아대륙에서만 사망자가 2,000만 명에 가까울 가능성이 높으며, 그보다 더 많았을 가능성도 매우 높다.[69]

웰치의 오랜 맹우이자 육군 감염병 분과의 책임자인 빅터 본은 의무감 사무실에 앉아서 바이러스가 지구 전역으로 퍼지는 양상을 지켜보며 다음과 같은 기록을 남겼다. "유행병이 지금과 같은 수학적인 비율로 계속 가속된다면, 몇 주 안에 문명이 지표면에서 …… 사라질 수도 있다."[70]

9부

여파

31

본은 독감 바이러스가 문명의 존재를 위협하는 지경에 이르렀다고 믿었다. 사실 어떤 질병들은 자신들의 존재를 문명에 기대고 있다. 홍역이 한 예다. 대개 홍역은 한 번 노출되면 평생 면역력이 생기며, 홍역 바이러스는 소도시에서는 취약한 개인을 충분히 많이 찾지 못하기에 존속할 수가 없다. 감염시킬 새로운 세대의 사람들이 태어나지 않는다면, 이 바이러스는 사라진다. 역학자들은 홍역이 존속하려면 백신 접종을 받지 않은 적어도 50만 명의 사람들이 밀접히 접촉하며 지내야 한다고 계산했다.[1]

독감 바이러스는 다르다. 조류가 그 바이러스의 자연 숙주이므로, 독감은 문명에 의지하지 않는다. 자신의 생존이라는 관점에서 볼 때, 독감에게 인류의 존재 여부는 중요하지 않았다.

독감이 전 세계적으로 유행하기 20년 전, H. G. 웰스는 화성인들이 지구를 침략한다는 내용의 소설인 『우주 전쟁 War of the Worlds』을 펴냈다.

화성인들은 지구에 죽음의 우주선을 보냈다. 그들은 무적이었다. 그들은 인간을 먹어 치우기 시작했다. 뼈의 골수에서 생명력을 빨아들였다. 19세기에 온갖 성취 속에 세계의 질서를 재편하며 승리를 구가하던 인류는 갑자기 무력해졌다. 인류에게 알려진 그 어떤 힘도, 국가나 개인이 발전시킨 그 어떤 기술이나 전략과 노력, 영웅적인 행위도 침략자에 맞서지 못했다.

웰스는 이렇게 썼다. "처음에 어렴풋하게 느꼈던 것이 이제 마음속에서 아주 명확해져 있었다. 여러 날 동안 나를 억누르던 그 느낌은 권좌에서 쫓겨났다는 느낌, 내가 더는 주인이 아니라 여러 동물 중 한 동물에 불과하다는 자각이었다. …… 그 두려움과 인간의 제국은 사라져 버렸다."[2]

그러나 인류의 몰락이 불가피해 보이던 바로 그때, 자연이 개입했다. 침략자들 자신이 침략당했다. 지구의 감염성 병원체들이 그들을 죽였다. 과학이 할 수 없었던 일을 자연적 과정이 해냈다.

독감 바이러스에서도 자연적 과정이 작동하기 시작했다.

이 과정은 처음에는 바이러스를 더 치명적으로 만들었다. 동물 숙주로부터 인간에게로 처음 넘어온 곳이 캔자스였든 다른 어디였든 간에, 이 바이러스는 그 뒤에 사람 사이로 전파되면서 서서히 새 숙주에 적응했다. 그러면서 감염 효율이 점점 높아졌고, 1918년 봄 1차 물결 때에는 전반적으로 가벼운 질환을 일으키던 형태였다가 가을의 2차 물결 때에는 치명적이고 폭발적인 살인자로 변신했다.

그러나 일단 그런 상황이 되자, 즉 거의 최대 효율에 다다르자, 다른 두 가지 자연적 과정이 작동하기 시작했다.

하나는 면역이었다. 바이러스가 집단 전체로 퍼지자, 집단에서 면역력을 획득한 사람들이 일부나마 나타났다. 그들은 같은 바이러스로 다시 앓을 가능성이 낮았다. 적어도 항원 대변이가 일어나기 전까지는 그랬다. 크고 작은 도시에서는 1918년 첫 환자가 나타난 때부터 국지적 유행이 종식되기까지 대개 6~8주가 걸렸다. 군부대에서는 인구가 매우 밀집되어 있었기에 그 주기가 대개 3~4주로 짧았다.

그 뒤로도 환자가 이어지긴 했지만, 개인 차원이었을 뿐 폭발적으로 번지는 양상은 사라졌다. 갑작스럽게 끝났다. 환자 수를 그래프로 나타내면 종형 곡선이 그려지지만, 정점 직후에는 갑작스럽게 마치 절벽이 깎여 나간 듯한 양상을 보인다. 즉 갑작스럽게 더는 새 환자가 나타나지 않게 되었다. 예를 들어, 필라델피아에서는 10월 16일로 끝나는 주에 독감 사망자가 4,597명이었다. 도시는 찢겨 나가고 있었고 거리는 텅텅 비었고 흑사병이라는 소문이 퍼졌다. 그런데 겨우 10일 뒤인 10월 26일에는 신규 환자 수가 급감해 있었다. 폐쇄되었던 다중 이용 시설도 다시 문을 열었다. 11월 11일 휴전 조약이 맺어질 무렵, 독감은 그 도시에서 거의 완전히 사라진 상태였다. 바이러스는 쓸 수 있는 연료를 다 써 버린 상태였다. 그러자 빠르게 수그러들었다.

두 번째 과정은 바이러스 안에서 일어났다. 이 병은 그저 독감일 뿐이었다. 독감 바이러스는 본래 위험하다. 사람들은 으레 기침과 열을 수반하는 감기 정도라고 여기지만 그보다 상당히 더 위험하다. 그러나 1918년의 독감처럼 으레 그렇게 많은 목숨을 앗아 가는 것은 아니다. 1918년에 세계적으로 유행한 독감은 인류 역사상 널리 퍼졌던 독감들에 없었던 극단적인 수준의 병원성을 지니고 있었다.

그러나 모든 독감 바이러스가 그렇듯이, 돌연변이체 무리를 이루는 모든 바이러스가 그렇듯이, 1918년의 바이러스도 빠르게 돌연변이를 일으켰다. "평균으로의 회귀"라는 수학 개념이 있다. 이 개념은 간단히 말해 극단적인 사건 뒤에는 덜 극단적인 사건이 나타날 가능성이 크다는 것을 뜻한다. 이는 어떤 법칙이 아니라 단지 확률을 말한 것이다. 1918년 바이러스는 극단적인 사례였다. 그러니 그 뒤로 일어난 돌연변이는 더 치명적이기보다는 덜 치명적일 가능성이 더 컸다. 전반적으로 상황은 실제로 그런 식으로 진행되었다. 바이러스가 문명을 굴복시키기 직전에 와 있는 듯하던 바로 그때, 중세 페스트가 했던 것처럼 세상을 재편할 것처럼 보이던 바로 그때, 바이러스는 자신의 평균을 향해, 즉 대다수 독감 바이러스가 하는 행동으로 나아가는 돌연변이를 일으켰다. 시간이 흐르면서, 덜 치명적인 양상을 띠어 갔다.

이런 양상은 미국의 군 주둔지에서 처음으로 눈에 띄기 시작했다. 육군의 가장 규모가 큰 군영 20곳 중에서 처음에 공격을 받은 5곳에서 독감에 걸린 병사 중 약 20퍼센트는 폐렴으로 발전했다. 그리고 폐렴으로 발전한 병사 중 37.3퍼센트가 사망했다. 오하이오주에 위치한 셔먼 기지가 가장 피해가 심했다.[3] 가장 먼저 타격을 입은 곳 중 하나이자, 군인 중 사망자의 비율이 가장 높은 곳이었다. 독감 환자 중 35.7퍼센트가 폐렴 증상을 보였다. 그리고 폐렴에 걸린 환자 중 61.3퍼센트가 사망했다. 셔먼 기지의 의사들은 이 일로 오명을 뒤집어썼고, 군 당국은 그들을 조사했지만 그들이 다른 기지의 군의관들과 능력 면에서 아무런 차이가 없다는 것을 알아냈을 뿐이다. 그들은 다른 기지들에서 하고 있던 모든 조치를 했다. 그저 그 기지를 덮친 것이 유달리 치명적인 균주였을 뿐이다.

독감이 가장 나중에 강타한 5곳은 평균 3주 더 늦게 시작되었는데, 환자 중 폐렴으로 진행된 비율이 7.1퍼센트에 불과했다.[4] 그리고 폐렴에 걸린 병사 중 17.8퍼센트만이 사망했다.

이 완화 양상을 단순히 군의관이 폐렴을 예방하고 치료하는 일을 더 잘하게 된 결과라고 설명할 수도 있다. 그러나 뛰어난 과학자들과 역학자들이 열심히 조사했지만, 그렇다는 증거는 전혀 없었다. 그들은 아무런 증거도 찾지 못했다. 그 일을 맡은 육군 조사단장은 조지 소퍼George Soper였는데, 나중에 웰치의 추천으로 미국 최초의 포괄적인 암 연구 계획을 총괄하는 자리에 오르게 되는 인물이다. 소퍼는 모든 보고서들을 검토하고 많은 군의관들을 면담했다. 그는 어느 기지에서든 독감에 맞서기 위해 사용된 조치들 가운데 효과가 있었던 조치는 단 한 가지뿐이었다고 결론지었다. 독감 희생자 개개인을 격리하고, 필요하다면 독감 환자가 발생한 부대 전체를 격리하는 조치였다. 이 격리 조치는 "언제 어디서든 부주의하게 적용되면 실패로 귀결되었"지만 "언제 어디서든 엄격하게 시행되면…… 상당한 성과가 있었다."[5] 그는 다른 어떤 요인이 작용했다는 증거, 바이러스 자체를 제외한 다른 무언가가 질병의 진행 양상에 어떤 영향을 미쳤다는 증거를 전혀 찾아내지 못했다. 독감이 더 늦게 찾아온 곳일수록, 타격은 덜했다.

각 기지 내에서도 마찬가지였다. 같은 기지 안에서 처음 10일이나 2주 이내에 독감에 걸린 군인들이 더 늦게 걸렸거나 유행병이 사실상 끝난 뒤에 걸린 군인들보다 사망률이 훨씬 높았다.

마찬가지로 바이러스가 처음 퍼진 도시들 — 보스턴, 볼티모어, 피츠버그, 필라델피아, 루이스빌, 뉴욕, 뉴올리언스 같은 대도시들과 같은 시기에 독감의 공격을 받은 그보다 작은 중소 도시들 — 은 모두 심각한 피해를 입었다. 그리고 같은 도시에서도 더 늦게 독감에 걸린 이들은 처음 2~3주 사이에 걸린 이들보다 덜 심하게 앓았고, 사망률도 더 낮았다.

또한 나중에 가서야 유행병이 들이닥친 도시들은 대개 사망률이 더 낮았다: 하나의 주 안에서 발생한 유행병의 양상을 가장 철저히 조사한 연구들 중 하나에서 한 연구자는 이렇게 언급했다. 코네티컷주에서 "사망률에 영향을 끼친 듯한 한 가지 요인은 뉴런던에서 처음에 발병했을 때와 시기상으로 얼마나 가까웠느냐였다. 뉴런던은 코네티컷주에서 독감이 처음 발생한 지점이다. …… 바이러스는 그 주에 처음 들어왔을 때가 가장 병원성이 강했거나 가장 쉽게 전파될 수 있는 형태였고, 그 뒤로 서서히 약해졌다."[6]

미국 전역에서, 아니 그런 면에서는 세계 전체에서 동일한 양상이 나타났다. 그것이 엄밀한 예측 지표는 아니었다. 바이러스가 철저히 일관적인 양상을 띤 것은 결코 아니었다. 그러나 독감이 더 늦게 찾아온 지역일수록 피해가 덜한 경향은 뚜렷했다. 샌안토니오는 미국에서 주민 중 독감 환자의 비율이 가장 높았지만 사망률이 가장 낮은 곳 중 하나였다. 인구 중 53.5퍼센트가 감염되었고, 집에 독감 환자가 한 명이라도 있는 가정이 98퍼센트였다. 그러나 그곳을 휩쓴 바이러스는 더 약한 쪽으로 돌연변이를 일으킨 상태였다. 환자 중 사망자는 0.8퍼센트에 불과했다. (그래도 사망률이 일반 독감의 두 배였다.) 살 사람과 죽을 사람을 결정한 것은 어떤 치료를 받았느냐가 아니라 바이러스 자체였다.

독감 유행이 지난 지 10년 뒤에 미국뿐 아니라 전 세계에서 발견된 사실들과 통계 자료를 세심하게 포괄적으로 분석한 한 과학적 연구는 다음과 같은 결론을 내렸다. "유행의 나중 단계에서는 이른바 독감 특유의 병변이 덜 발견되었고, 이차 침입자가 입힌 피해를 더 쉽게 구분할 수 있었고, 지역별 차이도 더 뚜렷해졌다. …… 1919년에는 '물에 잠긴' 폐(ARDS로 급사한 이들의 폐)가 비교적 드물게 나타났다."[7]

특이한 유형이긴 했지만, 이 바이러스도 전반적으로 초창기에는 더 격렬하고 치명적인 양상을 띠었고, 성숙한 뒤에는 약해졌다. 또 유행병이 더 늦게 들이닥친 지역일수록, 또 한 지역에서 더 늦게 걸린 사람일수록, 증세는 덜 치명적이었다. 이 상관관계가 완벽하게 들어맞는 것은 아니다. 루이스빌은 봄과 가을에 다 극심한 피해를 입었다. 이 바이러스는 불안정했고, 늘 다르게 행동했다. 그러나 각 지역에서 발병한 시점과 치명성 사이에 상관관계가 있는 것은 분명하다. 약해졌을 때도 이 바이러스는 여전히 목숨을 앗아 갔다. 비록 초창기보다는 약해졌지만, 성숙한 뒤에도 여전히 역사상 가장 치명적인 독감 바이러스였기에 충분히 목숨을 앗아 갈 수 있었다. 그래도 감염 시기가 중요했다.

독감이 가장 먼저 들이닥쳤던 동부와 남부가 가장 심각한 타격을 입었다. 서부 해안 지역은 덜 심각했다. 그리고 내륙 지방이 가장 피해를 덜 입었다. 시애틀, 포틀랜드, 로스앤젤레스, 샌디에이고에서는 동부보다 시신이 덜 쌓였다. 세인트루이스, 시카고, 인디애나폴리스에서는 서부보다도 시신이 덜 쌓였다. 그러나 필라델피아와 뉴올리언스만큼은 아니라고 해도, 시신이 쌓이고 있던 것은 분명했다.

11월 말에 바이러스는 몇몇 지역만 빼고 이미 전 세계로 퍼져 있었다. 2차 물결은 지나갔고, 세계는 지쳐 있었다. 그리고 인류는 바이러스 사냥꾼이 되려 하고 있었다.

그러나 병원성을 어느 정도 잃긴 했어도 바이러스는 아직 끝장난 것이 아니었다. 독감이 잦아든 듯이 보인 지 겨우 몇 주 뒤, 보건 당국과 비상대책 위원회가 극장, 학교, 교회의 문을 닫고 마스크를 쓰도록 한 조치를 철회하고 이 도시 저 도시가 살아남은 것을 자축할 때(그리고 자신들이 독감을 물리쳤다고 자부심을 드러낸 지역들도 있었다), 3차 물결이 세계를 덮쳤다.

바이러스는 다시금 돌연변이를 일으킨 상태였다. 근본적으로 달라져 있었다. 1차 물결 때 앓은 이들이 2차 물결 때 남들보다 더 잘 견딘 것처럼, 2차 물결 때 앓은 이들도 상당한 수준의 면역력을 얻은 상태였다. 그러나 바이러스가 충분히 돌연변이를 일으키면서, 즉 항원이 충분히 변하는 바람에 유행병이 재발했다.

3차 물결에 아예 휩싸이지 않은 지역들도 일부 있었다. 그러나 휩싸인 지역이 훨씬 많았다(사실상 대부분이었다). 12월 11일에 블루와 공중보건국은 이런 경고문을 내놓았다. "독감은 아직 끝나지 않았으며, 전국 각지에서 심각한 유행병이 돌고 있습니다. …… 캘리포니아주에서는 증가하고 있습니다. 아이오와주에서는 뚜렷한 증가세입니다. 켄터키주 당국은 루이스빌과 더 큰 도시들에서 재발했고 이전 단계와 달리 지금은 많은 초등학생들이 심하게 앓는다고 판단했습니다. 루이지애나주의 뉴올리언스, 슈리브포트에서도 다시 환자가 증가했고, 레이크찰스에서는 지난 물결 때만큼 증가했습니다. …… 세인트루이스에서는 사흘 사이에 환자가 1,700명 발생했습니다. 네브래스카주는 아주 심각합니다. 오하이오주에서는 신시내티, 클리블랜드, 컬럼버스, 애크런, 애슈터뷸라, 세일럼, 메디나에서 재발했습니다. …… 펜실베이니아주에서는 존스타운, 에리, 뉴캐슬에서 전보다 더 심각한 양상을 띠고 있습니다. 워싱턴에서는 급증세를 보이고 있습니다. …… 웨스트버지니아주에서는 찰스턴에서 재발했습니다."[8]

2차 물결을 제외한 어떤 기준으로 보더라도, 이 3차 물결은 치명적인 유행병이었다. 그리고 미시간주 같은 몇몇 고립된 지역들에서는 10월보다 12월과 1월이 사실상 더 심각했다. 피닉스에서는 1월 중순에 사흘 동안 새 환자가 가을의 그 어느 날보다도 더 많이 발생했다. 조지아주 퀴트먼시 당국은 유행병이 지나간 듯이 보였던 1918년 12월 13일에 27건의 유행병 조치를 다시 실행했다.[9] 서배너시 당국도 1월 15일에 전보다 더욱 엄격하게 극장과 다중 이용 시설의 문을 닫는 조치를 취했다. 이번으로 세 번째였다.[10] 샌프란시스코는 서부 해안의 다른 도시들처럼 가을 물결 때 비교적 피해가 덜했지만, 세 번째 물결에는 심각한 타격을 입었다.

사실 미국의 모든 주요 도시들 가운데 샌프란시스코는 가을 물결 때 가장 정직하고 효율적으로 대처했다. 겨우 12년 전에 대지진의 피해를 입은 뒤 도시를 재건한 경험과 어느 정도 관련이 있었을 것이다. 9월 21일 시 공중보건 책임자 윌리엄 해슬러William Hassler는 모든 해군 시설을 격리 조치했다. 기지나 시에 아직 환자가 한 명도 발생하지 않았을 때였다. 그는 운전사와 자원봉사자 수백 명을 모아서 시의 각 지역에 배치하고, 지역별로 의료 인력, 전화기, 교통수단과 식료품을 구비하고, 학교와 교회에 응급 병원을 마련하는 등 시 전역에 선제적인 조치를 취했다. 다중 이용 시설도 폐쇄했다. 그리고 그 질병이 평범한 "유행성 감기"일 뿐이라고 시민들을 안심시키는 대신에 10월 22일에 시장, 해슬러, 적십자사, 상공회의소, 노동위원회는 공동으로 신문에 전면 광고를 실었다. "마스크를 쓰면 목숨을 구합니다!" 그들은 마스크가 "독감을 99퍼센트 막는다"[11]고 주장했다. 10월 26일까지 적십자사는 마스크를 10만 장 배포했다. 그런 한편으로 지역 의료 시설은 백신 생산에 박차를 가했다. 터프츠 대학교의 한 과학자가 만든 백신은 전국에서 가장 빠른 열차에 실려서 미국 전역으로 운송되었다.

샌프란시스코 주민들은 자신들이 상황을 통제하고 있다고 느꼈다. 다른 아주 많은 지역들이 무력하게 두려움에 휩싸여 있던 것과 달리, 의욕을 부추기는 듯했다. 역사가 앨프리드 크로스비Alfred Crosby는 격리된 그 도시의 모습을 그려냈다. 불안하고 두려워하는 와중에도 자신의 의무를 받아들이는 영웅적인 행동을 하는 시민들의 모습이다. 학교가 문을 닫자, 교사들은 간호사, 잡역부, 전화 교환수로 자원했다.[12] 11월 21일 도시의 모든 사이렌이 울리면서 마스크를 벗어도 된다고 알렸다. 샌프란시스코는 걱정하던 것보다 사망자가 훨씬 적었다. 그 시점까지는 그랬다. 시민들은 마스크를 신뢰할 만하다고 여겼다. 그러나 무언가가 도움이 되었다고 한다면, 해슬러가 미리 설립한 조직이었을 것이다.

다음 날 『크로니클Chronicle』은 그 도시의 역사에서 "가장 가슴 벅찬 이야기들 중 하나는 전쟁이 낳은 유행병의 검은 날개가 도시 상공에 떠다닐 때 성 프란치스코의 도시가 얼마나 용감하게 행동했는지에 대한 이야기일 것이다"[13]라고 말하며 한껏 자부심을 드러냈다.

그들은 자신들이 유행병을 통제했다고, 자신들이 유행병을 막았다고 생각했다. 하지만 착각이었다. 마스크는 무용지물이었다. 백신도 무용지물었다. 시는 그저 운이 좋았을 뿐이었다. 2주 뒤 3차 물결이 밀려들었다. 비록 3차 유행이 정점에 달했을 때 사망자는 2차 물결 때의 절반에 그쳤지만, 최종 사망률은 서부 해안에서 가장 높았다.[14]

스스로 고립을 선택한 변방의 몇몇 작은 지역을 빼고, 1919년 초까지 바이러스가 놓친 지역이 단 한 곳 있었다.

호주는 감염을 피했다. 들어오는 배를 엄격하게 격리한 덕분에 호주는 감염을 피할 수 있었다.[15] 승선해 있던 사람들 중 환자가 43퍼센트에다가 사망률이 7퍼센트에 달한 배가 들어온 적도 있었다. 그러나 격리 조치 덕분에 바이러스는 상륙하지 못했고, 대륙은 안전했다. 그러다가 1918년 12월 말, 독감이 전 세계에서 물러날 즈음에 앓고 있는 병사 90명이 탄 수송선이 도착했다. 그들도 격리되었지만, 독감은 침투할 길을 찾아냈다. 병사들을 치료하는 의료 인력을 통해서였던 듯하다.

그때쯤 균주는 치명적인 능력을 꽤 잃은 상태였다. 호주는 다른 모든 서양 국가들보다 독감 사망률이 훨씬 낮았다. 미국의 거의 3분의 1이었고, 이탈리아의 4분의 1도 안 되었다.[16] 그래도 충분히 치명적이었다.

1월과 2월에 새 물결이 강타했을 때, 전쟁이 끝난 지 2개월이 넘은 상태였다. 종전과 함께 언론에 대한 검열도 없어진 상태였다. 그래서 호주에서 신문들은 아무 제약 없이 자신들이 원하는 대로 기사를 썼다. 그리고 그들이 영어권의 그 어떤 신문보다도 더 많이 쓴 기사는 공포에 관한 것이었다.

시드니의 한 신문은 이렇게 썼다. "이 독감이 예전 '흑사병'의 귀환이라고 말하는 이들이 있다." 또 다른 기사는 대니얼 디포의 고전 『전염병 연대기』(내용은 허구다)를 인용하면서 "독감 역병"을 막기 위해 취할 예방 조치를 조언했다.[17] 매일같이 공포심을 담은 제목의 기사가 실렸다. "옛사람들은 역병과 어떻게 싸웠는가", "폐렴 역병", "역병과 싸우기", "과거의 역병", "이교도와 역병", "역병은 뉴사우스웨일스주에서 시작되었는가?", "역병이 덮친 기지에서의 가톨릭 신부", "역병 전사로서의 가톨릭 신자".

호주는 세계적으로 유행한 이 전염병을 선진국 중에서 가장 가벼운 형태로 겪었음에도, 그 당시에 어린 시절을 보낸 사람들은 그 병이 독감이 아니라 페스트라고 기억할 정도로 호주 전역을 두려움에 떨게 했다. 1990년대에 한 호주 역사가는 구전 역사를 기록하고 있었다. 그녀는 인터뷰한 사람들이 "가래톳페스트Bubonic Plague"를 언급하는 것을 듣고 이 문제를 더 깊이 탐구했다. 사람들은 그녀에게 이렇게 말했다.

"가래톳페스트가 생각납니다. 제1차 세계 대전에서 귀향해 보니 제 주변에서 수백 명의 사람들이 죽어 가고 있었습니다."[18]

"백신 접종을 해야 했어요. …… 가래톳페스트 접종을 받은 자리에 아직도 흉터가 남아 있어요."[19]

"전후에 사람들이 모두 마스크를 썼어요. …… 이곳 시드니에서 사람들은 걱정하고는 했죠. …… 페스트에 관해서 말입니다."

"페스트가 기억나네요. 의사들이 얼굴에 마스크를 쓰고 가운을 입은 채로 택시를 타고 돌아다녔어요."

"우리는 격리되었고, 사람들이 현관 앞에 음식을 두고 갔어요. …… 가래톳페스트에 관해 읽은 게 아니에요. 직접 겪은 일이에요."

"사람들이 그걸 가래톳페스트라고 부르더군요. 하지만 프랑스에서는 기관지폐렴이라고 했습니다. 사람들은 제 형제가 그 병으로 죽었다고 했습니다."

"페스트. 가래톳페스트. 맞아요, 기억납니다. …… 저는 늘 그게 유럽을 휩쓴 독감, 중세 흑사병 같은 거라고 여겼어요. 똑같다고 생각했죠. 쥐 벼룩에 의해 옮는다고요."[20]

"가래톳페스트라 …… 제 생각에는 막바지에 이른 독감을 사람들이 그렇게 불렀던 것 같아요. …… 가래톳페스트라는 말이 제 기억 속에 각인되어 있어요."

그러나 어쨌든 이 병은 그저 독감일 뿐이었고, 1919년 호주를 덮친 독감은 세계의 그 어느 지역보다 약했다. 1918년 바이러스가 얼마나 가공할 힘을 지녔는지를 그 점이 여실히 보여준다. 언론 검열이 없던 호주에서, 사람들의 기억 속에 각인되어 있던 것은 전혀 독감이 아니었다. 그것은 흑사병이었다.

바이러스는 아직 끝장나지 않았다. 1919년 봄 내내 지구의 상공을 천둥이 굽이치면서 떠돌면서 이따금 갑작스럽게 국지적으로 폭풍우와 때로 번개까지 쏟아냈고, 때로는 스쳐 지나가면서 멀리 어두컴컴한 하늘에서 우르릉거리면서 위협만 가하고 있었다.

그리고 한 가지 일을 더 할 만큼 폭력성을 여전히 간직하고 있었다.

32

대다수의 환자, 특히 서구 세계의 환자들은 금방 병에서 완전히 회복되었다. 이 병은 어쨌든 그저 독감일 뿐이었다.

그러나 바이러스는 때때로 한 가지 마지막 합병증, 최종 후유증을 일으켰다. 독감 바이러스는 뇌와 신경계에 영향을 미쳤다. 모든 고열은 섬망을 일으키지만, 이번에는 훨씬 대단했다. 독감의 공격에 뒤따르는 것으로 보이는 심각한 정신 착란과 정신 이상을 조사한 월터 리드 병원의 한 군의관은 이렇게 적었다. "이 병이 절정에 이를 때의 섬망과 열이 내렸을 때 다시 정신이 맑아지는 현상은 이 보고서에서 다루지 않았다"[1]는 점에 특별히 주목했다.

독감과 다양한 정서 불안 사이에는 분명히 연관성이 있어 보였다. 하지만 그렇다는 증거는 개인적인 일화들이 대부분이다. 가장 약하고 가장 좋지 않은 형태의 증거들이긴 하지만 이 증거들만으로도 일반 사람들은 독감이 정신적 과정에 변화를 가져올 수 있다는 생각이 들 수도 있었다. 그들은 다음과 같은 관찰 사례들을 보고 독감과 정신 이상이 관련이 있다는 확신을 품곤 했다.

영국에서 보고된 사례: "심각한 신체적 탈진 상태에 수반하는 깊은 정신력 무력감 …… 섬망이 빈번하게 나타났다. 여러 강도의 단순한 혼란에서부터 미친 듯한 흥분에 이르기까지 다양한 양상을 드러냈다."[2]

이탈리아에서 보고된 사례: "독감이 빠르게 진행되는 시기의 정신 이상은 …… 대개 2~3주 안에 가라앉는다. 하지만 정신 이상은 신경 쇠약 상태로 진행될 수 있고, 정신적으로 혼미한 상태가 지속되면 사실상 치매 상태가 될 수 있다. 다른 환자들의 사례에서 …… 우울감과 초조함이 …… 전 세계적으로 독감이 유행하는 동안 그토록 많은 사람이 자살한 이유일 수 있다."[3]

프랑스에서 보고된 사례: " …… 독감의 결과로, 또는 그로부터 회복하는 동안 심각한 정신 착란이 빈번히 일어나고 있다. …… 정신 착란은 때로는 동요와 불안, 폭력, 성적 흥분을 수반한 급성 섬망의 형태를 취하고, 때로는 우울감과 …… 박해에 대한 두려움의 형태를 띤다."[4]

미 육군 병영에서 보고된 여러 가지 사례들:

"정신적으로 무엇에도 관심을 보이지 않는 태도나 급성 섬망 증상을 보였다. 사고의 전개 과정이 느렸다. …… 환자의 진술이나 자신감 있어 보이는 태도는 신뢰할 수 없었다. 빈사 상태에서도 기분이 아주 좋다고 말하기 때문이다. …… 다른 사례들에서는 무언가 걱정하는 듯한 태도가 가장 두드러져 보인다."[5]

"환자의 우울감이 자주 다른 증상들과 어울리지 않는다고 느껴질 만큼 극심하게 나타났다."[6]

"초기에 신경과민 증상을 보이더니, 잠시도 가만히 있지 못하며 섬망을 일으키는 모습이 특징적으로 발현되었다."[7]

"우울증과 히스테리, 자살 충동을 동반한 정신 이상."[8]

"신경계에 독성 작용을 한다는 것이 증상이 좀 더 심각한 중증 환자들에게서 명백히 나타났다."[9]

"체온이 정상으로 돌아온 뒤에도 많은 환자가 섬망 상태에 빠져 침대에 누워 중얼거리고 있었다."[10]

"중추신경계와 관련이 있어 보이는 증상들이 때때로 보였다. 손가락과 팔뚝, 얼굴의 근육이 씰룩거리고 …… 대개는 낮은 목소리로 웅얼거리는 정도로 섬망이 일어나지만 가끔은 활발하게, 심지어 미친 듯이 일어나기도 한다."[11]

"감염에 의한 정신 이상이 18명의 환자에게서 관찰되었는데, 단순한 일시적 환각에서부터 기계적 구속이 필요한 광란 상태까지 증상은 다양하게 나타났다."[12]

현대의 관찰자들은 독감을 10년 뒤에 나타난 파킨슨병 환자의 증가와 연관 짓기도 했다.[13] (어떤 이들은 올리버 색스의 책 『깨어남The Awaken』에 등장하는 환자들이 1918년 독감의 희생자들이라고 이론화했다.) 많은 사람들이 독감 바이러스가 조현병을 일으킬 수 있다고 믿었고, 1926년 카를 메닝거Karl Menninger는 독감과 조현병 사이의 연관성을 연구했다. 『미국정신의학회지』가 그 논문을 "고전"으로 간주하고 1994년에 다시 간행했을 만큼 그의 연구는 그 중요성을 인정받았다. 메닝거는 "거의 타의 추종을 불허하는 독감의 신경독성"에 대해 말하며 독감에 걸린 뒤에 조현병 진단을 받은 사람들 중 3분의 2가 5년 뒤에 완전히 병에서 회복되었다고 언급했다. 사실 조현병에서 회복되는 사례는 극히 드물다. 따라서 이는 어떤 회복 가능한 과정이 초기 증상들을 일으켰음을 시사한다.

1927년 미국의학협회는 전 세계의 의학 잡지에 실린 논문 수백 편을 검토한 끝에 이렇게 결론지었다. "독감이 뇌에 작용할 수 있다는 데 전반적으로 의견이 일치하는 듯하다. …… 많은 급성 증상을 수반하는 섬망으로부터 '독감 후' 증상으로서 진행되는 정신 이상에 이르기까지, 독감의 신경정신적 효과가 깊고 다양하다는 데에는 의심의 여지가 없다. …… 독감 바이러스가 신경계에 미치는 효과는 거의 호흡기에 미치는 효과에 못지않다."[14]

1934년 영국 과학자들이 수행한 마찬가지로 포괄적인 조사에서도 같은 결론이 나왔다. "독감이 신경계에 깊은 영향을 미친다는 데에는 의문의 여지가 없는 듯하다."[15]

1992년 자살과 전쟁의 연관성을 조사한 한 연구자는 이렇게 결론지었다. "제1차 세계대전은 자살에 영향을 주지 않았다. 자살자를 늘린 것은 독감 대유행이었다."[16]

1996년 한 바이러스학 교과서에는 이렇게 적혀 있었다. "독감 A 바이러스에 감염되면 짜증, 졸음, 난폭함, 혼란부터 정신 이상, 섬망, 혼수상태에 이르기까지 중추신경계에 다양한 증상이 나타나는 것이 관찰되었다."[17]

1997년 18명을 감염시켜 6명을 사망에 이르게 한 홍콩 바이러스는 물리적 증거를 얼마간 제공했다. 두 희생자를 부검했더니 '부종성 뇌'가 보였다. "부종"은 "팽창"을 뜻한다. "가장 두드러진 점은 양쪽 환자의 골수, 림프 조직, 간, 지라가 대식세포로 가득 차 있었다는 것이다. …… 심지어 한 환자는 심지어 수막─뇌와 척수를 감싼 막[18]─과 대뇌의 백질에도 그런 세포가 있었다."[19] 이런 대식세포가 뇌로 침투한 이유는 거기에 바이러스가 있어서 죽이러 간 것일 가능성이 가장 높았다. 그리고 그 1997년 병리학 보고서에는 1918년 환자들의 사례를 떠올리게 한다. "섬망이 동반되는 환자들에게서는 뇌수막이 장액으로 차 있고 모세혈관이 충혈되어 있다. …… 사망자들을 부검하니 수막에서 작은 출혈로 생긴 병변들이 있었고, 특히 심하게 부푼 작은 혈관들 주변의 피질 물질에 군데군데 부종이 있었다. …… 회백질 안까지 출혈이 있었고 …… 뇌 조직 세포들이 이런 부종 지대에서 변형되어 있었다."[20]

2002년 멤피스에 있는 세인트주드 아동병원의 세계적인 바이러스학자인 로버트 웹스터Robert Webster는 이렇게 말했다. "이 바이러스는 때때로 중추신경계로 침입하여 난동을 부린다."[21] 그는 독감에 걸려서 "식물인간"이 된 멤피스의 한 뛰어난 학생을 회상했다. "독감이 뇌에 침투할 수 있다고 …… 믿을 만큼 평생 사례를 충분히 보았다. 이 바이러스를 닭에 주입하면, 후각 신경으로 들어가서 닭을 죽일 수 있다."

1918년 바이러스는 뇌에 다다른 것으로 보였다. 그 전쟁터에서 일어난 전쟁은 뇌세포를 파괴하여 집중하기 어렵게 만들거나 행동을 바꾸거나 생각을 방해하거나, 더 나아가 일시적인 정신 이상까지 일으킬 수 있었다. 이런 사례가 아주 소수에게서 일어났다고 해도, 바이러스가 정신에 미치는 영향은 실재했다.

그런데 끔찍한 우연의 일치로, 그 영향은 진정으로 엄청난 결과를 가져오게 된다.

1919년 1월 프랑스에서 캔자스주 하원의원 윌리엄 볼랜드William Borland가 사망했다. 독감 바이러스로 사망한 세 번째 하원의원이었다. 또한 같은 달에 파리에서 윌슨의 가장 가까운 친구인 에드워드 하우스

"대령"*이 독감에 쓰러졌다. 그가 독감에 쓰러진 것은 이번이 처음이 아니었다.

하우스는 1918년 3월 1차 물결 때 독감에 처음 걸려서 2주 동안 자택에 격리되었다. 그런데 그곳에서 증상이 재발해서 백악관에서 3주 동안 누워 지냈다. 비록 봄의 공격으로 바이러스에 면역력을 갖추긴 했지만, 휴전 이후에 그는 두 번째로 독감에 걸렸다. 당시 그는 유럽에 있었고, 11월 30일에 10일 만에 처음으로 일어나서 프랑스 총리 조르주 클레망소Georges Clemenceau와 15분 동안 면담했다. 그 뒤에 그는 이렇게 적었다. "오늘 일주일 만에 처음으로 공식 업무를 본다. 10일 동안 독감에 걸려 있었고, 그 시간은 정말 끔찍했다. …… 이 유행병이 세계를 휩쓴 이래로 아주 많은 이들이 사망했다. 내 직원들도 다수 사망했는데, 그중에는 가여운 윌러드 스트레이트도 있었다."[22]

1919년 1월에 그는 세 번째로 독감에 걸렸다. 어찌나 심하게 앓았던지, 몇몇 신문이 그가 사망했다는 오보를 낼 정도였다. 하우스는 이 부고 기사들을 보며 이렇게 비꼬았다. "관대하기 짝이 없군."[23] 하지만 그 후유증은 심각했다. 병에서 회복되었다고 말한 지 한 달이 더 지난 시점에 그는 일기에 이렇게 적었다. "1월 내내 앓아누우면서 일에 대한 감각을 잃었다. 그리고 내가 완전히 회복된 건지 잘 모르겠다."[24]

1919년 초에는 파리에서 참석할 중요한 일들이 있었다.

승리한 국가들, 약한 국가들, 패배한 국가들로부터 분리되기를 원하는 국가들의 대표자들은 평화 조약을 맺기 위해서 그곳으로 왔다. 수십 개국의 수천 명이 의사 결정을 마무리하러 모였다. 독일은 이 의사 결정에 아무런 역할도 하지 못했다. 독일은 그저 결정에 따라야 할 터였

---

* "대령"은 별명일 뿐 에드워드 하우스는 입대한 적조차 없다 — 옮긴이.

다. 그리고 이 많은 국가들, 이 가상의 바벨탑에서 가장 강대국으로 이루어진 10인 위원회가 의제를 정했다. 이 주요국 중에서도 "4대 강국"이 있었다. 미국, 프랑스, 영국, 이탈리아였다. 그리고 이 4개국 중에서도 사실상 3개국이 중요했다. 아니, 3명의 의사만이 중요했다.

"호랑이"라는 별명으로 불리던 프랑스 총리 조르주 클레망소는 평화회담이 열리던 2월 19일에 암살 시도를 당해서, 어깨에 총알이 박힌 채 협상을 했다. 영국 총리 로이드 조지Lloyd George는 자신이 "유리 탁자 위에서 도는 반들거리는 조약돌"[25]이라고 표현한 국내 정치 문제에 시달렸다. 그리고 세계에서 가장 인기 있는 정치인인 윌슨이 유럽에 막 도착했다.

회의는 몇 주, 이어서 몇 달을 질질 끌었고, 수만 쪽에 달하는 초안과 비망록과 서류가 장관들과 참모들 사이를 오갔다. 그러나 윌슨, 클레망소, 조지는 이런 엄청난 문서가 그다지 필요 없었다. 그들은 외무장관들과 참모들이 수행한 업무에 그냥 결재만 하고 있었던 것도, 주어진 방안 중에서 그냥 고르기만 하는 것도 아니었다. 그들은 실제 협상의 많은 부분을 직접 하고 있었다. 그들은 거래하고, 감언이설로 꾀고, 요구하고, 주장하고, 거부하고 있었다.

때로는 통역사를 포함하여 대여섯 명만 한 방에 모여 있곤 했다. 클레망소와 조지가 다른 이들과 함께 있을 때도, 윌슨은 참모도 국무장관도 하우스 대령도 없이 홀로 미국을 대표하곤 했다. 하우스 대령은 이때쯤 윌슨의 불신을 받아서 거의 내쳐진 상태였다. 윌슨이 잠시 미국으로 돌아왔을 때를 제외하고, 논의는 계속되었다. 그러나 그들은 세계의 미래를 결정하고 있었다.

10월에 파리에서 유행병이 정점에 달했을 때, 4,574명이 독감이나 폐렴으로 사망했다. 그 뒤로도 독감은 결코 도시를 완전히 떠나지 않았다. 1919년 2월 파리의 독감과 폐렴 사망자 수는 다시 2,676명까지 치솟았다. 사망자 수가 최고에 달했을 때의 절반을 넘는 수준이었다. 윌슨의 딸 마거릿은 2월에 독감에 걸려 브뤼셀의 미국 공사관에 누워 있어야 했다. 3월에도 1,517명의 파리 주민이 사망했고,[26] 『미국의학협회지』는 파리에서 "잦아들고 있던 독감 유행이 가장 불안한 방식으로 새롭게 발생했다"고 전했다. "유행병은 파리에서뿐 아니라 몇몇 부서에서 엄청난 비율로 일어났다."[27]

그 달에 윌슨의 아내와 아내의 비서, 백악관 집사장 어윈 후버Irwin Hoover, 윌슨의 백악관 주치의이자 아마도 윌슨이 가장 신뢰한 인물인 캐리 그레이슨이 모두 앓아누웠다. 클레망소와 로이드 조지도 약하게 독감에 걸렸던 듯하다.

한편 조지와 클레망소는 때로 험악하게 논쟁을 벌이곤 했다. 3월 말에 윌슨은 아내에게 이렇게 말했다. "음, 지금도 싸울 수 있다니 신에게 감사할 일이군. 나는 이길 거야."

3월 29일 윌슨은 이렇게 말했다. "클레망소가 내게 독일 편을 드냐고 소리치고는 회의장을 떠났다."

윌슨은 계속 싸웠다. "내가 인정하는 유일한 원칙은 피지배자의 동의를 얻는 것이다." 4월 2일, 그날 협상을 마친 뒤 윌슨은 클레망소를 "지옥에 갈" 프랑스인이라고 했다. 독실한 신자인 윌슨으로서는 아주 심한 욕설이었다. 그는 대변인인 레이 스태너드 베이커Ray Stannard Baker에게 이렇게 말했다. "우리는 원칙을 토대로 평화안을 마련하고 받아들이든지, 아예 관두든지 해야 해."[28]

다음 날인 4월 3일 목요일 오후 3시, 캐리 그레이슨에 따르면 윌슨은 아주 건강해 보였다. 그러다가 6시에 갑작스럽게 그레이슨은 윌슨이 "발작하듯이 격렬하게 기침을 하는 것"을 보았다. "너무 심하게 쉴 새 없이 기침을 해대는 바람에 숨도 제대로 쉴 수 없었다."

갑작스럽게 어찌나 심하게 기침을 해대던지 그레이슨은 윌슨이 독약을 흡입한 것은 아닌지, 즉 암살 시도가 있던 건 아닌지 의심할 정도였다. 진단한 결과 그렇지 않다는 것이 밝혀졌지만 그렇다고 완전히 안심할 만한 것도 아니었다.

윌슨의 비서실장 조지프 튜멀티Joseph Tumulty는 미국의 정치 상황을 지켜보기 위해 워싱턴에 머물러 있었다. 그레이슨과 그는 매일 전보를 주고받았다. 하루에 때로는 몇 차례씩 주고받기도 했다. 그러나 대통령이 병에 걸렸다는 정보는 전보로 보내기에는 너무 민감한 내용이었다. 그레이슨은 이렇게 전보를 쳤다. "대통령이 지난밤에 아주 심한 감기에 걸림. 몸져누움."[29] 동시에 그는 인편을 통해 보낼 기밀 편지를 썼다. "대통령께서 지난 목요일 이래로 심하게 앓고 있습니다. 열이 39.5도를 넘었고 심한 설사를 했습니다. …… 독감 증상이 시작된 겁니다. 그날 밤은 내가 겪은 최악의 밤 중 하나였습니다. 기침 발작은 억제할 수 있었지만 증상이 아주 심각해 보였습니다."[30]

미국 평화사절단의 젊은 보좌관 도널드 프래리Donald Frary는 윌슨과 같은 날 독감에 걸렸다. 그는 4일 뒤 스물다섯 살의 나이로 사망했다.

윌슨은 며칠 동안 꼼짝 못하고 누워 있었다. 사흘이 지나서야 그는 자리에서 일어났다. 그레이슨은 튜멀티에게 전보를 보냈다. "모든 예방 조치를 취하고 있음 — 귀하의 보조와 존재가 너무나 필요함."[31]

윌슨은 처음으로 내방객을 받을 만치 회복되었다. 그는 침실에서 미국 위원들을 맞이했다. "신사분들, 이 자리는 강화위원회 자리가 아니오. 전쟁위원회에 더 가깝소."

아프기 직전 윌슨은 회의장을 떠나겠다고, 자신의 원칙을 꺾느니 차라리 조약을 거부하고 미국으로 돌아가겠다고 위협한 바 있었다. 그는 다시금 위협했다. 자신이 여행할 만큼 회복되자마자 윌슨은 조지워싱턴호의 출항 준비를 하라고 그레이슨에게 말했다. 다음 날 비서인 길버트 클로스는 자기 부인에게 편지를 썼다. "대통령이 지금처럼 까다롭게 구는 것을 본 적이 없어. 침대에 누워 있으면서도 성질을 부려."[32]

한편 협상은 계속되고 있었다. 윌슨은 회의에 참석할 수 없었기에 대리인인 하우스에게 의지할 수밖에 없었다. (윌슨은 국무장관 로버트 랜싱Robert Lansing은 더욱 못 미더워했다. 대체로 무시했다.) 며칠 동안 윌슨은 프랑스를 떠나겠다는 이야기를 계속했다. 아내에게도 이렇게 말했다. "내가 직접 참석하면 그럴 일이 아예 없겠지만, 이 싸움에서 진다면 깨끗이 물러날 거고, 우리는 집에 갈 거요."[33]

그러다가 4월 8일, 윌슨은 직접 협상장에 들어가겠다고 고집을 피웠다. 그러나 그는 방 밖으로 나갈 수 없었다. 클레망소와 로이드 조지가 침실로 찾아왔기 때문이다. 대화는 잘 풀리지 않았다. 그가 노골적으로 떠나겠다고 위협하는 바람에, 클레망소는 이미 격분한 상태였다. 그는 남몰래 윌슨을 "언제든 떠날 준비를 하고 있는 요리사"[34]라고 불렀다.

그레이슨은 "불길하게도 독감에 걸려서, 그 여파에서 벗어나기 힘든 몸 상태였지만…… 여전히 병상에 몸져누워 있으면서도 회담을 열자고 고집했다"고 썼다. "다시 일어날 수 있게 되자, 대통령은 전처럼 열심히 자신을 혹사시켰다. 오전, 오후, 심지어 저녁에까지 회담을 열곤 했다."[35]

미국 강화사절단의 일원은 아니었지만 황폐해지고 헐벗은 유럽에 식량을 원조하는 일을 책임지고 있었기에 파리에서 주요 인물로 대접받고 있던 허버트 후버는 이렇게 말했다. "그전까지 내가 처리해야 했던 모든 일에서 대통령은 예리하고 빠르게 핵심을 파악하고서 주저하지 않고 결론을 내렸으며, 대개는 자신이 신뢰하는 이들로부터 기꺼이 조언을 받아서 처리했다. …… 이제는 나뿐 아니라 다른 이들도 내키지 않아 하는 사람을 밀어붙여야 하는 상황에 처했다. 그리고 때때로 내가 어쩔 수 없이 결정을 내려야 하는 상황에 처했을 때, 나는 대통령이 결론을 내리도록 정신적으로 압박을 가해야 하는 일도 해야 했기에 피곤했다."[36] 후버는 윌슨의 정신이 "탄력성"을 잃었다고 보았다.

비밀검찰국의 스탈링 대령은 윌슨이 "기존의 빠른 이해 능력을 잃었고, 쉽게 지친다"[37]는 것을 알아차렸다. 윌슨은 관용 자동차를 누가 쓰는지 같은 세세한 사항들에 집착하게 되었다.[38] 레이 스태너드 베이커는 윌슨을 다시 접견하는 것이 허용된 뒤, 얼굴에서 살이 다 빠지고 뼈만 앙상하게 남은 듯한 퀭한 눈, 피곤한 기색, 창백하고 축 늘어진 얼굴을 보고서 깜짝 놀랐다.

백악관 집사장 어윈 후버는 윌슨 대통령이 갑자기 새롭고 아주 기이한 생각들을 품으면서 그것들을 사실로 믿기 시작했다고 회상했다. 그 중 하나는 자신의 거처가 프랑스 스파이들로 득실댄다는 것이었다. "무슨 말씀을 드려도 그런 생각들이 잘못된 것이라는 걸 인정하지 않았다. 이 무렵에 대통령은 자신이 지내는 곳의 가구 등 모든 재산이 자기 개인 것이라는 별난 생각까지 가졌다. …… 우리 모두가 아주 잘 아는 대통령이 이런 매우 우스꽝스러운 생각들을 믿다니, 우리는 각하의 머릿속에서 뭔가 이상한 일이 일어나고 있다고 추측할 수밖에 없었다. 한 가지는 확실했다. 잠시 앓은 뒤에 대통령은 결코 전과 같지 않았다."[39]

그레이슨은 튜멀티에게 토로했다. "정말 걱정스럽습니다."

레이 베이커는 "대통령이 그토록 쇠약하고 지친 모습을 한 번도 본 적이 없었다"[40]고 말했다. 오후에 "대통령은…… 오전 회의 때 나왔던 말을 한참을 생각한 후에야 떠올릴 수 있었다."[41]

그런데 아직 병상에 누워 있을 때, 클레망소에게 요구를 받아들이지 않으면 회담장을 떠나겠다고 위협한 지 겨우 며칠 뒤, 그는 다른 미국인들에게 아무런 귀띔도 하지 않고 함께 논의도 하지 않은 상태에서 지금까지 고집했던 원칙을 갑작스럽게 포기했다. 윌슨은 클레망소가 중요하다고 여기는 모든 것을 받아들였다. 앞서 거의 다 반대하던 사안들을 말이다.

이제 병상에 누운 채 그는 클레망소가 독일에게 전쟁을 시작한 모든 책임을 받아들이고 배상할 것을 요구하는 안을 받아들였다. 라인란트는 비무장지대로 만들기로 했다. 독일은 라인강 동쪽 연안에서 50킬로미터 이내에는 군대를 들일 수 없도록 했다. 자르 지역의 매장량이 풍부한 탄광은 프랑스가 채굴하기로 하고, 그 지역은 15년 동안 새로 설립된 국제연맹이 통치한 뒤 프랑스령으로 할지 독일령으로 할지를 국민투표로 결정하기로 했다. 프랑스-프로이센 전쟁 이후에 독일이 장악했던 알자스와 로렌 지방은 다시 프랑스로 넘기기로 했다. 서프로이센과 포젠은 폴란드에 넘어갔다. 독일의 두 지역과 격리시키는 "폴란드 회랑"을 만들기 위해서였다. 또한 독일이 공군을 갖지 못하게 했고, 육군 병력은 10만 명으로 제한했고, 식민지도 포기시켰다. 하지만 식민지는 없어진 것이 아니라, 그저 다른 강대국들에게 넘어갔다.

로이드 조지조차 윌슨이 "회담 도중에 신경질을 부리고 정신이 무너진"[42] 듯하다고 했다.

그레이슨은 이렇게 썼다. "대통령에게 신체적으로나 다른 면으로나 끔찍한 나날이다."[43]

그레이슨이 그렇게 적고 있었을 때, 윌슨은 이탈리아의 요구 사항을 상당 부분 받아들였고, 중국의 독일 조계지를 넘겨받겠다는 일본의 주장도 받아들였다. 대신에 일본은 선한 행동을 하겠다고 구두로—문서가 아니라—약속했다. 게다가 그 약속은 윌슨에게 직접 한 것도 아니고 어떤 국가 대표에게 한 것이 아니라, 영국 외무장관 앨프리드 밸푸어에게 한 것이었다.

5월 7일 독일은 조약 초안을 받았다. 독일은 초안이 윌슨이 침해할 수 없다고 선언한 원칙을 어겼다고 비난했다. 윌슨은 이렇게 내뱉고 회담장을 떠났다. "정말 괘씸한 말투군요. 이렇게 요령 없는 발언은 내 평생 처음 들어봅니다."[44]

그러나 독일인들은 윌슨에게 그가 예전에 영구 평화는 오로지 "승리 없는 평화"로만 달성될 수 있다고 말하며 한때 그것을 요청했다는 사실을 상기시키지 않았다.

윌슨은 베이커에게 이렇게 말하기도 했다. "내가 독일인이라면 나는 그 조약에 절대 서명하지 않겠네."[45]

4개월 뒤 윌슨은 심각한 뇌졸중으로 쓰러져 심신이 쇠약해졌다. 몇 달 동안 영부인과 그레이슨은 사람들이 윌슨을 만나는 것을 통제했고, 그럼으로써 사실상 미국의 정책 결정을 좌지우지하는 인물들이 되었다. 여기에는 거의 이론의 여지가 없다.

1929년 한 사람의 회고록에는 윌슨이 파리에 갔을 때 동맥경화증을 앓고 있었다고 두 의사가 믿었다는 내용이 실려 있었다.[46] 1946년 한 의사도 같은 견해를 담은 문헌을 내놓았다. 1958년에 나온 윌슨의 전기에는 그레이슨의 독감 진단에 의문을 제기하면서 윌슨이 혈관 폐색증, 즉 가벼운 뇌졸중을 앓고 있었을 것이라는 동맥경화증 전문가들의 견해가 실렸다. 1960년 한 역사가는 역대 미국 대통령들의 건강을 다루는 글에서 이렇게 썼다. "윌슨의 혼미 상태가 뇌 손상, 아마도 동맥경화증에 따른 혈관 폐색으로 일어났으리라는 것이 현재의 견해다."[47] 1964년 다른 역사가는 윌슨이 "혈전증"[48]을 앓았다고 보았다. 1970년 『미국역사학회지』에는 "우드로 윌슨의 신경학적 질환"이라는 글이 실렸고, 또 다른 역사가는 "가벼운 뇌졸중"[49]이라고 했다.

오직 한 사람의 역사가만이 윌슨의 실제 증상에 주의를 기울였던 것으로 보인다. 역사가 앨프리드 크로스비는 고열과 심한 기침, 전신 피로 등 윌슨이 보인 증상이 뇌졸중과는 아무런 관련이 없고 완벽하게 독감 증상이라는 것과 웰치와 고거스, 플렉스너, 본 같이 영향력 있는 인물들로부터 대단히 존경받는 탁월한 의사였던 윌슨의 주치의 그레이슨의 현장 진단에 주목했다.

하지만 크로스비의 연구는 주목받지 못했다. 세간에는 윌슨이 가벼운 뇌졸중을 앓았다는 근거 없는 믿음이 지속되었다. 2002년 파리 평화 회담을 다룬 책으로 상까지 받은 책에서 한 저자는 이렇게 설명했다. "윌슨은 실제 나이보다 훨씬 늙어 보였고, 볼의 경련이 점점 눈에 띄게 심해졌다. …… 아마도 그것은 가벼운 뇌졸중 증상, 곧 4개월 뒤 그가 가지게 되는 심각한 뇌졸중의 전조 증상이었을 것이다."[50]

뇌졸중은 없었다. 그저 독감이 있었을 뿐이다. 사실은 그 바이러스가 뇌졸중에 기여한 것일지도 모른다. 1997년에 그랬던 것처럼, 뇌의 혈관 손상은 1918년 부검 보고서들에서 자주 언급되었다. 그레이슨 자신은 "파리에서 걸린 독감이 윌슨을 최종적으로 쓰러뜨린 원인"[51]이라고 보았다. 2004년에 발표된 한 역학 연구는 독감과 뇌졸중 사이에 분명한 연결 고리가 있음을 증거를 통해 보여준다.

물론 윌슨이 병으로 쓰러지지 않았다면 다른 결정을 내렸을 거라고 말할 수는 없다. 아마도 윌슨은 어쨌든 자신이 세운 국제연맹을 구하기 위해 모든 원칙을 팔아치우고 양보를 통해 문제를 해결하려 했을지도 모른다. 하지만 반대의 가정도 가능하다. 아마도 윌슨은 이 병에 굴복하고 있을 무렵 자신이 하겠다고 협박한 대로 그대로 배를 타고 미국으로 되돌아가 버렸을지도 모른다. 그랬다면 강화 조약이 이루어지지 않았거나 퇴장이라는 윌슨의 강력한 항의에 굴복해 클레망소가 타협안을 제시했을지도 모른다.

어떤 일이 일어났을 수 있었는지는 아무도 모른다. 우리는 단지 실제로 일어난 일에 대해서만 알 뿐이다.

독감은 강화 회의에 찾아들었다. 독감은 윌슨을 덮쳤다. 그의 몸을 쇠약하게 만들었고, 적어도 협상에서 가장 중요한 점인 그의 기력과 집중력을 앗아 갔다. 그 점은 분명하다. 그리고 독감은 다른 더 깊은 방식으로 그의 마음에 영향을 미친 것이 거의 확실하다.

역사가들은 파리 강화 조약의 혹독한 조항들이 독일에 경제적 곤경, 국민적 반발, 정치적 혼란을 야기함으로써 아돌프 히틀러의 등장을 촉진했다고 거의 만장일치로 동의한다.

굳이 혜안을 지니고 있지 않아도 그 위험성을 알아보기란 어렵지 않았다. 당시에도 뻔히 보였다. 존 메이너드 케인스John Maynard Keynes는 윌슨을 "세상에서 가장 지독한 협잡꾼"이라고 부르면서 파리를 떠났다.

나중에 그는 이렇게 썼다. "우리는 행운의 불경기에 있다. …… 현재 살고 있는 이들의 삶에는 그토록 흐릿하게 타버린 사람의 영혼에 들어 있던 그 보편적 요소가 결코 들어 있지 않다."[52] 허버트 후버는 그 조약이 유럽 전역을 갈가리 찢겨 나가게 할 것이라고 믿었고, 실제로 그렇게 말했다.

월슨이 그렇게 양보한 직후에, 혐오감에 빠진 젊은 미국 외교 보좌관들과 자문가들은 항의의 표시로 사직 여부를 결정하기 위해 모임을 가졌다. 그 모임에 참여한 인사들 가운데는 새뮤얼 엘리엇 모리슨Samuel Eliot Morison, 윌리엄 불릿William Bullitt, 아돌프 벌 주니어Adolf Berle Jr., 크리스천 허터, 존 포스터 덜레스John Foster Dulles, 링컨 스테펀스, 월터 리프먼 등이 포함되어 있었다. 모두 이미 미국에서 가장 유력한 인물이거나 곧 그렇게 될 이들이었다. 두 명은 국무장관이 된다. 불릿과 벌, 모리슨은 사직했다. 9월에 조약 비준을 놓고 논쟁이 벌어질 때, 불릿은 상원에서 국무장관 로버트 랜싱이 사적인 자리에서 국제연맹이 무용지물이 될 것이며, 강대국들이 그저 세계를 자신들의 입맛에 맞게 재편한 것이라고 말했다고 폭로했다.

나중에 국무부 차관보가 될 벌은 월슨에게 통렬한 내용의 사직서를 쓰기로 했다. "각하를 믿은 모든 국민, 저 자신을 포함한 수많은 사람들의 믿음을 그토록 경시하고서 우리의 대의를 위해 마지막까지 싸우지 않았다는 점이 심히 유감스럽습니다. 지금 우리 정부는 세계의 고통받는 이들을 새로운 억압, 복종, 분할로 내모는 데 동의했습니다. 새로운 전쟁의 세기로 말입니다."[53]

월슨은 독감에, 그저 독감에 걸렸을 뿐이었다.

33

1919년 9월 29일 윌리엄 오슬러는 기침을 하기 시작했다. 그는 미국 의료계에서 과학이 새롭게 주도권을 잡게 되었음을 상징하는 존스 홉킨스 의대 설립자들을 그린 유명한 초상화에 실린 "4명의 의사" 중 한 명이었다. 그는 예나 지금이나 역사상 가장 위대한 임상의 중 한 명이라고 여겨지고 있다. 다양한 분야에 관심이 많았고, 월트 휘트먼Walt Whitman의 친구였으며, 궁극적으로 록펠러 의학연구소의 설립으로 이어질 교과서를 쓴 인물인 그는 당시 옥스퍼드에 있었다.

오슬러는 하나뿐인 자식을 이미 전쟁으로 잃어서 크게 상심한 상태였다. 게다가 호흡기 감염으로 앓아누워, 독감이라는 진단을 받았다. 그해 가을 옥스퍼드에서 독감이 유행하고 있었기에 학교 당국은 개강을 미룰지 고심하고 있었다. 그는 처제에게 "이틀 동안 기침이 발작적으로 터지면서 몹시 아프고 지쳤다"[1]고 편지를 썼다. 그는 회복되는 듯 했지만, 10월 13일에 체온이 39.2도까지 올라갔다. 그는 한 친구에게 "독감 환자에게 아주 흔한 기관지폐렴에"[2] 걸렸다고 썼다. 그는 휘트먼에 관한 강연 원고를 쓰고자 애썼고, 웰치와 존 D. 록펠러 주니어에게 자신의 모교인 맥길 대학교에 기부를 해줘 감사하다는 편지도 썼다. 그러나 11월 7일 그는 몸 오른쪽이 "창에 찔리고 불로 지져지는" 느낌을 받았다. 12시간 뒤에 다시 기침이 나오기 시작했다. "한바탕 격렬하게 기침이 나면서 가슴막에 붙어 있던 모든 것이 갈가리 찢기는 듯한 극심한 통증을 느꼈다."[3]

3주 뒤 의사들은 그에게 모르핀을 처방하고 아트로핀을 주었고, 상태가 고무적이라고 말했다. 12월 5일 그는 국부 마취를 받았고 의사들은 주삿바늘을 그의 폐에 찔러 넣어 410밀리리터의 고름을 뽑아내었다. 그는 휘트먼 강연을 포기했고, 이제 확실히 마지막이 다가오고 있다고 느꼈는지 이렇게 농담했다. "이 환자를 두 달 동안이나 지켜봤는데. 부검 장면을 보지 못하는 게 유감스럽군."[4]

아내는 그 농담을 좋아하지 않았다. 그의 비관적인 태도에 그녀는 가슴이 무너졌다. "그가 하는 말은 다 옳았어요. 그러니 죽음을 기다리는 것 말고 달리 어떤 희망을 가질 수 있을까요?"[5] 그녀는 병세가 오래 이어지자 그래도 희망을 갖고자 애썼다. 그러던 어느 날 남편이 테니슨 Tennyson의 시를 암송하는 것을 보았다. "죽을 능력이 있는 행복한 사람들의 / 그리고 더 행복한 죽은 이의 풀 무덤 / 나를 놓아주오, 땅으로 돌아가도록."

그는 7월에 고희를 맞이했다. 고희를 축하하는 기념 논문집이 12월 27일에 도착했다. 『윌리엄 오슬러 경에게 바치는 의학 및 생물학 연구 논문집 Contributions to Medical and Biological Research, Dedicated to Sir William Osler』이라는 제목이었다. 출판이 늦어진 것은 웰치가 편집을 맡았기 때문이었다. 웰치는 일정을 지키는 법이 없었다.

가장 최근에 그의 전기를 쓴 작가는 아마 그가 존스 홉킨스 병원에 있었다면 더 나은 치료를 받았을 거라고 여겼다. 의료진은 엑스선과 심전도를 썼을 것이고, 폐에 생기는 고름집인 가슴 고름집에서 더 일찍 고름을 빼냈을 것이다. 홉킨스의 의료진은 그의 목숨을 구할 수도 있었다.[6]

그는 1919년 12월 29일에 숨을 거두었다. 그의 마지막 말은 이러했다. "내 머리 좀 붙들어 주게."[7]

그는 늘 머리를 꼿꼿이 세우고 다녔다.

마침내 독감 유행이 지나간 듯했지만, 아직 지나간 것이 아니었다. 1919년 9월 오슬러가 죽어 가고 있을 때, 블루는 독감이 돌아올 것이라고 예측했다. "지금 지역 사회들은 재발에 대처할 계획을 세워야 한다. 가능한 재발에 대처할 가장 유망한 방식은 한 단어로 요약된다. '준비성'이다. 그리고 바로 지금이 준비할 때다."[8]

1919년 9월 20일, 미국 최고의 과학자 다수가 질병의 원인이나 치료 과정에 관한 합의된 견해를 이끌어내고자 모임을 가졌다. 그들은 합의를 보지 못했지만, 『뉴욕 타임스』는 그 회의가 재발을 예방하려는 연방, 주, 시의 합동 노력의 출발점이라고 말했다. 이틀 뒤 적십자사는 자체 기밀 대응 계획을 내부적으로 배포했다. "가능한 독감 응급 상황에 대비한 직원 배치 계획 / 기밀 / 주의 사항: 독감이 유행병 형태로 재발했다는 첫 징후가 나올 때까지 …… 이 회보를 공개하지 말 것. 그런 일이 일어나기 전까지 적십자 지부나 분회는 공표하지 말 것."[9]

1920년 2월 7일경 독감은 적십자사가 이렇게 선언할 만치 사나운 기세로 돌아와 있었다. "독감이 급속히 전파되고 있으므로, 모든 간호사나 간호 경험이 있는 모든 사람은 애국적인 의무로서 가장 가까운 적십자 지부나 지역 유행병 위원회에 연락하여 봉사를 하겠다고 나서는 것이 국가의 안전을 위해 필요하다."[10]

1920년 초 8주 사이에 뉴욕시와 시카고에서만 독감 관련 사망자 수가 11,000명에 이르렀고, 뉴욕시에서는 1918년보다 하루 사망자가 더 많아지게 된다.[11] 시카고의 보건국장 존 딜 로버트슨John Dill Robertson은 1918년에 사기에 지장을 줄까 봐 몹시 우려한 나머지 가장 실력을 갖춘 간호사 3,000명을 지역별로 조를 짜서 도시 전체에 배치한 바 있었다. 독감 환자가 나타날 때마다, 환자의 집에 표시를 했다.[12]

1920년은 20세기에 독감과 폐렴에 따른 사망자 수가 두 번째나 세 번째로 많은(출처에 따라 다르다) 해가 된다. 그리고 독감은 산발적으로 도시들을 계속 강타했다. 한 예로 1922년 1월 말에도 워싱턴주 보건국장 폴 터너Paul Turner는 독감이 돌아왔음을 인정하지 않으려 하면서도 이렇게 선포했다. "주 전역에서 현재 유행하고 있는 중증 호흡기 감염은 독감과 동일하게 다루어야 한다. …… 절대적인 격리가 필요하다."[13]

그로부터 몇 년 뒤에야 비로소 독감은 미국뿐 아니라 전 세계에서 마침내 잦아들었다. 사라진 것은 아니었다. 바이러스는 공격을 멈추지 않았지만, 병독성이 훨씬 낮았다. 이는 어느 정도는 바이러스가 평균을 향해, 즉 대다수 독감 바이러스의 행동 쪽으로 돌연변이를 일으켰기 때문이기도 했고, 어느 정도는 사람들의 면역계가 적응했기 때문이기도 했다. 그러나 바이러스는 유산을 남겼다.

유행병이 끝나기 전에도 뉴욕시 보건국장 로열 코플랜드는 유행병으로 시에서 21,000명의 고아가 생겼다고 추산했다.[14] 그는 부모 중 한 쪽만을 잃은 아이가 몇 명인지는 추산하지 않았다. 뉴햄프셔주의 소도시 벌린에는 통계에 누락된 고아가 24명이었고, 한 적십자사 직원은 "한 거리에만 엄마 없는 아이가 16명"[15]이라고 했다. 인구 13,000명인 오하이오주 빈턴 카운티는 바이러스로 고아가 된 아이가 100명이라고 보고했다.[16] 인구 6,000명의 탄광 지대인 펜실베이니아주 마이너스빌에서는 고아가 200명 생겼다.[17]

1919년 3월 적십자사의 한 고위 간부는 지부장들에게 어디에서든 간에 응급 상황이 발생했다고 여기고서 가능한 한 도우라고 지침을 내렸다. "독감 유행으로 약 60만 명의 사망자가 나왔을 뿐 아니라, 사람들의 활력이 현저히 낮아졌기 때문이다. 신경 쇠약과 기타 여러 후유증이 수많은 사람들의 건강을 위협하고 있다. 독감은 과부와 홀어미와 고아와 생계 수단이 없는 노인들을 남겼다. 그런 가정 중 상당수가 빈곤과 극심한 스트레스에 시달리고 있다. 이런 피해가 지역과 계층을 가리지 않고 미국 전역에 만연해 있다."[18]

시인 로버트 프로스트는 병에서 "회복"되고 나서 몇 달 뒤 이렇게 말했다. "극도로 수척해진 …… 몸 안에서 살근거리는 소리가 아주 불쾌하게 들린다. 도대체 어떤 뼈들이 이런 소리를 내는 걸까? 편지를 쓸 기력이나 남아 있는지 잘 모르겠다."[19]

신시내티 보건국장 윌리엄 H. 피터스William H. Peters는 독감이 잦아든 지 약 1년 뒤에 열린 미국공중보건협회 총회에서 이렇게 말했다. "'몸이 정상이 아닌 것 같다', '기력이 평소와 다르다', '독감에 걸린 이래로 늘 기진맥진한 상태다' 같은 표현이 많아졌다." 신시내티 공중보건 당국은 유행병이 끝난 뒤 독감에 걸렸던 사람 7,058명을 조사했는데, 그

중 5,264명이 어느 정도 의료 지원을 받을 필요가 있다는 것이 드러났다. 643명은 심장 문제가 있었고, 독감에 걸린 적이 있던 저명한 시민 중 유달리 많은 이들이 1919년 초에 갑자기 사망했다. 과학적 표본 조사라고는 할 수 없었지만, 피터스는 나은 환자가 거의 다 어떤 병리학적 변화를 겪는다고 믿었다.

세계 전체에서 비슷한 현상들이 보고되었다. 다음 몇 년 사이에 "기면성 뇌염"이라는 질병이 서양의 많은 지역에서 만연했다. 비록 병원체를 찾아내지 못했고 그 질병 자체도 사라졌지만 — 사실 명확히 정의할 수 있는 과학적 의미에서 그 병이 존재했다는 확실한 증거도 전혀 없다 — 당시 의사들은 그 병이 존재한다고 믿었고, 독감의 결과라는 데에 의견이 같았다.

정량화하기 불가능한 다른 여진도 있었다. 독감으로 자식과 배우자를 잃은 부모와 남편, 아내들이 느끼는 감정, 즉 그 무엇으로도 채울 수 없는 분노와 허무감이 있었다. 전쟁부 장관 뉴턴 베이커는 전쟁부 정책이 사실상 젊은이들을 죽음으로 내몰았다는 데 몹시 상심했다. 유행병 때문에 사령관이 받지 않겠다고 항의했음에도 데번스의 병력을 보낸 사례가 몇 차례 있었다. 항의에도 소용없이 군대가 왔고, 독감도 따라왔다. 그런 기지에서 죽은 한 젊은 병사의 부친은 베이커에게 이렇게 편지를 썼다. "전쟁부 수장이 책임을 져야 한다고 믿습니다." 베이커는 인간적 고뇌를 행간도 없이 일곱 페이지에 빽빽히 담은 답장을 썼다.

세계는 아직 아팠다. 심장을 파고드는 아픔이었다. 전쟁 자체······ 다른 무엇보다 고국에서의 의미 없는 죽음······ 베르사유에서 윌슨이 보인 자기 이상의 배신, 영혼을 침투하는 배신······ 질병 앞에서 현대 인류의 가장 큰 성취인 과학의 엄청난 실패······.

1923년 1월 존 듀이John Dewey는 『뉴 리퍼블릭New Republic』에 이렇게 썼다. "아프다는 인식이 지금처럼 널리 퍼진 적이 과연 있을까. …… 치료와 구원에 관심을 갖는 이들이 많다는 것은 세계가 그만큼 아프다는 증거다."[20] 그는 신체 질환을 넘어선, 하지만 신체 질환이 그 일부인 어떤 의식 상태에 관해 말하고 있었다. 그는 F. 스콧 피츠제럴드F. Scott Fitzgerald가 "모든 신이 죽었고, 모든 전쟁이 벌어졌고, 인간이 가진 모든 믿음이 흔들렸다"[21]고 선언한 세계에 관해 말하고 있었다.

그 질병에 관한 기록은 많지 않았다. 그 질병은 사람들의 기억 속에 남아 있었다. 하지만 그 감염병이 전 세계적으로 유행할 때 성인이었던 이들은 이제 거의 죽고 없다. 이제 그 기억은 전해 들은 이들, 어머니에게서 할아버지가 어떻게 사망했는지, 삼촌이 어떻게 고아가 되었는지, 숙모로부터 "아빠가 우는 모습을 본 것은 그때가 처음이었다"라고 들은 이들의 마음속에만 남아 있다. 기억은 사람들과 함께 죽는다.

1920년대의 작가들은 굳이 말로 할 필요성을 거의 느끼지 못했다.

메리 매카시Mary McCarthy는 1918년 10월 30일 세 명의 형제자매와 숙모와 삼촌, 부모와 함께 시애틀에서 열차를 탔다. 그들은 3일 뒤 미니애폴리스에 도착했다. 모두 독감에 걸려 있었고 ― 그녀의 아버지는 차장이 그들을 열차에서 끌어내려 했을 때 총을 꺼내 들었다 ― 조부모는 마스크를 쓴 채로 마중을 나왔다. 병원마다 환자로 가득했기에, 그들은 집으로 갔다. 숙모와 삼촌은 회복되었지만 그녀의 아버지 로이는 11월 6일 38세로 사망했고, 어머니 테스는 11월 7일 29세로 사망했다. 그녀는 『한 가톨릭 소녀의 회고록Memories of a Catholic Girlhood』에서 고아가 된 것이 자신의 삶에 얼마나 깊이 영향을 미쳤고, 홀로 서기 위해 얼마나 필사적으로 애썼는지를 이야기했고, 전국의 3분의 2를 가로지른 그 열차 여행을 생생하게 기억했지만, 이 유행병에 대해서는 거의 한마디도 하지 않았다.

존 도스 파소스John Dos Passos는 20대 초에 독감을 심하게 앓았지만, 자신의 소설에서 독감 이야기는 거의 하지 않았다. 헤밍웨이, 포크너, 피츠제럴드는 아주 조금 이야기했을 뿐이다. 『뉴요커』 편집장이자 소설가인 윌리엄 맥스웰은 이 질병으로 어머니를 잃었다. 어머니의 죽음은 그의 아버지와 형, 그를 내면에 침잠하게 했다. 그는 이렇게 회상했다. "나는 형이 무슨 생각을 하고 있는지 추측해야 했다. 나와 나누고 싶지 않은 생각을 말이다. 사정을 몰랐다면, 나는 형이 어떤 일로 마음에 상처를 입어 자존심을 세우느라 그 일에 관해 말하지 않는다고 여겼을 것이다." 그는 이렇게 말했다. "내게 계속 반복해서 떠오른 상념은 내가 들어가서는 안 되는, 곧 내가 떠날 생각이 없는 장소로 되돌아갈 수 없는 어떤 문을 무심코 열고 들어갔다는 것이었다." 아버지에 대해 그는 이렇게 말했다. "아버지의 슬픔은 가망 없는 환자가 느끼는 감정과 같은 것이었다." 그리고 그 자신에게 "어머니의 죽음은 …… 네 권의 책을 쓰게 된 원동력이었다."[22]

캐서린 앤 포터는 그녀의 부고 기사가 작성되어 있었을 만큼 병세가 심각했다. 그녀는 회복되었다. 그러나 약혼자는 그렇지 못했다. 여러 해 뒤에 그녀가 쓴 그 병과 당시를 다룬 단편 소설 「창백한 말, 창백한 기수」는 그 병이 유행할 당시의 삶이 어떠했는지를 말해 주는 최고의, 그리고 얼마 안 되는 문헌 중 하나다. 게다가 그녀가 살던 곳은 동부에 비하면 그저 부수적인 타격을 입은 도시인 덴버였다.

그러나 그 독감이 문학에 상대적으로 별 영향을 못 미친 것은 전혀 이상한 일이 아닐지도 모른다. 수세기 전에 일어난 일도 별반 다르지 않았기 때문이다. 한 중세 문학 연구자는 이렇게 말한다. "몇몇 생생하면서 섬뜩한 묘사도 있긴 하지만, 실제로 가래톳페스트에 관해 쓴 글은 놀라울 만치 드물다. 이런 소수의 잘 알려진 사례를 빼면, 그 뒤에 어떻게 되었는지를 적은 문학 작품은 거의 찾아볼 수 없다."[23]

사람들은 전쟁에 관해 쓴다. 홀로코스트에 관해서도, 사람들이 다른 사람들에게 가한 공포에 관해서도 쓴다. 하지만 자연이 사람들에게 가한 공포, 인간을 하찮은 존재로 만드는 공포는 잊고 만다. 그러나 이 세계적 유행병은 계속 메아리치고 있었다. 나치가 1933년 독일을 장악했을 때, 소설가 크리스토퍼 이셔우드Christopher Isherwood는 베를린의 상황을 이렇게 썼다. "도시 전체가 유행병처럼 감염성이 있는 신중한 두려움에 사로잡혀 있었다. 나는 독감처럼 그것을 뼛속 깊이 느낄 수 있었다."[24]

유행병을 조사하고 사회가 어떻게 반응했는지를 분석한 역사가들은 권력자들이 자신들이 앓은 것을 가난한 이들의 탓으로 돌리고 때로 낙인찍고 격리시키려 시도하기까지 했다고 전반적으로 주장해 왔다. (사실상 25년 동안 투옥되었던 아일랜드 이민자인 "장티푸스 메리" 맬런은 이 태도의 고전적인 사례다. 그녀의 계층이 달랐다면, 아마 그녀는 다른 식으로 대우받았을지 모른다.) 역사가들이 관찰했듯이, 권력자들은 종종 질서를 확립하기 위해 보안 조치를 추구하곤 했다. 그럼으로써 그들은 얼마간 세상을 통제한다는 느낌을 받고, 세상이 아직 이치에 맞게 돌아간다는 느낌을 받았다.

1918년에 "권력 엘리트"라고 여겨질 만한 이들도 때로 그런 양상에 따라 행동하곤 했다. 이를테면 덴버시의 보건국장 윌리엄 샤플리William Sharpley는 독감이 불러온 덴버시의 곤경을 주로 이탈리아인으로 이루어진 "도시의 외국인 거류지"[25] 탓으로 돌렸다. 『듀랑고 이브닝 헤럴드 Durango Evening Herald』는 보호구역에 사는 우트족의 사망률이 높은 이유가 "감독관과 간호사와 의사의 말을 무시하고 안 들어서"[26] 그런 것이라고 비난했다. 켄터키주 광산 지역의 한 적십자사 직원은 불결함에 불쾌함을 드러냈다. "초라한 오두막에 도착했을 때 이곳은 버려진 듯했다. …… 안으로 들어가니 한 여성이 침대 밖으로 다리를 내밀고 더러운 베개를 벤 채로, 눈을 뜨고 입을 벌린 모습으로 죽어 있었다. 정말 끔찍한 광경이었다. …… 여성의 시어머니가 들어왔는데, 100미터쯤 떨어진 다 쓰러져 가는 오두막에 살고 있는 노인이었다. …… 지금도 그 끔찍한 냄새가 느껴지며, 그 역겨운 광경을 결코 잊지 못할 것이다. 불결함은 죽음을 형벌로 내린다."[27]

그렇게 모진 태도를 드러내는 경우가 종종 있긴 했지만, 1918년 독감 대유행 때에는 전반적으로 인종이나 계층을 적대하는 양상이 나타나지 않았다. 역학적으로 보면 인구 밀도, 그러니까 계층과 사망 사이에는 상관관계가 있었지만, 그래도 누구나 그 병에 걸렸다. 그리고 앞날이 창창한 젊은 군인들의 사망은 모두에게 충격을 안겼다. 독감은 너무나 보편적이었고, 너무나 명백했기에 인종이나 계층과 연루되지 않았다. 필라델피아에서 백인과 흑인은 모두 분명히 동등한 치료를 받았다. 이해관계에서 나온 것이든 그렇지 않은 간에 전국의 광산 지역에서, 광산주들은 직원들을 치료할 의사를 찾느라 애썼다. 알래스카주에서는 인종차별이 있었음에도 당국은 에스키모인들을 구하기 위해 대규모 구조대를 보냈다. 비록 너무 늦긴 했지만 말이다. 불결함에 역겨움을 느꼈던 그 적십자사 직원도 어쨌든 전국에서 가장 심한 피해를 입은 지역 중 한 곳에서 매일 목숨을 걸고 구호 활동을 계속했다.

2차 물결 때 많은 지방 정부는 붕괴되었고, 필라델피아의 명문가에서 피닉스의 시민위원회에 이르기까지 지역 사회에서 진정한 권력을 지닌 이들이 일을 대신 떠맡았다. 그러나 대체로 그들은 지역 공동체를 분열시키기보다는 전체를 지키는 쪽으로 힘을 썼고, 스스로 자원을 독차지하기보다는 골고루 분배하기 위해 노력했다.

누가 권력을 지녔든 간에, 시 당국이든 주민들의 협의체든 간에, 그런 노력을 했어도 대개 공동체를 계속 통합하지는 못했다. 그들은 신뢰를 잃으면서 실패했다. 그리고 거짓말을 했기 때문에 신뢰를 잃었다. (샌프란시스코는 예외적으로 드문 경우였다. 지도자들은 진실을 말했고, 여기에 시는 영웅적으로 반응했다.) 그리고 그들은 전쟁에 총력을 기울이기 위해, 윌슨이 만든 선전 도구를 위해 거짓말을 했다.

그 거짓말로 얼마나 많은 이들이 죽었는지는 추정하기가 불가능하다. 육군이 의무감의 조언에 따르기를 거부한 탓에 얼마나 많은 젊은 이들이 죽었는지 추정하기는 불가능하다. 그러나 당국이 이 병은 독감이라고, 그저 독감일 뿐이라고, 평범한 "감기"와 전혀 다르지 않다고 사람들을 안심시킬 때, 적어도 일부는 그 말을 믿었을 것이 틀림없고, 적어도 일부는 그런 거짓말이 없었더라면 하지 않았을 방식으로 그 바이러스에 스스로를 노출시켰을 것이 틀림없으며, 적어도 일부는 그렇지 않았더라면 죽음에 이르지 않고 틀림없이 목숨을 구할 수 있는 사람들이었다. 그리고 실제로 사람들은 두려움 때문에 죽었다. 두려워한 이들은 치료가 필요하지만 치료를 받을 수 없는 많은 이들, 마실 물과 음식, 휴식만 있으면 살아남을 수 있는 이들을 돌보지 않았기에 그들을 죽음으로 내몬 셈이었다.

또한 사망자 수를 정확히 말하는 것은 불가능하다. 통계는 추정값일 뿐이며, 총계가 엄청나다고 말할 수 있을 뿐이다.

정상적인 상황에서는 신뢰할 수 있는 핵심 통계를 계속 유지했던 세계의 몇몇 지역에서도 그 질병의 진행 속도를 따라갈 수가 없었다. 미국에서는 이른바 등록 지역인 대도시와 24개 주에서만 미국 공중보건국이 데이터베이스에 포함시킬 수 있을 만치 정확한 통계 기록을 계속 유지했다. 그런 지역에서도 의사에서 시청 서기에 이르기까지 모든 이들이 살아남기 위해 애쓰거나 다른 사람들이 살아남도록 돕느라 바빴다. 통계 기록은 우선순위에서 한참 밀렸고, 그 뒤에도 정확한 집계를 하려는 노력은 거의 이루어지지 않았다. 많은 이들은 의사도 간호사도 보지 못한 채 사망했다. 선진국 바깥에서는 상황이 훨씬 안 좋았고, 인도, 야만적인 내전을 겪은 소련, 중국, 아프리카, 남아메리카의 시골 지역에서는 독감의 독성이 가장 심각하곤 했지만 기록이 거의 남아 있지 않다.

사망자 수를 정량화하려는 최초의 의미 있는 시도는 1927년에 나왔다. 미국의학협회가 후원한 한 연구에서는 사망자가 2,100만 명이라고 추정했다. 오늘날 언론 매체에서 1918년 전 세계적으로 유행한 감염병의 사망자 수가 "2,000만 명 이상"이라고 말할 때, 그 출처는 바로 이 연구다.

그러나 1927년 이래 사망자 통계가 수정될 때마다 그 추정치는 상향되어 왔다. 미국의 사망자 수는 원래 55만 명으로 추정되었다. 현재 역학자들은 1억 500만 명이던 당시 인구 중에 67만 5,000명이 사망했다고 본다. 2004년 현재 미국 인구는 2억 9,100만 명이 넘는다.

전 세계적으로 사망자 추정치와 인구는 훨씬 더 높은 비율로 증가해 왔다.

1940년대에 거의 평생을 독감 연구로 보낸 노벨상 수상자 맥팔레인 버넷은 1918년 독감의 세계적 유행에 따른 사망자 수를 5,000만 명에서 1억 명 사이로 추정했다.

그 뒤로 더 나은 자료와 통계 방법을 이용한 다양한 연구들이 내놓은 추정값들은 점점 그의 말에 더 가까워져 갔다. 처음의 몇몇 연구들은 인도 아대륙에서만 사망자가 2,000만 명에 달할 수 있다고 결론지었다.[28] 1998년 세계적 유행병에 관한 국제 학술 대회에서는 새로운 추정값들이 제시되었다. 그리고 2002년의 한 역학 연구는 기존 자료를 검토한 끝에 사망자 수가 대략 "5,000만 명으로 추정되지만······ 이 엄청난 수조차 실제 사망자 수보다 상당히 낮게 추산한 것일 수 있다"[29]고 결론지었다. 사실상 버넷처럼 이 연구는 사망자가 무려 1억 명에 이를 수 있음을 시사했다.[30]

1918년의 세계 인구가 약 18억 명이었다는 점을 생각할 때, 높은 추정값은 2년 사이에 세계 인구의 5퍼센트 이상이 사망했다는 의미가 된다. 게다가 사망자의 대다수는 1918년 가을 끔찍한 12주 동안 나왔다. 오늘날 세계 인구는 63억 명이다. 1918년 유행병 사태를 오늘날의 사정에 맞게 이해하려면, 인구 증가를 고려해야 한다. 가장 낮은 추정값인 2,100만 명을 취하더라도 이 수치를 오늘날 세계 인구에 대입해 보면 7,300만 명이 사망에 이른다는 뜻이 된다. 높은 추정값을 대입해 보면 1억 7,500만 명에서 3억 5천만 명이 사망에 이른다는 결론이 나온다. 이런 숫자들을 제시하는 것은 겁을 주기 위해서가 아니다. 물론 겁나는 것은 맞다. 의학은 1918년 이후로 발전을 거듭했고, 사망률에 상당한 영향을 미쳤을 것이다(〈후기〉 참조). 이런 숫자들을 제시하는 이유는 독감이 전 세계를 휩쓸었을 때 사람들의 삶이 과연 어떠했을지 알리고 싶은 것일 뿐이다.

이런 숫자들조차 그 병이 일으켰을 가공할 공포의 실체를 제대로 보여주지는 못한다. 사망자의 연령 분포를 보면 이 질병이 가져왔을 공포의 진면모가 드러난다.

정상적인 독감 대유행 때 전체 사망자 중 16~40세 연령층이 차지하는 비율은 10퍼센트 미만이다. 그런데 1918년 독감 대유행 때에는 바로 그 연령 집단, 가장 활력이 넘치고, 가장 할 일이 많고, 가장 앞날이 창창한 이들이 사망자의 절반 이상을 차지했으며, 이 집단 내에서도 21세에서 30세 사이 사망자가 가장 많았다.[31]

서양은 가장 피해가 적었다. 의학이 매우 발전했기 때문이 아니라 도시화로 많은 인구가 독감 바이러스에 이미 노출된 적이 있어서 면역계가 헐벗은 상태가 아니었기 때문이다. 미국에서는 전체 인구의 약 0.65퍼센트가 사망했는데, 청년층만 따지면 사망률이 거의 그 두 배였다. 선진국 중에서는 이탈리아가 가장 큰 피해를 입었는데, 인구의 약 1퍼센트가 사망했다. 소련은 아마 더 큰 피해를 입었겠지만, 통계 자료가 거의 없다.

독감 바이러스는 저개발 국가들을 말 그대로 유린했다. 멕시코는 사망자 수를 가장 보수적으로 추정해도 전체 인구의 2.3퍼센트가 사망했고, 다른 합리적인 자료들은 4퍼센트를 넘는다고 추정한다.[32] 이는 청장년층의 사망률은 5~9퍼센트였다는 의미다.

그리고 세계 전체로 보면, 비록 아무도 확실히 알지는 못하지만 세계

청장년층 중 5퍼센트 이상(그리고 저개발 국가들에서는 약 10퍼센트까지)이 사망한 듯하다.

많은 사망자에 더하여 생존자들의 후유증에 더하여, 1920년대의 당혹감과 배신감과 상실감과 허무주의에 기여한 것에 더하여, 1918년 독감 대유행은 다른 유산들을 남겼다.

좋은 것들도 있었다. 전 세계 각국은 보건을 위한 국제 협력 계획을 수립했고, 그 경험은 미국의 공중보건을 개혁하는 방향으로도 이어졌다. 뉴멕시코주에는 공중보건부가 만들어졌다. 필라델피아는 시 헌장을 개정하여 공중보건과를 재편했다. 코네티컷주 맨체스터에서 테네시주 멤피스에 이르기까지, 응급 병원은 상설 병원으로 바뀌었다. 그리고 루이지애나주 상원의원 조 랜스덜Joe Ransdell은 이 같은 감염병의 전 세계적 유행에 자극을 받아서 국립보건원의 설립을 추진했다. 곧바로 성과를 얻지는 못했지만 말이다. 1928년 훨씬 더 가벼운 독감 유행병이 돌 때에야 비로소 의회는 10년 전에 그런 기관을 설립하자는 주장이 나왔다는 사실을 깨달았다.

이 모든 것은 바이러스가 남긴 유산의 일부다. 그러나 그 병의 주요 유산을 받은 곳은 따로 있었다. 바로 연구실이었다.

10부

결말

34

제1차 세계대전이 발발할 즈음 윌리엄 웰치가 주도한 미국의 의학 혁명은 성과를 거둔 상태였다. 그 혁명은 미국 의학을 근본적으로 변화시키며 의학의 교육과 연구, 방법, 행위가 과학이라는 여과지를 통하도록 만들었다.

미국에서 제대로 된 과학 연구를 할 수 있는 이들은 여전히 소수의, 거의 소규모 핵심 집단뿐이었다. 그 집단은 1920년대 중반에 수십 명까지 늘어나 있었고, 젊은 연구자들까지 포함하면 더 늘어났지만 그 이상은 아니었다.

그들은 모두 서로를 잘 알았고, 모두 같은 경험을 했고, 거의 모두 홉킨스 대학교, 록펠러 연구소, 하버드 대학교와 적어도 어느 정도 관련이 있었고, 그보다 덜하긴 하지만 펜실베이니아 대학교, 미시건 대학교, 컬럼비아 대학교와 관련이 있었다. 아주 작은 집단이라서 여전히 1세대 혁신가들을 포함하고 있었다. 즉 웰치와 본, 시어벌드 스미스 같은 이들이 여전히 활동하고 있었다. 그 뒤에 첫 제자들이 배출되었다. 겨우 몇 살 더 어린 이들이었다. 전쟁이 끝나기 얼마 전에 군에서 — 육군이 계속 복무하도록 허가할 수도 있었지만 그는 상관 중에 친구가 전혀 없었다 — 퇴직 연령에 다다랐고 그 뒤에 록펠러의 지원을 받은 재단에서 국제 공중보건 문제를 맡은 고거스, 뉴욕의 플렉스너와 파크와 콜, 보스턴의 밀턴 로즈노, 미시건의 프레더릭 노비, 시카고의 루드빅 헤크톤이 그들이었다. 이어서 반 세대 뒤의 제자들이 나왔다. 필라델피아의 루이스, 록펠러 연구소의 에이버리, 도체스, 토머스 리버스, 뉴욕주 로체스터의 조지 휘플, 세인트루이스에 있는 워싱턴 대학교의 유진 오피 등을 포함한 수십 명의 연구자들이었다. 진정한 연구자들이 크게 늘어나면서 전국으로 퍼진 것은 다음 세대, 그리고 그다음 세대에 이르러서였다.

이들은 우정으로 묶여 있지 않았다. 그들 중 일부 — 예를 들어 파크와 플렉스너 — 는 서로를 마음에 들어 하지 않았고, 때로 상대의 연구에 있는 결함을 기꺼이 찾아내어 난처하게 만들곤 했고, 상대가 덕성이 높다는 환상을 결코 갖지 않았다. 그 분야는 내부에서 책략이 벌어질 만큼 커져 있었다. 귀를 기울이면 들을 수 있었다. "오피 박사를 이 계획의 주요 인물로 임명하면 치명적인 실수가 될 겁니다."[1] "조던은 처음에 좀 눈부신 가능성처럼 보이지만, 힘든 상황에서 자신의 신념을 지킨다고 절대적으로 확신할 수 있는 사람은 아니라는 점이 …… 좀 꺼림칙합니다."[2] "제시한 명단 중에서 나는 특히 에머슨이 마음에 들지만 러셀과 콜이 받아들이지 않으려 하지 않을까 걱정스럽고, 아마 록펠러 재단 쪽도 대체로 반대할 것 같습니다. 그가 그들과 좀 사이가 안 좋았다는 인상을 받아서요."[3]

그러나 이들은 또한 서로의 약점이 무엇이든 간에 각자가 어떤 강점을 가지고 있는지 잘 알고 있었다. 아주 두드러진 강점 말이다. 그들의 연구는 설령 오류가 있다고 해도 그 오류를 새로운 무언가를, 중요한 무언가를, 그것을 토대로 삼는 무언가를 찾는 데 쓰일 수 있을 만큼 충분히 좋았다. 이들은 배타적인 집단이었고, 경쟁 의식과 반감에도 불구하고 거의 하나의 형제단으로 묶여 있었다. 그리고 그 안에는 소수의, 말 그대로 한 줌도 안 되는 여성들이 포함되어 있었다. 세균학 분야에서는 애나 윌리엄스와 마사 울스타인 이외에 언급할 여성 학자들이 더는 나오지 않았다.*

이 모든 과학자들은 독감 유행 초창기부터 연구실에서 열심히 일했으며, 어느 누구도 멈추지 않았다. 가장 절망적인 상황에서, 곧 그들이 여태껏 접한 가운데 가장 절망적인 상황에서 그들 대부분은 평소였다면 결론을 내리려면 필요하다고 여겼을 것보다 훨씬 덜한 증거도 도움이 될까 싶어서 기꺼이 받아들였다. 물론 미겔 데 우나무노Miguel de Unamuno가 말했듯이, 가장 절실한 사람일수록 가장 희망을 바란다. 그러나 이 모든 활동에 미친 듯이 달려드는 와중에도 그들은 혼란에 빠지지 않았고 늘 탄탄한 근거를 지닌 가설들에서 출발했다. 에이버리가 말했듯이, 그들은 한 시험관의 물질을 다른 시험관에 쏟아붓지 않았다. 그들은 몸의 작동 방식을 전혀 이해하지 못한 상태에서는 막연한 행동을 하지 않았다. 말라리아나 장티푸스를 막는 효과가 있었으니 독감에도 효과가 있지 않을까 하는 막연한 희망을 갖고서 독감 환자에게 키니네나 장티푸스 백신을 주는 일 따위는 하지 않았다. 다른 많은 의사들

---

* 플로렌스 세이빈은 미국의 손꼽히는 여성 의학자였다. 홉킨스 의대를 졸업한 최초의 여성이자, 미국에서 의대(홉킨스 의대)의 정교수가 된 최초의 여성이자, 국립과학원 회원이 된 최초의 여성이었다. 하지만 세이빈은 세균학자도 아니었고 독감 연구도 한 적이 없으므로, 이 이야기와는 무관하다.

이 그런 치료를 하고 그보다 더한 짓도 했지만, 그들은 그러지 않았다.

그들은 또한 실패를 인정했다. 그들은 마음속에 품었던 환상을 버렸다. 20세기 초에 그들은 비록 과학의 성과가 아직 미흡한 수준이기는 해도 과학이 결국은 승리할 것이라고 자신하고 있었다. 그런데 이제 빅터 본은 한 동료에게 이렇게 말했다. "의학이 질병을 정복하기 직전에 와 있다는 말을 내가 다시는 꺼내지 않게 해 주게." 그는 자기 자신의 실패를 염두에 둔 경멸적인 어조로, 또한 이렇게 말했다. "의사들은 14세기 피렌체의 의사들이 흑사병에 알던 것보다 독감에 관해 조금도 더 아는 바가 없다."[4]

그러나 그들은 포기하지 않았다. 이 과학 형제단은 이제 사냥에 나서고 있었다. 그 사냥은 그들이 염두에 둔 것보다 더 오래 걸리게 된다.

그전까지 각 연구실은 다른 연구실들과 거의 의사소통 없이 외따로 연구해 오고 있었다. 그러나 연구자들은 아직 발표되지 않은 발견을 논의하고 실험 방법을 교환하고 생각을 주고받으려면 만나야 했다. 한 연구자가 중요하지 않다고 생각하는 것이 다른 연구자에게 중요한 무언가를 의미할 수 있었다. 이 유행병에 맞서 확고한 발전을 이루고자 한다면 어떤 식으로든 단편적인 정보들을 끼워 맞추어야 했다.

1918년 10월 30일 동부 해안의 유행병이 관리할 수 있는 수준으로 잦아들 무렵, 허먼 빅스는 손꼽히는 과학자들을 모아서 독감위원회를 조직했다. 빅스는 뉴욕시 보건 부서를 세계 최고 수준으로 만든 화려한 이력의 소유자였지만 태머니파의 정치에 염증을 느끼고 뉴욕시를 떠나서 주의 보건장관이 되어 있었다. 독감위원회에는 콜, 파크, 루이스, 로즈노뿐 아니라 여러 역학자들과 병리학자들이 포함되었다. 웰치는 애틀랜틱시티에서 아직 회복 중이었기에 참석할 형편이 안 되었다. 빅스는 본이 한 말을 떠올리게 하는 말로 첫 회의를 시작했다. "역사상 이 정도로 중요한 일은 전혀 없었습니다. …… 그리고 우리는 그 일에 너무나 무력했습니다."[5]

그러나 본과 달리 그는 화가 나 있었다. 그는 자신들의 실패가 "현재의 상황에서 공중보건 행정 및 업무와 의학이 어떤 상황에 있어야 하는지를 심각하게 반영"한다고 선언했다. 그들은 몇 달 동안 유행병의 도래를 지켜보고 있었다. 그러나 공중보건 당국과 과학자들은 아무런 대비도 하지 않은 상태였다. "우리는 현재 이용 가능한 모든 과학 정보를 얻을 수 있어야 했습니다. 아니면 그런 정보가 우리 손에 들어올 때까지 앞으로 6개월은 더 걸릴 수도 있습니다."

그는 이 문제를 다루기로, 그리고 해결하기로 결심했다.

쉽지는 않을 터였다. 그리고 첫 회의에서부터 문제들이 모습을 드러냈다. 그들은 실질적으로 이 병에 관해 아는 것이 아무것도 없었다. 그들은 심지어 이 병의 특성을 놓고서도 의견이 갈렸다. 병리학적으로 너무 혼란스러웠고, 증상들도 너무 혼란스러웠다.

이때까지도 콜은 이 병이 독감이 아닐 수 있다고 의심하고 있었다. "초기 단계부터 환자들을 진료해 온 이들은 모두 우리가 새로운 질병을 다루고 있다고 생각한다. …… 한 가지 매우 어려운 문제는 독감의 정체를 알아내고 진단을 내릴 방법을 찾는 것이다. …… 우리는 이 유행병이 돌 때 걸린 모든 환자들의 질병 진행 양상을 지켜보았지만, 거의 독감이라고 보기 어려울 정도다. 이 유행병은 아주 복잡한 양상을 드러내고 있기 때문이다."

한 해군 과학자는 자신이 관찰한 바를 이렇게 말했다. "몇몇 지역에서는 가래톳페스트와 유사한 증상이 나타났다."

하버드 의대의 한 연구자는 그들이 관찰한 내용들을 기각했다. "이 질병은 기존 질병과 같은 것으로 특성이 전혀 다르지 않다."

그러나 그 질병은 변했다. 걸렸다가 금방 낫는 가벼운 형태였다가 독감과 결코 연관 지어진 적이 없는 기이한 증상들이 나타나는 사례로, 갑작스럽게 격렬한 바이러스성 폐렴이나 ARDS로 진행되는 형태에서 세균성 폐렴을 일으키는 이차 침입자가 수반되는 형태에 이르기까지, 끊임없이 변했다. 이 모든 증상들이 관찰되었다. 홉킨스 의대에서 콜의 지도교수였던 류엘리스 바커는 이렇게 언급했다. "폐렴 표본은 지역마다 전혀 다르다. 데번스 기지에서 채취한 것과 볼티모어에서 온 것은 전혀 다르며, 다른 몇몇 기지들에서 채취한 것들과도 다르다. 병변이 지역마다 다르게 나타난다."

그들은 그 병이 무엇인지 전혀 합의하지 못한 채, 무엇이 병원체일 가능성이 높은가 하는 주제로 나아갔다. 마찬가지로 그들은 잠정적인 결론조차 내릴 수 없었다. 연구자들이 파이퍼의 인플루엔자균을 발견한 것은 맞지만, 콜은 에이버리가 록펠러 연구소의 건강한 사람들 중 30퍼센트에서도 그 균을 발견했다고 말했다. 그러니 그것으로는 아무것도 증명되지 않았다. 지금은 유행병 때문에 흔히 발견되는 것일 수도 있고 유행병이 없는 시기에는 드물 수도 있었다. 게다가 그들 모두가 알다시피, 많은 건강한 이들은 입에 폐렴알균이 있지만 폐렴에 걸리지 않았다. 그리고 그들은 유행병에 걸린 환자들의 폐에서도 폐렴알균, 사슬알균, 포도알균과 기타 병원체들을 발견했다. 파크는 여과성 바이러스가 독감을 일으킬 가능성이 있지 않을까 의문을 제기했다. 로즈노는 그 의문을 풀고자 실험을 하고 있었다.

그들은 아는 것이 거의 없었다. 너무나 아는 것이 없었다. 개별 연구 사례만 알고 있을 뿐이었다. 뉴욕주 여성직업훈련원은 자체 격리를 실시했고, 원에 배달되는 물품을 밖에 놔두고 갈 것을 요구했다. 그곳에서는 환자가 전혀 나오지 않았다. 뉴욕주 북부의 트루도 요양원도 유사한 조치를 취했다. 그곳에서도 환자는 전혀 발생하지 않았다. 대륙 반대편 샌프란시스코의 한 섬에 있는 해군 시설은 엄격한 격리 조치를 취했다. 그곳에서도 환자는 전혀 나오지 않았다. 따라서 증명된 것은 그들 중 아무도 믿지 않은 미아즈마 이론으로는 그 병을 설명할 수 없다는 것뿐이었다.

그러나 그들은 결국 합의에 이르렀다. 그들은 접근법에 대해, 즉 해야 할 연구가 무엇인지에 대해 합의했다. 오직 그 점에서만, 즉 사실상 이 병을 거의 모른다는 점에서만 그들은 합의에 이를 수 있었다.

그들은 두 경로로 나아갈 생각이었다. 하나는 역학 조사를 하는 것이었고, 다른 하나는 연구실에서 실마리를 쫓는 것이었다. 양쪽 접근법에서 해야 할 첫 번째 과제는 계속 쏟아지고 있는 자료의 안개 속을 헤치고 나아가는 것이었다.

그들은 정확한 역학 조사,[6] 즉 공중보건 조치들과 사망의 상관관계를 선택된 지역 내에서 대단히 상세히 조사한다는 계획을 세웠다. 예를 들어, 독감에 걸린 모든 사람이 첫 증상을 느끼기 전 72시간 동안 무엇을 했는지를 알 수 있도록 작은 공동체를 격리시키고, 걸린 사람과 걸리지 않은 사람의 개인사를 상세히 조사하고, 앞서 독감에 걸린 적이 있었는지, 식단은 어떠한지, 다른 질병들은 있는지 등을 연관 지어 살펴볼 예정이었다.

역학 연구는 출현하고 있던 또 다른 의학 분야에 흥분과 변화를 일으키는 부수적인 혜택도 제공하게 된다. 1918년 11월 미국공중보건협회는 메트로폴리탄 생명보험의 전폭적인 지원하에 독감유행통계연구위원회Committee on Statistical Study of the Influenza Epidemic를 발족했다. 한 위원은 위원회 설립이 "통계, 특히 인구 동태 통계와 그 방법이 예방 의학에 무엇을 할 수 있는지를 보여줄 기회"[7]라고 했고, 또 다른 위원은 "무작위 표본 추출법과 확률론을 정당화할 수 있을 기회"라고 했다. 1919년 1월 육군과 해군의 의무감, 보건총감도 인구조사국과 공동으로 상설 통계 부서가 될 독감위원회를 설립했다. 그러나 그 무렵에 빅스의 첫 회의에 참석한 한 역학자는 이렇게 말했다. "나는 그 문제가 궁극적으로 연구실 안에서 해결되어야 한다고 생각합니다."[8]

고거스에게는 한 가지 목표가 있었다. 이번 전쟁을 미국 역사상 처음으로 질병으로 죽은 군인보다 전투 중에 죽은 군인이 더 많은 전쟁으로 만들겠다는 것이었다. 육군 안에서 군인 67명당 한 명꼴로 독감으로 죽어 가는 동안에도, 그리고 그의 상관들이 대체로 그의 조언을 무시한 상황에서도, 그는 자신의 목표를 이루는 데 가까스로 성공했다. 해군 사망자와 독감 사망자를 총계에 더하면, 질병 사망자 수가 전투 사망자 수를 초과하기는 했지만 말이다.

고거스는 다른 모든 질병들에서는 대체로 승리했다. 예를 들어, 프랑스군, 영국군, 이탈리아군에서는 수만 명의 병사들이 말라리아로 사망했지만, 미군 병사들은 이 병에 거의 걸리지 않았다.

이제 유럽에 있던 200만 명에 이르는 병사들이 귀국하고 있었다. 다른 전쟁들에서는 전쟁이 끝난 후에, 심지어 19세기 말까지도 전쟁을 마치고 귀국하는 군대는 고국에 질병을 함께 가져왔다. 크림 전쟁이 끝난 뒤 영국, 프랑스, 러시아의 군대는 콜레라를 퍼뜨렸다. 남북전쟁이 끝난 뒤 미군은 장티푸스, 이질, 천연두를 퍼뜨렸다. 프랑스-프로이센 전쟁 뒤에 프로이센 군대는 천연두를 고향으로 가져왔다. 스페인-미국 전쟁 뒤 돌아온 미군은 장티푸스를 퍼뜨렸다.

고거스가 마지막으로 한 조치 중 하나는 이번에는 그런 일이 일어나지 않도록 막을 계획을 실행하는 것이었다. 군인들은 귀국선에 타기 전에 7일 동안 격리되었고,[9] 출항하기 전에 몸에서 이를 잡는 조치가 이루어졌다. 이제 군인들은 어떤 질병도 고국에 들여오지 않을 터였다.

그사이에 역사상 가장 규모가 큰 과학적 탐구 계획이 모습을 갖추어 가고 있었다. 빅스의 위원회는 세 차례 더 회의를 열었다. 마지막 회의가 열릴 즈음에 모든 위원은 저마다 다른 위원회에서도 활동하고 있었다. 미국의학협회, 미국공중보건협회, 육군, 해군, 공중보건국, 적십자사, 메트로폴리탄 생명보험사는 모두 이미 진행 중인 계획에 덧붙여서 규모가 있는 연구 사업을 시작했고, 각각의 사업은 다른 사업을 보완하면서도 서로 겹치지 않도록 고안되어 있었다. 모든 의료 전문가의 모든 회의, 모든 공중보건 기관의 모든 회의, 모든 의학 잡지의 모든 호에서 독감이 주된 의제였다. 유럽에서도 마찬가지였다.

미국의 모든 주요 연구실은 여전히 그 질병에 계속 초점을 맞추었다. 필라델피아에서 루이스는 계속 그 질병을 추적하고 있었고, 펜실베이니아 대학교의 다른 이들도 마찬가지였다. 보스턴에서는 로즈노가 하버드 대학교 연구진을 이끌었다. 시카고 대학교의 루드빅 헤크톤과 프레스턴 키스도 계속 연구를 했다. 미네소타주 메이요 병원의 로즈나우도 연구를 계속했다. 육군 폐렴위원회의 모든 위원들도 민간 연구 기관으로 돌아가서 계속 독감을 조사했다. 메트로폴리탄 생명보험사는 대학교에 재직 중인 과학자들에게 연구비를 지원했고, 뉴욕 연구소의 파크와 윌리엄스, 공중보건국 위생연구소의 조지 매코이에게도 연구비를 지원함으로써 사실상 뉴욕시와 연방 정부에도 지원을 했다.

또 육군은 "현재의 독감 대유행 때문에 생긴 폐 병변을 지닌 표본들을 …… 채취하기 위해 모든 노력"[10]을 기울였다. 군인만이 아니라 민간인의 표본도 모았다. 이 표본들은 약 80년이 흐른 뒤에 대단히 중요한 역할을 하게 된다. 제프리 토벤버거Jeffrey Taubenberger가 그 표본들에서 1918년 독감 바이러스를 추출하여 유전체 서열을 분석하는 데 성공하기 때문이다.

록펠러 연구소에서 콜은 "모든 가용 인원"을 그 연구에 투입했다. 마사 울스타인도 그 연구에 투입했다. 육군 폐렴위원회의 일원이었던 프랜시스 블레이크 중위는 크리스마스에 그 연구소의 옛 동료들을 방문했을 때 그는 모두가 "원숭이를 비롯한 모든 실험동물을 대상으로 이 독감 연구에 매달려 있는" 모습을 보았다. 일주일 뒤 전역해서 록펠러 연구소로 돌아온 그는 이렇게 말했다. "이 모든 일에서 손을 떼고 기분 전환 삼아 다른 연구를 할 수 있다면 정말 기쁠 것이다. 6개월 동안 먹는 시간을 빼고 오로지 폐렴과 독감과 함께 지내면서 실험만 한 듯하다. 꿈에서조차 폐렴과 독감이 나온다."[11]

그가 그 연구로부터 자유로워질 날은 금방 오지 않았다.

서서히 몇 달의 기간에 걸쳐 지식이 쌓이기 시작했다. 연구자들은 전 세계를 불바다로 만들었고, 지금도 계속 연기를 내뿜으며 폭풍처럼 번지는 불길의 정체를 점점 파악하기 시작했다.

첫째, 그들은 줄곧 추측만 해오던 것이 사실임을 확인했다. 그것은 바로 가을의 치명적인 질병이 봄에 밀려들었던 동일한 질병의 2차 물결이었다는 것이다. 그들의 결론은 봄의 물결에 노출된 이들이 나중 물결에 상당한 면역력을 지녔다는 사실을 토대로 했다. 가장 꼼꼼하게 기록한 곳은 육군이었다. 이 기록은 주로 젊은 군인들에 관한 것이었으므로, 몇몇 질문들에는 유용한 답변이 되지 못했다. 그러나 그 기록은 면역 쪽으로는 말할 수 있었고, 명확한 사례들을 제시했다. 예를 들어 셸비 기지에는 3월부터 가을까지 내내 미국을 떠나지 않고 있던 미국 내 유일한 부대가 주둔해 있었다. 1918년 4월에 독감으로 26,000명의 병력 중 2,000명이 치료를 받아야 할 만큼 앓았는데, 가볍게 앓거나 무증상 감염 환자는 이보다 더 많았을 것이다. 그리고 26,000명의 병사 모두가 이 병에 노출되었을 것이다. 여름에는 신병 11,645명이 새로 기지에 들어왔다. 10월에 독감은 처음부터 기지에 주둔해 있던 병력을 "거의 건드리지 않은" 반면 신병들을 대량으로 학살했다. 유럽에서는 봄에 독감이 11공병연대를 휩쓸었다. 1,200명 중 613명이 앓아누웠고 2명이 사망했다. 그러나 덕분에 그들은 더 치명적인 물결을 피할 수 있었다. 가을 물결 때에는 겨우 150명이 "감기"에 걸렸고 단 1명만이 사망했다. 닷지 기지에는 전투 경험이 많은 두 부대가 주둔해 있었다.[12] 독감은 봄에 한쪽 부대를 휩쓸었는데, 가을에 이 부대에서는 6.6퍼센트만 독감에 걸렸다. 다른 부대는 봄 물결을 피했는데, 가을에 48.5퍼센트가 독감에 걸렸다. 그런 사례들은 많았다.

통계는 또한 모든 의사, 아니 사실상 모든 사람이 이미 알고 있던 것을 확인해 주었다. 민간인 쪽에서도 청년층이 유달리 섬뜩한 비율로 많이 죽었다는 사실이다. 대개 독감에 가장 취약한 집단인 노인층은 독감에 걸려도 살아남았을 뿐 아니라, 독감에 훨씬 덜 걸렸다. 노인층의 이 저항력은 세계적인 현상이었다. 너무 약했기에 주목조차 받지 못했던 더 이전에 대유행을 일으킨 바이러스가 1918년 바이러스와 매우 유사했기에 면역력을 제공했다는 설명이 가장 설득력이 있어 보인다(나중에 항체를 분석해 본 결과 1889~1990년의 바이러스는 아니었다).

마지막으로, 몇몇 도시에서 이루어진 가정 방문 조사 결과들도 한 가지 명백한 사실을 확인해 주었다. 가장 복작거리는 환경에서 사는 이들이 가장 널찍한 공간에 사는 이들보다 독감에 더 걸렸다는 것이다. 또 가장 일찍 잠자리에 들고, 가장 오래 자고, 가장 보살핌을 잘 받는 이들이 생존율이 가장 높았던 듯하다(과학적으로 입증된 것은 아니었다). 물론 이런 발견들은 가난한 이들이 부자보다 더 많이 죽었음을 뜻했다. (인종과 유행병의 관계를 조사한 연구들은 서로 모순되는 결과를 내놓았다.)

그러나 그 밖에 그 병에 관한 거의 모든 사항들은 여전히 불분명했다. 질병의 세균론과 다른 요인들 사이의 상호작용을 놓고서도 논쟁이 벌어졌다. 1926년까지도 한 저명한 역학자는 여전히 수정된 형태의 미아즈마 이론을 주장하고 있었다. 그는 "독감과 기압의 주기적 변화 사이에 상관관계"[13]가 있다고 주장했다.

그러나 안개가 가장 짙게 깔린 곳은 연구실이었다. 병원체가 무엇인지 여전히 오리무중이었다. 이 연구를 위해 모든 곳에서 엄청난 연구비를 쏟아붓고 있었다. 맥팔레인 버넷은 호주에서 십 대 때 이 유행병을 겪었고, 그 일은 그의 의식에 깊이 새겨졌다. 노벨상을 받은 직후에 이렇게 말할 정도였다. "세균학과 감염병에 흥미를 가진 많은 이들에게 그러하듯이, 나에게 오랫동안 의학이 해결해야 할 가장 중요한 목표는······ 독감이었다."[14]

그러나 당시의 이 모든 연구는 안개를 뚫지 못했다.

문제는 해결의 실마리가 부족하다는 데 있지 않았다. 진짜 문제는 잘 못된 길로 이끄는 온갖 실마리들 속에서 옳은 길로 이끄는 몇 안 되는 실마리를 구별해 내는 데 있었다. 그 병은 가래톳페스트가 아니었다. 그랬다면 그 병원체가 가장 먼저 발견되었을 것이다. 그 세균은 림프 샘에 우글거리기 때문이다. 이 병은 그저 독감일 뿐이었다.

독감의 2차 대유행이 세계를 휩쓸 때, 수천 명의 과학자들은 독감을 공략했다. 독일과 프랑스에서, 영국과 이탈리아에서, 호주와 브라질에서, 일본과 중국에서 과학자들은 독감을 공략하는 일에 매달렸다. 그러나 1919년이 지나고, 1920년이 되어서 독감이 더 약해져 감에 따라서, 이 수천 명의 과학자들은 하나둘씩 독감에서 손을 떼기 시작했다. 그들은 그 문제를 개념화하기가, 즉 그 문제를 다룰 방법을 생각해내기가 너무 어렵다고, 그 문제를 다룰 기술이 너무 부족하다고, 그 문제가 자신들이 가진 기존 관심사나 지식의 토대와는 너무 동떨어져 있다고 느꼈다. 세계 최고로 인정받는 다수의 과학자가 2년에 걸쳐 비범한 노력을 기울인 후인 1920년, 웰치는 다음과 같이 예견하며 좌절감을 내비쳤다. "이 유행병은 곧 사라지리라고 본다. 또한 나는 우리가 이 병을 통제하는 쪽으로는 1889년에 유행했을 때보다 더 많이 알게 된 게 하나도 없다고 생각한다. 굴욕적이지만 사실이 그렇다."[15]

연구자 수백 명은 이 문제를 계속 연구했지만, 거의 모든 사항에 의견이 갈렸다. 모든 것이 논쟁의 대상이었다. 그리고 그런 논쟁들은 두 집단을 중심으로 이루어졌다. 한쪽에는 윌리엄 파크와 애나 윌리엄스가, 다른 한쪽에는 폴 루이스를 비롯한 록펠러 연구소의 많은 연구자들이 있었다.

루이스의 연구는 얄궂은 상황과 비극으로 끝나게 된다. 록펠러 연구소는 소속 연구자들의 주장이 대부분 틀렸다는 것을 알아차리게 된다.

그러나 오스왈드 에어비리는 실수를 저지르지 않았다. 그들 중에서 에이버리야말로 가장 심오한 발견을 하게 된다.

35

남아 있는 가장 큰 의문들은 가장 단순한 것들이었다. 무엇이 독감을 일으켰을까? 병원체는 무엇이었을까? 특정 세균을 원인으로 지목하고 인플루엔자균이라는 이름까지 붙인 파이퍼가 옳았을까? 그가 틀렸다면 무엇이 독감을 일으켰을까? 무엇이 살인자였을까?

이 의문의 탐구는 과학을 어떻게 하는지, 답을 어떻게 찾는지, 자연의 복잡성을 어떻게 규명하는지, 확고한 과학적 구조를 어떻게 구축하는지를 보여주는 고전적인 사례다.

그 유행병을 연구한 세균학자들은 인플루엔자균을 찾고자 했는데 결과는 혼란스러웠다. 뉴욕의 파크와 윌리엄스, 필라델피아의 루이스, 에이버리 같은 노련한 이들도 처음에는 그 세균을 분리하는 데 모두 실패했다. 그러다가 실험 방법을 수정하고, 배양하는 배지를 바꾸고, 피를 추가하여 특정한 온도로 가열하고, 염료를 바꾼 뒤에야 그 균을 발견했다. 파크와 윌리엄스는 곧 아주 일관되게 그 균을 발견하게 되었고, 파크는 국가연구위원회에서 그것이 병인체, 즉 병의 원인이라고 장담했다. 공중보건국은 그것이 원인이라고 믿었다. 루이스는 처음에는 좀 미심쩍어했지만, 그것이 원인이라고 생각했다.

록펠러 연구소에서는 마사 울스타인이 1906년부터 인플루엔자균을 연구했다. 여러 해 동안 연구했음에도, 그녀는 여전히 자기 실험으로 "파이퍼균이 특정한 자극 인자임을 나타내는 명확하고도 안정적인"[1] 결과를 충분히 얻지 못했다고 생각했다. 그러나 그녀는 인플루엔자균을 계속 연구했고, 독감이 세계적으로 유행할 당시에는 그 균이 독감의 원인이라고 확신한 상태였다. 얼마나 확신했던지 그녀가 만든 백신에는 오직 파이퍼균만 들어 있었다. 록펠러 연구소의 동료들도 그녀의 연구가 옳다고 믿었다. 그들은 모두 그녀가 만든 백신을 맞았다. 그들은 이미 효과가 입증된 록펠러 연구소 폐렴알균 백신을 맞을 수 있는 미국에서 몇 안 되는 사람들이었는데도 말이다.

전 세계적으로 유행병이 창궐하는 동안, 파이퍼균을 찾아내지 못했다는 것은 훌륭한 과학이 아니라 무능의 지표를 보였다. 육군 소속의 한 세균학자가 "최초의 환자 159명에게서 얻은 시료를 배양한 혈액 한 천 배지"[2]에서 그 균을 찾아내지 못하자, 육군은 다른 과학자를 기지로 보내어 "기지 병원 연구실에서 수행된 세균학적 방법"[3]이 타당한지 조사하도록 했다. 고거스가 세운 기관답게 마녀사냥이 아니라 진정한 조사가 이루어졌고, 다음과 같은 결론이 나왔다. "일처리는 훌륭했다. 인플루엔자균이 존재했다면 …… 발견되었을 것이다." 그러나 그 결론은 유행병이 사라진 지 한참 뒤에야 나왔다.

한편 그런 조사가 이루어졌다는 말은 인플루엔자균을 찾아내지 못한 다른 육군 세균학자들에게 자기 일을 제대로 못한다는 의미로 받아들여졌다. 그사이에 에이버리는 그 균을 훨씬 더 쉽게 배양하는 새로운 방법을 개발했다고 발표했다. 세균학자들은 그들이 찾고 있던 것을 발견하기 시작했다. 앞서 재커리 테일러 기지의 세균학자들은 파이퍼 균을 찾아낼 수 없었다. 이제 그들은 이렇게 보고했다. "더 최근에 에이 버리의 올레산염 배지를 쓰자 매우 흡족한 결과가 나왔다." 그들은 어디에서나 그 세균을 찾아냈다.[4] 심장에서 직접 뽑은 피의 48.7퍼센트, 폐에서 뽑은 피의 54.8퍼센트, 지라에서 뽑은 피의 48.3퍼센트에서 파이퍼균이 발견되었다. 딕스 기지에서는 "모든 환자에게서 폐나 상기도나 코 안에서 인플루엔자균이 발견되었다."[5]

다른 기지들에서도 세균학자들은 다른 연구자들처럼 잇달아 그 세균을 발견했다. 텍사스주 맥아더 기지의 세균학자들은 "인플루엔자균 발견율을 가능한 최대로 높이기"로 결심했고, 조사한 폐의 88퍼센트에서 그 균을 발견했다. 물론 그들만 그런 의욕을 발휘한 것은 아니었다. 그러나 그 결과는 논박할 여지가 없는 검사를 거친 것이 아니었다. 그들은 그저 현미경으로 보고서 모양만으로 판별했다. 그런 관찰은 주관적이고 검증되지 않았으며, 그저 시사하는 것일 뿐이었다.

미국에서 사망률이 가장 높았고 군의관들의 평판이 땅에 떨어졌던 셔먼 기지에서, 유행병에 관한 최종 보고서는 그 긴장을 잘 드러냈다. 보고서에서 세균학자가 쓴 절에는 이렇게 적혀 있었다. "검사한 다양한 시료에서 인플루엔자균이 계속 발견되지 않았다는 것은 유행병이 파이퍼의 미생물 때문이라는 견해에 반했다."[6] 그러나 병리학자가 쓴 절은 사실상 세균학자를 무능하다고 비판했다. 그 병리학자는 자신이 현미경으로 관찰한 병원체가 "파이퍼의 생물"이라고 믿는다고 했고, "사용한 배양법 때문에 이 유행병에 관여한 세균들이 모두 다 발견되지는 않았다"[7]고 했다.

민간 연구자들은 이와 유사하게 정기적으로 계속 파이퍼균을 분리했다. 그러나 파이퍼의 인플루엔자균이 계속 발견되고 있는 상황에서도, 전반적인 양상은 여전히 혼란스러웠다. 파이퍼균만 발견되는 사례가 거의 없었기 때문이다. 독감 환자에게서 흔히 발견되곤 하는 폐렴알균과 용혈성 사슬알균의 증식을 억제한 에이버리의 배지에서도 마찬가지였다.

그리고 때때로 인플루엔자균이 전혀 발견되지 않는 경우가 여전히 나타났다. 연구자들은 특히 급사한 희생자들의 폐에서 인플루엔자균을 발견하지 못했다. 적어도 캘리포니아주의 프레먼트 기지, 조지아주의 고든 기지와 휠러 기지 세 곳에서는 파이퍼균이 발견되지 않은 환자가 대부분을 차지했다. 이 때문에 비판을 받을까 봐 우려한 기지 세균학자들은 그 유행병의 희생자들이 독감이 아니라 "다른 호흡기 질환"[8]을 앓았다고 진단했다. 가장 뛰어난 연구자들조차 이 세균을 거의 발견하지 못한 사례들이 꽤 있었다. 시카고에서 D. J. 데이비스는 장장 10년 동안 파이퍼균을 연구해 온 학자였지만, 환자 62명 중 5명에게서만 그 균을 발견했다.[9] 파이퍼 사신이 여전히 의학세의 가장 유력한 인사로 남아 있는 독일에서도 일부 연구자들은 그 균을 분리할 수 없었다. 그래도 파이퍼는 그 균이 독감의 원인이라고 계속 주장했다.

파이퍼균을 발견하지 못하는 사례에 대한 보고가 쌓여 가자 과연 이 균이 원인균인지에 대한 의구심이 점점 커져 갔다. 과학자들은 그 균을 발견했다는 이들의 말을 의심하지 않았다. 그 균이 병을 일으키고 죽음을 가져올 수 있다는 것을 의심하지 않았다. 그러나 그 발견이 과연 무엇을 증명하는 것인지 의심하기 시작했다.

다른 의문들도 있었다. 유행병이 한창일 때, 극심한 압력을 받는 상황에서 많은 세균학자들은 결과를 빨리 얻기 위해서 연구의 질을 얼마간 포기했다. 한 과학자는 이렇게 말했다. "정상적인 가래 한 방울을 문지른 배지에서 증식한 다양한 사슬알균 종을 조사하고 식별하려면 적어도 3주 동안 집중해서 매달려야 한다. 그렇다면 두 연구자가 이를테면 1년에 독감 환자 100명과 정상적인 사람 50명의 호흡기 세균을 조사한다는 것이 어떻게 가능하단 말인가? 가장 부주의하게 할 때만 가능한 일이다."[10]

파크와 윌리엄스는 무엇이든 대충하는 법이 없었다. 그들은 인플루엔자균이 유행병의 원인일 가능성이 높다고 가장 먼저 발표한 축에 들었다. 10월 중순에도 파크는 여전히 그 입장을 고수하고 있었다. "인플루엔자균은 감염성 독감에 걸렸음이 확실한 거의 모든 환자에게서 발견되었다. 폐렴 합병증 환자에게서는 용혈성 사슬알균이나 폐렴알균과 함께 발견되어 왔다. 한 환자의 기관지 폐렴은 전적으로 인플루엔자균 때문이었다. 뉴욕시 보건국은 첼시 해군 병원과 거의 동일한 결과를 내놓았다."[11]

그들은 대체로 자신들의 확신을 토대로 백신을 준비하고 보급했다.

그러나 파크와 윌리엄스조차 타협한 적이 있었다. 이제 유행병이 잦아들자, 그들은 아주 신중하게 조사를 계속했다. 그들은 늘 가설을 검증하고, 남들의 독창적인 연구에서 결함을 찾고, 그 연구를 개선하고 확장시키는 일에 최선을 다했다. 이제 주로 백신과 혈청을 완성하겠다는 희망을 품고서 그 균에 관해 더 많이 알아내고자 ― 또 인플루엔자균이 독감을 일으킨다는 자신의 가설을 검증하고자 ― 그들은 폭넓게 일련의 실험을 시작했다. 그들은 환자 100명에게서 그 균을 분리하여

20개의 배지에서 순수 배양에 성공했다. 그런 뒤 배양한 세균을 토끼에게 주사한 뒤 토끼가 면역력을 가질 때까지 충분히 기다린 다음, 토끼의 피를 빼서 원심 분리하여 고형물을 빼낸 다음 여러 단계를 거쳐서 혈청을 만들었다. 토끼를 감염시키는 데 쓴 세균에 각 토끼에서 추출한 혈청을 첨가하자, 혈청의 항체는 세균을 엉기게 했다. 세균에 결합하여 눈에 띄는 덩어리를 형성했다.

그들은 그런 결과가 나오리라는 것은 예상했다. 그러나 그다음 단계는 예상하지 못했다. 파이퍼균을 배양하는 다른 시험관들에도 각기 다른 혈청을 첨가하자, 20개 배지에서 4개 배지에서만 응집이 일어났다. 혈청은 파이퍼균의 다른 16개 배지에는 결합하지 않았다. 아무 일도 일어나지 않았다. 그들은 실험을 반복했는데, 동일한 결과를 얻었다. 모든 세균 배지에는 분명히 파이퍼균, 즉 인플루엔자균이 들어 있었다. 그 점은 명백했다. 20개 혈청 모두 각 토끼를 감염시키는 데 쓰인 배지의 세균에 결합하여 엉겨야 마땅했다. 그러나 20가지 혈청 중에서 4개만 다른 파이퍼균 배지에서 나온 세균에 결합했다.

지난 10년 동안 과학자들은 파이퍼의 인플루엔자균을 막는 백신과 항혈청을 개발하려고 시도했다. 플렉스너도 루이스가 연구소를 떠난 직후부터 이러한 시도를 했다. 하지만 아무도 성공하지 못했다.

파크와 윌리엄스는 이제 이유를 이해했다고 믿었다. 그들은 파이퍼균이 폐렴알균과 비슷하다고 생각했다. 폐렴알균은 수십 가지 균주가 있었다. 그중 I형, II형, III형이 가장 흔해서 셋을 어느 정도 막을 수 있는 혈청과 백신이 개발되어 있었다. 그중 진정으로 효과가 괜찮은 것은 I형과 II형뿐이었다. 이른바 IV형은 사실 특정한 유형이 아니었다. "다른" 폐렴알균 유형들을 그냥 다 뭉뚱그려서 묶은 것이었다.

파이퍼균을 더 탐구할수록, 그들은 인플루엔자균도 마찬가지로 수십 가지 균주로 되어 있고, 한 균주에 작용하는 면역 혈청이 다른 균주들에는 듣지 않을 만큼 각각이 충분히 다르다는 것을 점점 더 확신하게 되었다. 사실, 윌리엄스는 "환자 10명에게서 10가지 다른 균주"[12]를 발견했다.

1919년 초에 파크와 윌리엄스는 입장을 바꾸었다. 그들은 이렇게 진술했다. "균주가 여러 가지라는 이 증거는 인플루엔자균이 세계적 유행병의 원인이라는 추정에 절대적으로 반하는 듯하다. 그렇게 많은 환자들의 사례에서 다른 균주들은 그토록 풍부하게 얻으면서도 유행병 균주를 놓친다는 것은 불가능해 보인다. 인플루엔자균은 아마 사슬알균과 폐렴알균처럼 그저 아주 중요한 이차 침입자일 것이다."[13]

이제 그들은 인플루엔자균이 독감의 원인이 아니라고 말했다. 애나 윌리엄스는 일기에 이렇게 썼다. "점점 더 증거들은 여과성 바이러스가 원인임을 가리키고 있다."[14]

다른 많은 이들도 여과성 바이러스가 독감의 원인이라고 생각하기 시작했다. 홉킨스 의대의 윌리엄 매컬럼은 이렇게 썼다. "리 기지에서 우리는 사실상 인플루엔자균을 전혀 발견하지 못했다. …… 홉킨스 병원에서 인플루엔자균은 거의 발견되지 않았다. …… 폐렴을 일으키는 세균들이 아주 많이 발견되었고, 그것들이 때로 복잡하게 뒤섞여 있기도 하므로, 그중 하나가 주된 질병의 보편적인 원인임을 증명하려면 아주 특별한 증거가 필요할 것이다. 그리고 이 특별한 미생물이 반드시 언제나 존재하는 것이 아니므로, 그 증거는 아주 약한 듯하다. 사실 몇몇 다른 살아 있는 바이러스 형태는 우리의 현미경 염색법으로는 알아볼 수 없고 현재 쓰이는 방법으로는 분리하거나 배양할 수 없으므로 유행병의 원인임이 틀림없는 듯하다."[15]

그러나 그 주제는 계속 논란거리로 남았다. 부정적인 증거, 즉 그 밖에 다른 증거가 없다는 점을 제외하고 여과성 바이러스가 원인이라고 가리키는 증거는 전혀 없었다. 그리고 바이러스가 독감을 일으킨다는 이론은 이미 탁월한 과학자들이 검증에 나선 상태였다. 미국에서 2차 물결이 막 시작되었을 때, 로즈노는 여과성 바이러스를 의심했다. 사실 그는 적어도 1916년부터 그런 의심을 하고 있었다. 그는 직감에 따라서 보스턴에 있는 해군 교도소에서 자원자 62명을 대상으로 광범위하면서도 세심한 실험을 했다. 그는 살아 있는 환자의 가래와 피를 모으고 사망자의 폐 조직을 갈아서 식염수로 희석한 뒤, 원심 분리하여 액체를 따라내어 자기 여과기로 걸렀다. 그런 뒤 다양한 방법을 써서 자원자들에게 그 병을 감염시키려 시도했다. 그는 상상할 수 있는 모든 주사와 흡입 방법을 동원했다. 콧구멍과 목구멍 속에, 심지어 눈 안에까지 목숨이 위험할 정도로 다량의 액체를 떨구기도 했다. 하지만 자원자들 중 앓는 사람은 한 명도 나오지 않았다. 도리어 이 실험을 수행한 의사들 중 한 명이 사망했다.

독일에서도 한 과학자가 여과한 콧물을 자원자들의 목에 분사하는 실험을 했는데, 아무도 독감에 걸리지 않았다. 시카고에서도 한 연구진이 독감 환자의 분비물을 걸러서 자원자들에게 투여했지만, 감염시키는 데 실패했다.[16] 샌프란시스코의 해군 연구자들도 실패했다.

세계에서 여과한 물질로 독감을 옮기는 데 성공했다는 사람은 한 명뿐이었다. 파스퇴르 연구소의 샤를 니콜Charles Nicolle이었다. 그러나 니콜의 실험은 12명이 안 되는 사람과 원숭이들을 대상으로 했다. 그는 네 가지 방법으로 병을 옮기려 시도했고, 세 가지 방법이 성공했다고 주장했다.[17] 먼저 그는 원숭이의 코안에 여과한 물질을 떨구었더니 독감에 걸렸다고 했다. 원숭이가 사람의 독감에 걸리는 일은 거의 없지만 불가능한 일은 아니었다. 또 그는 여과한 물질을 원숭이 눈가의 점막에 주사했더니, 원숭이가 독감에 걸렸다고 했다. 이론적으로는 가능했지만, 그럴 가능성은 더욱더 없었다. 또 그는 아픈 원숭이의 피를 걸러서 두 명의 자원자에게 피하 주사로 주입함으로써 독감에 걸리게 했다고 주장했다. 두 사람 다 독감에 걸렸을 수도 있다. 그러나 둘 다 니콜이 주장한 방법으로 걸린 것이 아닐 수도 있었다. 니콜은 재능이 뛰어난 과학자였다. 그는 1928년에 노벨상을 받았다. 그러나 이 실험은 잘못된 것이었다.

그렇게 다른 후보 병원체가 없었기에, 대다수 록펠러 연구소 연구자들을 포함해서 많은 과학자들은 파이퍼균이 독감을 일으킨다고 여전히 확신하고 있었다. 홉킨스 의대에서 웰치에게 배운 학생들 중 가장 먼저 두각을 나타낸 유진 오피도 그렇게 생각했다. 그는 세인트루이스 워싱턴 대학교로 가서 그곳을 홉킨스 방식으로 개혁했고, 육군 폐렴위원회의 실험 연구를 맡아서 했다. 1922년 그는 몇몇 위원들과 공동으로 실험 결과를 『유행성 호흡기 질환*Epidemic Respiratory Disease*』이라는 책으로 펴냈다. 토머스 리버스도 공저자였는데, 당시 그는 이미 바이러스 연구를 시작한 상태였다. 1926년 그는 바이러스와 세균의 차이를 정의함으로써, 바이러스학이라는 분야를 창시했고 세계적인 바이러스 학자가 되었다. 그러나 바이러스 연구를 시작한 후에도, 그는 전후에 처음 5년 동안은 계속 파이퍼균을 연구하며 그 균을 다룬 논문을 많이 쓰고 있었다. 훗날 그는 이렇게 회상했다. "우리는 독감에 걸린 모든 사람에게서 인플루엔자균을 어떻게든 찾아냈다. …… 우리는 그것을 발견했고 곧 인플루엔자균이 세계적 유행병의 원인이라는 결론으로 비약했다."[18]

한마디로 거의 모든 연구자는 자신의 연구 결과를 믿었다. 인플루엔자균을 여기저기서 발견하면 그것이 독감을 일으킨다고 믿었다. 발견하지 못하면 그것이 독감을 일으킨 것이 아니라고 믿었다.

오직 극소수의 연구자들만이 자기 연구 너머를 살펴보면서 기꺼이 모순되는 사실을 대면하고자 했다. 파크와 윌리엄스는 이 소수의 사람들에 속했다. 그럼으로써 그들은 비범한 수준의 개방성, 즉 자신의 실험 결과를 기꺼이 새로운 시각으로 바라보려는 의지를 보여주었다.

파크와 윌리엄스는, 그리고 다른 많은 연구자들은 인플루엔자균이 독감의 원인이 아니라고 확신하게 되었다. 그러고 나서 그들은 다른 주제로 넘어갔다. 그들은 독감 연구를 중단했다. 어느 정도는 그 확신 때문이기도 하고, 어느 정도는 뉴욕시 연구소의 실험 연구 예산이 줄어들고 있었기 때문이기도 했다. 그리고 그들은 이제 노년으로 접어들고 있었다.

1920년대 내내 연구자들은 계속해서 그 문제에 매달렸다. 버넷이 말했듯이, 독감은 의학계에서 수년 동안 가장 중요한 단일 주제였다.

영국에서는 알렉산더 플레밍이 에이버리처럼 그 균이 잘 증식할 수 있는 배지를 개발하는 일에 몰두하고 있었다. 1928년 그는 포도알균이 자라는 페트리접시의 뚜껑을 깜박 덮지 않은 채 놔 두었다. 이틀 뒤 보니 그 세균의 증식을 억제하는 곰팡이가 자라고 있었다. 그는 곰팡이에서 세균을 억제하는 물질을 추출하여 "페니실린"이라는 이름을 붙였다. 플레밍은 페니실린이 포도알균, 용혈성 사슬알균, 폐렴알균, 임균,

디프테리아균 등 여러 세균을 죽이지만, 인플루엔자균에는 아무런 해를 끼치지 않는다는 것을 알았다.[19] 그는 페니실린을 약으로 개발하려는 시도를 하지 않았다. 그에게 중요한 것은 인플루엔자균이었기에, 그는 인플루엔자균을 배양할 때 배지를 오염시키는 다른 균들을 죽이는 용도로 페니실린을 썼다. 그는 페니실린을 그의 말대로 "인플루엔자균의 분리를 위해" 사용했다. 이 "매우 선택적인 배양 기법" 덕분에 그는 "사실상 인플루엔자균을 조사한 모든 사람의 잇몸, 코안, 편도에서" 발견할 수 있었다.

(플레밍은 결코 페니실린을 항생제라고 보지 않았다. 10년 뒤 하워드 플로리Howard Florey와 어니스트 체인Ernst Chain이 록펠러 재단의 지원을 받아서 페니실린을 항생제로 개발했다. 플레밍의 관찰을 최초의 경이로운 약물로 개발한 것이다. 생산량은 아주 적은 반면 약효는 아주 강력했기에, 제2차 세계대전 때 미 육군 의료진은 페니실린 치료를 받는 환자의 소변에서 페니실린을 추출해서 재사용했다. 1945년 플로리, 체인, 플레밍은 노벨상을 공동 수상했다.)

1929년 독감을 논의하는 대규모 학술 대회에서 웰치는 자신의 개인적인 생각을 내비쳤다. "개인적으로 나는 인플루엔자균이 독감의 원인이라기에는 증거가 너무 적다고 생각합니다. 하지만 오피 박사와 같은 선도적 위치에 있는 연구자들은 그 증거들이 대체로 파이퍼균이 독감의 원인임을 지지한다고 보고 있고, 나아가 다른 세균학자들이 그 균을 발견하지 못하는 이유는 기법의 오류나 실력 부족 때문이라는 짜증 섞인 반응이 나오는 상황에서, 아무도 나서서 여기에는 더 조사할 여지가 없다고 말할 엄두를 내지 못하고 있습니다. …… 나는 독감이 미지의 바이러스가 일으키는 감염일 거라는 생각을 줄곧 해왔습니다. …… 이 바이러스가 몸, 적어도 호흡기의 저항력을 떨어뜨리는 놀라운 효과를 일으킴으로써 미생물이 우리 몸 안으로 쉽게 침입할 수 있게 만들어 급성 호흡기 질환과 폐렴을 일으키게 한다고 말입니다."[20]

1931년 파이퍼는 지금까지 언급된 모든 미생물 중에서 자신이 인플루엔자균이라고 이름 붙였고 비공식적으로는 그의 이름을 딴 명칭으로 불리는 병원체가 "주된 병인체로서 진지하게 고려하는 것이 최선이며, 미지의 여과성 바이러스만이 유일하게 경쟁 대상이다"[21]라고 주장했다.

에이버리는 이 전 세계적 유행병이 사그러든 뒤에도 몇 년 동안 인플루엔자균을 계속 연구했다. 그의 제자인 르네 뒤보스가 말했듯이, "그가 매달린 과학적 문제들은 거의 언제나 사회적 환경이 강요한 것들이었다."[22] 말인즉슨 록펠러 연구소가 그의 연구 과제 선택에 영향을 미쳤다는 의미였다. 플렉스너와 콜이 어떤 문제가 중요하다고 여기면, 에이버리는 그것을 연구했다.

그리고 그는 놀라운 성과를 냈다. 그는 동물을 거치면 그 균이 더욱 치명적인 양상을 띤다는 것을 입증했다. 하지만 그보다 훨씬 더 중요한 성과는 인플루엔자균이 증식하는 데 필요한 혈액 성분들을 분리해 낸 것이었다. 그는 처음에 그 성분들을 "X"와 "V"라고 명명했다. 그것은 비범한 연구, 모든 세균의 필수 영양소와 신진대사를 이해하는 데 이정표가 된 연구였다.

그러나 인플루엔자균이 독감을 일으킬 가능성이 줄어들면서, 그에게 그 연구를 계속하라는 압력도 약해졌다. 에이버리는 처음에는 그 균이 독감을 일으킨다는 견해 쪽으로 기울어져 있었지만, 이윽고 인플루엔자균이라는 이름이 잘못 붙여진 것이라고 보는 쪽으로 돌아섰다. 그런 과학자들은 점점 늘어나고 있었다. 그 자신은 사실 그 세균에 전혀 관심이 없었고, 폐렴알균 연구를 결코 포기한 적이 없었다. 전혀 그렇지 않았다. 그리고 유행병을 통해 사람들은 폐렴이 생각보다 훨씬 더 치명적인 병임을 알게 되었다. 폐렴이야말로 살인자였다. 폐렴은 여전히 사람을 죽이는 질환들의 대장이었다. 따라서 폐렴을 표적으로 삼아야 마땅했다. 그는 다시 모든 시간을 폐렴알균 연구에 쏟아붓는 쪽으로 방향을 틀었다. 그는 여생을 그 연구에 몰두하게 된다.

사실 그 뒤로 몇 달이 지나고 몇 년이 흐르도록, 에이버리는 자신이 하는 연구 외에 세상의 다른 일에는 아무런 관심이 없는 듯이 보였다. 그는 늘 자신의 연구에만 집중했다. 이제 그의 초점은 더욱 조여져 있었다. 뒤보스가 이렇게 말할 정도였다. "나는 그의 명성과 그가 성취한 과학적 업적의 범위와 규모로 짐작되는 것에 비해 그가 가진 과학적 정보의 범위가 그다지 넓지 않다는 사실에 자주 놀랐고 가끔은 거의 충격을 받을 지경이었다."[23] 뒤보스는 언젠가 이런 말도 했다. "그는 과학이나 다른 지식 분야들의 최신 추세를 따르려는 노력을 거의 하지 않았다. 대신에 자신이 연구하는 문제와 직접 관련 있는 주제들에만 초점을 맞추었다. 연구실에서 그는 다소 좁은 범위의 기법만을 썼다. 자신의 기법에 거의 변화를 주지 않았고 새로 추가하는 것도 거의 없었다."[24]

그는 점점 더 범위를 좁혀서 한 가지 문제에 천착했다. 오로지 그 문제만을 이해하고자 애썼다. 바로 폐렴알균이었다. 마치 그의 마음이 여과기만이 아니라 깔때기가 된 듯했다. 세상의 모든 빛과 정보를 오직 한 지점으로 모으는 깔때기였다. 그리고 그는 이 깔때기의 바닥에 그냥 앉아서 자료를 걸러내기만 한 것이 아니었다. 그는 깔때기의 가장 자리로 땅을 점점 더 깊이 파들어 갔다. 이윽고 자신이 원하는 곳에만 빛이 비치도록 했다. 오로지 자신 앞에 있는 것만 볼 수 있도록 했다.

그리고 그는 초점을 더욱 좁히기 시작하여 이윽고 폐렴알균의 한 가지 측면에만 초점을 맞추었다. 그 세균을 둘러싼 다당류 피막, 즉 M&M 초콜릿을 감싼 설탕 껍질 같은 막에만 관심을 두었다. 면역계는 피막을 두르고 있는 폐렴알균을 공격하는 데 어려움을 겪었다. 피막을 두른 폐렴알균은 폐에서 방해받지 않고 빠르게 증식했다. 그리고 환자를 죽였다. 반면에 피막이 없는 폐렴알균은 병독성이 없었다. 면역계는 그런 세균을 쉽게 없앴다.

록펠러 연구소의 점심 식탁에서 과학자들은 편안한 의자에 앉아 바게트를 뜯어 먹고 커피를 마시면서 서로 대화를 나누었다. 식탁은 8인용이었지만, 대개 선임자 한 명이 대화를 이끌었다. 에이버리는 말을 거의 하지 않았다. 지위가 올라가고 고참이 되어서도 마찬가지였다. 그러나 그는 나름의 방식으로 대화를 주도했다. 그는 자신이 마주한 문제의 핵심을 짚어서 질문을 하고, 도움이 될 만한 착상을 찾고자 했다.

그는 자신이 잘 모르는 분야의 지식을 보완해 줄 이들을 계속해서 충원하려고 애썼다. 그는 생화학자를 원했고, 1921년부터 노벨상 수상자인 카를 란트슈타이너의 연구실에 있는 뛰어난 젊은 생화학자 마이클 하이델버거를 데려오고자 여러 차례 시도했다. 하이델버거는 이렇게 회상했다. "에이버리는 자기 연구실에서 위층으로 올라와서 내게 진회색을 띤 더러운 병을 보여주면서 이렇게 말하곤 했다. '봐, 세균 특이성의 비밀 전체가 이 작은 병 안에 들어 있어. 연구하러 언제 올 거야?'"[25]

그 병 안에는 녹인 피막이 들어 있었다. 에이버리는 폐렴 환자들의 피와 소변에서 그 물질을 분리했다. 그는 그 안에 면역계를 써서 폐렴을 물리칠 비밀이 들어 있다고 믿었다. 그 비밀을 밝혀낼 수만 있다면……. 결국 하이델버거는 에이버리 연구실로 자리를 옮겼다. 다른 이들도 그랬다. 그리고 에이버리의 일과는 늘 한결같았다. 그는 이스트 67번가에 살았고 연구실은 66번가와 요크가의 교차로에 있었다. 매일 아침 그는 매번 똑같아 보이는 회색 재킷을 입고 같은 시간에 걸어와서 승강기를 타고 6층 사무실로 올라가서 재킷을 벗고 옅은 황갈색 실험복으로 갈아입었다. 좀 다른 일을 할 때, 특별한 일이 있을 때만 흰색 실험복을 입곤 했다.

하지만 이 연구에 틀에 박힌 것은 아무것도 없었다. 그는 실험대, 실제로는 원래 사무실에 쓰기 위해 만든 나무 책상에서 대부분의 실험을 했다. 그의 실험 기구는 여전히 단순했고, 거의 원시적이라고 할 것들이었다. 에이버리는 첨단 장비를 싫어했다. 한 동료는 그가 실험을 할 때 "고도의 집중력을 보였다"고 기억한다. "그의 움직임은 적었지만, 극도로 정밀하고 우아했다. 자신이 연구하는 현실의 매우 한정된 측면에 온 정신을 쏟아붓고 있는 듯했다. 혼란은 사라지는 듯했다.…… 아마 그저 모든 것이 그 자신을 중심으로 짜여 있는 듯이 보이기 때문일 것이다."[26]

각 실험은 나름의 세계를, 기쁨과 절망의 가능성을 지닌 세계를 창조했다. 그는 배지들을 밤새 배양기 안에 넣어두곤 했고, 매일 아침 그와 젊은 연구자들은 무엇을 발견하게 될지 모른 채 배양기 앞에 모이곤 했다. 그는 으레 그렇듯이 조용히, 그리고 절제하면서, 또 늘 긴장한 태도로 기다렸고, 열정과 걱정이 늘 표정에 함께 나타나 있었다.

1923년 그와 하이델버거는 피막이 면역 반응을 일으킨다는 것을 입증함으로써 과학계의 이목을 사로잡았다. 피막은 순수한 다당류였다. 그때까지 연구자들은 단백질이나 단백질을 함유한 무언가만이 면역계의 반응을 자극할 수 있다고 믿었다.

그 발견만으로도 에이버리 연구진은 자극을 받았다. 그는 더욱더 피막에 집중했다. 사실상 다른 모든 것은 제쳐놓았다. 그는 피막이 면역계의 특이 반응을 이해할 열쇠, 효과적인 치료제나 백신을 만들 열쇠, 살인자를 죽일 열쇠라고 믿었다. 그리고 폐렴알균에서 자신이 발견한 사항들 중 상당수가 모든 세균에 적용될 수 있을 것이라고 믿었다.

그러던 중 1928년, 영국의 프레드 그리피스Fred Griffith가 놀라우면서 당혹스러운 발견을 했다고 발표했다. 앞서 그리피스는 알려진 모든 폐렴알균 유형들이 피막이 있을 때도 있고 없을 때도 있다는 것을 발견한 바 있었다. 병원성 폐렴알균은 피막이 있었다. 반면에 피막이 없는 폐렴알균은 면역계가 쉽게 파괴할 수 있었다. 이번에 발견한 것은 훨씬 더 기이한 현상이었다. 그는 피막이 있는 병원성 폐렴알균을 죽인 뒤 생쥐에 주사했다. 세균이 죽었으므로, 생쥐들은 다 살아남았다. 또 그는 피막이 없는 살아 있는 폐렴알균, 즉 병원성을 띠지 않은 균도 주사했다. 이번에도 생쥐는 살아남았다. 그들의 면역계는 피막이 없는 폐렴알균을 없앴다. 그는 이번에는 피막을 지닌 죽은 폐렴알균과 피막이 없는 살아 있는 폐렴알균을 함께 주사했다.

생쥐들은 **죽었다**. 살아 있는 폐렴알균이 어떤 식으로든 간에 피막을 얻었던 것이다. 왜 그런지는 몰라도 세균이 변한 것이다. 그렇게 죽은 생쥐에서 분리한 세균은 배양했을 때 계속 피막을 지니고 있었다. 즉 피막이 유전되는 것 같았다.

그리피스의 발표로 오랜 세월 에이버리가 한 연구는 무의미해진 듯했다. 그의 인생까지도 말이다. 면역계는 특이성에 토대를 두었다. 에이버리는 피막이 그 특이성의 열쇠라고 믿었다. 그런데 폐렴알균이 바뀔 수 있다면, 에이버리가 믿었던 모든 것과 자신이 증명했다고 생각한 모든 것이 무너질 듯했다. 몇 달 동안 그는 그리피스의 연구를 믿을 수 없다며 묵살했다. 그러면서도 에이버리는 절망감에 빠진 양 보였다. 그는 그레이브스병Graves' disease*에 걸려서 6개월 동안 연구실을 떠났다. 그 병은 스트레스와 관련이 있을 가능성이 높았다. 연구실에서 떠나 있는 동안 에이버리는 연구소의 후배 연구원인 마이클 도슨Michale Dawson에게 그리피스가 발표한 연구 결과의 진위를 알아봐 달라고 부탁했다. 에이버리가 연구실로 돌아올 무렵, 도슨은 그에게 그리피스의 연구 결과가 틀리지 않았음을 확인해 주었다. 에이버리는 그리피스의 연구 결과를 받아들여야 했다.

이제 에이버리는 연구의 방향을 돌렸다. 그는 어떻게 한 유형의 폐렴알균이 다른 유형으로 바뀌는지를 이해해야 했다. 이제 그의 나이는 환갑에 이르렀다. 토머스 헉슬리는 이렇게 말한 바 있었다. "60세가 넘은 과학자는 도움이 되기보다는 해를 끼치기 마련이다." 그러나 에이버리는 예전보다 더욱더 연구에 매진했다.

1931년 컬럼비아 대학교로 자리를 옮겼지만 여전히 에이버리와 긴밀하게 협력하고 있던 도슨은 한 연구원과 함께 시험관 안에서 피막이 없던 폐렴알균을 피막을 지닌 형태로 바꾸는 데 성공했다. 이듬해에 에이버리의 연구실 사람들은 피막이 있는 죽은 폐렴알균의 무세포 추출물로 동일한 변화를 일으키는 데 성공했다. 즉 피막이 없는 세균을

---

* 갑상선기능항진증의 가장 흔한 원인 질환─옮긴이.

피막을 지닌 세균으로 바꾸었다.

에이버리 연구실의 젊은 과학자들은 하나둘 다른 곳으로 떠났다. 에이버리는 연구를 계속했다. 1930년대 말에 그는 콜린 매클라우드, 매클린 매카티와 연구를 하고 있었다. 그들은 이제 어떻게 이런 일이 일어나는지를 밝히기 위해 전력을 쏟고 있었다. 에이버리가 예전에 정확성을 요구했다면, 이제 그는 사실상 완벽성, 논박 불가능성을 요구했다. 그들은 병원성을 띤 III형 폐렴알균을 대량 배양하면서, 몇 시간이나 며칠이 아니라 몇 달과 몇 년 동안 세균을 부수어 구성 성분을 하나하나 살펴보면서 이해하고자 애썼다. 너무나도 지겨운 연구였고, 그들은 하염없이 잇달아 실패를 거듭했다.

에이버리의 이름이 기재된 논문이 점점 줄어들었다. 주된 이유는 그가 자신의 연구실에서 누가 논문을 내든 간에, 자신이 연구에 개념상으로 얼마나 기여를 했든 간에, 연구자와 이런저런 착상을 놓고 얼마나 논의를 했든 간에, 논문에 상세히 실린 실험을 자신이 직접 했을 때에만 자기 이름을 넣도록 했기 때문이었다. (그 점에서 에이버리는 매우 관대한 인물이었다. 대개 연구실 책임자는 연구실에 속한 누가 논문을 발표하든 간에 거의 모든 논문에 자기 이름을 올린다. 뒤보스는 자신이 14년 동안 에이버리 밑에서 일했고, 에이버리가 자신의 거의 모든 연구에 영향을 미쳤지만 자기 논문에 에이버리의 이름이 실린 것은 네 번뿐이었다고 회상했다. 또 다른 젊은 연구자는 이렇게 말했다. "우리가 단 한 번도 공동 논문을 발표한 적이 없다는 사실을 처음으로 깨달았을 때 나는 정말로 경악했다. …… 에이버리와 함께 연구를 했다는 사실을 떠올릴 때면 늘 너무나 감사한 마음이 들었다."[27])

그런 한편으로 에이버리는 발표할 내용이 없다시피 해서 논문을 쓸 일이 거의 없었다. 그 연구는 유달리 어려웠고, 기술적으로 가능한 한계까지 밀어붙이고 있었다. 그는 이렇게 말하곤 했다. **실망은 내 일용할 양식이다. 실망을 먹으며 잘 살아가고 있다.** 그러나 잘 살아가고 있지 못했다. 때때로 그는 연구를 포기할, 아예 다 내던질 생각을 했다. 그러나 그는 매일 거의 깨어 있는 시간 내내 연구에만 몰두하고 있었다. 1934년부터 1941년까지 그는 단 한 편의 논문도 발표하지 않았다. **단 한 편도 말이다.** 과학자가 그렇게 기나긴 가뭄 시기를 헤쳐나가야 할 때 그저 침울해지는 것으로 끝나지 않는다. 자신의 능력, 자신의 인생이 논박의 대상으로 전락한다. 그러나 이 가뭄이 한창 지속되고 있을 때, 에이버리는 한 젊은 연구자에게 세상에는 두 가지 유형의 연구자가 있다는 말을 했다. 대다수는 "땅 위에 드러난 금덩어리만 주우며 돌아다니고, 드러난 금덩어리를 보면 주워서 자신의 수집품에 추가한다네. …… 또 다른 유형은 땅 위에 드러난 금덩어리에는 별 관심이 없어. 금맥을 찾기를 바라면서 한 곳에서 깊은 구멍을 파는 쪽에 훨씬 더 관심이 많지. 그리고 물론 금맥을 발견하면 그는 엄청난 진보를 이루는 거지."[28]

1940년경 그는 자신이 무언가를, 가치 있는 무언가를 찾을 것이라고 믿을 만큼 깊이 파 들어간 상태였다. 1941년에서 1944년 사이에 그는 다시 아무런 논문도 발표하지 않았다. 그러나 이번에는 달랐다. 지금은 유례없이 자신의 흥분을 자아내는 연구를 하고 있었다. 그는 자신이 목적지에 다가가고 있다는 확신을 얻고 있었다. 하이델버거는 이렇게 회상했다. "에이버리는 내게 다가와서 형질 전환 물질 연구가 어떻게 진행되고 있는지 말하곤 했다. …… 무언가가 그에게 이렇게 말해 주고 있었다. 이 형질 전환 물질이 생물학에, 생명 자체의 이해에 진정으로 근본적인 것이라고 말이다."[29]

에이버리가 좋아한 아랍 속담이 있었다. "개가 짖어도, 카라반은 간다." 그는 주로 무관한 것들을 제외시키는 방식으로 연구를 했기에, 발표할 것이 전혀 없었다. 그러나 연구는 계속 진척되고 있었다. 그는 폐렴알균의 형질을 전환시킬 만한 것들을 모두 다 분리했다. 이제 가능성을 하나씩 제거함으로써 그 물질이 무엇인지를 분석하고 있었다.

먼저 그는 단백질을 제외시켰다. 단백질을 비활성화하는 효소는 형질 전환 물질의 작용에 아무런 영향도 미치지 않았다. 이어서 지질(지방산)도 제외되었다. 지질을 파괴하는 효소는 폐렴알균의 형질을 전환하는 이 물질의 능력에 아무런 영향도 미치지 못했다. 그는 탄수화물도 제외시켰다. 남은 것은 핵산이 풍부하게 든 것이었다. 그러나 리보핵산을 파괴하는 뒤보스의 효소도 형질 전환 물질의 능력에 아무런 영향을 미치지 못했다. 이 각각의 단계마다 몇 달, 또는 몇 년이 걸렸다. 그러나 이제 그는 그 끝을 볼 수 있었다.

1943년 그는 공식적으로 퇴직하여 연구소의 명예 연구원이 되었다. 퇴직했다고 해서 달라지는 것은 전혀 없었다. 그는 늘 하던 대로 정확한 시간에 연구실에 나와 계속 실험하면서 긴장의 끈을 놓지 않았다. 그해에 그는 의사로 일하는 동생에게 놀라운 발견을 했다고 편지를 보냈고, 4월에는 연구소의 과학이사회에 보고를 했다. 그가 발견한 것은 모든 생물학에 혁명적인 변화를 일으키게 된다. 그의 증거는 논란의 여지가 없어 보였다. 그가 발견한 것을 다른 과학자가 발견했다면, 이미 발표를 하고도 남았을 터였다. 그러나 그는 아직 발표하지 않으려 했다. 동료 한 명은 이렇게 물었다. "페스, 대체 뭘 더하고 싶은 겁니까?"[30]

그러나 그는 아주 오래전 록펠러 연구소에서 첫 연구 결과를 내놓았을 때 쓰라린 경험을 한 적이 있었다. 세균의 대사, 병원성, 면역성을 포괄하는 이론을 발표했을 때였다. 그 이론은 틀렸고, 그는 당시 입은 치욕을 결코 잊지 못했다. 그는 더 연구에 매진했다. 그리고 마침내 1943년 11월 그는 매클라우드, 매카티와 함께 「폐렴알균 유형의 형질 전환을 유도하는 물질의 화학적 특성 연구. 폐렴알균 III형에서 분리한 데옥시리보 핵산 조각을 통한 형질 전환 유도」라는 제목의 논문을 웰치가 만든 학술지인 『실험의학회지 *Journal of Experimental Medicine*』에 제출했다. 1944년 2월 그 잡지는 에이버리의 논문을 실었다.

DNA, 즉 데옥시리보 핵산은 1860년대 말에 한 스위스 연구자에 의해 분리된 바 있었다. 그러나 그것이 어떤 기능을 하는지는 아무도 몰랐다. 유전학자들은 그것을 무시했다. 그 분자는 너무 단순해서 유전자나 유전과 아무 관련이 없어 보였다. 유전학자들은 훨씬 더 복잡한 분자인 단백질이 유전암호를 지닌다고 믿었다. 에이버리, 매클라우드, 매카티는 이렇게 썼다. "유도 물질은 유전자에 비유되어 왔으며, 그것에 반응하여 생산되는 피막 항원은 유전자 산물이라고 여겨져 왔다."[31]

에이버리는 피막이 없는 폐렴알균을 피막이 있는 종류로 전환시키는 물질이 DNA임을 알아냈다. 폐렴알균이 일단 변하면, 그 후손들은 그 변화를 물려받았다. 그는 DNA가 유전 정보를 지닌다는 것을, 즉 유전자가 DNA에 들어 있다는 것을 보여주었다.

그의 실험은 절묘하고, 우아하고, 논박의 여지가 없었다. 록펠러 연구소의 한 동료는 파이퍼의 인플루엔자균을 대상으로 확인하는 실험을 했다.

과학사가들 사이에서는 에이버리의 논문이 얼마나 직접적인 영향을 미쳤는지를 놓고 얼마간 논란이 있어 왔다. 주된 이유는 유전학자 건터 스텐트Gunther Stent가 에이버리의 논문은 "그 뒤로 8년 동안 유전의 메커니즘에 관한 생각에 거의 영향을 미치지 않았다"[32]고 썼기 때문이다. 그리고 에이버리의 결론은 과학계 전체에 곧바로 진리라고 받아들여진 것이 아니었다.

그래도 중요한 과학자들에게는 진리로 받아들여졌다.

DNA가 유전암호를 지닌다는 것을 에이버리가 발견하고 증명하기 전에, 그는 평생에 걸쳐 면역화학immunochemistry의 발전에 기여한 공로로 노벨상 수상자로 진지하게 고려되고 있었다. 그때 그의 혁명적인 논문이 나왔다. 하지만 노벨 위원회는 그에게 상을 보장하기는커녕, 오히려 그의 논문이 지나치게 혁명적이고, 당황스러울 만치 놀랍다고 생각했다. 노벨상을 주면 위원회가 그의 연구 결과를 승인하는 꼴이 될 터였다. 위원회는 그런 위험을 무릅쓸 생각이 전혀 없었고, 그래서 다른 사람들이 그의 연구 결과를 받아들이기 전에는 상을 수여하지 않기로 했다. 노벨상을 수여하는 기관의 공식 역사에는 이렇게 적혀 있다. "그 연구 결과는 분명히 근본적으로 중요했지만, 노벨 위원회는 더 많은 사실이 밝혀질 때까지 기다리는 것이 낫다고 판단했……"[33]

다른 연구자들은 더 많은 사실을 알아내겠다고 결심했다.

프랜시스 크릭Francis Crick과 DNA 구조를 함께 발견한 제임스 왓슨James Watson은 고전이 된 저서 『이중 나선The Double Helix』에 이렇게 썼다. "유전자는 특수한 유형의 단백질 분자라는 것이 전반적으로 받아들여져 있던 견해였다." 그런데 "에이버리는 정제된 DNA 분자를 통해 유전 형질들이 한 세균 세포로부터 다른 세균 세포로 전달될 수 있다는 것을 보여주었다. …… 에이버리의 실험은 앞으로의 실험이 모든 유전자가 DNA로 이루어져 있음을 보여줄 것이라고 강하게 시사했다. …… 에이버리의 실험은 DNA가 핵심 유전물질처럼 느끼게 했다. …… 물론 DNA를 지지하는 증거가 결정적이 아니라고 여기고 유전자가 단백질 분자라고 믿는 쪽을 택한 과학자들도 있었다. 그러나 프랜시스는 이런 회의주의자들에는 신경도 안 썼다. 많은 이들은 늘 잘못된 편에 서는 말 많은 바보들이며 …… 편협하고 둔할 뿐 아니라, 그냥 어리석기도 하다."[34]

왓슨과 크릭만이 에이버리가 한 연구의 의미를 곧바로 파악하고, 유전과 아마도 생명의 열쇠가 될 위대한 목표, 아니 가장 위대한 목표를 추구한 연구자들은 아니었다. 왓슨과 크릭이 DNA 분자의 구조를 이해하는 데 중요한 단서가 된 발견을 한 화학자 어윈 샤가프Erwin Chargaff는 이렇게 말했다. "에이버리는 우리에게 새로운 언어로 쓰인 최초의 텍스트를 제공했다. 아니 그는 그것을 어디서 찾아야 하는지를 알려주었다. 나는 이 텍스트를 찾기로 결심했다."[35]

바이러스를 이용하여 유전을 이해하고자 애쓰던 막스 델브뤼크Max Delbruck는 이렇게 말했다. "그는 우리가 어떤 연구를 하는지 이야기할 때 아주 주의를 기울여 들었고, 우리는 그가 어떤 연구를 하는지 말할 때 매우 주의를 기울여 들었다. …… 그가 흥미로운 무언가를 하고 있던 것이 분명했다."[36]

델브뤼크 — 왓슨은 그에게 배우던 대학원생이었다 — 와 함께 연구를 했던 샐버도어 루리아Salvador Luria도 마찬가지로 에이버리의 발견이 무시되었다는 스텐트의 주장을 받아들이지 않았다. 루리아는 록펠러 연구소에서 에이버리와 점심을 먹으면서 그의 연구가 어떤 의미가 있는지를 논의하던 때를 떠올렸다. "우리가 모르고 있었다는 말은 완전히 헛소리다."[37]

피터 메더워Peter Medawar는 에이버리와 "더불어 DNA의 암흑기는 1944년에 종말을 고했다"[38]고 말했다." 메더워는 그 연구를 "20세기의 가장 흥미로우면서 놀라운 생물학적 실험"으로 규정했다.

맥팔레인 버넷은 에이버리처럼 유전자가 아니라 감염병을 연구하고 있었지만 1943년에 에이버리의 연구실을 방문했다가 놀란 마음을 안고 그곳을 떠났다. 그는 에이버리가 바로 "데옥시리보 핵산의 형태로 순수한 유전자를 분리하는 일"을 하고 있었다고 말했다.

사실 에이버리가 이룬 일은 기초과학의 전범과도 같은 것이었다. 그는 폐렴의 치료법을 찾는 일로 시작했다가, 버넷의 말마따나, 결국 "분자생물학이라는 분야를……창시"[39]하기에 이르렀다.

왓슨, 크릭, 델브뤼크, 루리아, 메더워, 버넷은 모두 노벨상을 받았다.

에이버리는 받지 못했다.

록펠러 대학교 — 예전의 록펠러 의학연구소 — 는 한 건물의 출입구에 그의 이름을 붙였다. 그런 영예를 얻은 사람은 그가 유일하다. 그리고 국립의학도서관은 온라인으로 저명한 과학자들을 소개하는 작업을 해 왔는데, 그 첫 번째가 되는 영예를 에이버리에게 안겼다.

오스왈드 에이버리가 "형질 전환 인자"에 관한 논문을 발표했을 때 그의 나이는 예순일곱이었다. 그는 11년 뒤인 1955년에 세상을 떠났다. 왓슨과 크릭이 DNA 구조를 밝혀낸 지 2년 뒤였다. 그는 그의 형제, 그의 가족이 사는 곳 가까이에서 살기 위해 이사한 내시빌에서 사망했다. 뒤보스는 그의 죽음을 1934년에 사망한 웰치의 죽음과 비교하면서 웰치가 무대에서 퇴장할 때 사이먼 플렉스너가 한 다음과 같은 말을 인용했다. "몸이 고통을 겪는 동안, 그의 정신은 그의 깃발이자 방패가 되어 왔던 바로 그 평온한 모습을 그대로 유지하기 위해 애썼다. 너무나도 사랑을 받았던 의사 팝시는 생전에 자신의 속내를 털어놓지 않고 본질적으로 홀로 살았던 것처럼 홀로 세상을 떠났다."[40]

36

독감이 전 세계적으로 유행한 뒤 첫 몇 해 동안, 폴 루이스는 펜실베이니아 대학교의 헨리 핍스 연구소를 계속 맡았다.

그러나 루이스는 행복하지 않았다. 그는 인플루엔자균이 독감의 원인이라고 계속 믿고서 유행병이 지나간 뒤에도 그 세균을 계속 연구한 쪽이었다. 그 점은 역설적이었다. 처음에 그는 그 세균이 원인이라는 주장을 받아들이기를 꺼리면서 그 대신 여과성 바이러스가 원인이 아닐까 의심했기 때문이다. 그가 고집스럽게 인플루엔자균에 집착한 이유는 주로 자신의 경험 때문이었을 것이다. 그는 환자들에게서 그 세균을 계속 발견했을 뿐 아니라, 효과가 있는 듯한 백신을 생산한 바 있었다. 사실 해군은 그의 방법에 따라 준비한 백신을 수천 명에게 투여했지만 효과가 없다는 것이 드러났다. 그러나 그 백신은 그가 직접 만든 것이 아니었다. 그 자신이 직접 만들어서 시험을 한 — 그저 질병 자체가 약해지고 있었기에 많은 백신이 효과가 있는 양 보일 때인 더 나중 단계가 아니라 유행이 정점을 찍고 있을 때 — 소규모의 백신은 효과가 있다는 확실한 증거를 보여주었다.[1] 백신 접종을 받은 60명 중 3명만이 폐렴에 걸렸으며, 사망자는 전혀 없었다. 대조군에서는 10명이 폐렴에 걸려서 3명이 사망했다.

그는 이 결과에 현혹되었다. 과거에도 그가 항상 옳은 과학적 판단만을 내린 것은 아니었다. 어떤 연구자도 그렇게 하지 못한다. 하지만 이번에는 그가 최초로 저지른 중대한 과학적 오류일 수 있었다. 그리고 이런 잘못된 판단은 그가 내리막길을 타기 시작했다는 것을 보여주는 듯했다.

그 점은 처음에는 잘 드러나지 않았다. 그는 이미 세계적인 평판을 쌓은 상태였다. 독일 과학 잡지 『결핵지*Zeitschrift für Tuberkulose*』는 그의 논문을 번역하여 인쇄했다. 1917년에 그는 연례 하비 강연의 연사로 초청받아 결핵에 관해 강연했다. 크나큰 영예였다. 이를테면 루퍼스 콜조차 그로부터 10년이 지난 뒤에야 초청을 받게 될 정도였다. 85년 뒤 과학자 데이비드 루이스 애런슨David Lewis Aronson ─ 그의 부친은 유럽 최고의 연구소들에서 일한 저명한 과학자였는데 자신이 만난 사람 중 루이스가 가장 똑똑하다고 여겨서 아들의 이름을 루이스라고 지었다─은 그 연설문을 읽었을 때의 일을 이렇게 떠올렸다. "그 순간에 일어나는 것을 한참 넘어서서 진행되는, 루이스의 마음이 작동하는 방식, 그 깊이, 전망을 볼 수 있었다."[2]

루이스의 견해는 실로 광대했다. 이제 그의 관심은 수학과 생물물리학에까지 뻗어 있었고, 자기 자신이 지닌 자원이 전혀 없었기에 플렉스너에게 형광 염료와 "빛의 살균력과 동물 조직에 빛의 침투력"[3]을 조사할 물리학자를 의학으로 끌어들이고 싶으니 "지원 방안을 마련해 달라"고 요청했다. 플렉스너는 그렇게 했고, 계속해서 루이스의 연구에 감명을 받았다. 그는 루이스가 논문을 보내자, "흥미로우면서 중요한"[4] 것이라고 하면서 『실험의학회지』에 실을 것이라고 답장을 보냈다.

그러나 종전 뒤 루이스는 연구실 밖으로 나가야 하는 상황에 놓이기 시작하면서 점점 좌절감을 느꼈다. 자신의 이름을 딴 연구소에 루이스를 수장으로 앉힌 유에스 스틸의 거물 헨리 핍스는 연구소에 지원에 인색한 편이었다. 루이스의 연봉은 1910년 처음 맡았을 때의 3,500달러에서 전쟁 직전에 5,000달러로 상당히 올라갔다. 그러나 플렉스너는 여전히 그가 박봉을 받고 있다고 생각했고, 그래서 종전 직후에 버클리에 있는 캘리포니아 대학교가 그에게 교수직을 제안하도록 수를 썼다. 루이스는 사양했으나, 펜실베이니아 대학교는 그의 연봉을 6,000달러로 올렸다. 당시로서는 상당한 수준이었다.

그러나 설령 자신의 연봉이 충분하고도 남는 수준이라고 해도, 연구소를 운영하려면 얼마간이라도 지원을 받아야 했다. 기술자들과 젊은 과학자들에게 줄 돈은 물론이고 원심분리기, 유리 기구, 난방에도 돈이 들었다. 그는 그 돈을 직접 구하러 나서야 했다. 그 결과 루이스는 매력을 발휘하여 모금을 이끌어내기 위해서 필라델피아 사교계에서 점점 더 많은 시간을 보낼 수밖에 없었다. 점점 더 그는 연구소와 자기 자신을 파는 외판원처럼 되어 갔다. 그는 그 일이 너무나 싫었다. 연구실이 아닌 곳에 시간을 빼앗기는 것도, 자신의 기력을 낭비하는 것도, 파티도 싫었다. 게다가 미국은 극심한 경기 침체 상태에 빠져 있었다. 퇴역 군인 4백만 명이 갑작스럽게 고용 전선에 뛰어들고, 정부가 더 이상 배와 탱크를 만들지 않고, 유럽이 황폐해져서 아무것도 구입할 수 없는 상황이었기 때문이다. 모금 활동은 전보다 훨씬 힘들어졌다.

1921년 아이오와 대학교가 그에게 연락을 취해 왔다. 일류 연구 기관을 세우고 싶은데, 연구 기관을 세우고 프로그램을 운영하는 일을 맡아 주었으면 한다는 것이었다. 자금은 아이오와주정부가 댈 예정이었다. 플렉스너는 루이스에게 스승 이상의 존재였다. 루이스는 그에게 아이오와 대학교가 제안한 일자리가 "안전하기는 하지만 일이 아주 많고 영감을 자극하기에는 부족해" 보인다고 자신의 속내를 털어놓았다. "제가 판에 박힌 일을 좋아하지 않는다는 걸 선생님도 잘 아실 겁니다." 그리고 이렇게 덧붙였다. 헨리 핍스 연구소에서 "진행 중인 몇 가지 연구는 대단한 잠재력을 가지고 있다고 생각하고 있어요. …… 아이오와시티에서 안전하지만 지루한 삶을 사느니 여기서 도박 같은 삶을 계속 사는 게 낫지 않을까 하고 나 자신을 설득하고 있는 모습이 선생님 눈에도 빤히 보일 겁니다. 제게 몇 마디 조언을 해주시면 무척 고맙겠습니다."[5]

플렉스너는 루이스에게 아이오와 대학교의 제안을 받아들이라고 충고했다. "들리는 말로는 모두 아이오와시티의 의료 상황이 좋다고 하네. …… 필라델피아가 처해 있는 상황과는 아주 많이 달라. …… 아이오와의 자리는 확실해서 종신 재직할 여지도 있고. 좀 규모가 크긴 하지만 자네가 활기차게 이끌어 간다면 자네가 맡을 부서는 곧 유명해질 거라고 믿어 의심치 않네. 규모가 얼마나 커지든 주 당국이 자네를 뒷받침해 줄 거고 말이야."[6]

그는 루이스에게 그 일이 그에게 아주 잘 맞을 것이고, 그가 그런 일을 맡을 뛰어난 능력을 지니고 있다는 말은 하지 않았다. 그러나 플렉스너는 한 나이 많은 동료에게 루이스가 "의학 교육과 연구에 진정으로 실질적인 영향을 미치게 될 것"이라고 말했다. 웰치가 지녔던 능력

중 일부를 아마 그도 지니고 있던 듯했다. 루이스는 "비범한 해설 능력"을 가지고 있었다. 그는 폭넓은 지식을 지니고 있었고, 그 지식이 새어 나오기까지 하고 있었으며, 자신이 깨닫고 있든 모르고 있든 간에 다른 사람들에게 영감을 줄 수 있었다. 사실 플렉스너는 그가 "그 분야의 대가"가 될 수 있다고 믿었다.

펜실베이니아 대학교는 그 제안에 맞서 새로운 안을 제시했다. 새 직함을 주고, 연봉을 8,000달러로 올리고, 5년 동안 임기를 보장하고, 2년 동안 연구소에 자금 지원을 한다는 내용이었다. 그는 머물기로 했다. 플렉스너는 "자네와 대학교 자체가 새로운 영예를 얻은 것"을 축하했다. "새 직함을 얻었으니 학교에 대한 책임도 늘어나겠지?"[7]

상황은 실제로 그렇게 된다. 그 때문에 루이스는 늘 가만히 있지 못하게 되었다. 그가 아이오와 대학교가 제안한 자리를 거절한 것은 큰 기관을 설립할 수 있게 해줄지는 몰라도 연구실 밖에서 계속 돌아다니게 될 것이라고 생각해서였다. 그런데 이제 그는 펜실베이니아 대학교에서도 거의 같은 상황에 처해 있다는 것을 알았다. 그는 학장들과 어울리면서 책략을 쓰는 짓거리를 싫어했지만, 계속 사회적 동물로서의 역할을 수행했다. 그들에게 과학자는 새로운 존재였다. 세계를 창조할 수 있고 자신을 과시함으로써 새로운 유행을 퍼뜨릴 수 있는 파우스트적인 인물이었다. 루이스는 자신을 드러내는 것 자체를 싫어했다. 또 가정에서는 아내와 불편한 관계에 놓여 있었다. 그러한 긴장 관계에서 얼마나 많은 부분이 그가 연구에서 느끼는 좌절감에서 온 것인지, 아니면 루이스의 아내가 그가 그토록 싫어했던 필라델피아 사교계를 좋아했다는 것, 또는 그의 아내가 단지 그에게 더 많은 것을 원했다는 점에서 온 것인지는 알 길이 없다.

연구 과제 중에는 유달리 순탄하게 진행되는 듯한 것도 하나 있었다. 그는 다른 모든 것을 포기하고 거기에 집중하기를 원했다. 그는 에이버리의 한 가지에 집중하는 능력뿐 아니라 그럴 기회가 있다는 것을 부러워했다. 루이스에게는 모든 것이 자신을 압박하는 듯이 보였다. 사실상 모든 것이 폭발하기 직전에 있는 듯했다.

1922년, 아이오와 대학교는 다시 그에게 자리를 제안했다. 그는 이번에는 받아들였다. 그는 좋은 모습으로 헨리 핍스 연구소를 떠나야 한다는 책임감을 느꼈고, 자신을 대신할 인물로 워싱턴 대학교의 유진 오피를 끌어들였다. 굳이 따지자면 오피는 그보다 명성이 더 높았다.

플렉스너는 늘 루이스를 존중했지만, 둘 사이에는 거리감도 없지 않았다. 하지만 그들 사이는 점점 더 가까워졌다. 어느 시점에 플렉스너는 루이스에게 보낸 편지에서 이렇게 말했다. "언제고 네게 부탁할 일이 있으면 어려워 말고 하게."[8] 루이스를 답장에서 자신의 속내를 털어놓았다. "선생님은 제게 '아버지' 같은 분이었습니다."[9] 오피가 루이스 대신 핍스 연구소 자리에 오는 것에 동의하자, 플렉스너는 루이스를 달리 보게 된 듯했다. 과학자로서만이 아니라 다른 게임에도 능한 인물로 말이다. 플렉스너는 루이스에게 이렇게 말했다. "오피가 나를 놀라게 했어. 나는 그 친구가 세인트루이스에서 꿈쩍도 안 할 거라고 여겼거든. 핍스 연구소에 그렇게 훌륭한 인물을 데려오는 방편을 마련하다니 기뻐할 만하네."[10]

루이스는 기뻐하지 않았다. 그는 여전히 가만히 있지 못하고 불만스러워했다. 그가 정말로 원한 것은 모든 것을 차단하는 것이었다. 연구소 일을 방해하는 모든 것을 말이다. 자신의 소망을 진정으로 실현하지 못한 채로, 그는 위기를 향해 치닫고 있었다. 다시 그는 플렉스너에게 자신이 그 무엇보다도 진정으로 원하는 것은 연구소 작업대에서 일하는 것이라고 말했다. 그는 필라델피아를 차단했다. 이제 그는 아이오와도 차단해야 했다.

1923년 1월 그는 플렉스너에게 보낸 편지에 이렇게 썼다. "적어도 잠시라도 제 개인적인 관심사를 추구할 자격이 있다는 사실을 오늘 아주 명확히 깨달았습니다. …… 저는 지금 이곳의 자리와 앞으로 필라델피아에서 보낼 계획을 다 내버리고 있습니다. …… 아이오와 대학교 제숍 총장에게 생각이 바뀌었다고, 안 가겠다고 편지를 보냈습니다. …… 가능한 한 '사교 모임이나 지위'에 관련된 일들로부터 멀리 떨어진 곳에서 1년 동안 연구할 기회를 얻기 위해 최선을 다할 생각입니다. …… 최대한 담담하게 말하려고 해도, 내년에 아무런 지위도 갖지 않으려고 애쓰고 있다는 식으로밖에 표현할 수 없네요. 제가 진정으로 원하는 것은 …… 머리를 좀 비운 뒤에 복귀하는 겁니다."[11]

그는 모든 것을 그만두고 있었다. 지위와 특권, 돈을 모두 떠나 보내고, 아무런 보장도 없는 황무지로 들어가고 있었다. 아내와 두 아이를 둔 마흔네 살 먹은 가장이 모든 것을 훌훌 벗어던지고 알몸이 되었다. 그는 해방되었다.

그가 살면서 가장 행복했던 곳, 최고의 과학 연구를 했던 곳은 록펠러 연구소였다. 록펠러 연구소는 필라델피아에 가까운 프린스턴에 동물병리학 분원을 설립해 둔 상태였다. 예전에 록펠러 연구소 초대 소장이 되어 달라는 웰치의 제안을 거절했던 시어벌드 스미스가 하버드 대학교를 떠나서 분원 원장을 맡고 있었다. 스미스는 루이스의 첫 인생 조언자이기도 했고, 루이스가 플렉스너를 만나기 전에 여러 해 동안 많은 조언을 해준 바 있었다. 루이스는 프린스턴에 갈 수 있는지 스미스에게 알아보았다. 스미스는 먼저 루이스가 "다시 연구를 하고 싶어 하는지 …… 이 온갖 대외 활동으로 그가 우쭐거리는 태도를 지니게 되지는 않았는지"[12] 확인하고자 했다. 루이스는 열정적으로 그를 안심시켰다.

루이스에게 아이오와 자리를 받아들이라고 강권했던 플렉스너는 이렇게 답장했다. "자네가 연구실로 복귀한 모습을 보면 무척 기쁠 것 같네. 자네가 자연스럽게 있을 곳은 연구실이야. 자네는 거기서 최선을 다할 테고, 가장 지속적이고 효과적인 연구를 하겠지. 연구실에서 일하는 데 필요한 준비를 마치기 위해 오랜 시간을 보낸 사람들이 그렇게 인정사정없이 연구실에서 끌려 나와 행정직 자리를 메꿔야 한다는 건 정말 애처롭기 짝이 없는 일이야." 그러면서 그는 스미스가 "자네와 다시 같이 일하게 될 거라는 생각에 무척 기뻐했다"고 덧붙였다.[13]

루이스는 연봉으로 얼마를 달라는 말은 전혀 하지 않고, 단지 1년 동안 연구소를 제약 없이 들락거릴 수 있도록 해달라고만 부탁했다. 플렉스너는 핍스 연구소에서 받은 연봉인 8,000달러를 그대로 주기로 했고, 실험 장비, 캐비닛, 교배하고 실험하는 데 필요한 동물 우리 540개, 연구원 3명에 필요한 예산을 지원했다. 그는 루이스에게 아무것도 바라지 않으니까 1년 동안 원하는 대로 하고, 그 뒤의 일은 나중에 다시 이야기하자고 했다.

루이스는 무척 기뻐했다. "스미스 박사와 다시 일한다니 1905년으로 돌아간 듯하네요. 더 높은 차원에서 그렇기를 기대해야겠지요. …… 나태해지는 일은 없을 겁니다. …… 부모님을 제외하고 내게 유일하고 아낌없이 지원과 교육과 방향을 제공해 준 두 사람의 손에 완전히 의탁

할 수 있다니, 나는 너무나 행복하고 운 좋은 사람입니다. …… 이렇게 다시 젊은 시절로 돌아갈 기회를 얻은 사람은 거의 없을 겁니다. 선생님의 신뢰에 어긋나지 않기만을 바랄 뿐입니다."[14]

당시 프린스턴은 농가와 경작지 한가운데에 서 있었다. 평화롭고 거의 목가적인 곳이었다. 록펠러 분원은 프린스턴 대학교에서 그리 멀지 않은 곳에 있었다. 프린스턴 대학교는 F. 스콧 피츠제럴드가 신사 양성 학교라고 묘사한 곳에서 지적 중심지로 변모하고 있던 중이었다. 그리고 10년 뒤 플렉스너와 형제간인 에이브러햄 플렉스너가 고등연구소 Institute for Advanced Study를 설립하고, 아인슈타인을 첫 구성원으로 초빙하면서 프린스턴 대학교는 지적 중심지로서의 면모를 완전히 갖추게 된다. 아무튼 목가적인 환경이라고 해도, 연구실에서 겨우 몇 미터 떨어진 곳에서 작물이 자라고 기니피그나 토끼 같은 실험동물이 아니라 소, 돼지, 말이 자라고 있다고 해도, 록펠러의 프린스턴 분원은 연구에 대한 열정으로 끓어오르고 있었다. 스미스는 세계적인 수준의 연구 성과를 계속 내놓고 있었다. 그 옆에 있는 것만으로도 루이스는 활력이 솟았다. 록펠러 연구소를 떠난 이래로 처음으로 그는 마음이 편했다. 그러나 그는 혼자였다. 그의 아내와 아이들은 필라델피아에 남았다. 그는 한밤중에 연구실에 홀로 가서, 홀로 실험을 하고, 홀로 생각에 잠겨 있곤 했다.

그러나 거의 1년 동안 그는 아무런 결과도 내놓지 못했다. 플렉스너와 그는 장래를 논의했다. 그는 마흔다섯 살이었다. 또 자리를 옮긴다면 아마도 마지막 선택이 될 터였다. 원하기만 한다면 루이스는 아직 펜실베이니아 대학교로 돌아갈 수 있었다. 하지만 그는 그러길 원하지 않았다. 루이스는 플렉스너에게 이렇게 말했다. "거듭 말씀드리지만,

그곳의 복잡한 인간관계와 정서에 다시 얽히고 싶지 않습니다."[15] 아이오와 대학교가 또다시 더 좋은 조건을 제시하며 연봉을 더 올려주겠다고 제의한 터였다. 하지만 루이스는 록펠러 연구소를 떠날 생각이 전혀 없었다. 그가 필라델피아 시절부터 해온 결핵 프로젝트에는 거의 진전이 없었지만, 그는 자신이 활력을 되찾고 있다고 생각했고, 플렉스너도 그렇게 생각했다. 그 점이 더 중요했다. 아이오와 대학교가 더 높은 연봉을 제안했는데도 불구하고, 루이스는 플렉스너에게 "제 관심은 오직 이 '자리'에만 있습니다"라고 말했다.

플렉스너가 구상하던 계획에도 루이스의 존재는 꼭 필요했다. 플렉스너는 그 이유를 이렇게 설명했다. "록펠러 연구소의 각 연구실이 한 사람에 의해 좌지우지되어서는 안 된다고 늘 생각해 왔네." 뉴욕의 록펠러 연구소에서는 십여 명의 비범한 연구자들이 여러 젊은 연구자 그룹을 이끌고 있었고, 각 그룹이 중요한 문제를 하나씩 맡아 연구하고 있었다. 하지만 프린스턴 분원은 지리적 위치 때문에 그럴 형편이 못 되었다. 스미스 말고는 자리가 비어 있었다. 플렉스너는 루이스에게 이렇게 말했다. "자네가 오면 …… 그곳에 두 번째 구심점을 만들 첫 기회가 될 거야."[16]

더욱이 스미스는 이제 예순다섯 살이었다. 플렉스너와 스미스, 그리고 웰치조차 루이스에게 스미스가 은퇴하면 그 자리를 물려받게 될 거라고 넌지시 암시했다. 플렉스너는 루이스에게 임시방편으로 일단 1년 더 머무르고 나서, 뒷일은 나중에 다시 얘기하자고 제안했다.

루이스는 플렉스너에게 말했다. "전에 없이 마음이 든든합니다"[17] 그는 자신이 있어야 할 자리에 있다고 생각했다. 그리고 그곳은 그가 마지막까지 머무르는 곳이 될 터였다.

루이스가 부서를 운영하려면, 젊은 과학자가 한 명 필요했다. 실험 기술만 가진 것으로는 부족하고, 생각이 있는 젊은이가 필요했다. 아이오와 대학교와 접촉하는 동안 그는 한 청년을 눈여겨보았는데, 그는 곧 유명한 인물이 된다.

리처드 쇼프는 농장주이기도 한 의사의 아들이었다. 그는 아이오와 대학교에서 의학 학위를 받고 나서, 모교 의대에서 약리학을 가르치고 개에 관해 실험하며 1년을 보냈다. 쇼프는 뛰어난 대학 육상 선수이자 훤칠한 키에 느긋한 태도를 가진—루이스에게서는 결코 찾아볼 수 없는 면모다—남자들에게 더 인기 있는 남자였다. 쇼프는 늘 야생을 접하며 살았고, 연구실에서만이 아니라 숲에서 손에 총을 들고 사냥하곤 했다. 또한 그의 마음에는 폭발을 기대하며 화학 실험 용품을 가지고 노는 어린 소년과 같은 무모한 호기심 같은 게 있었다. 탐구심이라는 말로는 부족했다. 그에게는 독창성이 있었다.

몇 년 뒤에 루퍼스 콜에 이어 록펠러 연구소 병원의 원장이 될 뿐만 아니라 네 군데 서로 다른 과학 협회의 회장을 역임하는 바이러스학자 토머스 리버스는 이렇게 말했다. "딕 쇼프는 내가 만난 가장 뛰어난 연구자 중 한 명이다. …… 고집 센 친구이자, 강인한 사람이다. …… 딕은 어떤 문제든 연구하기 시작하면 곧 근본적인 발견을 하곤 했다. 어디에서 출발하든 아무런 차이가 없었다."[18] 제2차 세계대전 때 리버스와 쇼프는 전투 부대가 안전을 확보한 직후에(오키나와에서는 그들은 포화 속에서 상륙하게 된다) 괌에 상륙하여 병사들을 위협할 수 있는 열대병들을 조사했다. 그곳에서 쇼프는 한 균류에서 몇몇 바이러스 감염 증상을 완화시키는 물질을 분리하는 일에 몰두했다. 이윽고 그는 국립 과학원 회원으로 선출되었다.

그러나 쇼프의 도움을 받으면서도, 루이스의 연구는 잘 진척되지 않았다. 루이스의 지적 능력이 떨어져서가 아니었다. 쇼프는 웰치, 플렉스너, 스미스, 에이버리뿐 아니라 많은 노벨상 수상자들과 알고 지냈는데, 루이스가 그들보다 한 수 위라고 생각했다. 파스퇴르 연구소에서 일했고 펜실베이니아에서 루이스를 알았던 뛰어난 과학자 애런슨처럼, 쇼프도 루이스가 자신이 만나 본 가장 똑똑한 사람이라고 생각했다.

루이스는 필라델피아에서 결핵에 관해 몇 가지 잠정적인 결론을 내린 바 있었다. 그는 기니피그가 항체를 생산하는, 즉 감염에 저항하는 자연적인 능력에 영향을 미치는 본질적인 요인이 세 가지나 아마도 네 가지일 것이라고 믿었다. 그는 이런 요인들이 어떤 특성을 지녔는지 정확히 밝혀낼 계획을 세웠다. 이 문제는 아주 중요했다. 결핵을 넘어서 면역계를 깊이 이해하는 데 기여할 가능성이 있었다.[19]

그러나 루이스와 쇼프가 필라델피아에서 했던 실험을 반복했더니 다른 결과가 나왔다. 그들은 왜 그런 차이가 생긴 것인지 알아내기 위해 실험의 모든 요소를 점검하면서 각각의 요소를 되풀이해 보았다. 그러고 나서 그들은 그 과정과 실험을 다시 되풀이했다. 그런데도 결과는 또 다르게 나왔다. 그 결과를 가지고는 결론을 이끌어내기가 불가능했다.

과학에서는 다른 실험자가 결과를 재현하지 못하는 것이야말로 최악의 상황이다. 그런데 지금 루이스는 자신이 필라델피아에서 얻은 결과, 자신이 의지했던 결과를 재현할 수 없었다. 그것을 토대로 삼아 더 확장시킨다는 것 자체가 불가능해졌다. 그는 꽉 막힌 벽을 들이박고 있었다.

그는 열심히 뚫고 나가려 애썼다. 쇼프도 열심히 애썼다. 그들은 무언가를 끈기 있게 추구하는 데 일가견이 있었다. 그러나 아무런 진척이 없었다.

가까이에서 지켜보는 스미스와 플렉스너를 더욱 심란하게 만든 것은 루이스가 문제에 접근하는 방식이었다. 실패를 거듭하자 그는 혼란스러워하는 듯했다. 자신의 문제를 해결 가능한 더 작은 조각들로 쪼갠 뒤 각 실패로부터 배우는 에이버리와 달리, 루이스는 엄청나게 많은 실험을 해가며 단순히 힘으로 밀어붙이려 하는 듯이 보였다. 그는 특정한 전문 지식을 지닌 과학자들을 자기 연구진에 끌어들이려고 했지만, 새로운 연구자가 정확히 어떤 역할을 맡을지 지정하지 않았다. 특정한 문제를 공략할 전문 능력을 지닌 사람을 충원한 에이버리와 달리, 루이스는 누군가가 문제를 풀기를 바라면서 그냥 해당 문제에 자원을 투척하고 싶어 하는 듯했다.

그는 이제 필사적인 듯이 보였다. 필사적인 사람들은 위험할 수 있다. 나아가 두려움을 불러일으킬 수 있다. 하지만 그들이 존중받는 일은 거의 없었다. 루이스는 그들의 존중을 잃어 가고 있었고, 그에 따라 다른 모든 것도 잃어 갔다.

루이스가 프린스턴 분원에서 보낸 시간이 만 3년이 다 되어 갈 무렵, 스미스는 플렉스너에게 실망감을 토로했다. "그는 자신의 훈련과 장비가 보증하는 것보다 목표를 더 높이 잡고 있는 듯합니다. 그래서 전문 교육을 받은 화학자 등을 자기 주변에 두려고 하는 거지요. 카렐(뉴욕 록펠러 연구소의 알렉시 카렐은 이미 노벨상을 받았다)도 그런 식으로 일을 하지만 카렐은 사고방식이 다른 사람이고 자기 연구진으로부터 결과를 얻고 있어요. 잘 짜인 연구진에게는 방안을 제시할 책임자가 필요합니다."[20]

게다가 루이스는 실험에서 제기되는 잠재적으로 유망한 부수적 질문들을 추구할 만한 가치가 있는 것으로 인정하지 않는 듯이 보였다. 예를 들어, 그는 자신의 실험이 실패한 것은 프린스턴에서 기니피그에게 먹인 먹이가 필라델피아에서 먹였던 것과 달랐기 때문이었다고 설명했다.[21] 여기에는 대단히 중대한 의미가 잠재되어 있었고, 그가 정확한 판단을 내린 것일 수도 있었다. 식단과 질병 사이의 관계는 그 전부터 알려져 있었지만, 주로 괴혈병과 펠라그라 같은 질병의 직접적인 원인이 되는 명백한 식이 결핍에 관한 것이었다. 루이스는 감염병을 포함해 질병과 식단 사이에는 훨씬 더 미묘하고 간접적인 연결 고리가 있다고 생각하고 있었다. 하지만 루이스는 그 방면으로 계속 탐구하는 대신에, 계속해서 예전에 하던 방식을 고집스럽게 밀고 나갔다. 그러는 가운데 성과는 전혀 나오지 않았다. 그는 과학이사회에 이렇게 보고했다. "차년도 연구 계획에 변경된 내용은 전혀 없습니다."[22]

플렉스너는 다른 말을 듣기를 원했다. 루이스는 자기 자신을 눈에 띄는 인물로 만들고 있었다. 물론 좋지 않은 의미에서 말이다. 루이스의 실패가 그렇게 만든 것이 아니었다. 문제는 그가 실패하는 방식에 있었다. 지루하고, 상상력도 없고, 다른 곳에서 지식을 받아들이는 일도 없이 진행하고 있기 때문이었다. 루이스는 이미 충분히 보여주었기에, 아니 충분히 보여주는 데 실패했기에 플렉스너는 이미 판단을 내렸다. 스미스가 은퇴할 때, 루이스는 그 자리를 이어받지 못하게 될 터였다.

플렉스너는 그에게 한기가 느껴지는 편지를 썼다. 플렉스너가 쓴 초고는 모질었다. "연구소가 자네와 맺은 관계, 아니 자네가 연구소와 맺은 관계가 올해 이후로도 지속된다고 표현하고 있거나 그렇게 해석될 만한 여지가 있는 의무 조항은 어디에도 없네. …… 아이오와의 학과장 자리가 여전히 비어 있고, 자네가 그 자리를 맡아 주기를 몹시 바라며 아이오와 대학교 쪽에서 자네를 데려가기 위해 그렇게 노력을 기울이는 마당에, 과학이사회가 자네와 관련해 어떤 입장을 취했는지 자네에게 상세히 알려주는 것이 나의 도리라고 믿네. …… 자네의 장래에 관해 전반적으로 의구심이 표출되었어."[23]

플렉스너는 그 편지를 보내지 않았다. 그에게 너무 가혹한 일이었다. 대신에 그는 루이스에게 과학이사회가 "동물병리학과장 자리에 본래 인간병리학자인 사람의 임용에 반대의 뜻을 명확히 밝혔다"[24]고만 알렸다. 인간병리학자란 바로 루이스였다. 따라서 그는 스미스의 자리를 잇지 못하게 된다. 플렉스너는 또한 루이스에게 과학이사회가 그를 종신 교수에 해당하는 연구소 "정회원"으로 승진시키지 않을 것이라고 경고했다. 그는 준회원으로 남을 터였다. 그의 임용 기간은 6개월쯤 지난 1926년 중반에 끝날 예정이었는데, 이사회는 1929년까지 3년 더 임용 기간을 연장해 주었다. 어쨌든 루이스는 아이오와 대학교의 제안을 받아들이는 게 좋았을 것이다.

『파우스트』에서 괴테는 이렇게 썼다. "인생을 즐기기에는 너무 늙었고, 욕망을 내버리기에는 너무 젊었다."

루이스는 인생을 즐기기에는 너무 늙었고, 욕망을 내버리기에는 너무 젊었다. 플렉스너의 편지는 그에게 큰 타격을 입혔을 것이 분명하다. 그는 스미스의 자리를 이어받으라는 말을 듣게 될 것이라고 예상했다. 또한 자신이 연구소 "정회원"으로 승진하게 될 거라고 확신하고 있었다. 그는 연구소를 통해 자신의 존재를 확인했지만, 이제 연구소는 그에게 살아갈 양분을 제공하길 거부하면서 그를 차갑게 내쳤다. 그가 세상에서 가장 존경한 두 사람, 그가 과학계의 아버지라고 여겼던 두 사람—루이스는 그중 한 명을 거의 아버지로 여겼다—은 그에게는 무언가가 결여되어 있다고, 자신들의 형제단에 합류할 자격을 부여하기에는 즉 연구소의 정회원이 되기에는 무언가 부족한 면이 있다고 판단했다.

그때쯤 루이스의 가족은 이미 프린스턴으로 이사해 와 있었지만, 그의 결혼 생활은 조금도 나아지지 않았다. 아마도 잘못한 쪽은 전적으로 그였을 것이고, 바야흐로 그의 야심만이 아니라 사랑까지 파국으로 치닫고 있었다.

그는 또다시 아이오와 대학교가 제안한 자리를 사양했다. 그는 늘 기꺼이 내기를 거는 삶을 살았다. 이제 그는 플렉스너와 스미스에게 자신을 증명하는 쪽에 내기를 걸었다.

그 뒤로 1년 반 동안 그는 열정적으로 일했다. 그러나 그 뒤에 개인적인 문제들로 그럴 수 없는 상황에 처했다. 당시 열네 살이었던 루이스의 아들 호바트는 정서적인 문제를 안고 있었고, 학교를 옮기면 상황이 좀 나아지는 듯이 보이긴 했지만, 학교생활 적응에 어려움을 겪고 있었다. 그리고 루이스는 교통사고를 당하는 바람에 연구에 집중할 수가 없는 상태였다.

연구에는 거의 성과가 없었다. 그의 실패는 에이버리가 거의 10년 동안 겪게 될 실패와는 성격이 달랐다. 에이버리는 면역학, 그리고 궁극적으로 유전학의 가장 근본적인 질문들을 공략하고 있었다. 매번 실험에 실패할 때마다 그는 뭔가를 배웠다. 그리 중요하지 않은 것이라고 해도 뭔가 깨달음을 얻었다. 그리고 그가 알아내고 있는 것들은 실험을 세밀하게 조정하는 방법 차원의 것이 아니었다. 그가 실패로부터 배우고 있는 것들은 다방면으로 갈라지면서 모든 지식 분야에 적용되었다. 에이버리의 실험은 결코 실패가 아니었다고 말할 수도 있다.

그런데 루이스는 그냥 마구 두들겨 대고 있을 뿐이었다. 그는 늘 연구실에 틀어박혀 있었다. 연구실은 그가 가장 좋아하는 곳, 휴식처이자 마음의 안식처였다. 그런데 이제는 연구실에 있어도 마음이 편치 않았다. 그는 연구실을 피하기 시작했다. 부부 관계는 조금도 나아지지 않았다. 아내와 그는 거의 대화조차 하지 않았다. 그러나 그는 전에는 전혀 관심을 두지 않던 것들에 관심을 갖게 되었다. 정원 가꾸기, 목공 작업 같은 것들이었다. 아마도 그는 잠시 일에서 벗어남으로써 정신이 맑아지기를 기대했는지도 모른다. 그렇게 다시 정신이 맑아지면 자신이 데이터의 안개를 꿰뚫어 볼 수 있게 될 거라고 말이다. 아마 그렇게 생각했을 것이다. 하지만 그의 정신은 그 문제로 되돌아가지 못하는 듯이 보였다.

1927년 8월, 그는 플렉스너에게 이렇게 고백했다. "제가 아주 생산적이지는 못했다고 생각합니다. 확실히 열심히 애쓴 것에 비해 성과가 미미했다고 느낍니다. 아주 오랫동안 아주 느리게 진행된 일들이 좀 더 빨라지기를 바라며 제가 어떻게든 해보려 한 모든 일은 실패로 끝나거나 다른 어떤 큰 문제로 전환되어 버리곤 했습니다."[25]

이어서 그는 더욱 놀라운 말을 했다. 그는 이제 연구실에 나가지 않겠다고 했다. "저는 대부분의 시간을 제가 구한 낡은 집에서 정원을 가꾸며 보내고 있습니다."

플렉스너는 그를 위해 다정한 어조로 답장했다. 루이스가 맺은 3년 연장 계약에서 또 1년 넘게 시간이 흐른 시점이었다. 플렉스너는 루이스에게 이렇게 주의를 주었다. "자네는 지난 4년 동안 결핵을 주요 연구 주제로 삼아 연구해 왔어. 몇 년 더 한다고 해서 성과가 나올 수 있을지도 불확실하고, 지금껏 해온 연구에서 부수적으로 얻은 성과들은 아무리 좋게 보려 해도 사소한 것들이었네. 아무 결실도 가져다주지 않는 주제에 그렇게 집착하는 건 좋지 않다고 보네. 연구자가 갖추어야 할 필수 덕목 중 하나는 어떤 주제에 관한 연구를 언제 시작하고 언제 그만두어야 할지를 명확히 아는 거야. 본능처럼 말이야. 자네의 시간을 다른 주요 연구에 훨씬 생산적으로 쓸 수 있을 거라고 보네."[26]

루이스는 플렉스너의 조언을 받아들이지 않았다.

1918년 9월 30일 연방 축산청 수의사인 J. S. 코언J. S. Koen은 시더래피즈*에서 열린 전국 돼지 축산업 박람회에 참석하고 있었다. 많은 돼지가 병에 걸려 있었고, 그중 다수가 죽기 일보 직전이었다. 그 뒤로 몇 주 동안 코언은 질병의 전파 양상을 추적하고 죽은 돼지 수천 마리를 조사한 끝에, 돼지들이 독감에 걸렸다고 결론지었다. 사람을 죽이고 있던 바로 그 병이었다. 농민들은 그의 진단에 항의했다. 그 진단 때문에 손해를 입을 수도 있었기 때문이다. 그럼에도 그는 몇 달 뒤 『수의학회지Journal of Veterinary Medicine』에 자신의 결론을 발표했다. "지난 가을과 겨울에 우리는 설령 새로운 질병까지는 아니라고 해도, 새로운 증상을 접했다. 나는 의사들이 사람에게서 비슷한 진단을 내린 것만큼 돼지에게도 이 진단을 내리는 것이 옳다고 본다. 사람들 사이에 퍼진 유행병의 양상과 돼지들 사이에 퍼진 유행병의 양상이 매우 유사했고, 가정에서 발병한 후에 곧바로 돼지들에게서 발병하거나 반대로 돼지들에

* 미국 아이오와주 동부에 있는 도시 ─옮긴이.

서 발병한 후에 가정에서 발병한 사례에 대한 보고가 매우 많았다. 사람들의 발병 양상과 돼지들의 발병 양상이 너무나 밀접히 연관되어 있어서 이를 단순히 놀라운 우연의 일치로 치부하기는 어려워 보인다."[27]

이 질병은 중서부에서 돼지들 사이에 계속해서 퍼져 나갔다. 1922년과 1923년에 축산청 소속 수의사들은 기도에서 채취한 점액을 통해 한 돼지에서 다른 돼지로 이 질병을 옮기려 했다. 그들은 그 점액을 여과해서 얻어낸 액체로 병을 옮기려고 시도했다.[28] 하지만 이 실험은 실패로 돌아갔다.

쇼프는 아이오와의 고향에 가 있는 동안 돼지 독감을 관찰했다. 그는 돼지 독감을 조사하기 시작했다. 루이스는 쇼프를 도와 인플루엔자균과 거의 동일한 모양의 막대균bacillus을 분리해 내어 그것에 인플루엔자 스위스B. influenzae suis라는 이름을 붙였다. 쇼프는 축산청 수의사들이 했던 실험을 되풀이했고, 그들이 도달한 지점 너머로 나아가기 시작했다. 그는 이 연구에 대단히 흥미로운 사실이 잠재되어 있다는 것을 알아차렸다.

하지만 루이스의 연구는 계속해서 실패했다. 플렉스너와 스미스는 루이스의 연구에 대한 자신들의 평가를 비밀로 했다. 그들은 여전히 루이스를 대단히 존중하는 태도로 대했다. 세상 사람들이 보기에는 그랬다. 쇼프가 보기에도 말이다. 1928년 6월, 아이오와 대학교는 네 번째로 루이스에게 와 달라는 제안을 했다. 조건은 훌륭했다. 플렉스너는 그 제안을 받아들이라고 루이스를 압박했다. 하지만 루이스는 여전히 프린스턴에 남는 것이 자신의 "주된" 관심사라고 답했다.

플렉스너는 스미스에게 전화를 걸어 "루이스의 장래 문제"[29]를 논의하자고 말했다. 그들은 루이스를 이해할 수 없었다. 지난 5년간 루이스는 아무런 성과도 내놓지 못한 상태였다. 그들은 사실 루이스에게 최대한 존중하는 태도를 보였다. 하지만 이제 그의 연구 능력을 더는 존중하지 않았다. 플렉스너는 여전히 루이스가 진정한 재능의 소유자라고 믿었다. 넓고 깊은 식견에다 소통하고 영감을 주는 비범한 능력을 지니고 있다고 말이다. 플렉스너는 루이스가 의학 교육과 연구에서 주요한 인물이 될 수 있다고 여전히 믿었다. 그 분야에서 그는 여전히 대가가 될 수 있었다.[30]

루이스는 적어도 웰치가 지녔던 재능의 일부를 보여준 바 있었다. 아마도 루이스에게는 더 많은 재능이 있었을 것이다. 그리고 아마도 따지고 보면 웰치에게 없었던 것이 루이스에게도 없었던 것 같다. 실제로 연구실에서 주요한 연구를 실행할 창의성과 체계적인 전망 같은 것이 말이다.

플렉스너와 스미스가 대화를 나눈 지 이틀 뒤에, 플렉스너는 루이스와 마주 앉았다. 플렉스너는 돌려 말하지 않았다. 하지만 플렉스너는 자신의 직설적인 태도가 "배려해서 내린 결론"[31]이라고 루이스에게 단언했다. 루이스가 연구소의 정회원이 될 가망은 요원한 꿈이 되었다. 지난 5년간 그의 연구는 "척박한" 농지처럼 아무런 성과를 낳지 못했다. 이듬해에도 유효하고 중요한 성과를 산출하지 못한다면, 임시직에 조차 임용되지 못할 수 있었다. 그의 나이는 이제 쉰 살에 이르고 있었다. 플렉스너는 루이스에게 이렇게 말했다. "좀 더 결실이 있는 생각으로 방향을 바꿀 기회는 이제 얼마 안 남았네." 그는 또한 루이스에게 그동안 "열정과 결단력"을 갖고 행동하지 않았다고 쓴소리를 했다. 문제와 싸우려 하지 않았다는 것이었다. 그리고 나서 플렉스너는 루이스로서는 너무나 뼈아픈 말을 했다. "자네는 본질적으로 연구자 타입이 아니야."[32]

플렉스너는 루이스에게 아이오와 대학교가 제안한 자리를 받아들이라고 압박했다. 사실상 명령이나 다름없었다. 아이오와 대학교의 제안은 놀라울 만치 좋았다. 의사들의 중위 소득의 두 배가 넘는 1만 달러의 연봉에 부서 운영에 자율권을 주겠다고 했다.[33] 플렉스너는 루이스에게 자신은 자네가 엄청난 재능을 가지고 있다는 사실을 여전히 믿고 있다고 단언했다. 엄청난 기여를, 의미심장하고 중대한 기여를 여전히 할 수 있다고 말이다. 아이오와에서 중요한 인물이 될 수 있다고, 존경을 받고 훨씬 더 행복해질 수 있다고 말이다.

루이스는 묵묵히 듣기만 할 뿐 거의 아무 말도 하지 않았다. 그는 항의도 논쟁도 하려 들지 않았다. 그는 소극적인 태도를 보였지만, 심중은 확고했다. 그 어떤 말로도 그의 심중을 바꿀 수는 없었다. 아이오와 문제에 관해서라면, 이미 결심이 서 있었다. 그는 그 제안을 거절할 생각이었다. 그는 연구실 말고는 그 어느 것에도 관심을 두지 않았다. 그는 내년에 재임용될 만한 성과가 나오기를 바랐다.

루이스와 대화를 마치고 난 뒤 플렉스너는 좌절감을 느꼈다. 그는 스미스에게 이렇게 편지를 썼다. "내 편에서 할 수 있는 모든 압박을 다가했지만, 소용이 없었습니다. 나는 우리가 루이스에게 할 의무는 이제 다했고 어떤 크나큰 변화가 일어나지 않는 한 내년 봄에 단호하게 행동하는 것이 우리의 의무라고 봅니다. 정말이지 그에게 실망했어요. …… 그가 어떤 위험을 안고 있는지 충분히 설명했고, 그는 분명히 그 위험을 이해하고 받아들이면서 떠났습니다."[34]

플렉스너가 루이스와 모진 대화를 나누기 몇 달 전, 노구치 히데요 野口英世는 황열병을 조사하기 위해 가나로 갔다. 노구치는 플렉스너가 아주 총애한 사람이었다. 그들은 거의 30년 전에 처음 만났다. 펜실베이니아 대학교에 있던 플렉스너가 도쿄에 가서 강연을 할 때였다. 노구치는 초청받지도 않았는데 그의 뒤를 좇아 필라델피아까지 와서 그의 방문을 두드렸다. 그리고 그와 함께 일하러 왔다고 했다. 플렉스너는 그를 위해 자리를 마련했고, 록펠러 연구소로 옮길 때 그를 데려갔다. 그곳에서 노구치는 세계적인 명성을 얻었지만, 논란도 불러일으켰다.

예를 들어, 그는 플렉스너와 코브라 독에 든 신경독소를 분리하여 이름을 붙이는 진정한 과학적 성과를 거두기도 했다. 그리고 소아마비 바이러스와 공수병 바이러스의 증식 능력을 비롯하여, 독자적으로 더욱 중요한 돌파구를 이루었다고 주장했다. (사실 그의 실험 능력으로는 배양할 수 없었다.) 마찬가지로 록펠러 연구소에 있었고 바이러스가 살아 있는 세포에 기생하는 것임을 처음으로 보여준 리버스는 그런 주장들에 의문을 제기했다. 노구치는 오랫동안 연구를 한 사람에게 결코 지워지지 않을 상처를 입혔다고 반발했다. 나중에 리버스는 자신의 연구에서 그 일과 무관한 중요한 실수를 저질렀음을 알아차렸고, 노구치에게 논문을 철회할 생각이라고 고백했다. 노구치는 그러지 말라고 했다. 누군가가 오류를 알아차리려면 15년은 걸릴 것이라고 했다. 리버스는 경악했다. 나중에 그는 말했다. "나는 노구치가 정직했다고 생각하지 않는다."[35]

그러나 노구치의 가장 중요한 주장은 황열병을 일으키는 병원체를 분리했다는 것이었다. 그는 황열병 병원체가 나선 모양의 세균인 스피로헤타라고 했다. 여러 해 전에 월터 리드는 여과성 바이러스가 그 병을 일으킨다고 증명한 것처럼 보였다. 리드는 오래전에 세상을 떠났지만, 다른 이들이 노구치의 주장을 반박했다. 노구치는 플렉스너에게 보낸 편지에서 이러한 반박에 반발했다. "그의 반박은 매우 비합리적입니다. …… 이 아바나 사람들이 과학적 논의에 정말로 관심이 있는지조차 잘 모르겠군요."[36]

노구치는 용기 없는 사람이 아니었다. 그는 자신이 옳다는 것을 증명하고자 가나로 갔다.

1928년 5월 그는 그곳에서 황열병으로 사망했다.

노구치가 사망한 때는 플렉스너와 루이스가 대화를 나누기 한 달 전이었다. 그의 죽음은 국제적인 주목을 받았고, 전 세계 언론의 전면을 장식했다. 뉴욕의 모든 신문들은 그에게 조의를 표하는 기사를 썼다. 그것은 노구치를 위한 바이킹 장례식이나 다름없었다. 그가 한 과학의 질에 관한 모든 의문은 사라지고 영광의 불길만이 타올랐다.

록펠러 연구소 사람들은 모두 그를 잃었다는 사실에 심란해했다. 과학적 논란이 있긴 했지만, 노구치는 활기차고 열정적이었으며 언제나 앞장서 다른 이들을 도우려 했기 때문에 연구소 사람들은 모두 그를 좋아했다. 특히 플렉스너와 루이스가 크게 상심했다. 노구치는 문자 그대로 플렉스너의 아들이나 다름없었다. 루이스도 그를 잘 알고 지냈기에, 록펠러 연구소에서 초창기에 함께 보낸 행복한 나날들을 떠올리지 않을 수 없었다.

노구치의 죽음으로 그가 황열병을 일으키는 병원체를 정말로 분리했을까 하는 의문도 미해결 상태로 남았다. 연구소는 그 의문에 답하고 싶었다.

쇼프가 그 일을 하겠다고 자원했다. 그는 젊었고 자신이 불사신이라고 믿었다. 그는 행동하고 싶어 했다. 황열병을 조사하고 싶었다.

플렉스너는 그가 가는 것을 허락하지 않았다. 쇼프는 겨우 스물여덟 살밖에 안 되었고, 아내와 젖먹이 아들도 있었다. 너무 위험했다.

그때 루이스가 자원하고 나섰다. 그 과학적 의문은 해결되지 않은 상태였고, 중요한 문제였다. 그보다 더 그 문제를 조사할 자격이 있는 사람이 또 누가 있겠는가? 그는 세균 배양의 전문가로 이미 인정을 받고 있었고, 무엇보다 그는 소아마비가 바이러스 질환임을 입증한 인물이었다. 노구치가 뭐라고 했든 간에, 황열병은 바이러스가 일으키는 듯했다. 그리고 그 의문만큼이나 중요한 것은 이 문제에는 한계가 분명하게 설정되어 있었다는 점이었다. 즉 이처럼 좁게 초점이 맞추어져 있는 과학은 루이스가 충분히 해결할 수 있다고 플렉스너는 여전히 믿고 있었다.

루이스의 아내 루이즈는 반대했다. 이미 그녀와 두 아이는 남편과 아빠를 연구실에 충분히 빼앗긴 상태였다. 그녀는 남편이 다시 아이오와 대학교가 제안한 자리를 거절했다는 사실에 이미 화가 나 있었다. 하지만 **이것**은 …… 다시 없을 기회였다.

루이스는 아내의 말을 전혀 귀담아듣지 않았다. 그들의 부부 관계는 소원해진 지 오래였다. 루이스에게 이 일은 모든 문제를 단번에 해결할 절호의 기회였다. 성공한다면, 다시 플렉스너의 눈에 들 터였다. 핍스 연구소를 사직하고 별다른 미래에 대한 계획도 없이 아이오와의 제안을 수락했다가 철회한 뒤로 5년이 흘렀다. 오로지 자신이 좋아하는 일을 하겠다고, 연구실로 돌아가겠다고 저지른 일들이었다. 그는 다시 자신의 운명을 건 도박을 하려 하고 있었다. 그는 다시 활기가 솟구치는 것을 느꼈다. 그리고 그 어느 때보다 필사적이었다.

그러나 그는 가나 대신에 브라질로 가게 된다. 매우 병독성이 강한 황열병이 그곳에서 유행하고 있었다.

1928년 11월 말, 플렉스너는 루이스를 배웅하러 프린스턴에 왔다. 이미 그를 대하는 플렉스너의 태도는 달라진 듯했다. 그는 다시 루이스의 장래를 의논할 준비가 되어 있었다. 또한 그는 "쇼프가 아이오와 대학교에서 했던 연구에 관해 알고 싶다"[37]고 했다. 쇼프는 최근에 돼지에게서 유달리 강력한 독감이 유행한다는 사실을 알아차렸다. 그 지역 전체의 돼지 사망률이 4퍼센트에 달했다. 몇몇 농장에서는 사망률이 10퍼센트를 넘기도 했다.[38] 10년 전 인간에게서 독감의 세계적 유행이 일어날 때와 상황이 매우 흡사해 보였다.

한 달 뒤 루이스는 브라질로 떠났다. 1929년 1월 12일, 프레더릭 러셀은 루이스가 브라질에 도착했으며 무사하다는 전보를 받았다. 고거스 휘하에서 대령 계급장을 달고 군의 과학 연구를 주도했던 러셀은 이제 록펠러가 후원하는 국제 보건 기구에서 일하고 있었다. 연구소는 전달받은 소식을 루이스의 아내에게 전했다. 그녀는 루이스가 자신과 아이들을 두고 브라질로 떠나자 너무 화가 난 나머지 록펠러 연구소와 아무 관계도 맺지 않겠다며 그녀와 루이스가 나고 자란 밀워키로 돌아가 있던 상태였다. 매주 러셀은 루이스에 대한 소식을 받게 되는데, 그때마다 자신이 전해 들은 소식을 루이스의 아내에게 전달했다.

루이스는 파라강을 끼고 있는 항만 도시인 벨렘에 연구실을 차렸다. 벨렘은 바다에서 115킬로미터나 떨어져 있었지만, 아마존 유역으로 들어가는 입구에 있는 주요 항구였다. 유럽인들은 1615년에 그곳에 정착했고, 19세기에 고무 산업이 활기를 띠면서 도시는 유럽인들로 바글

거리게 되었고 원주민들은 통나무배를 타고서 더 안쪽으로 정처 없이 밀려났다. 적도에 자리한 이 도시는 찌는 듯이 더웠고 세계의 그 어느 곳 못지않게 강수량이 많았다.

2월 1일, 루이스는 플렉스너에게 이렇게 썼다. "화요일에 도착해서 곧바로 일을 시작했습니다. ······ 연구실을 차리고, 물품을 기다리면서, 추가 선별 검사를 준비하는 등 ······ 다음 주 초에 무언가 시작할 수 있으면 좋겠습니다."[39]

예전의 활기 넘치고 자신만만한 루이스로 돌아간 듯했다. 매주 러셀은 두 단어로 된 전보를 받았다. "루이스 무사함."[40] 전보는 2월, 3월, 4월, 5월까지 계속 왔다. 그러나 무사하다는 말뿐, 연구에 관한 말은 한마디도 없었다. 그는 연구가 잘 진행되고 있다는 소식은 전혀 보내지 않았다.

그러다가 6월 29일 러셀은 인편으로 짧게 쓴 메모를 플렉스너에게 보냈다. "선생님께 전달해 달라는 요청과 함께 리우데자네이루에서 폴 루이스 박사에 관한 다음과 같은 메시지가 오늘 제게 도착했습니다. '루이스가 6월 25일 앓기 시작했음. 의사들은 황열병이라고 함. 6월 28일 상태, 체온 39.9도, 맥박 80회 ······.' 재단은 그 메시지를 시어벌드 스미스 박사와 밀워키의 루이스 부인께도 보냈습니다."[41]

러셀이 그 메모를 플렉스너에게 전달했을 때, 루이스는 심하게 앓고 있었다. 그는 심하게 토했다. 토사물은 중증 환자 특유의 거무죽죽한 색깔을 띠고 있었다. 바이러스가 위장의 점막을 공격하여 출혈이 일어나고 있었고, 그래서 토사물이 짙은 색깔을 띠었다. 바이러스는 골수도 공격하여 극심한 통증을 일으키고 있었다. 머리가 타는 듯한 극심한 두통에 그는 쉴 수조차 없었다. 정신 착란에 빠질 때를 제외하고. 발작도 일으키곤 했다. 동료들은 그의 주위에 얼음을 채우고 수분을 계속 공급하려 시도했지만, 그 밖에는 달리 할 수 있는 일이 없었다.

다음 날 다시 전보가 도착했다. "루이스가 위중한 상태임. 토요일 무뇨증 발생."[42]

그의 콩팥은 망가지고 있었고 소변을 전혀 만들지 못했다. 소변을 통해 배출되어야 할 독소가 몸속에 그대로 쌓이고 있었다. 그날 러셀은 두 번째 전보를 받았다. "루이스 발병 4일째. 콩팥 증세 심각."[43] 이제 황달이 나타나고 있었다. 이 병에 황열병이라는 이름이 붙어 있는 것은 바로 그 때문이었다. 몸의 기능이 하나둘 떨어지면서 증상들이 하나둘 나타나고 있었다.

1929년 6월 30일은 일요일이었다. 루이스는 착란에 빠져서 몸부림치면서 온종일 앓고 있었다. 그는 혼수상태에 빠져들었다. 차라리 그편이 나아 보일 지경이었다. 발병 5일째였고, 6일째는 없을 터였다.

자정이 되기 직전, 폴 A. 루이스 박사는 영면했다.

서명이 없는 전보가 러셀에게 전해졌다. "전형적인 황열병. 실험실 감염일 수 있음. 시신 처리 방침 통보 요망."[44]

쇼프는 프린스턴 대학교 교정에 인접한 메이플가를 걸어가서 밀워키에서 돌아와 있던 루이스의 아내와 프린스턴에 계속 남아서 이제 대학생이 된 아들에게 이 소식을 알렸다.[45]

미망인이 된 루이스의 아내는 간단명료하게 말했다. 자신은 곧바로 밀워키로 돌아갈 테니, 시신을 그곳으로 보내 달라고 했다. 그곳 친지들이 장례를 맡아 줄 터였다. 특히 그녀는 뉴욕에서든 프린스턴에서든 록펠러 연구소에서 추도식 같은 것은 전혀 열지 않았으면 한다는 의사를 표명했다. 추도식은 어디에서도 열리지 않았다.

쇼프는 시신이 위스콘신으로 운구될 때 따라갔다. 록펠러 연구소의 사무국장은 그에게 "도착하면 루이스 박사님 장례식에 쓸 꽃을 좀 주문해 주면 좋겠다"[46]고 부탁했다.

꽃은 "록펠러 연구소 과학이사회"라고 적힌 카드와 함께 도착했다.

루이스의 딸 재닛은 "친애하는 선생님들"[47] 앞으로 감사 편지를 썼다. 루이스의 아내는 감사 편지는커녕 연구소 사람들을 만나고 싶어 하지도 않았다. 연구소는 1930년 6월까지 루이스의 봉급을 그녀에게 지급했고, 아들 호바트의 대학 등록금도 댔다. (호바트는 조부와 시카고의 러시 의대를 졸업한 최초의 여성인 숙모 매리언처럼 의사가 되었다. 하지만 그는 과학자가 아니라 임상의였다.)

록펠러 연구소 과학이사회(이제 루이스가 핍스 연구소에서 자기 대신에 끌어들인 유진 오피도 이사회의 임원이 되어 있었다)의 다음 보고서에서 플렉스너는 "몹시 유감스럽게도" 한 과학자가 사직하는 바람에 "빛 현상에 대한 연구가 미정 상태가 되었다"[48]고 언급했다.

루이스는 원래 그 연구를 자신이 맡고 싶다고 플렉스너에게 제안한 바 있었다. 플렉스너가 거론한 것은 "소아마비 재발"[49]이었다. 루이스는 여과성 바이러스가 그 병을 일으킨다는 것을 증명한 바 있었다.

플렉스너는 연구소가 다루어야 할 주제들을 하나씩 살펴나갔다. 그는 "해결이 긴급한 한 문제는 여전히 미완의 상태인 노구치 박사의 연구와 관련된 것이었다"[50]고 지적했다. 그는 폴 A. 루이스에 대해서는 전혀 언급하지 않았다.

나중에 플렉스너는 루이스의 검시 보고서와 뉴욕에 있는 연구소의 연구자들이 루이스의 바이러스 — 그들은 그것을 "P.A.L."이라고 불렀다 ─ 를 원숭이에게 감염시키는 데 성공했으며 그 실험을 계속하고 있다는 소식을 받았다. 플렉스너는 이렇게 답장을 보냈다. "황열병 바이러스의 리바스와 P.A.L. 균주를 비교한 보고서를 보내 주어서 감사합니다. 시간이 있을 때 선생님의 보고서를 놓고 대화를 나누고 싶군요. 콜 박사는 선생님의 동물 사육장에 흰색 페인트를 칠하고 몇 가지 개선할 부분이 있다고 보고 있습니다. 그가 그런 이야기를 했나요?"[51]

루이스는 평생에 걸쳐서 치명적인 병원체를 연구했지만, 감염된 적은 한 번도 없었다. 노구치의 사망 이후로 황열병을 연구하는 이들은 모두 특별한 주의를 기울였다.

루이스는 브라질에서 5개월 동안 연구하면서 연구가 어떻게 진행되는지 상세히 보고하지 않았고, 실험 일지에도 거의 아무런 내용이 없었다. 그는 연구실 사고로 사망했다. 어떻게 된 사정인지는 모르지만 황열병에 걸렸다.

훗날 쇼프는 자신의 아들들에게 루이스가 흡연을 했는데, 어쩌다 담배 한 개비가 바이러스에 오염되었고 그가 그 담배를 피웠다는 소문이 있었다고 들려주었다. 바이러스는 입술에 난 상처를 통해 혈액으로 들어갔다. 데이비드 루이스 앤더슨은 필라델피아에서 루이스와 친구였던 부친이 루이스가 죽은 이유는 담배 때문이라고 말한 적이 있었다고 했다.[52]

그보다 3년 전 싱클레어 루이스Sinclair Lewis는 베스트셀러 소설 『애로스미스Arrowsmith』로 퓰리처상을 받았다. 록펠러 연구소와 비슷한 가상의 연구소에서 일하는 젊은 과학자를 주인공으로 한 소설이었다. 의학계에서, 특히 록펠러 연구소에서 그 소설을 모르는 사람은 아무도 없었다. 그 소설 속에서 주인공의 아내는 치명적인 병원체에 감염된 담배를 피우는 바람에 사망한다.

플렉스너는 『사이언스』에 "결핵 연구 분야에서 그가 수얼 라이트Sewall Wright와 함께 유전 인자에 관한 중요한 관찰"[53]을 했다는 루이스의 부고를 썼다. 라이트와 함께한 루이스의 연구는 필라델피아에서 이루어졌다. 플렉스너는 루이스가 연구소로 돌아온 뒤로 5년 동안 무엇을 했는지는 한마디도 하지 않았다.

한편 쇼프는 아이오와로 돌아가서 이 돼지 독감을 더 조사했다. 돼지들에게 여전히 유행하고 있는 병이었다.

루이스가 사망한 지 2년 뒤인 1931년, 쇼프는 『실험의학회지』에 세 편의 논문을 한꺼번에 발표했다. 같은 호에는 다른 좋은 논문들도 실렸다. 형질 전환 인자의 발견으로 이어지게 될 에이버리의 폐렴알균 연구 논문 중 한 편, 탁월한 바이러스 학자인 토머스 리버스의 논문, 막 노벨상을 받은 카를 란트슈타이너의 논문도 실렸다. 이들은 모두 록펠러 연구소에서 일했다.

쇼프의 논문은 모두 독감을 다룬 것이었다. 그는 한 논문에서 루이스를 주 저자로 올렸다. 그는 독감의 원인을 발견했다. 적어도 돼지에서는 말이다. 원인은 바이러스였다. 지금 우리는 그가 돼지에게서 발견한 바이러스가 1918년 바이러스, 즉 전 세계를 죽음의 지대로 만든 그 바이러스의 직계 후손이었음을 알고 있다. 인간이 그 바이러스를 돼지에게 옮긴 것인지, 아니면 돼지에게서 사람이 옮은 것인지는 여전히 불분명하다. 전자일 가능성이 더 높아 보이긴 하지만 말이다.

그때쯤 바이러스는 약한 형태로 돌연변이를 일으킨 상태이거나 돼지의 면역계가 바이러스에 적응해 있는 상태였다. 또는 둘 다일 수도 있었다. 그 바이러스 혼자서는 그저 가벼운 증상만 일으키는 듯했기 때문이다. 쇼프는 인플루엔자균이 이차 침입자로서 매우 치명적일 수 있음을 보여주었다.[54] 나중에 그는 1918년의 바이러스에 살아남은 사람들에게서 얻은 항체를 돼지에게 주사하면 독감에 걸리지 않는다는 것도 보여주게 된다.

쇼프의 연구는 중대하고 도발적이었다. 논문이 나오자마자 C. H. 앤드루스C. H. Andrewes라는 영국 과학자가 연락을 취해 왔다. 앤드루스 연구진은 꾸준히 독감을 연구해 왔는데, 쇼프의 논문이 대단히 설득력 있다고 판단했다. 그와 쇼프는 곧 가까운 친구가 되었다. 쇼프는 6세 때부터 휴가를 보내곤 하던 미네소타주 우먼 호수로 그를 초청하여 사냥과 낚시를 하기까지 했다.[55]

1933년 영국에서 사람들 사이에 소규모 독감 유행이 일어나자, 앤드루스, 패트릭 레이들로Patrick Laidlaw, 윌슨 스미스Wilson Smith는 대체로 쇼프의 방법을 써서 환자에게서 채취한 시료를 여과한 물질을 써서 흰 족제비에게 독감을 옮기는 데 성공했다. 그들은 사람 독감의 병원체를 발견했다. 쇼프의 돼지 독감처럼, 그것은 여과기를 통과하는 생물, 즉 바이러스였다.

루이스가 살아 있었다면, 그는 쇼프가 쓴 논문들에 공동 저자로 이름을 올리며, 그 논문들에 경험의 폭과 깊이를 더했을 것이다. 또한 그는 바이러스학 분야의 다른 선구적인 논문들에 도움을 주었을 것이다. 그의 명성은 확고해졌을 것이다. 쇼프는 완벽하지 않았다. 더 뒤에 독감과 다른 분야들에서 온갖 성취를 이루었음에도, 독감에 관한 내용도 일부 포함하여 그의 개념들 중에는 몇 가지 틀린 것이 있었다. 루이스가 기운을 내어 다시 꼼꼼히 살펴보았다면, 그런 실수를 막았을 수도 있다. 그러나 중요한 문제는 아니었다.

쇼프는 곧 록펠러 연구소의 정회원이 되었다. 아마 루이스도 정회원이 되었을 것이다. 그는 연구소의 핵심 인사가 되었을 것이다. 그는 과학을 하는 사람들의 공동체에서 그 구성원으로 살아갔을 것이다. 그는 그들의 세계에 속해 있었을 것이다. 그는 자신이 원하는 모든 것을 다 가졌을 것이다.

윌리엄 파크, 오스왈드 에이버리, 폴 루이스는 각자 자기만의 방식으로 과학에 접근했다.

거의 의료 선교사나 다름없었던 파크는 과학을 더 큰 목적을 위한 수단으로 보았다. 그는 과학을 고통을 덜어 주는 도구로 보았다. 학문적으로나 방법적으로나 파크의 관심사는 주로 목적에 쓸 수 있는 직접적인 결과들에 있었다. 그는 세상에 엄청난 기여를 했다. 애나 윌리엄스와 함께한 연구가 특히 그랬다. 디프테리아 항독소를 개선한 한 가지 일만으로도 그들이 지난 세기에 수십만 명의 목숨을 구해냈다는 데는 논란의 여지가 없었다. 그러나 그의 목적은 그를 제한해 세상을 보는 시야를 좁혔다. 그리하여 자기 자신과 그 밑에서 일한 사람들이 이루었을 연구 결과의 폭을 제한하는 결과를 낳았다.

에이버리는 자기 자신을 강박적으로 몰아붙였다. 예술가이기도 하고 사냥꾼이기도 했던 그는 비전과 인내, 끈기를 지닌 인물이었다. 그는 예술가적 안목으로 새로운 시각에서 풍경을 바라다보았고 그 안에서 정교한 세부를 볼 줄 알았다. 사냥꾼다운 기질 덕분에 그는 겉보기에는 사소해 보이는 풍경에서 무언가 중요한 것이 빠져 있다는 사실을 알아챘다. 그리고 그에게는 경이로운 것에 대한 호기심이 있었다. 그 호기심을 충족시키기 위해 그 밖의 다른 모든 것을 제물로 바쳤다. 그렇게 하지 않고는 못 배겼다. 그게 그의 천성이었다. 고르디우스의 매듭을 풀지 않고 잘라 버림으로써 문제를 해결하는 방식은 그에게 아무런 만족감도 주지 못했다. 그는 불가사의한 일들을 만나면 그것을 피해 가는 대신 밝히고 이해하고 싶어 했다. 그래서 실마리를 이리저리 계속 잡아당겨 풀리기 시작하면 그 실이 나아가는 방향을 끝까지 추적해 엉켜 있던 직물을 완전히 풀어 헤쳤다. 그러고 나면 다른 이들이 다른 세계를 위한 새로운 직물을 짰다. T. S. 엘리엇은 모든 새로운 예술 작품은 기존의 질서를 조금이나마 변화시킨다고 말했다. 에이버리가 한 일은 바로 그것이었고, 그가 가져온 변화는 작지 않았다.

폴 루이스는 낭만주의자였다. 그리고 사랑을 갈구하는 사람이었다. 그는 갈구했다. 그는 파크나 에이버리보다 더 많은 것을 갈구했고, 더 열정적으로 사랑했다. 하지만 많은 낭만주의들이 그러하듯이, 그는 사랑하는 대상만큼이나, 아니 그보다 더 대상의 이념을 사랑했다. 그는 과학을 사랑했고, 연구실을 사랑했다. 하지만 연구실은 그에게 아무것도 주려 하지 않았다. 다른 이들이 루이스를 인도해 주었을 때, 다른 이들이 그를 위해 틈새를 벌려 주었을 때, 연구실의 가장 심오한 비밀들은 모습을 드러냈다. 하지만 루이스가 홀로 연구실에 있을 때 그 틈새는 닫혀 있었다. 그는 느슨하게 풀려 있는 실마리를 당기지 못했다. 그는 질문하는 방법을 몰랐다. 연구실은 그를 무표정한 얼굴로 대하며 그의 간청을 들어주려 하지 않았다. 그의 사인이 자살이든 아니면 진짜 사고이든 간에, 그는 자신이 사랑한 것을 얻지 못함으로써 죽음에 이르렀다. 오직 그에게만 의미 있는 이야기가 되겠

지만, 루이스는 전 세계적으로 유행한 1918년 독감의 마지막 희생자
라 할 수 있다.

후기*

　사건들이 이 책을 추월했다. 1997년 초에 작업에 착수했을 때, 나는 1918년의 사건들을 독감과 필연적으로 연관된 것이 아닐 수도 있는 몇 가지 질문들을 탐색하기 위한 서사의 수단과 탐침으로 이용할 생각이었다. 내가 주로 알고 싶었던 것은 미국 사회가 마주한 거대한 도전 과제, 즉 인류에게 전쟁을 선포한 자연이 서로 전쟁을 벌이던 인간들에게 부과한 과제에 어떻게 대응하였는가였다. 나는 적어도 이러한 과제를 다룰 힘을 가진 개인들, 즉 정치인이나 과학자들이 이에 어떻게 대응했는지를, 그리고 그들이 내린 결정이 사회에 어떤 영향을 미쳤는지를 알고 싶었다. 그리고 그런 연구에서 어떤 교훈을 이끌어낼 수 있을지를 알고 싶었다.

　새로운, 그리고 아마도 치명적일 감염병이 대규모로 유행할 가능성이 지속되고 있기에 이러한 질문들은 갈수록 그 의미가 커지고 있다. 1959년과 1997년 사이에 조류 바이러스에 감염된 것으로 기록된 사

*2018년 새로 쓴 서문이다 ― 옮긴이.

람은 단 두 명뿐이었다. 그리고 사망자는 단 한 명도 없었다. 하지만 1997년, 이른바 조류 독감이라고 불리는 H5N1 조류 독감 바이러스 avian influenza virus가 홍콩에서 발병해 18명이 감염되고 그중 6명이 사망했다. 수백만 마리의 가금류가 바이러스의 싹을 자르기 위한 노력 속에 도살되었고 이는 성공한 듯이 보였다. 그러나 2003년 그 바이러스는 맹렬한 기세로 다시 등장했다. 그 이후 H5N1과 보다 최근의 H7N9 조류 바이러스가 등장해 전례 없는 비율로 사람들을 감염시켜 왔다. 2003년과 2017년 사이, 그러니까 지금 내가 이 글을 쓰고 있는 최근에 이르기까지, 2,342명이 이 바이러스에 감염되었고, 그중 1,053명이 사망했다. 질환 치명률은 44.9퍼센트였다. 질환 치명률이 이처럼 높은 이유는 두 바이러스가 모두 폐 안 깊숙이 있는 세포들과만 결합하여, 사실상 이 병은 바이러스성 폐렴으로 출발하기 때문이다. 사망자들은 아제르바이잔, 이집트, 중국 등 지리적으로 아주 동떨어진 나라들에서 발생했다.[1]

거의 모든 희생자는 조류와 직접적인 접촉을 통해 감염된 것이었지만(아주 드물게 가족으로부터 감염된 경우도 있다), 인간을 감염시킬 때마다 그 바이러스는 상기도 안의 인간 세포와 결합할 능력을 키울 기회를 얻게 된다. 계절성 독감 바이러스가 그러하듯이 말이다. 그렇게 되면 그 바이러스는 사람에게서 사람으로 쉽게 전파될 수 있게 된다. 이 경우에 질환 치명률은 떨어지게 되지만(대부분의 환자가 바이러스성 폐렴이 아니라 일반적인 독감으로 시작하게 되기 때문이다), 전 세계적으로 감염병이 대유행하는 사태가 벌어질 수 있다.

1918년에 인간을 감염시킨 바이러스는 그런 바이러스였다. 이 책이 처음 출간된 이후, 과학자들은 1918년 바이러스의 여덟 조각 가운데

일곱 조각이 조류에 기원을 둔 것이며, 그 바이러스가 아마도 인간의 헤마글루티닌 유전자(바이러스가 결합하는 것을 허락해서 세포를 감염시키는 유전자)를 획득한 다른 바이러스와 재편성을 거친 후에 종을 건너뛰어 인간에게로 넘어온 것이라는 증거를 찾았다. 그리고 하나 남은 여덟 번째 조각조차 최근 조류에 뿌리를 둔 것이었다.[2] 이러한 재편성은 조류 바이러스가 그 유전자를 가진 또 다른 독감 바이러스에 동시에 감염된 포유류 ─ 인간, 말, 돼지 등 무슨 종이든 간에 ─ 에 감염했을 때 일어났을 것이다.

1918년에 세계 인구는 대략 18억 명이었다. 그리고 전 세계적으로 유행한 이 전염병으로 인한 사망자는 아마도 5천만에서 1억 명에 이르는 것으로 보인다. 신뢰할 만한 추정의 최저치는 3500만 명이다. 오늘날 세계 인구는 76억 명이다. 오늘날 세계 인구에 비추어 보면 대략 1억 5000만 명에서 4억 2500만 명이 사망한 것이나 다름없는 결과다.

오늘날에 1918년처럼 전 세계적 유행병 사태가 벌어진다고 해도, 현대 의학 덕분에 사망자 수는 절반 이상 줄어들 것이다. 항생제가 2차 세균 감염을 막아 사망자 수를 대폭 줄일 것이기 때문이다. 항생제가 적절하게 공급된다고 가정할 때 그렇다. 하지만 이는 어디까지나 가정일 뿐이다. 그렇더라도 사망자는 여전히 수천만 명에 이를 것이다. 그리고 심각한 독감 유행 사태가 지진해일처럼 덮쳐 중환자실을 미어터지게 만들고, 의사와 간호사들조차 병으로 쓰러지고, 보건 의료 체계가 붕괴하는 지경에 이르는 등 사태는 우리의 상상을 초월하는 수준으로 벌어질 것이다. 다른 모든 산업이 그러하듯이, 병원은 비용을 줄임으로써 보다 효율적으로 운영되어 왔다. 이는 실질적으로 유휴 설비 없이 병원이 운영되고 있다는 것을 의미한다. 미국의 1인당 병상은 몇십 년 전보다 훨씬 줄어들어 있다. 실제로 통상적으로 독감이 유행하는 시기에, 인공호흡기의 사용률은 거의 100퍼센트에 이른다. 이는 전염병이 전 세계적으로 유행하는 사태가 벌어지게 되면, 기계식 인공호흡기가 필요해도 이용할 수 없는 사람이 많아지게 된다는 것을 의미한다. (독감이 의료 서비스에 가하는 부담이 얼마나 큰지 나는 개인적으로 이 책을 홍보하기 위해 전국을 여행할 때 절실히 깨달았다. 캔자스시티에서, 평범한 계절성 독감의 발병이 급증하자 병원 여덟 곳이 어쩔 수 없이 응급실을 폐쇄할 수밖에 없었다. 하지만 이는 감염병 대유행 사태가 가할 압력의 극히 일부에 지나지 않는다.) 특정한 이차 세균 침입자가 항생제에 내성을 갖추거나 피하주사기나 링거 주머니같이 겉보기에 사소해 보이는 물품들의 공급이 제대로 이루어지지 않는 등 이와 유사한 문제들이 벌어지면(이 글을 쓰고 있는 지금 링거 주머니의 부족이 심각한 문제로 대두되고 있다), 1918년 이후 의학에서 이루어진 많은 발전은 쉽게 무력화될 수 있다.

질병 충격은 또한 물결이 일듯이 경제로 파급되어 재앙적인 결과를 가져올 것이다. 항공 관제사와 트럭 운전사들이 너나없이 병으로 쓰러지면, 적시 재고 시스템은 작동을 멈출 것이고, 그러면 일부 생산라인이 멈춰 서서 공급망은 붕괴하고 말 것이다. 그사이 학교와 보육 시설이 몇 주 동안 문을 닫을 수밖에 없게 되고, 그렇게 과부하가 걸리면 사람들은 재택근무를 해야 할지 모른다.

H5N1의 출현으로, 대기업과 정부는 그런 시나리오가 실제로 일어날 가능성에 주목했다. 사업체들은 공급망과 연속성 계획에 심혈을 기울이기 시작했다. 선진국 정부는 기초 연구, 백신 생산, 특정 약품 비축 등 감염병의 대유행에 대비하는 데 예산을 쏟아붓기 시작했다. 더불어

백신 제조와 분배에 최소한 몇 달은 걸릴 것이기 때문에, 그리고 어떤 항바이러스 약품도 효과가 아주 크지는 않을 것이기 때문에, 각국 정부는 공중보건 담당자들에게 비약물적 개입 조치NPI, 즉 약물을 이용하지 않는 개입을 통해 전염병의 대유행이 미치는 충격을 최소화할 정책 개발을 요구했다. 이러한 일은 대부분 1918년에 일어난 일들의 분석에 기반을 두고 있기 때문에, 나는 역사, 실험 과학, 공중보건, 국제관계, 수리 모델링, 그리고 정치 분야의 전문가들이 머리를 맞대고 하는 활동에 참여해 줄 것을 요청받았다. 나는 그 일에 수년 동안 계속 관여해 왔고, 미국 국립과학원, 국가 안보 기관, 연방과 주 정부 기관, 싱크탱크, 그리고 부시와 오바마 행정부 관료들과 함께 일해 왔다.

계획 설계자들은 5등급 허리케인 수준으로 대비했다. 2009년 H1N1 돼지 독감 대유행 사태는 열대 폭풍이 아닌데도 계획 입안자들의 평정심을 흔들어 놓기에 충분했다. 이 전염병 대유행 사태는 여태껏 알려진 것 중에 가장 가벼운 편이었지만 비약물적 개입 조치 정책 재고 요구를 포함해 새로운 교훈들을 제시했다.

2009년 전염병 대유행 사태 당시 전 세계적으로 "겨우" 15만 명에서 57만 5천 명이 사망한 것으로 추정된다. 미국에서는 대략 12,000명이 사망했다. (하지만 2009년 전염병 사태를 숫자만이 아니라 사망자의 나이라는 관점에서 보면 그것은 생각보다 심각한 사태였다. 희생자의 평균 나이는 겨우 마흔 살이었고, 사망자의 80퍼센트가 65세 이하였다. 계절성 독감의 경우에 65세 이하에서 발생하는 사망자 수는 10퍼센트 미만이다.) 비교해 보자면, 평범한 계절성 독감으로 전 세계에서 매년 65만에 이르는 사람들이 사망하고, 미국에서는 한 해에 3,000명에서 56,000명의 사람들이 사망한다. 이렇게 매년 사망자 수가 크게 차이 나는 이유는 주로 바이러스의 병독성이 매년 다르게 나타나기 때문이다. 또한 해당 연도 백신의 효능이 다르다는 것도 이보다 영향은 적지만 무시할 수 없는 요소다.

2009년 경험을 통해 그 누구도 안심할 수 없다는 사실이 드러났다. 역사적으로 그와 같은 유행병은 무수히 일어났지만, 그것이 감염병임을 알아차리지는 못했다. 오직 현대적 감시와 분자생물학을 통해서만 우리는 그것이 감염병의 대유행 사태임을 알 수 있다. 『워싱턴 포스트』가 미국 질병통제예방센터 소장 톰 프리든Tom Frieden에게 잠을 설치게할 정도로 가장 무서운 대상은 무엇이냐고 물었을 때, 그는 이렇게 응답했다. "언제나 독감 대유행이 가장 큰 근심거리다. …… 그건 정말 최악의 시나리오다."

그렇다면 우리는 지금 어디에 와 있는가? 교훈은 무엇인가?

이 질문을 다루기에 앞서, 우리는 1889년, 1918년, 1957년, 1968년, 2009년 등 우리가 그나마 정보를 가지고 있는 몇 안 되는 감염병 대유행 사태의 공통점이 무엇인지 이해해야 한다.

우선, 이 다섯 차례에 걸친 감염병 대유행 사태는 단번에 일어난 것이 아니라 여러 차례에 걸쳐 물결을 이루며 일어났다.[3] (몇몇 과학자들은 1918년에 들이닥친 첫 번째 물결과 두 번째 물결의 치명성이 서로 다른 것은 이 물결들이 서로 다른 바이러스에 의해 일어났다는 것을 의미한다고 주장한다. 하지만 이들의 주장이 틀렸음을 보여주는 증거는 많다. 무엇보다 첫 번째 물결에 노출된 사람들은 두 번째 물결이 밀려왔을 때 이미 94퍼센트에 이르는 면역력을 갖추고 있었다는 사실을 들 수 있다. 이는 현대의 백신이 제공하는 것보다 훨씬 더 나은 보호 효과라 할 수 있는데, 이것은 같은 바이러스가 두 물결을 일으켰다는 결정적인 증거 중 하나다.)

사실, 많은 연구자가 오늘날 1918년 바이러스가 돌연변이를 일으켜 쉽게 확산되기 이전에 여러 해 동안 사람들 사이에 퍼져 있었을 거라고 추측한다. 이 추측이 옳다면, 이 바이러스가 해스켈에서 기원했다고 보는 가정은 성립하지 않게 된다. 1889년에 유행병을 일으킨 바이러스는 이러한 패턴을 따랐다. 2년 반에 걸쳐 런던, 베를린, 파리 같은 대도시를 포함해 전 세계 여러 곳에서 산발적으로 발생하는 양상을 띠다가 1891~1892년 겨울에 전 세계를 휩쓰는 완전한 유행병이 되었다.

우리는 세계적으로 유행한 모든 전염병의 모든 물결이 적어도 조금씩은 다르게 나타난다는 사실 또한 알고 있다. 물론 1918년에 이 차이는 아주 극적으로 나타났지만, 1968년에는 다소 헷갈려 보일 수 있었다. 미국에서, 그 독감 대유행 때 사망자의 70퍼센트는 1968~1969년 독감 철에 일어났고 1969~1970년 독감 철에 그 나머지가 사망했다.[4] 유럽과 아시아에서는 그 반대였다. 1968~1969년에 사망자는 얼마 안 되었고, 사망자의 압도적 다수는 1969~1970년에 발생했다. 이 시기에는 백신을 이용할 수 있었는데도 그랬다. 덧붙여 말하자면, 1968년에 전 세계적으로 유행한 H3N2 바이러스는 그 이후에 생겨난 여러 독감 바이러스 중에서 가장 심각한 증세를 계속해서 일으키고 있다.

이러한 현상을 이론적으로 요약해 설명하자면, 독감 바이러스는 빠르게 돌연변이를 일으킨다고 말할 수 있다. 미국 질병통제예방센터가 "한 독감 철이 어떠한 양상을 보일지는 그 독감 철이 닥치고 나서야 알 수 있다"고 말하는 이유다.

결국, 우리가 독감에 관해 아무리 많은 사실을 알고 있더라도, 당면

한 시점에서 그것은 별 도움이 되지 않는다.

이 모든 문제의 한 가지 해답이 있다. 바로 범용 백신universal vacccine이다. 즉 모든 독감 바이러스에 작용하는 백신이다.

현재 쓰이고 있는 독감 백신은 면역계에 가장 돋보이는 항원, 즉 브로콜리의 머리처럼 생긴 헤마글루티닌을 표적으로 삼는다. 불행히도 백신이 표적으로 삼는 바이러스의 이 머리 부분은 빠르게 돌연변이를 일으켜 바이러스의 기능에 아무런 영향을 미치지 않은 채로 변화할 수 있다. 이것이 독감 백신이 그다지 잘 듣지 않는 이유 가운데 하나다. 2003년과 2017년 사이에 생산된 독감 백신의 효과는 겨우 10퍼센트에서 61퍼센트 사이에 걸쳐 있다.[5] (효과가 이 정도에 그치더라도, 독감 백신 접종을 통해 매년 수백만 명의 환자와 수천 명의 사망자 발생을 방지하고 있다. 그러므로 백신 접종을 받을 가치는 충분하다.) 게다가 면역계가 상대적으로 약한 고령층에게 몇 년 동안 독감 백신은 어떤 보호 효과도 일으키지 못했다.

하지만 브로콜리의 줄기와 유사한 헤마글루티닌의 줄기를 포함한 바이러스의 다른 부분들은 "보존"된다. 즉 모든 독감 바이러스는 아닐지라도 대부분의 독감 바이러스에서 그 부분은 공유된다. 아마도 그 부분들이 돌연변이를 일으키면 바이러스가 세포를 감염시켜 복제하는 일을 할 수 없기 때문인 것 같다. 현재 백신 연구는 면역계가 그 줄기 부분을 표적으로 삼게 하는 백신 개발에 초점을 맞추고 있다. 연구가 성공적으로 이루어진다면, 이 백신은 인간을 감염시킨 적이 있는 독감 바이러스들에 효과를 발휘하게 될 것이다. 그리고 현재 가장 효과가 좋은 백신보다 훨씬 더 뛰어난 효과를 발휘할 것이고, 그럼으로써 매년 수십만 명의 목숨을 구하게 될 것이다.

물론 범용 백신 개발이 쉽다면 이미 개발되었을 테지만, 수십 년 동안 그런 연구에 대한 투자는 극히 적었다. H5N1 바이러스가 출현하기 전에 미국 정부가 독감 바이러스보다 웨스트나일 바이러스에 더 많은 돈을 쓰고 있었다는 사실을 잠시 생각해 보자. 독감이 한 해에 56,000명의 미국인을 죽이고 있었던 반면, 웨스트나일 바이러스는 가장 치명적이었던 해에도 284명을 죽였다. 그리고 웨스트나일 바이러스는 결코 중대하게 다룰 만한 위협적인 존재가 아니다. 사람들 사이에 폭발적으로 발생할 가능성이 있는 질병이 아니라는 얘기다. 그러나 이 바이러스 연구에 독감 연구보다 더 많은 연구 자금이 투입되고 있었다.

상황은 변했고, 범용 백신 개발을 향한 중대한 진보도 이루어졌다. 하지만 여전히 범용 백신 개발을 위한 노력에 더 많은 자원을 투자할 필요가 있다. 이 백신 개발은 의학 연구에서 그 무엇보다 우선순위를 차지해야 한다.

일단 백신 문제는 한쪽으로 치워 두자. 우리는 어디에 있는가? 우리는 새로운 전염병 대유행 사태에 어떻게 대비하고 있는가?

현재 실정은 이러하다.

우선, 세계보건기구와 각국 정부는 꽤나 좋은 감시 체계를 개발해 두었다. 문제는 그것이 불완전하고 — 너무나 많은 나라가 이 노력에 동참하지 않고 있다 — 지나치게 정부에 기대고 있다는 점이다. 2003년 그 감시 체계는 사스의 출현을 알아차렸다. 사스는 원래 신종 독감 바이러스로 생각되었고, 억제되었다. 하지만 사스는 독감보다 통제하기가 훨씬 더 쉬웠다. 알려진 대로, 세계는 중국 때문에 위험에 처했다. 중국이 처음에는 거짓말을 하며 발병 사실을 숨겼기 때문이다. 중국은 이후 좀 더 솔직한 태도를 보였지만, 여전히 중국의 태도는 불투명하다. 그리고 중국만 그런 태도를 보이는 것도 아니다.

분명히 감시는 중요하다. 그래야만 전 세계적으로 유행할 가능성이 있는 바이러스에 대한 경계경보를 최대한 빨리 울리고, 서둘러 백신 생산에 돌입할 수 있기 때문이다. 그리고 많은 결함에도 불구하고 백신은 여전히 감염병 대유행 사태에 대비하는 최선의 방책이다.

불과 몇 주만 늦게 알아차려도 큰 차이가 생길 수 있다. 2009년에 발병한 유행성 바이러스에 대한 백신은 최고의 계절성 독감 백신만큼이나 효과가 뛰어났지만, 2차 물결이 덮친 시기에 뒤늦게 나왔다.

감시에 더하여, 효과가 더 뛰어나고 더 빨리 생산할 수 있는 백신 제조 기술에 대한 투자도 지속되어 왔다. 현재까지 70년 넘게 독감 백신은 독감 바이러스를 달걀에서 배양하고, 채취하고, 죽인 다음(일부는 약화한 생바이러스 백신 형태로 만들어진다), 정제하는 식으로 이루어져 왔다. 그러나 달걀을 이용한 생산은 속도가 느리고, 바이러스가 달걀에 적응한다는 문제가 있다. 게다가 사람에게 그다지 효과적이지 않다는 문제도 있다. 마침내, 2009년 이후 효과가 더 뛰어나고 생산 속도도 더 빠른 두 가지 기술이 제시되었다. 하나는 바이러스를 포유류 세포 안에서 배양하는 것이다. 두 번째는 헤마글루티닌 항원에 전혀 관계가 없는 바이러스를 집어넣은 다음 그 바이러스가 곤충 세포 안에서 자라게 하여 헤마글루티닌을 채취하는 유전자 재조합 분자생물학 기술을 이용한다.

그러나 최선의 시나리오를 가정하더라도, 다시 말해 새로운 기술을 쓸 수 있게 되더라도, 백신을 대량으로 생산하는 데는 여전히 몇 달이 걸릴 것이다. 게다가 미국 백신 공급의 상당수가 나라 밖에서 제조되고 있다. 치명적인 유행병이 발생할 경우, 백신을 생산하고 있는 국가에서 자국민에게 백신 접종을 다 마치기 전에 백신 수출을 허용할지 의문이다.

몇 가지 항바이러스 약물, 특히 오셀타미비르oseltamivir와 자나미비르zanamivir는 심각한 증상의 완화에 쓰이는 일이 많아지고 있고, 예방적으로 처방하면 이 약물들은 그 질병에 걸릴 위험을 줄일 수 있으나, 그 효과는 오직 이 약물들을 복용하는 동안에만 일어난다. 게다가 이 약물들은 효과가 제한적이고, 내성이 생길 가능성이 있다.

따라서 현재 통용되고 있는 약들은 감염병 대유행 사태의 근본적인 해결책이 될 수 없다.

그 밖에 또 무슨 일을 할 수 있을까? 지난 수년간 많은 정부가 비약물적 개입 조치, 즉 공중보건 수단을 이용해 유행병이 미치는 영향을 줄이는 방법을 모색해 왔다.

쉬운 답은 결코 없다. 바이러스는 공기에 떠다니기 때문에 숨과 함께 들이마실 수 있다. 이것이 전염이 일어나는 가장 일반적인 방식으로 보인다. 하지만 바이러스는 문손잡이나 맥주캔 같은 물건의 표면에서 적어도 몇 시간은 살아남을 수 있다. 온도와 습도에 따라서는 며칠을 사는 것도 가능하다. 그래서 어떤 문을 열고 들어가고 나서 하품이 나오는 것을 막기 위해 손을 입에 갖다 댈 때 전염이 일어날 수 있다. 감염을 피할 유일한 방법은 6주에서 10주 동안 사회로부터 자신을 완전히 격리하는 것이다. 유행병이 발병했다가 한 지역 사회를 휩쓸고 지나가는 데 대략 그 정도의 시간이 걸리기 때문이다. 그 기간에는 물품이나 우편물을 수령해도 안 되고, 외출해도 안 되는 등 하지 말아야 하는 일들이 많다.

이런 일은 실행 불가능하다. 지역 사회 전체가 나머지 세계로부터 완전히 자신을 격리한 놀라운 몇몇 경우를 제외하면 그런 일은 실행 불가능하다. (1918년에 몇 개 섬과 지역 사회는 이런 일을 해냈지만, 오늘날 이런 일을 성공적으로 해내기는 더욱 어려워졌다.)

그래서 정부가 시행을 강제하든, 개인이 알아서 그렇게 하든, 비약물적 개입 조치는 그 효과가 제한적이다. 게다가 그 제한적 효과를 일으키는 데 성공하기 위해서는 계속해서 그 조치를 시행해야 한다. 1918년에 미국 도시들이 시행한 조치들을 토대로 모델 이론가들은 지역 사회 내에서 독감이 유행할 때 "겹겹이" 시행된 여러 개입 조치들이 보건 의료 체계에 가중되는 부담을 덜어 주었다고 결론지었다. 그 조치의 대부분은 다양한 형태의 "사회적 거리두기"였다. 그런데 이들 모델에 사용된 역사적 자료에는 결함이 있으며, 또 모델들은 학교 문을 닫는 것과 같은 1918년에 시행된 조치들을 평가할 때 봄의 1차 유행 물결에 휩쓸린 도시들에서 일부 시민들이 면역력을 획득했다는 점을 고려하지 않았다. 이 점을 고려하면 모델의 결과는 상당히 달라질 수 있다.

그렇다고 하더라도, 비약물적 개입 조치는 이용할 수 있는 유일한 수단들이다. 전면적인 격리는 무용지물이다. 어떤 질병들에는 격리가 합리적인 조치이고, 이론적으로 몇몇 경우에 격리는 독감에 도움을 줄 수 있다. 하지만 이론적으로만 그렇다. 발표되지 않은 군부대에 관한 1918년 연구는 격리가 왜 효과를 발휘하기 힘든지 설명해 준다. 군은 120곳의 훈련 기지에 대한 데이터를 가지고 있었다. 99곳의 기지에서는 격리가 시행되었지만 21곳의 기지에서는 격리 조치가 시행되지 않았다. 하지만 격리를 시행한 기지와 그렇지 않은 기지 사이에 사망률에는 전혀 차이가 없었다. 독감이 기지에 유행한 기간에도 아무런 차이가 없었다. 하지만 이야기가 그렇게 단순하지만은 않다. 그 연구를 수행한 역학자는 숫자만 검토한 것이 아니라 조치가 실제로 어떻게 실행되었는지 검토했고, 격리 조치를 시행한 99곳의 기지에 중에 단지 몇 곳만이 엄격하게 격리 조치를 시행했다는 사실을 알아냈다. 그 몇 곳의 기지에서는 유익한 결과가 나왔다. 하지만 전시에 대다수의 군 기지들이 성과를 거둘 만큼 엄격한 격리 조치를 집행할 수 없었다면, 평시에 민간 사회에서 그런 성과를 거둘 거라고 기대하기란 사실상 불가능하다.

국경을 봉쇄하는 것 또한 아무런 성과를 거두지 못할 것이다. 국가 간 교역을 중단하고, 시민들이 자기 나라로 돌아가는 일 등을 막기는 불가능할 것이다. 국경 폐쇄 조치는 경제 전체를 마비시키고, 수입이 중단됨으로써 상품의 생산 및 공급 과정에 엄청난 문제가 야기될 것이다. 그렇게 된다면 의약품과 주사기, 수술복 등 건강과 관련된 모든 제품도 같이 수입되지 못할 것이다. 국경 봉쇄를 할 때조차, 분석 모델에 따르면 국경 봉쇄가 90퍼센트 효과를 거둘 때 질병 유입이 단 며칠 동안, 길어야 일주일 동안 늦춰질 수 있다. 그리고 국경 봉쇄가 99퍼센트 효과를 거둔다 해도 질병 유입이 늦추어지는 기간은 잘해야 한 달이다.[6]

손을 씻는 것 같은 일상적인 일 말고는 개인이 더 할 수 있는 일은 별로 없다. 몇 주에 걸쳐 매일 매시간 지침에 따라 제대로 손을 씻는다는 것은 쉬운 일이 아니다. 하지만 손을 올바로 닦는 법을 익히는 것은 매우 중요하다. 사스가 유행했을 때 그 점은 분명히 드러났다. 사망자의 대부분은 의료계 종사자였는데, 그들 대부분은 그들이 이미 알고 있던 위생 안전 규칙을 엄격히 지키지 않아 감염된 것으로 보였다. 비약물적 개입 조치를 논의하기 위해 처음으로 모인 자리에서, 단연 뛰어난 안전 기록을 가지고 있는 홍콩 병원의 감염 관리 책임자는 자신은 모든 사람이 반드시 이 규칙들을 엄격히 준수하도록 했다고 힘주어 말했다. (실제로 모든 병원 감염에 관해서 똑같이 말할 수 있다. 감염 통제가 가장 잘 이루어지고 있는 병원들에서는 직원들이 세세한 부분까지 주의를 기울이며 대충 넘어가는 법이 절대로 없다. 성공은 엄격한 규칙 준수와 강조, 훈련에 달려 있다.)

수술용 마스크는 집 안과 같은 매우 제한된 환경을 빼고는 거의 쓸모가 없다. 아픈 사람이 마스크를 쓰는 것이 가장 효과적이다. 그래야 방 안에 침방울이 방출되어 감염되는 사태를 막을 수 있기 때문이다. 이는 1918년에 실험을 통해 이미 증명된 사실이다. 부모는 아픈 아이에게 마스크를 쓰게 해 아이를 더 불편하게 만드는 게 안쓰럽게 느껴질 것이다. 하지만 그렇게 해야 나머지 가족의 안전을 지킬 수 있다는 사실을 안다면 아마도 그렇게 할 것이다. 환자와 밀접히 접촉하는 사람들은 감염이 일어나지 않도록 마스크를 쓰고 손을 꼼꼼히 잘 닦아야 한다. 그런 상황에서는 N95 마스크를 써야겠지만, 얼굴에 잘 맞춰 써야 한다. 마스크를 잘 쓰는 것은 생각보다 어렵다. 독성 곰팡이로부터 자신을 보호하기 위해 N95 마스크를 쓰는 직군에 종사하는 사람들을 연구한 자료에 따르면, 60퍼센트 이상의 사람들이 마스크를 제대로 착용하지 않았다.

그 밖의 추천 사항들은 일반적으로 간단명료하다. 예를 들어 아픈 아이는 학교에 보내지 않고(일반적으로 그렇게 하고 있다), 아픈 성인은 직장에 출근하지 않는 게 좋다(이는 일반적이지 않다). 또 한 가지는 기침이나 재채기를 할 때 손으로 가리지 않고 팔꿈치로 가리는 "기침 예절"을 익히는 것이다. 문손잡이를 잡을 때 손을 이용하기 때문이다. 인터넷 이용에 문제가 없다면, 재택근무를 시행해야 한다.

치명적인 전염병이 대유행하게 되면, 당국은 극장과 술집을 폐쇄하고 스포츠 행사(1919년에는 북미 프로아이스하키 리그 결승전조차 개최가 취소되었다)와 교회 예배를 금지하는 등 좀 더 공격적인 조치를 시행할 수 있을 것이다.

아마도 가장 논쟁적인 비약물적 개입 조치는 학교를 닫는 것이다. 위에 열거된 것과 같은 극단적인 조치들은 오직 상황이 급박할 때만 시행되는 반면, 학교 폐쇄 조치는 상황이 훨씬 덜 심각한 경우에도 시행될 수 있어서 이를 둘러싸고 복잡한 논쟁을 불러일으키기 때문이다.

학교 문을 닫아야 한다는 주장의 논거는 이렇다. 성인은 아동에 비해 다른 독감 바이러스에 노출되더라도 훨씬 더 많은 교차 방어 수단을 가지고 있다. 따라서 보통 아동이 바이러스 공격을 받을 가능성이 더 크다. 또한 아동은 재채기를 하고 나서 휴지를 치우거나 손을 닦는 등의 일에서 성인보다 주의를 덜 기울이는 편이어서, 보통 독감이나 다른 감염병들을 급우들만이 아니라 성인들에게 퍼뜨리게 된다. (아동에 대한 폐렴 백신 접종은 노인들, 즉 그 아동의 조부모가 폐렴에 걸릴 가능성을 38퍼센트에서 94퍼센트까지 떨어뜨린다.) 의심의 여지 없이, 학교는 1957년, 1968년, 2009년에 감염병이 확산하는 데 커다란 역할을 했고, 매년 계절성 독감을 퍼뜨리는 데 큰 역할을 하고 있다.

하지만 학교 문을 닫는 것은 일하는 부모들에게 경제적 부담을 안긴다. 다른 개입 조치들이 그러하듯이, 몇 주에 걸쳐 학교 문을 닫아야 하기 때문이다. 이러한 경제적 비용을 감수하는 것은 감염병 유행이 치명적일 때는 타당할 수 있지만 가볍게 유행할 때는 그렇지 않다. 2009년에 미국 질병통제예방센터는 학교에 단 한 명이라도 환자가 있으면 2주 동안 학교를 폐쇄할 것을 권고했다(질병통제예방센터에는 강제집행 권한이 없어서 오직 권고만 할 수 있다). 전 세계에서 천연두를 몰아내는 세계보건기구 프로그램을 운영하여 엄청난 명성을 얻은 공중보건 전문가 D. A. 헨더슨D. A. Henderson 박사가 이 권고에 격렬히 항의하자, 질병통제예방센터는 입장을 번복해 학교 폐쇄 조치는 바이러스에 "효과적이지 않다"고 말했다. 나는 그 번복된 결정을 지지했다. 이제 질병통제예방센터는 감염병이 심각하게 유행할 때만 학교 문을 닫으라고 권고할 것이다. 옳은 결정이다.

또한 1889년, 1918년, 그리고 1920년 독감이 재발했을 당시의 데이터를 보면 아동이 독감의 중대한 "슈퍼전파자"라는 결론은 재고해 볼 필요가 있어 보인다. 영국, 보스턴, 디트로이트에서 3명의 서로 다른 연구자들이 수행한 네 건의 연구에 따르면, 가정에서 최초로 발생한 환자의 80~85퍼센트는 학생이 아니라 성인이었다. 디트로이트에서 이루어진 연구는 또한 질병이 장기간에 걸쳐 지속될 때 성인 환자의 비중은 줄어들고 아동의 비중이 높아진다는 것을 보여준다. 이 결과는 아동이 성인에게 질병을 전파하고 있다기보다는 그 반대로 해석될 수 있다. 불행히도 내가 질병통제예방센터의 한 연구자에게 이 사실에 관해 얘기했을 때, 그는 "그 자료는 믿을 수 없다"는 반응을 보였다. 그건 올바른 반응이 아니다. 그 자료는 거의 확실하게 정확했다. 이 연구들이 정상 범주에서 벗어난 통계적 변칙일 수 있다. 하지만 좋은 역학자라면 이를 무시해서는 안 된다. 이 연구자들의 이러한 조사 결과들은 검증을 거쳐 이해되어야 한다. 그 정책적 함의가 너무나 크기 때문이다. (한 가지 가능한 추론은 1889년과 1918년 바이러스는 이전에 돌아다니던 바이러스들과 너무나 달라서 어른들이 교차 보호를 받지 못했고, 따라서 아동의 면역계와 성인의 면역계 사이에 아무런 우열이 없었다는 것이다. 즉 아무도 그 바이러스들에 노출된 적이 없었다고 보는 것이다. 1920년에는 이와는 반대로 사실상 모든 사람이 바이러스에 노출된 적이 있어서 마찬가지로 면역계에 우열이 없었다고 볼 수 있다.)

마지막으로, 비약물적 개입 조치가 어떤 식으로든 효과를 보려면, 공중은 당국의 권고 사항을 준수하고 이를 지속해 나가야 한다. 그렇게 하기는 쉽지 않을 것이다. 예를 들어 2009년 멕시코시티에서 정부는 사람들에게 대중교통을 이용할 때 마스크를 쓰라고 권고하며(이러한 조치가 효과를 발휘하는 경우는 거의 없다), 공짜로 마스크를 나누어 주었다. 두려움이 정점에 이르렀을 때, 마스크를 쓰는 사람들의 비율은 65퍼센트까지 올라갔다. 하지만 나흘 뒤에 그 비율은 27퍼센트로 떨어졌다.[7]

한편, 바이러스를 추적 감시하는 것이 절대적으로 필요하다. 1918년 첫 번째 물결에서 두 번째 물결로 변화한 것처럼, 바이러스의 행동 양상에서 일어나는 변화에 따라 대응 방식을 바꿔야 할 수도 있기 때문이다. 당국은 발병이 일어나는지 감시해야 할 뿐 아니라 감염병이 유행하는 동안 계속 그 추이를 지켜봐야 한다.

이처럼 감염병의 대유행이 불러일으키는 문제는 어마어마하게 많다. 하지만 가장 큰 문제는 정부와 진실 사이의 관계에 있다.

정치 지도자들은 진실을 제대로 이해해야 할 필요가 있다. 그리고 그 진실을 제대로 다룰 수 있는 능력이 있어야 한다. 2009년 전염병 사태가 알려 준 한 가지 교훈이 있다면, 그것은 바로 너무나 많은 정부가 진실을 이해하고 다루는 데 무능하다는 것이다. 서양의 모든 정부와 비서구의 많은 정부는 그 당시 감염병의 대유행에 대비한 계획을 수립해 둔 상태였다. 세계보건기구 또한 마찬가지였다. 훌륭한 권고 사항들을 포함한 합리적인 계획들이 마련되어 있었다. 많은 계획이 특정한 기폭제에 기반을 두고, 밟아 나가야 할 — 또는 밟지 말아야 할 — 분명한 단계들을 설정해 놓음으로써 어떤 한 개인이 사태에 개입할 여지를 제한하려고 시도했다. 하지만 수립된 계획과 실제 대비 과정은 일치하지 않았고, 너무나 많은 정치 지도자들이 수립되어 있던 계획을 무시했다.

멕시코의 비상 보건 책임자는 처음에 전염병 사태 때 많은 고위급 회의에서 배제되었다. 브라질 정부는 전염병이 유행하고 있다는 사실을 뒤늦게 알리는 바람에 브라질 남부 지역은 세계에서 가장 높은 사망률을 보였다. 중국의 위생부 부장 천주陳竺는 이 유행병이 외국에서 온 질병이고 자신은 중국을 이로부터 지켜 낼 것이라고 말하며 이렇게 선언했다. "우리는 H1N1 독감 유행을 막고 억제할 수 있다고 확신한다." 프랑스 정부는 유럽연합이 멕시코로 오가는 모든 항공편을 취소해 줄 것을 바랐다. 이집트는 전국의 모든 돼지를 도살했다. 인도는 독감이 번진 마을들의 격리를 고려했다. 하지만 이 모든 조치는 아무런 성과도 가져오지 못했다. 멕시코는 이 질병과 싸우는 데 1억 8천만 달러를 지출했지만, 교역 상대국들이 비합리적으로 대응하는 바람에 90억 달러에 이르는 경제적 손실을 입었다.[8]

이런 조치들이 순전히 정치적 계산에서 나온 것인지 — 이를테면 이 집트에서는 오직 정치적인 이유만으로 돼지고기를 먹는 콥트 기독교 도들이 격리되었고, 정부가 뭔가 일을 하고 있다는 것을 보여주기 위한 수단으로 돼지들이 도살되었다 — 아니면 공직자들이 비이성적이고 감정적인 태도로 사태에 대응해 나온 것인지는 불분명하다. 감정은 이성의 부재가 아니다. 감정은 이성을 더럽힌다.

정치인이 어떤 이득을 보고 어떤 결과가 나올지 뻔히 알면서도 잘해야 비생산적인 일을 벌인 것이든 아니면 단지 무능이나 두려움 때문에 행동했던 것이든, 어느 쪽이든 간에 인적인 요소, 즉 정치적 지도력이라는 요소가 모든 계획에 약점으로 등장한다. 2014년 에볼라 바이러스 대유행 사태는 그 점을 다시 한번 상기시켰다.

1918년에 사람들은 공포에 사로잡혀 있었다. 그것은 진짜 공포였다. 언제 어떻게 죽음이 닥칠지 모른다는 공포가 모든 가정에 스며들어 있었다. 죽음이 빠르게 닥친다는 사실에, 가장 건강하고 가장 튼튼한 사람들이 가장 먼저 쓰러진다는 사실에 사람들은 공포를 느꼈다.

질병 자체만으로도 끔찍한데, 공직자들과 언론은 그 공포를 불러일으키는 데 일조했다. 그 질병을 과장함으로써가 그런 것이 아니었다. 그것을 최소화함으로써, 사람들을 안심시키려고 시도함으로써 그렇게 했다. 홍보 전문가들이 최근 몇십 년간 인기리에 발전시킨 개념 중 하나는 "위험 소통risk communication"이다. 나는 이 용어를 그다지 좋아하지 않는다. 왜냐하면 1918년이 남긴 한 가지 지배적인 교훈이 있다면, 그것은 바로 정부가 위기 상황에서 진실을 말해야 한다는 것이기 때문이다. 위험 소통은 진실이 관리되고 있다는 느낌을 준다. 진실은 관리하는 게 아니다. 진실은 말해져야 한다.

공포는 마음의 어둠 속에서, 미지의 짐승이 우리를 뒤쫓는 정글 속에서 생겨난다. 어둠에 대한 두려움은 그 두려움이 몸에 발현되어 나타나는 것이나 다름없다. 공포 영화는 미지의 것, 우리가 볼 수도 없고 알지도 못하는 불분명한 위협과 그것을 피할 어떤 안전한 은신처도 찾을 수 없다는 사실을 이용한다. 그러나 모든 공포 영화에서 일단 괴물이 등장하면, 공포는 구체적인 형태로 응축되면서 줄어든다. 두려움은 남아 있다. 그러나 미지의 것이 빚어낸 공황 직전의 긴장감은 사라진다. 상상의 힘은 흩어진다.

1918년 당국자들과 언론의 거짓말 덕분에 그 공포는 결코 구체적인 형태로 응축되지 않았다. 대중은 아무것도 신뢰할 수 없었고, 따라서 아무것도 알지 못했다. 그래서 공포는 사회로 스며들어서 누군가가 자매를 돌보지 못하게 막았고, 자원봉사자가 너무 아파서 스스로 음식을 해먹을 수 없는 사람에게 음식을 갖다주는 일을 꺼리게 함으로써 그들이 굶어 죽고, 노련한 간호사가 가장 다급한 요청에 응하지 않게 막았다. 사회를 해체 위험에 빠뜨린 것은 질병 자체가 아니라 두려움이었다. 사태를 과장해서 말하는 법이 없는 침착하고 신중한 사람이었던 빅터 본이 경고했듯이, 문명은 몇 주 안에 사라질 수도 있다.

따라서 1918년의 마지막 교훈, 단순하지만 실행하기 가장 어려운 교훈은 권력을 행사하는 위치에 있는 사람들이 모두를 소외시키는 공황 상태를 누그러뜨려야 한다는 것이다. 모두가 자기 자신만을 위한다면 사회는 제대로 기능할 수 없다. 정의상, 문명은 그러고도 살아남을 수는 없다.

권력을 가진 사람들은 대중의 신뢰를 유지해야 한다. 그렇게 하기 위해서는 아무것도 왜곡해서는 안 되고, 거짓으로 사람들을 안심시키려 해서도 안 되며, 그 누구도 조종하려 들어서는 안 된다. 링컨은 그렇게 하는 것이 최우선이자 최선이라고 말했다.

지도자는 어떤 공포에 직면해서도 그것을 구체화해야 한다. 그래야만 사람들이 그것을 깨뜨릴 수 있을 것이다.

감사의 말

    원래 나는 이 책에서 인류 역사상 가장 치명적이었던 유행병에 관한 이야기를 이에 맞서 싸우려 했던 과학자들과 이에 대처하려 했던 정치 지도자들의 시각에서 솔직하게 다뤄 볼 생각이었다. 집필에는 2년 반에서 길어야 3년 정도 걸릴 거라고 예상했다.

    하지만 일은 마음먹은 대로 되지 않았다. 대신 이 책을 쓰는 데 7년의 세월이 걸렸다. 그리고 시간이 흐르면서 이 책은 원래 생각했던 것과는 조금 다른 성격으로 전개되어 갔다(나는 성장해 나갔다고 생각하고 싶다).

    그렇게 오랜 시간이 걸린 이유 중 하나는 당시 미국 의학이 어떠했는지 살펴보지 않은 채로 이 과학자들에 관해 이야기한다는 것은 가능하지 않은 일로 보였기 때문이었다. 다시 말해 이 책에 등장하는 과학자들은 실험실 연구를 훨씬 넘어서는 일들을 했기 때문이었다. 그들은 미국 의학의 성격 자체를 바꿨다.

그리고 그 유행병에 관해 유용한 자료를 찾기는 놀라울 만치 어려웠다. 이 당시 죽은 사람들에 관한 이야기를 찾는 일은 아주 쉬웠지만, 나는 늘 사건들을 어떻게든 통제해 보려고 애쓰는 사람들에게 관심의 초점을 맞추고 있었다. 그런데 그런 이들은 너무나 바빴고, 너무나 정신없이 일하느라 기록을 하는 데 주의를 기울일 여력이 없었다.

그 7년 동안 나는 많은 이들의 도움을 받았다. 자신의 연구 자료를 제공하거나 필요한 문헌을 찾는 데 도움을 준 분들도 있고, 독감 바이러스와 독감을 이해하는 데 도움을 준 분들도 있고, 원고를 읽고 조언을 해준 분들도 있다. 물론 이 책에서 사실을 다룬 부분이든 판단을 내린 부분이든 간에 잘못 인용했거나 누락이 있다면 모두 내 잘못이다. (저자가 감사의 말에서 혹시라도 있을 오류를 다른 사람들의 탓으로 돌리는 것도 재미있지 않을까?)

국립암연구소의 두 친구 스티븐 로젠버그Steven Rosenberg와 니컬러스 레스티포Nicholas Restifo는 과학자가 문제에 어떤 식으로 접근하는지를 이해하도록 도움을 주었고, 원고를 일부 읽고 평을 해주었다. 독감 바이러스의 세계적인 전문가에 속하는 뉴욕 마운트시나이 의료센터 피터 팔레세 박사는 매우 관대하게 시간과 지식을 나누어 주었다. 팔레세와 마찬가지로 세계적인 독감 전문가인 세인트주드 의료센터의 로버트 웹스터Robert Webster는 식견을 나누고 비평을 해주었다. 로버트 프렌치Ronald French는 원고를 읽고 이 병의 임상 진행 양상을 다룬 내용이 정확한지 판단해 주었다. 빈센트 모렐리Vincent Morelli는 내게 워런 서머스Warren Summers를 소개했다. 서머스와 뉴올리언스에 있는 루이지애나 주립 대학교 보건학센터의 폐렴 부서는 독감에 걸렸을 때 폐에 어떤 일이 일어나는지를 이해하는 데 많은 도움을 주었다. 워런은 내가 질문할 때마다 매번 매우 인내심을 갖고 도움을 주었다. 툴레인 의대의 미첼 프라이드먼Mitchell Freidman은 폐에서 일어나는 일들을 설명해 주었다.

육군병리학연구소의 제프리 토벤버거Jeffrey Taubenberger는 최신 발견 내용들을 계속 따라갈 수 있도록 도와주었다. 국립보건원의 존 예델John Yewdell은 독감 바이러스의 특성을 설명해 주었다. 툴레인의 로버트 마턴슨Robert Martensen은 의학사 방면에서 가치 있는 제안들을 했다. 아메리칸 대학교의 앨런 크라우트Alan Kraut는 일부 원고를 읽고 평을 해주었다.

툴레인 자비어 생명환경연구센터의 존 매클라클런John MacLachlan에게 특히 감사의 말을 드리고 싶다. 그는 이 책이 나올 수 있도록 아주 많은 도움을 주었다. 툴레인 의료센터 산하 임상유효성 및 생명유지 센터 소장 윌리엄 스타인먼William Steinmann은 집필실, 질병에 관한 지식, 우정을 아낌없이 제공했다.

이 분들은 모두 의학 박사나 철학 박사, 또는 양쪽 학위를 다 지녔다. 이 분들의 도움이 없었더라면 스스로 사이토카인 폭풍을 이해하려고 시도하다가 포기했을 것이다.

책을 쓰는 이들은 늘 도서관 사서들과 기록물 관리자들에게 감사를 표한다. 거기에는 타당한 이유가 있다. 툴레인 대학교의 루돌프 마타스 의학 도서관에 있는 분들은 거의 다 내게 정말로 큰 도움을 주었다. 특히 팻시 코플랜드Patsy Copeland의 이름을 말하지 않을 수 없겠다. 케이틀린 퍼글리아Kathleen Puglia, 수 도시Sue Dorsey, 신디 골드스타인Cindy Goldstein에게 감사를 드린다.

또한 WGBH의 「아메리칸 익스피리언스American Experience」의 마크 새

멀스Mark Samels에게 감사한다. 그는 그 프로그램 제작을 위해 독감 대유행에 관해 수집한 모든 자료를 살펴볼 수 있도록 해주었다. 또 단순히 많은 일을 하는 차원을 넘어서 적극적으로 도움을 준 국립과학원의 재니스 골드블럼Janice Goldblum, 필라델피아 무터 박물관의 그레첸 워든Gretchen Worden, 자신들이 연구하는 내용을 기꺼이 제공한 당시 럿거스 대학교 대학원생이었던 제프리 앤더슨Jeffrey Anderson, 당시 아메리칸 대학교 대학원생이었던 제리 젠하트Gery Gernhart에게 감사의 말을 전한다. 또 자신이 수집한 구술 녹음 자료를 제공한 웨스트체스터 대학교의 찰스 하디Charles Hardy, 해박한 지식으로 도움을 준 국립기록보관소의 미치 요컬슨Mitch Yockelson에게 감사한다. 『필라델피아 매거진』의 편집자였던 엘리엇 캐플런Eliot Kaplan도 지원을 해주었다. 캔자스의 폴린 마이너Pauline Miner와 캐서린 하트Catherine Hart에게도 감사한다. 사진을 제공한 미국 적십자사의 수전 로빈스 왓슨Susan Robbins Watson, 캔자스 더들리 도서관의 리사 펜더그래프Lisa Pendergraff, 해군 의무부의 앤드리 소보친스키Andre Sobocinski, 록펠러 대학교 기록보관소의 다윈 스태플턴Darwin Stapleton, 존스 홉킨스 앨런 메이슨 체스니 기록보관소의 낸시 매콜Nancy McCall에게 감사드린다. 또 조부에 관한 정보를 제공한 팻 워드 프리드먼Pat Ward Friedman에게 감사드린다.

이제 담당 편집자 웬디 울프에게 감사드릴 차례다. 이번이 겨우 다섯 번째 책이지만, 나는 잡지 기사를 포함하면 말 그대로 수십 명의 편집자와 일했다. 웬디 울프는 그중에서도 아주 뛰어난 사람이다. 그녀는 전통적인 방식으로 편집한다. 아주 꼼꼼하게 본다. 그녀는 이 원고를 특히 꼼꼼하게 보았고, 그녀와 함께 일하는 것은 내게 큰 기쁨이었다. 좋은 쪽으로든 나쁜 쪽으로든 간에 — 나는 좋은 쪽이기를 바라지만—그녀가 없었다면 이 책은 나오지 못했을 것이라는 말은 진심이다. 또한 그저 전반적으로 돕는 차원을 넘어서 부지런히 믿음직하게 도와준 조수 힐러리 레드먼에게 감사하고 싶다.

그리고 늘 그렇듯이 탁월한 직업의식을 보여준 저작권 대리인 래피얼 세이걸린에게 감사한다. 나와 함께 일한 편집자는 많았지만 저작권 대리인은 한 명뿐이었다. 그 사실은 많은 것을 말해 준다.

마지막으로 멋진 내 아내 마거릿 앤 허긴스에게 고맙다는 말을 전한다. 아이디어를 구상하는 일부터 아주 구체적인 일을 포함해 아내는 일일이 열거하기 힘들 만큼 많은 방면으로 나를 도왔지만, 그녀가 힘든 상황에서도 자기 자신의 본모습을 잃지 않은 것이 무엇보다 고마웠다. 친지들에게도 감사의 인사를 전한다.

주

약어

APS   American Philosophical Society, Philadelphia
HSP   Historical Society of Philadelphia
JHU   Alan Mason Chesney Medical Archives, the Johns Hopkins University
LC   Library of Congress
NA   National Archives
NAS   National Academy of Sciences Archives
NLM   National Library of Medicine
RG   Record group at National Archives
RUA   Rockefeller University Archives
SG   Surgeon General William Gorgas
SLY   Sterling Library, Yale University
UNC   University of North Carolina, Chapel Hill
WP   Welch papers at JHU

들어가는 말

1   2002년 1월 31일 데이비드 애런슨 박사, 2002년 9월 9일 로버트 쇼프 박사와 개인
    적으로 나눈 대화.

2   Niall Johnson and Juergen Mueller, "Updating the Accounts: Global Mortality of the 1918-1920 'Spanish' Influenza Pandemic," *Bulletin of the History of Medicine* (2002), 105-15.

3   Sherwin Nuland, *How We Die* (1993), 202.

4   Kenneth M. Ludmerer, *Learning to Heal: The Development of American Medical Education* (1985), 113.

5   William James, "Great Men, Great Thoughts, and Environment" (1880); 다음 문헌에서 인용. Sylvia Nasar, *A Beautiful Mind* (1998), 55.

6   Johann Wolfgang Goethe, *Faust, Part One* (1949), 71.

1부 전사들

1장

1   *Washington Star*, Sept. 12, 1876.

2   *New York Times*, Sept. 12, 1876.

3   H. L. Mencken, "Thomas Henry Huxley 1825-1925," *Baltimore Evening Sun* (1925).

4   이 연설에 대한 자세한 설명은 다음을 참조. *New York Times, Washington Post, Baltimore Sun*, Sept. 13, 1876.

5   Simon Flexner and James Thomas Flexner, *William Henry Welch and the Heroic Age of American Medicine* (1941), 237.

6   Roy Porter, *The Greatest Benefit to Mankind* (1997), 56.

7   다음 문헌에서 인용. Charles-Edward Amory Winslow, *The Conquest of Epidemic Disease: A Chapter in the History of Ideas* (1943), 63.

8   이 이론에 대한 논고는 다음을 참조. Porter, *The Greatest Benefit to Mankind*, 42-66, 여러 곳.

9   같은 문헌, 77.

10 Vivian Nutton, "Humoralism," in *Companion Encyclopedia to the History of Medicine* (1993).

11 다음 문헌에서 인용. Winslow, *Conquest of Epidemic Disease*, 126.

12 같은 문헌, 142.

13 같은 문헌, 59.

14 밀턴 로즈노가 미국세균학자협회 회장으로서 1934년에 한 연설에서 인용, Rosenau papers, UNC.

15 이에 대한 탁월한 비평은 다음을 참조. Richard Shryock, *The Development of*

Modern Medicine, 2nd ed. (1947), 30-31.

16 같은 문헌, 4.

17 Charles Rosenberg, "The Therapeutic Revolution," in *Explaining Epidemics and Other Studies in the History of Medicine* (1992), 13-14.

18 같은 문헌, 9-27, 여러 곳.

19 Benjamin Coates practice book, 같은 문헌에서 인용, 17.

20 스티븐 로젠버그가 저자와 개인적으로 나눈 대화 중에 들려준 일화.

21 다음 문헌에서 인용. Richard Shryock, *American Medical Research* (1947), 7.

22 John Harley Warner, *Against the Spirit of the System: The French Impulse in Nineteenth-Century American Medicine* (1998), 4.

23 같은 문헌, 183-84.

24 다음 문헌 참조. Richard Walter, S. Weir Mitchell, M.D., *Neurologist: A Medical Biography* (1970), 202-22.

25 Winslow, *Conquest of Epidemic Disease*, 296.

26 다음 문헌에서 인용. Paul Starr, *The Social The Social Transformation of American Medicine* (1982), 55.

27 Charles Rosenberg, *Explaining Epidemics and Other Studies in the History of Medicine* (1992), 14.

28 *Thomsonian Recorder* (1832), 89; 다음 문헌에서 인용. Charles Rosenberg, *The Cholera Years: The United States in 1832, 1849, and 1866* (1962), 70-71.

29 John Harley Warner, "The Fall and Rise of Professional Mystery," in *The Laboratory Revolution in Medicine* (1992), 117.

30 다음 문헌에서 인용. Rosenberg, *Cholera Years*, 70-71.

31 John King, "The Progress of Medical Reform," *Western Medical Reforme* (1846); 다음 문헌에서 인용. Warner, "The Fall and Rise of Professional Mystery," 113.

32 Burton J. Bledstein, *The Culture of Professionalism: The Middle Class and the Development of Higher Education in America* (1976), 33.

33 Shryock, *Development of Modern Medicine*, 264.

34 Ludmerer, *Learning to Heal*, 10, 11, 23, 168.

35 Rosenberg, "The Therapeutic Revolution," 9-27, 여러 곳.

36 Bledstein, *Culture of Professionalism*, 33.

37 다음 문헌에서 인용. Donald Fleming, *William Welch and the Rise of American Medicine* (1954), 8.

38 Edwin Layton, *The Revolt of the Engineers: Social Responsibility and the American Engineering Profession* (1971), 3.

39 Ludmerer, *Learning to Heal*, 37 (re: Harvard), 12 (re: Michigan).

40 같은 문헌에서 인용, 25.

41 같은 문헌, 37.

42 같은 문헌, 48.

43 Bledstein, *Culture of Professionalism,* 275-76.

44 Ludmerer, *Learning to Heal,* 15.

45 같은 문헌, 25.

46 James Flexner, *An American Saga:The Story of Helen Thomas and Simon Flexner* (1984), 125; 같은 문헌에서 다음도 참조, 294.

47 Benjamin Gilman, 다음 문헌에서 인용. Flexner, *American Saga,* 125.

2장

1 Flexner and Flexner, *William Henry Welch,* 3-8, 여러 곳.

2 Ezra Brown, ed., *This Fabulous Century, The Roaring Twenties* 1920-1930 (1985), 105, 244.

3 다음 문헌에서 인용. Sue Halpern, "Evangelists for Kids," *New York Review of Books* (May 29, 2003), 20.

4 Flexner and Flexner, *William Henry Welch,* 33.

5 같은 문헌, 33.

6 같은 문헌, 29.

7 Fleming, *William Welch,* 15.

8 Flexner and Flexner, *William Henry Welch,* 50.

9 같은 문헌에서 인용, 49.

10 같은 문헌, 62-63.

11 Shryock, *Development of Modern Medicine,* 206.

12 Flexner and Flexner, *William Henry Welch,* 64, 다음도 참조, 71.

13 같은 문헌, 62.

14 같은 문헌, 76.

15 Thomas Bonner, *American Doctors and German Universities: A Chapter in International Intellectual Relations, 1870-1914* (1963), 23.

16 Welch to father, March 21, 1876, WP.

17 Welch to stepmother, March 26, 1877, WP.

18 Flexner and Flexner, *William Henry Welch,* 83.

19 Welch to father, Oct. 18, 1876, WP.

20 Welch to father, Feb. 25, 1877, WP.

21 Welch to father, Oct. 18, 1876, WP.

22 Welch to father, Sept. 23, 1877, WP.

23 다음 문헌에서 인용. Flexner and Flexner, *William Henry Welch,* 87.

24 다음 문헌에서 인용. Shryock, *Development of Modern Medicine*, 181-82.

25 같은 문헌에서 인용, 182.

26 다음 문헌에서 인용. Flexner and Flexner, *William Henry Welch*, 93.

27 같은 문헌, 106.

28 같은 문헌, 112.

29 같은 문헌, 112.

3장

1 같은 문헌, 70.

2 같은 문헌에서 인용, 117.

3 John Duffy, *A History of Public Health in New York City 1866-1966* (1974), 113.

4 자임에 대한 더 상세한 내용은 다음을 참조. Phyllis Allen Richmond, "Some Variant Theories in Opposition to the Germ Theory of Disease," *Journal of the History of Medicine and Allied Sciences* (1954), 295.

5 Paul De Kruif, *Microbe Hunters* (1939), 130.

6 Charles Chapin, "The Present State of the Germ Theory of Disease," Fists Fund Prize Essay (1885), unpaginated, Chapin papers, Rhode Island Historical Society.

7 Michael Osborne, "French Military Epidemiology and the Limits of the Laboratory: The Case of Louis-Felix-Achille Kelsch," in Andrew Cunningham and Perry Williams, eds., *The Laboratory Revolution in Medicine* (1992), 203.

8 Flexner and Flexner, *William Henry Welch*, 128-32.

9 Welch to stepmother, April 3, 1884, WP.

10 같은 문헌.

11 Flexner and Flexner, *William Henry Welch*, 136, 다음도 참조, 153.

12 앨런 프리먼Allen Freeman 박사가 한 말. 같은 문헌에서 인용, 170.

13 Welch to father, Jan. 25, 1885, WP.

14 Florence Sabin, *Franklin Paine Mall: The Story of a Mind* (1934), 70.

15 Sabin, *Franklin Paine Mall*, 24.

16 Flexner and Flexner, *William Henry Welch*, 225.

17 Sabin, *Franklin Paine Mall*, 112.

18 같은 문헌, 112.

19 Martha Sternberg, *George Sternberg: A Biography* (1925), 5, 68, 279, 285 참조.

20 1991년 7월 스티븐 로젠버그 박사가 들려준 일화.

21 Flexner and Flexner, *William Henry Welch*, 165.

22 같은 문헌, 151.

23 같은 문헌, 230.

24 같은 문헌, 165.

25 John Fulton, *Harvey Cushing* (1946), 118.

4장

1 Flexner and Flexner, *William Henry Welch*, 222.

2 Ludmerer, *Learning to Heal*, 53.

3 Fulton, *Harvey Cushing*, 121.

4 Shryock, *Unique Influence of Johns Hopkins*, 8.

5 다음 문헌에서 인용. Ludmerer, *Learning to Heal*, 75.

6 Shryock, *Unique Influence*, 20.

7 Michael Bliss, *William Osler: A Life in Medicine* (1999), 216.

8 Bonner, *American Doctors and German Universities*, 99.

9 William G. MacCallum, *William Stewart Halsted* (1930), 212.

10 Flexner and Flexner, *William Henry Welch*, 263.

11 Ludmerer, *Learning to Heal*, 128.

12 Shryock, *Unique Influence*, 37.

13 Victor A. Vaughan, *A Doctor's Memories* (1926), 153.

14 Flexner and Flexner, *William Henry Welch,* 207.

15 Wade Oliver, *The Man Who Lived for Tomorrow: A Biography of William Hallock Park, M.D.* (1941), 238.

16 Frederick T. Gates to Starr Murphy, Dec. 31, 1915, WP.

17 같은 문헌, 115.

18 James Thomas Flexner, *American Saga*, 241-42.

19 같은 문헌, 278.

20 Benison and Nevins, "Oral History, Abraham Flexner," Columbia University Oral History Research Office; Flexner, American Saga, 30-40 참조.

21 James Thomas Flexner, *American Saga*, 133.

22 같은 문헌, 421.

23 Benison and Nevins, "Oral History, Abraham Flexner."

24 James Thomas Flexner, *American Saga*, 239.

25 Peyton Rous comments, Simon Flexner Memorial Pamphlet, Rockefeller Institute of Medical Research, 1946.

26 Corner, *History of the Rockefeller Institute,* 155.

27 같은 문헌.

28 Flexner to Cole, Jan. 21, 1919, Flexner papers, APS.

29 Peyton Rous comments, Simon Flexner Memorial Pamphlet.

30 Simon Flexner, "The Present Status of the Serum Therapy of Epidemic Cerebro-spinal Meningitis," *JAMA* (1909), 1443; 다음도 참조, Abstract of Discussion, 1445.

31 같은 문헌.

32 Wade Oliver, *Man Who Lived for Tomorrow*, 300.

33 M. L. Durand et al., "Acute Bacterial Meningitis in Adults-A Review of 493 Episodes," *New England Journal of Medicine* (Jan. 1993), 21-28.

34 Flexner to Wollstein, March 26, 1921, Flexner papers.

35 Corner, *History of the Rockefeller Institute*, 159.

36 같은 문헌, 158.

37 Saul Benison, *Tom Rivers: Reflections on a Life in Medicine and Science, An Oral History Memoir* (1967), 127.

38 Corner, *History of the Rockefeller Institute*, 155.

39 같은 문헌, 158.

40 Heidelberger, oral history, 1968, NLM, 66.

41 Peyton Rous comments, Simon Flexner Memorial Pamphlet.

42 이 회의에 대한 자세한 설명은 다음을 참조. Wade Oliver, *Man Who Lived for Tomorrow*, 272-76.

5장

1 Benison, *Tom Rivers*, 30, 70, 204.

2 Heidelberger, oral history, 83.

3 Benison, *Tom Rivers*, 70.

4 Benison, *Tom Rivers*, 68.

5 다음 문헌에서 인용. Flexner and Flexner, *William Henry Welch*, 61.

6 Fleming, *William Welch*, 4.

7 Vaughan, *A Doctor's Memories*, 440.

8 Ludmerer, *Learning to Heal*, 116.

9 Paul Starr, *The Social The Social Transformation of American Medicine*(1982), 109.

10 Ludmerer, *Learning to Heal*, 172.

11 같은 문헌 다음을 참조, 169-173.

12 Meirion Harries and Susie Harries, *The Last Days of Innocence: America at War, 1917-1918* (1997), 15.

13 E. Richard Brown, *Rockefeller's Medicine Men* (1979), 다음 문헌에서 인용. Starr, *Social Transformation*, 227.

14 Ludmerer, *Learning to Heal*, 238-43.

15 Shryock, *Development of Modern Medicine*, 350; Ludmerer, *Learning to Heal*, 247.

16 Fulton, *Harvey Cushing*, 379.

17 Ludmerer, *Learning to Heal*, 192-93.

18 Charles Eliot to Abraham Flexner, Feb. 1 and Feb. 16, 1916, WP.

2부 무리

6장

1 *Santa Fe Monitor*, Feb. 28, 1918.

2 로링 마이너에 관한 자료 출처는 마이너의 며느리 L. V. 마이너 주니어 부인(1999 년 8월 27일)과 손녀 캐서린 하트(2003년 7월)와 한 인터뷰, 그리고 *Kansas and Kansans*(1919)이다.

3 전형적인 서부의 관행, 특히 캔자스주의 관행에 대한 자세한 설명은 다음 책을 참 조. Arthur E. Hertzler, *The Horse and Buggy Doctor* (1938) and Thomas Bonner, *The Kansas Doctor* (1959).

4 *Santa Fe Monitor*, Feb. 14, 1918.

5 *Public Health Reports* 33, part 1 (April 5, 1918), 502.

6 *Santa Fe Monitor*, Feb. 21, 1918.

7 *Santa Fe Monitor*, Feb. 28, 1918.

8 Maj. John T. Donnelly, 341st Machine Gun Battalion, Camp Funston, RG 393, NA.

9 Commanding General C. G. Ballou, Camp Funston, to Adjutant General, March 12, 1918, Camp Funston, RG 393.

10 Maj. General Merritt W. Ireland, ed., *Medical Department of the United States Army in the World War*, v. 9, *Communicable Diseases* (1928), 415.

7장

1 F. M. Bernet and Ellen Clark, *Influenza: A Survey of the Last Fifty Years* (1942), 70.

2 Bernard Fields, *Fields' Virology*, (1996), 265.

3 같은 문헌, 114.

4 J. J. Holland, "The Origin and Evolution of Viruses," in *Microbiology and Microbial Infections* (1998), 12.

5 같은 문헌, 17.

8장

1 다음 문헌에서 인용. Milton Rosenau notebook, Dec. 12, 1907, Rosenau papers, UNC.

2 Harvey Simon and Martin Swartz, "Pulmonary Infections," and R. J. Douglas, "Prophylaxis and Treatment of Influenza," in section 7, Infectious Diseases, in Edward Rubenstein and Daniel Feldman, *Scientific American Medicine* (1995).

3 저자가 피터 팔레세Peter Palese 박사와 2001년 8월 2일 개인적으로 나눈 대화.

4 W. I. B. Beveridge, *Influenza: The Last Great Plague: An Unfinished Story of Discovery* (1977), 26.

5 같은 문헌.

6 John Duffy, *Epidemics in Colonial America* (1953), 187-88, 다음 문헌에서 인용. Dorothy Ann Pettit, "A Cruel Wind: America Experiences the Pandemic Influenza, 1918-1920, A Social History" (1976), 31.

7 Beveridge, *Influenza*, 26.

8 다음 문헌에서 인용. Pettit, "Cruel Wind," 32.

9 Beveridge, *Influenza*, 26-31.

3부 불씨

9장

1 Major George Crile, "The Leading War Problems and a Plan of Organization to Meet Them," draft report, 1916, NAS.

2 Randolph Bourne, "The War and the Intellectuals," *The Seven Arts* (June 1917), 133-46.

3 Arthur Walworth, *Woodrow Wilson*, v. 2 (1965), 63.

4 Walworth, *Woodrow Wilson*, v. 1, 344.

5 Walworth, *Woodrow Wilson*, v. 2, 97.

6 Stephen Vaughn, *Holding Fast the Inner Lines: Democracy, Nationalism, and the Committee on Public Information* (1980), 3.

7 David Kennedy, *Over Here: The First World War and American Society* (1980),

24.

8 Walworth, *Woodrow Wilson*, v. 2, 101.

9 Walworth, *Woodrow Wilson*, v. 2, 97.

10 Kennedy, *Over Here*, 47.

11 Vaughn, *Holding Fast the Inner Lines,* 226; Kennedy, *Over Here*, 81.

12 Richard W. Steele, *Free Speech in the Good War* (1999), 153.

13 Joan Jensen, *The Price of Vigilance* (1968), 115.

14 같은 문헌, 96.

15 Kennedy, *Over Here*, 54.

16 다음 문헌에서 인용. Jensen, *Price of Vigilance*, 79.

17 같은 문헌, 99.

18 Kennedy, *Over Here*, 74.

19 Vaughn, *Holding Fast the Inner Lines*, 155.

20 Jensen, *Price of Vigilance*, 51.

21 Robert Murray, *Red Scare: A Study in National Hysteria* (1955), 16, 51-53.

22 Learned Hand speech, Jan. 27, 1952, 다음 문헌에서 인용. www.conservativeforum. org/authquot.asp-ID 915.

23 Vaughn, *Holding Fast the Inner Lines*, 3.

24 Kennedy, *Over Here*, 91-92.

25 1997년 4월 베티 카터Betty Carter와 한 인터뷰.

26 Vaughn, *Holding Fast the Inner Lines*, 3.

27 Bourne, "War and the Intellectuals," 133.

28 Vaughn, *Holding Fast the Inner Lines*, 141.

29 같은 문헌, 169.

30 Murray, *Red Scare*, 12.

31 Vaughn, *Holding Fast the Inner Lines*, 126.

32 *Philadelphia Inquirer*, Sept. 1, 1918.

33 Walworth, *Woodrow Wilson*, v. 2, 168.

34 Red Cross news release, Aug. 23, 1917, entry 12, RG 52, NA.

35 Aug. 24, 1917 memo, entry 12, RG 52, NA.

36 예를 들어 다음을 참조, *Arizona Gazette*, Sept. 26, 1918.

37 William Maxwell, unaired interview re Lincoln, Illinois, Feb. 26, 1997, for "Influenza 1918," *American Experience*.

38 *Committee on Education and Training: A Review of Its Work*, by the advisory board, unpaginated, appendix. C. R. Mann, chairman, RG 393, NA.

39 Memo to the Colleges of the U.S. from Committee on Education and Training, Aug. 28, 1918; copy found in Camp Grant files, RG 393, NA.

10장

1 다음 문헌에서 인용. Simon Flexner and James Thomas Flexner, *William Henry Welch and the Heroic Age of American Medicine* (1941), 366.

2 United States Civil War Center, www. cwc.lsu.edu/cwc/other/stats/warcost.htm.

3 Victor Vaughan, *A Doctor's Memories* (1926), 410.

4 2001년 3월 20일 피터 팔레세 박사와의 인터뷰.

5 Memo on measles, undated, RG 112, NA; 다음 문헌도 참조, Maj. General Merritt W. Ireland, ed., *Medical Department of the United States Army in the World War*, v. 9, *Communicable Diseases* (1928), 409.

6 David McCullough, *The Path Between the Seas: The Creation of the Panama Canal, 1870-1914* (1977), 425-26.

7 William Allen Pusey, M.D., "Handling of the Venereal Problem in the U.S. Army in Present Crisis," *JAMA* (Sept. 28, 1918), 1017.

8 Kennedy, *Over Here*, 186.

9 C. P. Knight, "The Activities of the USPHS in Extra-Cantonment Zones, with Special Reference to the Venereal Disease Problem," *Military Surgeon* (Jan. 1919), 41.

10 Flexner and Flexner, *William Henry Welch*, 371.

11 Colonel Frederick Russell to Flexner, June 11, 1917, Flexner papers, APS.

12 George A. Corner, *A History of the Rockefeller Institute: 1901-1953, Origins and Growth* (1964), 141.

13 Notes on meeting of National Research Council executive committee, April 19, 1917, NAS.

14 Arthur Lamber, "Medicine: A Determining Factor in War," *JAMA* (June 14, 1919), 1713.

15 Franklin Martin, *Fifty Years of Medicine and Surgery* (1934), 379.

16 Lavinia Dock, 1909, 다음 문헌에서 인용. Soledad Mujica Smith, "Nursing as Social Responsibility: Implications for Democracy from the Life Perspective of Lavinia Lloyd Dock (1858-1956)" (2002), 78.

17 Lavinia Dock et al., *History of American Red Cross Nursing* (1922), 958.

18 같은 문헌, 954.

11장

1 Editorial, *Military Surgeon* 43 (Aug. 1918), 208.

2 John C. Wise, "The Medical Reserve Corps of the U.S. Navy," *Military Surgeon*

(July 1918), 68.

3 "Review of Offensive Fighting by Major Donald McRae," *Military Surgeon* (Feb. 1919), 86.

4 Flexner and Flexner, *William Henry Welch*, 371.

5 H. J. Parish, *A History of Immunization* (1965), 3.

6 Wade Oliver, *The Man Who Lived for Tomorrow: A Biography of William Hallock Park, M.D.* (1941), 378.

7 Vaughan to George Hale, March 21, 1917, Executive Committee on Medicine and Hygiene, general file, NAS.

8 Flexner to Russell, Nov. 28, 1917, Flexner papers.

9 Flexner to Vaughan, June 2, 1917, Flexner papers.

10 Rufus Cole et al., "Acute Lobar Pneumonia Prevention and Serum Treatment" (Oct. 1917), 4.

11 Flexner and Flexner, *William Henry Welch*, 372.

12 Vaughan, *A Doctor's Memories*, 428-29.

13 같은 문헌, 425.

14 Ireland, *Communicable Diseases*, 415.

15 Vaughan, *A Doctor's Memories*, 57.

16 Dorothy Ann Pettit, "A Cruel Wind: America Experiences the Pandemic Influenza, 1918-1920, A Social History" (1976), 56.

17 같은 문헌, 3.

18 John M. Gibson, *Physician to the World: The Life of General William C. Gorgas* (1989), 242.

19 Welch diary, Jan. 2, 1918, WP.

12장

1 J. A. McCullers and K. C. Bartmess, "Role of Neuraminidase in Lethal Synergism Between Influenza Virus and Streptococcus Pneumoniae," William Osler, *Osler's Textbook Revisited* (1967), *Journal of Infectious Diseases* (2003), 1000-1009.

2 같은 문헌.

3 같은 문헌.

4 다음 문헌에서 인용. McLeod, "Oswald Theodore Avery, 1877-1955," *Journal of General Microbiology* (1957), 540.

5 René Dubos, "Oswald Theodore Avery, 1877-1955", *Biographical Memoirs of Fellows of the Royal Society*, 35.

6 같은 문헌, 35.

7 Donald Van Slyke, oral history, NLM.

8 René Dubos, *The Professor, the Institute, and DNA* (1976), 47.

9 Saul Benison, *Tom Rivers: Reflections on Life in Medicine and Science, an Oral History Memoir* (1967), 91-93.

10 다음 문헌에서 인용. Dubos, *Professor*, 179.

11 같은 문헌, 95.

13장

1 Rufus Cole et al., "Acute Lobar Pneumonia," 4.

2 같은 문헌.

3 예를 들어 다음을 참조, Gorgas to Commanding Officer, Base Hospital, Camp Greene, Oct. 26, 1917, entry 29, file 710, RG 112, NA.

4 Scientific reports of the Corporation and Board of Scientific Directors of Rockefeller Institute, April 20, 1918.

5 Ireland, *Communicable Diseases*, 442.

6 Cole to Russell, Dec. 14, 1917, entry 29, RG 112, NA.

7 Memo from Flexner to Russell, Oct. 3, 1918, entry 29, RG 112, NA.

8 Ireland, *Communicable Diseases*, 125.

9 Welch to Flexner wire, April 15, 1918; Flexner to Cole, April 16, 1918, Flexner papers.

10 Michael Heidelberger, oral history, NLM, 83.

11 같은 문헌.

12 Rufus Cole, "Prevention of Pneumonia," *JAMA* (Aug. 1918), 634.

13 W. David Parsons, "The Spanish Lady and the Newfound-land Regiment" (1998).

14 Welch diary, Dec. 28, 1917, WP.

4부 시작

14장

1 Edwin O. Jordan, *Epidemic Influenza* (1927), 69.

2 F. M. Burnet and Ellen Clark, *Influenza: A Survey of the Last Fifty Years* (1942), 70.

3 W. J. MacNeal, "The Influenza Epidemic of 1918 in the AEF in France and England," *Archives of Internal Medicine* (1919), 657.

4 Burnet and Clark, *Influenza*, 70.

5 다음 문헌에서 인용. Jordan, *Epidemic Influenza*, 78.

6 같은 문헌.

7 *Harvey Cushing, A Surgeon's Journal 1915-18* (1934), 311.

8 같은 문헌.

9 같은 문헌.

10 Ray Stannard Baker, *Woodrow Wilson: Life and Letters/ Armistice March 1-November 11, 1918* (1939), 233.

11 Jordan, *Epidemic Influenza*, 85.

12 같은 문헌, 87.

13 David Thomson and Robert Thomson, *Annals of the Pickett Thomson Research Laboratory*, v. 9, *Influenza* (1934), 178.

14 Jordan, *Epidemic Influenza*, 93.

15 MacNeal, "Influenza Epidemic," *Archives of Internal Medicine* (1919), 657.

16 From *Policlinico* 25, no. 26 (June 30, 1918), 다음 문헌에서 인용. *JAMA* 71, no. 9, 780.

17 T. R. Little, C. J. Garofalo, and P. A. Williams, "B Influenzae and Present Epidemic," *The Lancet* (July 13, 1918), 다음 문헌에서 인용. *JAMA* 71, no. 8 (Aug. 24, 1918), 689.

18 Major General Merritt W. Ireland, ed., *Medical Department of the United States Army in the World War*, v. 9, *Communicable Disease* (1928), 132.

19 Jordan, *Epidemic Influenza*, 36.

20 George Soper, M.D., "The Influenza Pandemic in the Camps," undated draft report, RG 112, NA.

21 Cole to Pearce, July 19, 1918, NAS.

22 Cole to Pearce, July 24, 1918, NAS.

23 "The Influenza Pandemic in American Camps, September 1918," memo to Col. Howard from Office of the Army Surgeon General, Oct. 9, 1918, Red Cross papers, War Council notes, RG 200, NA.

24 Letter from London of Aug. 20, 1918, 다음 문헌에서 인용. *JAMA* 71, no. 12 (Sept. 21, 1918), 990.

25 다음 문헌에서 인용된 늦여름 리포트. *JAMA* 71, no. 14 (Oct. 5, 1918), 1136.

26 Dorothy Ann Pettit, "A Cruel Wind: America Experiences the Pandemic Influenza, 1918-1920, A Social History" (1976), 97, 98.

27 같은 문헌, 67.

15장

1 2002년 6월 13일에 한 로버트 웹스터와의 인터뷰.

2 William Bulloch, *The History of Bacteriology* (1938, reprinted 1979), 143.

3 Jordan, *Epidemic Influenza*, 511.

4 Richard Shryock, *The Development of Modern Medicine*, 2nd edition (1947), 294-95.

5 Bulloch, *History of Bacteriology*, 246.

6 Burnet and Clark, *Influenza*, 40.

7 같은 문헌, 69, 70.

8 Soper, "Influenza Pandemic in the Camps."

9 같은 문헌.

10 Adolph A. Hoehling, *The Great Epidemic* (1961), 21.

11 *Public Health Reports*, 33, part 2 (July 26, 1918), 1259.

12 Entry 12, index card 126811, RG 52, NA.

13 Ireland, *Communicable Diseases*, 83, 135.

14 같은 문헌, 135.

15 Jordan, *Epidemic Influenza*, 114.

16 John Duffy, *A History of Public Health in New York City 1866-1966* (1974), 286.

17 같은 문헌, 287.

18 Soper, "The Influenza Pandemic in the Camps."

19 Ireland, *Communicable Diseases*, 137.

20 Director of Labs, AEF, to SG, Dec. 10, 1918, entry 29, RG 112, NA.

21 다음 문헌에서 인용. Pettit, "Cruel Wind," 94.

22 Burnet and Clark, *Influenza*, 72.

23 A. W. Crosby, *America's Forgotten Pandemic: The Influenza of 1918* (1989), 37.

24 Burnet and Clark, *Influenza*, 72.

25 같은 문헌.

26 Director of Labs, AEF, to SG, Dec. 10, 1918, entry 29, RG 112, NA.

27 Crosby, *America's Forgotten Pandemic*, 38.

28 From Medical Officers Training Camp at Camp Greenleaf, Georgia, Nov. 18, 1918, Rosenau papers, UNC.

16장

1 Major R. C. Hoskins, "Report of Inspection on Sept. 30, 1918," Oct. 9, 1918, RG 112, NA.

2 Undated report by Major Andrew Sellards, entry 29, RG 112, NA.

3 "Influenza Pandemic in American Camps, September 1918"; 다음 문헌도 참조, Paul Wooley to SG, Aug. 29, 1918, RG 112, NA.

4 *Boston Health Department Monthly Bulletin,* Sept. 1918, 183, 다음 문헌에서 인용. Jordan, *Epidemic Influenza,* 115.

5 Major Paul Wooley, "Epidemiological Report on Influenza and Pneumonia, Camp Devens, August 28 to October 1, 1918," entry 29, RG 112, NA.

6 같은 문헌.

7 같은 문헌.

8 "Steps Taken to Check the Spread of the Epidemic," undated, unsigned, entry 29, RG 112, NA; 다음 문헌도 참조, Katherine Ross, "Battling the Flu," *American Red Cross Magazine* (Jan. 1919), 11.

9 Dr. Roy N. Grist to "Burt," *British Medical Journal* (Dec. 22-29, 1979).

10 같은 문헌.

11 Russell to Flexner, Sept. 18, 1918, Flexner papers, APS.

12 Victor Vaughan, *A Doctor's Memories* (1926), 431.

13 같은 문헌, 383-84.

14 Vaughan and Welch to Gorgas, Sept. 27, 1918, entry 29, RG 112, NA.

15 Vaughan, *A Doctor's Memories,* 383-84.

16 Cole to Flexner, May 26, 1936, file 26, box 163, WP.

17 같은 문헌.

18 "Memo for Camp and Division Surgeons," Sept. 24, 1918, entry 710, RG 112, NA.

19 Brigadier General Richard to adjutant general, Sept. 25, 1918, entry 710, RG 112, NA; 다음 문헌도 참조, Charles Richard to chief of staff, Sept. 26, 1918, entry 710, RG 112, NA.

20 J. J. Keegan, "The Prevailing Epidemic of Influenza," *JAMA* (Sept. 28, 1918), 1051.

21 I. D. Mills, "The 1918-1919 Influenza Pandemic-The Indian Experience," *The Indian Economic and Social History Review* (1986), 27, 35.

17장

1 "Sanitary Report for Fourth Naval District for the Month of September 1918," entry 12, file 584, RG 52, NA.

2 "Philadelphia-How the Social Agencies Organized to Serve the Sick and Dying," *The Survey* 76 (Oct. 19, 1918); oral history of Anna Lavin, July 14, 1982, courtesy of Charles Hardy, West Chester University.

3 Mrs. Wilmer Krusen reports, Feb. 4, 1918, entries 13B-D2, RG 62.

4 Allen Davis and Mark Haller, eds., *The Peoples of Philadelphia: A History of Ethnic Groups and Lower-Class Life, 1790-1940* (1973), 256.

5 다음 문헌에서 인용. Russell Weigley, ed., *Philadelphia: A 300-Year History* (1982), 539.

6 Major William Snow and Major Wilbur Sawyer, "Venereal Disease Control in the Army," *JAMA* (Aug. 10, 1918), 462.

7 *Annual Report of the Surgeon General of the U.S. Navy for Fiscal Year 1918*, Government Printing Office.

8 Robert St. John, *This Was My World* (1953), 49-50, 다음 문헌에서 인용. Dorothy Ann Pettit, "A Cruel Wind: America Experiences the Pandemic Influenza, 1918-1920" (1976), 103.

9 "Journal of the Medical Department, Great Lakes," entry 22a, RG 52, NA.

10 Carla Morrisey, transcript of unaired interview for "Influenza 1918," *American Experience*, Feb. 26, 1997.

11 같은 문헌.

12 Howard Anders to William Braisted, Sept. 12, 1918, RG 52, NA.

13 Board of Trustees minutes, Sept. 9 and Sept. 30, 1918, Jefferson Medical College, Philadelphia.

14 *Philadelphia Inquirer*, Sept. 19, 1918.

15 *The Evening Bulletin*, Sept. 18, 1918.

16 Department of Public Health and Charities minutes, Sept. 21 and Oct. 3, 1918.

17 다음 문헌에서 인용. Victoria De Grazia, "The Selling of America, Bush Style," *New York Times* (Aug. 25, 2002).

18 다음 문헌에서 인용. Joan Hoff Wilson, *Herbert Hoover: Forgotten Progressive* (1974), 59.

19 같은 문헌에서 인용, 105 fn.

20 Gregg Wolper, "The Origins of Public Diplomacy: Woodrow Wilson, George

Creel, and the Committee on Public Information" (1991), 80.

21 Kennedy, *Over Here*, 73.

22 Ellis Hawley, *The Great War and the Search for a Modern Order: A History of the American People and Their Institutions, 1917-1933* (1979), 24.

23 같은 문헌.

24 William McAdoo, *Crowded Years* (1931), 374-79, 다음 문헌에서 인용. David Kennedy, *Over Here* (1980), 105.

25 David Kennedy, *Over Here*, 106.

26 Howard Anders, letter to *Public Ledger*, Oct. 9, 1918, 이 편지에서 앤더스는 집회에 반대하며 자신이 앞서 했던 말을 인용하고 있다. 다음 문헌에서 인용. Jeffrey Anderson, "Influenza in Philadelphia 1918" (1998).

18장

1 Frederick Russell and Rufus Cole, Camp Grant inspection diary, June 15-16, 1918, WP.

2 Welch to Dr. Christian Herter, treasurer, Rockefeller Institute for Medical Research, Jan. 13, 1902, WP.

3 같은 문헌.

4 Richard Pearce to Major Joseph Capps, July 10, 1918, Camp Grant, Influenza file, NAS.

5 Rufus Cole to Richard Pearce, July 24, 1918, Influenza file, NAS.

6 Joseph Capps, "Measures for the Prevention and Control of Respiratory Disease," *JAMA* (Aug. 10, 1918), 448.

7 *Chicago Tribune*, Oct. 9, 1918.

8 George Soper, M.D., "The Influenza Pandemic in the Camps," undated draft report, entry 29, RG 112, NA.

9 A. Kovinsky, Camp Grant epidemiologist, report to SG, Sept. 4, 1918, entry 31, RG 112, NA.

10 다음 문헌에서 인용. Kovinsky, report to SG, Nov. 5, 1918, entry 29, RG 112, NA.

11 Charles Hagadorn, Sept. 20, 1918, entry 29, box 383, RG 112, NA.

12 Kovinsky, report to SG, Nov. 5, 1918.

13 "Bulletin of the Base Hospital," Camp Grant, Sept. 28, 1918, RG 112, NA.

14 "Bulletin of the Base Hospital," Oct. 3 and Oct. 4, 1918, RG 112, NA.

15 같은 문헌.

16 "Bulletin of the Base Hospital," Oct. 6, 1918, RG 112, NA.

17 Dr. H. M. Bracken, Executive Director, Minnesota State Board of Health, Oct. 1, 1918, entry 31, RG 112, NA.

18 Victor Vaughan, *A Doctor's Memories*, 425.

19 부관 참모가 보낸 전문 참조. Oct. 3, 1918, RG 92.

20 "Analysis of the Course and Intensity of the Epidemic in Army Camps," unsigned, undated report, 4, entry 29, RG 112, NA.

21 Camp Hancock, Georgia, entry 29, RG 112, NA.

22 Soper, "The Influenza-Pneumonia Pandemic in the American Army Camps, September and October 1918," *Science* (Nov. 8, 1918), 451.

23 Stone to Warren Longcope, July 30, 1918, entry 29, RG 112, NA.

24 Alfred Gray, "Anti-pneumonia Serum (Kyes') in the Treatment of Pneumonia," entry 29, RG 112, NA.

25 Maj. General Merritt W. Ireland, ed., *Medical Department of the United States Army in the World War*, v. 9, *Communicable Diseases* (1928), 448.

26 "Bulletin of the Base Hospital," Oct. 7 and 8, 1918, RG 112, NA.

27 "Bulletin of the Base Hospital," Oct. 3 and 4, 1918, RG 112, NA.

28 *Chicago Tribune*, Oct. 7, 1918.

29 "Bulletin of the Base Hospital," Oct. 5, 1918, RG 112, NA.

30 George Soper, "The Influenza-Pneumonia Pandemic in the American Army Camps, September and October 1918," *Science* (Nov. 8, 1918), 451.

19장

1 Visiting Nurse Society minutes, Oct. and Nov., 1918, Center for the Study of the History of Nursing, University of Pennsylvania.

2 Selma Epp, transcript of unaired interview for "Influenza 1918," *American Experience*, Feb. 28, 1997.

3 *Public Health Reports* 33, part 2, (July 26, 1918), 1252.

4 *Public Ledger*, Oct. 8, 1918.

5 Anna Milani, transcript of unaired interview for "Influenza 1918," *American Experience*, Feb. 28, 1997.

6 Oral history of Clifford Adams, June 3, 1982, provided by Charles Hardy of West Chester University.

7 Anna Lavin oral history, June 3, 1982, Charles Hardy oral history tapes.

8 Michael Donohue, transcript of unaired interview for "Influenza 1918," *American Experience* interview, Feb. 28, 1997.

9 Louise Apuchase, June 3, 1982, Charles Hardy oral history tapes. June 24, 1982.

10 Clifford Adams, Charles Hardy oral history tapes, June 3, 1982.

11 *North American*, Oct. 7, 1918.

12 Isaac Starr, "Influenza in 1918: Recollections of the Epidemic in Philadelphia," *Annals of Internal Medicine* (1976), 517.

13 유행병 스크랩북에 실린 출처가 불분명한 신문 스크랩, Dec. 29, 1918, College of Physicians Library, Philadelphia.

14 *Public Health Reports*, Sept. 13, 1918, 1554.

15 같은 문헌, Sept. 20, 1918, 1599.

16 Charles Scott to William Walling, Oct. 1, 1918, RG 200, NA.

17 Starr, "Influenza in 1918," 517.

18 같은 문헌, 518.

6부 역병

20장

1 Edwin O. Jordan, *Epidemic Influenza* (1927), 260, 263.

2 Maj. General Merritt W. Ireland, ed., *Medical Department of the United States Army in the World War,* v. 9, *Communicable Diseases* (1928), 159.

3 Clifford Adams, Charles Hardy oral history tapes, West Chester University, June 3, 1982.

4 Bill Sardo, transcript of unaired interview for "Influenza 1918," American Experience, Feb. 27, 1997.

5 William Maxwell, transcript of unaired interview for "Influenza 1918," *American Experience*, Feb. 26, 1997.

6 Carla Morrisey, transcript of unaired interview for "Influenza 1918," *American Experience*, Feb. 26, 1997.

7 John Fulton, *Harvey Cushing* (1946), 435.

8 Dorothy Ann Petit, "A Cruel Wind: America Experiences the Pandemic Influenza, 1918-1920, A Social History" (1976), 91.

9 Katherine Anne Porter, "Pale Horse, Pale Rider" (1965), 310-12.

10 Richard Collier, *The Plague of the Spanish Lady: The Influenza Pandemic of 1918-1919* (1974), 35.

11 Ireland, ed., *Medical Department of the United States Army in the World War,* v. 12, *Pathology of the Acute Respiratory Diseases, and of Gas Gangrene Following War Wounds* (1929), 13.

12 Diane A. V. Puklin, "Paris," in Fred Van Hartesfeldt, ed., *The 1918-1919 Pandemic of Influenza: The Urban Impact in the Western World* (1992), 71.

13 *Public Health Reports* 33, part 2 (Sept. 27, 1918), 1667.

14 W. S. Thayer, "Discussion of Influenza," *Proceedings of the Royal Society of Medicine* (Nov. 1918), 61.

15 Carla Morrisey, transcript of unaired interview for "Influenza 1918," *American Experience*, Feb. 26, 1997.

16 Ireland, ed., *Medical Department of the United States Army in the World War*, v. 9, *Communicable Diseases* (1928), 448.

17 Ireland, *Pathology of Acute Respiratory Diseases*, 13.

18 Burt Wolbach to Welch, Oct. 22, 1918, entry 29, RG 112, NA.

19 David Thomson and Robert Thomson, *Annals of the Pickett-Thomson Research Laboratory*, v. 10, *Influenza* (1934), 751.

20 같은 문헌, 773.

21 Ireland, *Pathology of Acute Respiratory Diseases*, 13.

22 같은 문헌, 56, 141-42.

23 Ireland, *Communicable Diseases*, 159.

24 앨빈 슈마이어Alvin Schmaier 박사와의 인터뷰, University of Michigan, Oct. 2, 2002; J. L. Mayer and D. S. Beardsley, Varicella-associated Thromocytopenia: Autoantibodies Against Platelet Surface Glycoprotein V," *Pediatric Research* (1996), 615-19.

25 Ireland, *Pathology of Acute Respiratory Diseases*, 13, 35.

26 Jordan, *Epidemic Influenza*, 260.

27 Ireland, *Pathology of Acute Respiratory Diseases*, 13.

28 Thomson and Thomson, *Influenza*, v. 9, 753.

29 Ireland, *Pathology of Acute Respiratory Diseases*, 13.

30 같은 문헌, 76.

31 Jordan, *Epidemic Influenza*, 265.

32 Thomson and Thomson, *Influenza*, v. 9, 165.

33 Jeffrey K. Taubenberger, "Seeking the 1918 Spanish Influenza Virus," *American Society of Microbiology News* 65, no. 3 (July 1999).

34 J. M. Katzenellenbogen, "The 1918 Influenza Epidemic in Mamre," *South African Medical Journal* (Oct. 1988), 362-64.

35 Fred R. Van Hartesveldt, *The 1918-1919 Pandemic of Influenza: The Urban Impact in the Western World* (1992), 121.

36 E. Bircher, "Influenza Epidemic," Correspondenz-Blatt für Schweizer Aerzte, Basel (1918), 1338, 다음 문헌에서 인용. *JAMA* 71, no. 23 (Dec. 7, 1918),1946.

37 Sherwin Nuland, *How We Die* (1993), 202.

38 Jordan, *Epidemic Influenza*, 273.

39 John Harris, "Influenza Occurring in Pregnant Women: A Statistical Study of 130 Cases," *JAMA* (April 5, 1919), 978.

40 Wolbach to Welch, Oct. 22, 1918, entry 29, RG 112, NA.

41 Douglas Symmers, M.D. "Pathologic Similarity Between Pneumonia of Bubonic Plague and of Pandemic Influenza," *JAMA* (Nov. 2, 1918), 1482.

42 Ireland, *Pathology of Acute Respiratory Diseases*, 79.

43 Ireland, *Communicable Diseases*, 160.

44 Ireland, *Pathology of Acute Respiratory Diseases*, 392.

45 Ireland, *Communicable Diseases*, 149.

46 Edwin D. Kilbourne, M.D., *Influenza* (1987), 202.

21장

1 Transcript of Influenza commission appointed by governor of New York, meeting at New York Academy of Medicine, Oct. 30, 1918, SLY.

2 E. Bircher, "Influenza Epidemic," *JAMA* (Dec. 7, 1918), 1338.

3 Collier, *Plague of the Spanish Lady*, 38.

4 Jordan, *Epidemic Influenza*, 36.

5 Ireland, *Communicable Diseases*, 160.

6 Ireland, *Pathology of Acute Respiratory Diseases*, 10.

7 F. M. Burnet and Ellen Clark, *Influenza: A Survey of the Last Fifty Years*, (1942), 92.

8 Ireland, *Communicable Diseases*, 150.

9 Fields, *Fields' Virology*, 196.

10 Thomson and Thomson, *Influenza*, v. 9, 604.

11 같은 문헌, 92.

12 P. K. S. Chan et al., "Pathology of Fatal Human Infection Associated with Avian Influenza A H5N1 Virus," *Journal of Medical Virology* (March 2001), 242-46.

13 Jordan, *Epidemic Influenza*, 266-68, 여러 곳.

14 Lorraine Ware and Michael Matthay, "The Acute Respiratory Distress Syndrome," *New England Journal of Medicine* (May 4, 2000), 1338.

15 J. A. McCullers and K. C. Bartmess, "Role of Neuraminidase in Lethal Synergism Between Influenza Virus and Streptococcus Pneumoniae," *Journal of Infectious Diseases* (March 15, 2003), 1000-1009.

16 Ireland, *Communicable Diseases*, 151.

17 Milton Charles Winternitz, *The Pathology of Influenza*, (1920).

18 Frederick G. Hayden and Peter Palese, "Influenza Virus" in Richman et al., *Clinical Virology* (1997), 926.

19 Murphy and Werbster, "Orthomyxoviruses," in Fields, *Fields' Virology*, 1407.

20 "Pneumococcal Resistance," Clinical Updates IV, issue 2, January 1998, National Foundation for Infectious Diseases, www.nfid.org/publications/clinicalupdates/id/pneumococcal.html.

7부 경주

22장

1 Dorothy Ann Pettit, "A Cruel Wind: America Experiences the Pandemic Influenza, 1918-1920" (1976), 134.

2 미국 공중보건국 독감 회의 자리에서 한 말, Jan. 10, 1929, file 11, box 116, WP.

3 Welch to Walcott, Oct. 16, 1918, Frederic Collin Walcott papers, SLY.

4 Simon Flexner and James Thomas Flexner, *William Henry Welch and the Heroic Age of American Medicine* (1941), 251.

5 Welch to Walcott, Oct. 16, 1918, Walcott papers.

6 다음 문헌에서 인용. David Thomson and Robert Thomson, *Annals of the Pickett-Thomson Research Laboratory*, v. 9, *Influenza* (1934), 265.

7 William Bulloch, *The History of Bacteriology* (1938), 407-8.

8 다음 문헌에서 인용. Wade Oliver, *The Man Who Lived for Tomorrow: A Biography of William Hallock Park, M.D.*, (1941), 218.

9 Saul Benison, *Tom Rivers: Reflections on a Life in Medicine and Science, An Oral History Memoir* (1967), 237-40, 298.

10 A. Montefusco, *Riforma Medica* 34, no. 28 (July 13, 1918), 다음 문헌에서 인용. *JAMA* 71, no. 10, 934.

23장

1 Pettit, "Cruel Wind," 98.

2 같은 문헌, 9: 555.

3 Ernest Eaton, "A Tribute to Royal Copeland," *Journal of the Institute of Homeopathy* 9: 554.

4 Charles Krumwiede Jr. and Eugenia Valentine, "Determination of the Type of

Pneumococcus in the Sputum of Lobar Pneumonia, A Rapid Simple Method," *JAMA* (Feb. 23, 1918), 513-14; Oliver, *Man Who Lived for Tomorrow*, 381.

5 "New York City letter," *JAMA* 71, no. 12 (Sept. 21, 1918): 986; 다음 문헌도 참조. John Duffy, *A History of Public Health in New York City 1866-1966* (1974), 280-90, 여러 곳.

6 "New York City letter," *JAMA* 71, no. 13 (Sept. 28, 1918), 1076-77.

7 1890년 1월 5일에 쓴 편지, 다음 문헌에서 인용. Oliver, *Man Who Lived for Tomorrow*, 26.

8 Benison, *Tom Rivers*, 183.

9 Oliver, *Man Who Lived for Tomorrow*, 149.

10 Anna Williams, diary, undated, chap. 26, pp. 1, 17, carton 1, Anna Wessel Williams papers, Schlesinger Library, Radcliffe College.

11 "Marriage" folder, undated, Williams papers.

12 "Religion" folder, March 24, 1907, Williams papers.

13 "Religion" folder, Aug. 20, 1915, Williams papers.

14 "Affections, longing, desires, friends" folder, Feb. 23, 1908, Williams papers.

15 "Marriage" folder, undated, Williams papers.

16 Diary, Sept. 17, 1918, Williams papers.

17 Diary, undated, chap. 22, p. 23, Williams papers.

18 Oliver, *Man Who Lived for Tomorrow*, 378.

19 Pearce wire to Park, Sept. 18, 1918, *Influenza* files, NAS.

20 Park wire to Pearce, Sept. 19, 1918, *Influenza* files, NAS.

21 William Park et al., "Introduction" (entire issue devoted to his laboratory's findings, divided into several articles), *Journal of Immunology* 6, no. 2 (Jan. 1921).

22 *Annual Report of the Department of Health*, New York City, 1918, 86.

23 유행병 사망자 수는 1919년 3월 31일 이후로 더는 집계되지 않았다. 그때쯤이면 뉴욕시를 제외한 미 전역의 주요 도시에서 그 질병은 자취를 감추었다.

24 Permillia Doty, "A Retrospect on the *Influenza* Epidemic," *Public Health Nurse* (1919), 953.

25 William Park and Anna Williams, *Pathogenic Microroganisms* (1939), 281.

26 Park et al., "Introduction," 4.

27 Diary, undated, chap. 22, p. 23, Williams papers.

28 *Annual Report of the Department of Health*, New York City, 1918, 88.

29 Park to Pearce, Sept. 23, 1918, NAS.

30 Edwin O. Jordan, *Epidemic Influenza* (1927), 391.

31 Park et al., "Introduction," 4.

32 Park to Pearce, Sept. 26, 1918, NAS.

24장

1 Smith to Flexner, April 5, 1908, Lewis papers, RUA.
2 Flexner to Eugene Opie, Feb. 13, 1919, Flexner papers, APS.
3 Interview with Dr. Robert Shope, Jan. 31, 2002; interview with Dr. David Lewis Aronson, May 16, 2002.
4 Lewis to Flexner, June 19, 1917, Flexner papers.
5 Lewis to Flexner, Oct. 24, 1917, Flexner papers.
6 플렉스너와 루이스가 주고받은 여러 서신, 특히 루이스가 플렉스너에게 보낸 서신 참조. Nov. 13, 1916, Flexner papers.
7 W. R. Redden and L. W. McQuire, "The Use of Convalescent Human Serum in Influenza Pneumonia" *JAMA* (Oct. 19, 1918), 1311.
8 1918년 12월 9일, 루이스는 해군으로부터 다음 논문의 발표를 허락받았다. "The Partially Specific Inhibition Action of Certain Aniline Dyes for the Pneumococcus," entry 62, RG 125, NA; 또한 다음 문헌도 참조. polio clipping in epidemic scrapbook, College of Physicians Library, philadelpia. 이 자료는 필라델피아에서 이용된 백신이 소아마비를 위해 뉴욕에서 이용된 방법에 따라 생산된 것으로 잘못 언급하고 있다. 이와 같은 오류는 루이스의 연구에 대한 오해에서 비롯된 것이 거의 확실하다.
9 Transcript of New York Influenza commission, meeting, Nov. 22, 1918, Winslow papers, SLY.
10 *Philadelphia Inquirer*, Sept. 22, 1918.
11 Transcripts of New York Influenza commission, first session, Oct. 30, 1918; second session, Nov. 22, 1918; and fourth session, Feb. 14, 1919, Winslow papers.
12 Thomson and Thomson, *Influenza*, v. 10, (1934), 822.
13 James Thomas Flexner, *An American Saga: The Story of Helen Thomas and Simon Flexner* (1984), 421.
14 그 학생은 스티븐 로젠버그였다. 다음 문헌을 참조. Rosenberg and John Barry, *The Transformed Cell: Unlocking the Secrets of Cancer* (1992).

25장

1 Wolbach to Welch, Oct. 22, 1918, entry 29, RG 112, NA.
2 George Soper, M.D., "The Influenza-Pneumonia Pandemic in the American

Army Camps, September and October 1918," *Science* (Nov. 8, 1918), 455.

3 Vaughan and Welch to Gorgas, Sept. 27, 1918, entry 29, RG 112, NA.

4 Dubos, *The Professor, the Institute, and DNA* (1976), 78.

5 McLeod, "Oswald Theodore Avery, 1877-1955," *Journal of General Microbiology* (1957), 541.

6 Dubos, *Professor*, 177, 179.

7 다음 문헌에서 인용. McLeod, "Oswald Theodore Avery," 544-46.

8 Dubos, *Professor*, 173.

9 같은 문헌, 91.

10 Cole to Russell, Oct. 23, 1918, entry 710, RG 112, NA.

11 "Annual Morbidity Rate per 1000 Sept. 29, 1917 to March 29, 1918," entry 710, RG 112, NA.

12 Callender to Opie, Oct. 16, 1918, entry 710, RG 112, NA.

13 "Red Cross Report on Influenza, Southwestern Division," undated, RG 200, NA, 9.

14 Memo from Russell, Oct. 3, 1918, entry 29, RG 112, NA.

15 Maj. General Merritt W. Ireland, ed., *Medical Department of the United States Army in the World War*, v. 12, *Pathology of the Acute Respiratory Diseases, and of Gas Gangrene Following War Wounds* (1929), 73, 75.

16 Unsigned Camp Grant report, 6-7, entry 31d, RG 112, NA.

17 같은 문헌, 8.

18 Oswald Theodore Avery, "A Selective Medium for B. Influenzae, Oleate-hemoglobin Agar," *JAMA* (Dec. 21, 1918), 2050.

19 Cole to Russell, Oct. 23, 1918, entry 710, RG 112, NA.

20 Cole, "Scientific Reports of the Corporation and Board of Scientific Directors 1918," Jan. 18, 1918, NLM.

21 Heidelberger oral history in Sanitary Corps, 84, NLM.

22 "Scientific Reports of the Corporation and Board of Scientific Directors 1918," April 20, 1918, RUA.

8부 조종 소리

26장

1 David Kennedy, *Over Here: The First World War and American Society* (1980), 166.

2 John Eisenhower and Joanne Eisenhower, *Yanks: The Epic Story of the American Army in World War I* (2001), 221.

3 Richard to March, Sept. 19, 1918, entry 29, RG 112, NA.

4 Surgeon, Port of Embarkation, Newport News, to Surgeon General, Oct. 7, 1918, entry 29, RG 112, NA.

5 리처드가 1918년 9월 25일부터 10월 10일까지 부관 참모에게 보낸 다양한 서신과 전보 참조. entry 29, RG 112, NA.

6 Eleanor Roosevelt, *This Is My Story* (1937), 268.

7 A. A. Hoehling, *The Great Epidemic* (1961), 63.

8 John Cushing and Arthur Stone, eds., *Vermont and the World War, 1917-1919* (1928), 6, 다음 문헌에서 인용. A. W. Crosby, *America's Forgotten Pandemic: The Influenza of 1918* (1989), 130.

9 Crosby, *America's Forgotten Pandemic*, 130.

10 Log of Leviathan, RG 45, NA.

11 다음 문헌에서 인용. Crosby, *America's Forgotten Pandemic*, 138.

12 같은 문헌, 163.

13 George Crile, *George Crile, An Autobiography*, v. 2 (1947), 350-51, 다음 문헌에서 인용. Crosby, *America's Forgotten Pandemic*, 166.

14 Undated *Washington Star* clipping in Tumulty papers, box 4, LC; 다음 문헌도 참조. Arthur Walworth, *Woodrow Wilson*, v. 2 (1965), 183-89, 462-63.

15 Walworth, *Woodrow Wilson*, v. 2, 462-63.

16 같은 문헌, 462-63.

17 같은 문헌, 462-63.

18 Vaughan to George Hale, Aug. 23, 1917, Council National Defense papers, NAS.

19 Haven Anderson to Rosenau, Dec. 24, 1917, Rosenau papers, UNC.

20 Morris Fishbein, *A History of the American Medical Association, 1847 to 1947* (1947), 736.

21 Blue, presidential address, reprinted in *JAMA* 66, no. 25 (June 17, 1916), 1901.

22 Blue's office to McCoy, July 28, 1918, entry 10, file 2119, RG 90, NA.

23 Cole to Pearce, July 19, 1918, NAS.

24 *Public Health Reports*, Sept. 13, 1918, 1340.

25 Blue, undated draft report, entry 10, file 1622, RG 90, NA.

26 *Washington Post*, Sept. 22, 1918.

27 *Washington Evening Star*, Sept. 22, 1918.

28 Blue to Pearce, Sept. 9, 1919, NAS.

29 John Kemp, ed., *Martin Behrman of New Orleans:Memoirs of a City Boss*, (1970),

143.

30 "Minutes of War Council," Oct. 1, 1918, 1573, RG 200, NA.

31 "Minutes of War Council," Sept. 27, 1918, RG 200.

32 George Soper, M.D., "The Influenza-Pneumonia Pandemic in the American Army Camps, September and October 1918," *Science* (Nov. 8, 1918), 454, 456.

27장

1 다음 문헌에서 인용. "Summary of Red Cross Activity in Influenza Epidemic" (undated), 6, box 688, RG 200; 다음 문헌도 참조. Evelyn Berry, "Summary of Epidemic 1918-1919," July 8, 1942, RG 200, NA.

2 Jackson to W. Frank Persons, Oct. 4, 1918, box 688, RG 200, NA.

3 같은 문헌.

4 같은 문헌.

5 Franklin Martin, *Fifty Years of Medicine and Surgery*, (1934), 384.

6 Lavinia Dock et al., *History of American Red Cross Nursing* (1922), 969.

7 같은 문헌.

28장

1 Flexner to Lewis, July 8, 1908, RUA.

2 Mrs. J. Willis Martin to Mayor Thomas Smith, Oct. 8, 1918, Council of National Defense papers, HSP.

3 Undated memo, entries 13B-D2, RG 62, NA.

4 같은 문헌.

5 "Minutes of Visiting Nurse Society for October and November, 1918," Center for the Study of the History of Nursing, University of Pennsylvania.

6 Krusen to Navy Surgeon General William Braisted, Oct. 6, 1918, entry 12, RG 52, NA.

7 Blue to Braisted, Oct. 7, 1918, entry 12, RG 52, NA.

8 *Philadelphia Public Ledger*, Oct. 10, 1918.

9 같은 문헌.

10 *Mayor's Annual Report for 1918*, 40, Philadelphia City Archives.

11 Anna Lavin, June 3, 1982, Charles Hardy oral history tapes, West Chester University.

12 Michael Donohue, transcript of unaired interview for "Influenza 1918," *American Experience*, Feb. 28, 1997.

13 Harriet Ferrell, transcript of unaired interview for "Influenza 1918," *American Experience*, Feb. 27, 1997.

14 Selma Epp, transcript of unaired interview for "Influenza 1918," *American Experience*, Feb. 28, 1997.

15 Clifford Adams, Charles Hardy oral history tapes.

16 *Philadelphia Inquirer*, Oct. 16, 1918.

17 "Directory of Nurses," College of Physicians of Philadelphia papers.

18 Joseph Lehman, "Clinical Notes on the Recent Epidemic of Influenza," *Monthly Bulletin of the Department of Public Health and Charities* (March 1919), 38.

19 『필라델피아 인콰이어러』를 포함해 적어도 3개 이상의 필라델피아 지역 신문과 유행병 스크랩북에 실린 출처를 알 수 없는 두 건의 신문 기사 스크랩에 등장한다. Oct. 6, 1918, College of Physicians Library, Philadelphia.

20 유행병 스크랩북에 실려 있는 출처를 알 수 없는 신문 기사, Oct. 9, 1918, College of Physicians Library, Philadelphia.

21 *Philadelphia Inquirer*, Oct. 14, 1918.

22 "Minutes of Philadelphia General Hospital Woman's Advisory Council," Oct. 16, 1918, HSP.

23 *Mayor's Annual Report for 1918*, 40, City Archives, Philadelphia.

24 "Minutes of Philadelphia General Hospital Woman's Advisory Council," Oct. 16, 1918, HSP.

25 유행병 스크랩북에 실려 있는 날짜를 확인할 수 없는 자료, College of Physicians Library.

26 Susanna Turner, transcript of unaired interview for "Influenza 1918," *American Experience*, Feb. 27, 1997.

27 같은 문헌.

29장

1 Geoffrey Rice, *Black November: The 1918 Influenza Epidemic in New Zealand* (1988), 51-52.

2 "Reminiscences Dana W. Atchley, M.D." (1964), 94-95, Columbia oral history, 다음 문헌에서 인용. Dorothy Ann Pettit, "A Cruel Wind: America Experiences the Pandemic Influenza, 1918-1920," (1976), 109.

3 원래 1917년에 한 이 말은 수없이 인용되고 있는데, 이를테면 일간지 『뉴스데이 Newsday』 2003년 6월 15일 자에도 이 말이 인용되고 있다.

4 예를 들어 다음을 참조, *Arizona Republican*, Sept. 1, 1918.

5 E. Bircher, "Influenza Epidemic," *Correspondenz-Blatt für Schweizer Aertze*, Basel

(Nov. 5, 1918), 1338, 다음 문헌에서 인용. *JAMA* 71, no. 24 (Dec. 7, 1918), 1946.

6 Douglas Symmers, M.D., "Pathologic Similarity Between Pneumonia of Bubonic Plague and of Pandemic Influenza," *JAMA* (Nov. 2, 1918), 1482.

7 Wade Oliver, *The Man Who Lived for Tomorrow: A Biography of William Hallock Park, M.D.* (1941), 384.

8 *Providence Journal*, Sept. 9, 1918.

9 많은 신문이 이 보도를 게재했다. 예를 들자면, 『애리조나 리퍼블리컨』 1918년 9월 23일 자에 이 기사가 실려 있다., *Arizona Republican*, Sept. 23, 1918.

10 *JAMA* 71, no. 13 (Sept. 28, 1918): 1075.

11 *Washington Evening Star*, Oct. 13, 1918.

12 다음 문헌에서 인용. Pettit, "A Cruel Wind," 105.

13 *Arkansas Gazette*, Sept. 20, 1918.

14 Report from *Christian Science Monitor* reprinted in *Arizona Gazette*, Oct. 31, 1918.

15 다음 문헌을 참조. *Review Press and Reporter*, Feb. 1972 clipping, RG 200, NA.

16 같은 문헌.

17 다음 문헌에서 인용. Crosby, *America's Forgotten Pandemic*, 92.

18 John Dill Robertson, *Report of an Epidemic of Influenza in Chicago Occurring During the Fall of 1918*, (1919) City of Chicago, 45.

19 *The Survey* 41 (Dec. 21, 1918), 268, 다음 문헌에서 인용. Fred R. Van Hartesveldt, *The 1918-1919 Pandemic of Influenza: The Urban Impact in the Western World* (1992), 144.

20 Riet Keeton and A. Beulah Cusman, "The Influenza Epidemic in Chicago," *JAMA* (Dec. 14, 1918), 2000-2001. 39.8퍼센트는 다음 문헌에서 앞서 보도한 수치를 정정한 것이다. *JAMA* by Nuzum on Nov. 9, 1918, 1562.

21 *Literary Digest* 59 (Oct. 12, 1918), 13-14, 다음 문헌에서 인용. Van Hartesveldt, *1918-1919 Pandemic of Influenza*, 144.

22 *Albuquerque Morning Journal*, Oct. 1, 1918, 다음 문헌에서 인용. Bradford Luckingham, *Epidemic in the Southwest*, 1918-1919 (1984), 18.

23 *Arizona Republican*, Sept. 23, 1918.

24 *Arizona Republican* (Sept. 19, 1918)의 기사를 *New Orleans Item* (Sept. 21, 1918)의 기사와 비교해 보라.

25 다음을 참조. *Arizona Republican* of Sept. 25, 26, 27, 28, 1918.

26 *Arizona Gazette*, Jan. 9, 1919.

27 *Arizona Gazette*, Nov. 26, 1918.

28 빅스 베이포럽은 미국 전역의 매체에 반복적으로 이 광고를 노출시켰는데, 예를 들

어 1919년 1월 7일 자 『시애틀 포스트-인텔리전서』에서 이 광고를 확인할 수 있다. *Seattle Post-Intelligencer*, Jan. 7, 1919.

29 Dan Tonkel, transcript of unaired interview for "Influenza 1918," *American Experience*, March 3, 1997.

30 Gene Hamaker, "Influenza 1918," *Buffalo County, Nebraska, Historical Society* 7, no. 4.

31 예를 들어, 다음을 참조. *Washington Evening Star*, Oct. 3, 1918.

32 유행병 스크랩북에 실린 출처와 날짜가 불분명한 스크랩 자료. College of Physicians Library.

33 예를 들어, 다음을 참조. *Rocky Mountain News*, Sept. 28, 1918, 다음 문헌에서 인용. Stephen Leonard, "The 1918 Influenza Epidemic in Denver and Colorado," *Essays and Monographs in Colorado History*, essays no. 9, (1989), 3.

34 *JAMA* 71, no. 15 (Oct. 12, 1918), 1220.

35 *Arizona Republican*, Sept. 23, 1918.

36 William Maxwell, "Influenza 1918," *American Experience*.

37 Lee Reay, "Influenza 1918," *American Experience*.

38 Luckingham, *Epidemic in the Southwest*, 29.

39 다음 문헌에서 인용. Sherwin Nuland, *How We Die* (1993), 201.

40 팻 워드Pat Ward와 2003년 2월 13일에 한 인터뷰.

41 예를 들어 다음을 참조. *JAMA* 71, no. 21 (Nov. 16, 1918).

42 도언은 시카고에서 이 같은 말을 했으며 1918년 9월 19일 『시카고 트리뷴Chicago Tribune』이 이 말을 기사에 인용했다. 미 전역의 많은 신문에 그 이야기가 등장하는데, 이를테면 『애리조나 리퍼블리컨Arizona Republican』이 같은 날짜에 이 이야기를 언급했다.

43 Parsons to Blue, Sept. 26, 1918, entry 10, file 1622, RG 90, NA.

44 같은 문헌.

45 같은 문헌.

46 Associated Press, Oct. 18, 1918; 다음 문헌도 참조. *Mobile Daily Register*, Oct. 18, 1918.

47 U.S. Census Bureau, *Mortality Statistics 1919*, 30-31; 다음 문헌도 참조. W. H. Frost, "Statistics of Influenza Morbidity," *Public Health Reports* (March 1920), 584-97.

48 A. M. Lichtenstein, "The Influenza Epidemic in Cumberland, Md," *Johns Hopkins Nurses Alumni Magazine* (1918), 224.

49 Parsons to Blue, Oct. 13, 1918, entry 10, file 1622, RG 90, NA.

50 Parsons to Blue, Oct. 13, 1918, entry 10, file 1622, RG 90, NA.

51 J. W. Tappan to Blue, Oct. 22 and Oct. 23, 1918, entry 10, file 1622, RG 90.

52 Leonard, "1918 Influenza Epidemic," 7.

53 *Durango Evening Herald*, Dec. 13, 1918, 다음 문헌에서 인용. Leonard, "1918 Influenza Epidemic," 8.

54 Memo by E. L. Munson, Oct. 16, 1918, entry 710, RG 112.

55 *Gunnison News-Chronicle*, Nov. 22, 1918, 다음 문헌에서 인용. Leonard, "1918 Influenza Epidemic," 8.

56 Susanna Turner, transcript of unaired interview for "Influenza 1918," *American Experience*, Feb. 27, 1997.

57 Dan Tonkel, transcript of unaired interview for "Influenza 1918," *American Experience*, March 3, 1997.

58 같은 문헌.

59 William Sardo, transcript of unaired interview for "Influenza 1918," *American Experience*, Feb. 27, 1997.

60 Joe Delano, transcript of unaired interview for "Influenza 1918," *American Experience*, March 3, 1997.

61 Jack Fincher, "America's Rendezvous with the Deadly Lady," *Smithsonian Magazine* (Jan. 1989), 131.

62 "An Account of the Influenza Epidemic in Perry County, Kentucky," unsigned, Aug. 14, 1919, box 689, RG 200, NA.

63 Shelley Watts to Fieser, Nov. 11, 1918, box 689, RG 200, NA.

64 Nancy Baird, "The 'Spanish Lady' in Kentucky," *Filson Club Quarterly*, 293.

65 Patricia J. Fanning, "Disease and the Politics of Community: Norwood and the Great Flu Epidemic of 1918" (1995), 139-42.

66 From Red Cross pamphlet: "The Mobilization of the American National Red Cross During the Influenza Pandemic 1918-1919" (1920), 24.

67 Leonard, "1918 Influenza Epidemic," 9.

68 C. E. Turner, "Report Upon Preventive Measures Adopted in New England Shipyards of the Emergency Fleet Corp," undated, entry 10, file 1622, RG 90, NA.

69 같은 문헌.

70 *Arizona Republican*, Nov. 8, 1918.

71 *Arizona Gazette*, Oct. 11, 1918.

72 *Arizona Republican*, Nov. 27, 1918.

73 *Arizona Gazette*, Dec. 6, 1918.

74 Mrs. Volz, transcript of unaired interview "Influenza 1918," *American Experience*, Feb. 26, 1997.

75 Robert Frost, "Fire and Ice," originally published in Harper's, 1920.

76 "Mobilization of the American National Red Cross," 24.

30장

1 Converse to Blue, Oct. 8, 1918, entry 10, file 1622, RG 90, NA.

2 Rush wire to Blue, Oct. 14, 1918, entry 10, file 1622. RG 90, NA.

3 Blue to Converse, Oct. 10, 1918, entry 10, file 1622, RG 90.

4 Rush wire to Blue, Oct. 14, 1918, entry 10, file 1622, RG 90, NA.

5 Report, Oct. 22, 1918, box 688, RG 200, NA.

6 Carla Morrisey, transcript of unaired interview for "Influenza 1918," *American Experience*, Feb. 26, 1997.

7 예컨대 다음 문헌 참조. *JAMA* 71, no. 17 (Oct. 26 1918): 1412, 1413.

8 James Back, M.D., *JAMA* 71 no. 23, (Dec. 7, 1918), 1945.

9 Thomas C. Ely, M.D., letter to editor, *JAMA* 71, no. 17, (Oct. 26, 1918): 1430.

10 D. M. Cowie and P. W. Beaven, "Nonspecific Protein Therapy in Influenzal Pneumonia," *JAMA* (April 19, 1919), 1170.

11 F. B. Bogardus, "Influenza Pneumonia Treated by Blood Transfusion," *New York Medical Journal* (May 3, 1919), 765.

12 W. W. G. MacLachlan and W. J. Fetter, "Citrated Blood in Treatment of Pneumonia Following Influenza," *JAMA* (Dec. 21, 1918), 2053.

13 David Thomson and Robert Thomson, *Annals of the Pickett-Thomson Research Laboratory*, v. 10, *Influenza* (1934), 1287.

14 T. A. McCann, "Homeopathy and Influenza," *The Journal of the American Institute for Homeopathy* (May 1921).

15 T. Anastassiades, "Autoserotherapy in Influenza," *Grece Medicale*, 다음 문헌에서 보도. *JAMA* (June 1919), 1947.

16 다음 문헌에서 인용. Thomson and Thomson, *Influenza*, v. 10, 1287.

17 "Paris Letter," Oct. 3, 1918, in *JAMA* 71, no. 19 (Nov. 9, 1918).

18 다음 문헌에서 인용. Van Hartesveldt, *1918-1919 Pandemic of Influenza*, 82.

19 *Arizona Gazette*, Nov. 26, 1918.

20 이러저러한 광고들이 "혁신을 선전하다Propaganda for Reform"라는 제목하에 다음 문헌에 소개되었다. *JAMA* 71, no. 21 (Nov. 23, 1918), 1763.

21 *Seattle Post-Intelligencer*, Jan. 3, 1919.

22 뉴욕시 안팎의 수많은 신문에 이 말이 실렸다. 예를 들어 다음을 참조. *Philadelphia Public Ledger*, Oct. 18, 1918.

23 John Kolmer, M.D., "Paper Given at the Philadelphia County Medical Society Meeting, Oct. 23, 1918," *Pennsylvania Medical Journal* (Dec. 1918), 181.

24 George Whipple, "Current Comment, Vaccines in Influenza," *JAMA* (Oct. 19,

1918), 1317.

25 Egbert Fell, "Postinfluenzal Psychoses," *JAMA* (June 7, 1919), 1658.

26 E. A. Fennel, "Prophylactic Inoculation against Pneumonia," *JAMA* (Dec. 28, 1918), 2119.

27 Major G. R. Callender to Dr. W. B. Holden, Oct. 7, 1918, entry 29, RG 112, NA.

28 Acting surgeon general to camp and division surgeons, Oct. 25, 1918, entry 29, RG 112, NA.

29 Editorial, *JAMA* 71, no. 17, (Oct. 26, 1918), 1408.

30 Editorial, *JAMA* 71, no. 19 (Nov. 9, 1918), 1583.

31 Fincher, "America's Rendezvous," 134.

32 Friedlander et al., "The Epidemic of Influenza at Camp Sherman" *JAMA* (Nov. 16, 1918), 1652.

33 같은 문헌.

34 *Engineering News-Record 82* (1919), 787, 다음 문헌에서 인용. Jordan, *Epidemic Influenza*, 453.

35 Kilpatrick to FC Monroe, Aug. 7, 1919; 다음 문헌도 참조. Mrs. Nichols, "Report of Expedition," July 21, 1919, RG 200.

36 U.S. Congress, Senate Committee on Appropriations, "Influenza in Alaska" (1919).

37 W. I. B. Beveridge, *Influenza: The Last Great Plague: An Unfinished Story of Discovery* (1977), 31.

38 U.S. Congress, Senate Committee on Appropriations, "Influenza in Alaska."

39 Mrs. Nichols, "Report of Expedition."

40 같은 문헌.

41 같은 문헌.

42 Eileen Pettigrew, *The Silent Enemy: Canada and the Deadly Flu of 1918* (1983), 28.

43 같은 문헌, 31.

44 Richard Collier, *The Plague of the Spanish Lady: The Influenza Pandemic of 1918-1919* (1974), 300.

45 Pettigrew, *Silent Enemy*, 30.

46 같은 문헌, 33.

47 Jordan, *Epidemic Influenza*, 251.

48 Van Hartesveldt, *1918-1919 Pandemic of Influenza*, 25.

49 Fincher, "America's Rendezvous," 134.

50 Pierre Lereboullet, *La grippe, clinique, prophylaxie, traitement* (1926), 33, 다

음 문헌에서 인용. Diane A. V. Puklin, "Paris," in Van Hartesveldt, *1918-1919 Pandemic of Influenza*, 77.

51 Jordan, *Epidemic Influenza*, 227.

52 Crosby, *America's Forgotten Pandemic*, 234.

53 Jordan, *Epidemic Influenza*, 204-5.

54 Thomson and Thomson, *Influenza*, v. 9, 165.

55 "Rio de Janeiro Letter," *JAMA* 72 no. 21, May 24, 1919, 1555.

56 Thomson and Thomson, *Influenza*, v. 9, 124.

57 같은 문헌, 124.

58 Jordan, *Epidemic Influenza*, 224.

59 같은 문헌, 225.

60 Rice, *Black November*, 140.

61 *Public Health Reports*, Sept. 20, 1918, 1617.

62 Jordan, *Epidemic Influenza*, 222.

63 Mills, "The 1918-19 Influenza Pandemic-The Indian Experience," *The Indian Economic and Social History Review* (1986), 27.

64 Richard Gordon, M.D., *Great Medical Disasters* (1983), 87; Beveridge, *Influenza: The Last Great Plague*, 31.

65 Jordan, *Epidemic Influenza*, 246.

66 Memo to Dr. Warren from Dr. Armstrong, May 2, 1919, entry 10, file 1622, RG 90, NA.

67 "London Letter," *JAMA* 72, no. 21 (May 24, 1919), 1557.

68 Mills, "The 1918-19 Influenza Pandemic," 35.

69 같은 문헌, 4; Kingsley Davis, *The Population of India and Pakistan* (1951), 36.

70 Collier, *Plague of the Spanish Lady*, 266.

9부 여파

31장

1 다음에서 인용. William McNeill, *Plagues and Peoples* (1976), 53.

2 H. G. Wells, *War of the Worlds*, online edition, www. fourmilab.ch/etexts/www/warworlds/b2c6.html.

3 George Soper, M.D., "The Influenza Pandemic in the Camps," undated, unpaginated, RG 112, NA.

4 같은 문헌.

5 같은 문헌.

6 다음 문헌에서 인용. David Thomson and Robert Thomson, *Annals of the Pickett-Thomson Research Laboratory*, v. 9, *Influenza* (1934), 215.

7 Edwin O. Jordan, *Epidemic Influenza* (1927), 355-56.

8 "Bulletin of the USPHS," Dec. 11, 1918, 다음 문헌에서 인용. *JAMA* 71, no. 25 (Dec. 21, 1918), 2088.

9 Dorothy Ann Pettit, "A Cruel Wind: America Experiences the Pandemic Influenza, 1918-1920, A Social History" (1976), 162.

10 같은 문헌, 177.

11 June Osborn, ed., *Influenza in America, 1918-1976: History, Science, and Politics* (1977), 11.

12 See Alfred W. Crosby, *America's Forgotten Pandemic: The Influenza of 1918* (1989), 91-116, 여러 곳.

13 같은 문헌에서 인용, 106.

14 Osborn, *Influenza in America*, 11.

15 W. I. B. Beveridge, *Influenza: The Last Great Plague: An Unfinished Story of Discovery* (1977), 31.

16 K. D. Patterson and G. F. Pyle, "The Geography and Mortality of the 1918 Influenza Pandemic," *Bulletin of the History of Medicine* (1991), 14.

17 다음 문헌에서 인용. Lucy Taksa, "The Masked Disease: Oral History, Memory, and the Influenza Pandemic," in *Memory and History in Twentieth Century Australia* (1994), 86.

18 같은 문헌, 79.

19 같은 문헌, 83.

20 같은 문헌, 79-85, 여러 곳.

32장

1 Egbert Fell, "Postinfluenzal Psychoses," *JAMA* (June 1919), 1658.

2 Thomson and Thomson, *Influenza*, v. 10, 772.

3 G. Draggoti, "Nervous Manifestations of Influenza," *Policlinico* (Feb. 8, 1919), 161, 다음 문헌에서 인용. *JAMA* 72 (April 12, 1919), 1105.

4 Henri Claude M.D., "Nervous and Mental Disturbances Following Influenza," *JAMA* (May 31, 1919), 1635.

5 Martin Synnott, "Influenza Epidemic at Camp Dix" *JAMA* (Nov. 2, 1918), 1818.

6 Jordan, *Epidemic Influenza*, 35.

7 Maj. General Merritt W. Ireland, ed., *Medical Department of the United States Army in the World War*, v. 9, *Communicable Diseases* (1928), 159.

8 Thomson and Thomson, *Influenza*, v. 10, 263.

9 Ireland, *Influenza*, 160.

10 Ireland, ed., *Medical Department of the United States Army in the World War*, v. 12, *Pathology of the Acute Respiratory Diseases, and of Gas Gangrene Following War Wounds* (1929), 141-42.

11 같은 문헌, 119.

12 같은 문헌, 13.

13 Frederick G. Hayden and Peter Palese, "Influenza Virus," in *Clinical Virology* (1997), 928.

14 Jordan, *Epidemic Influenza*, 278-80.

15 Thomson and Thomson, *Influenza*, v. 10, 768.

16 I. M. Wasserman, "The Impact of Epidemic, War, Prohibition and Media on Suicide: United States, 1910-1920," *Suicide and Life Threat ening Behavior* (1992), 240.

17 Brian R. Murphy and Robert G. Webster, "Orthomyxoviruses" (1996), 1408.

18 P. K. S. Chan et al., "Pathology of Fatal Human Infection Associated With Avian Influenza A H5N1 Virus," *Journal of Medical Virology* (March 2001), 242-46.

19 Douglas Symmers, M.D., "Pathologic Similarity Between Pneumonia of Bubonic Plague and of Pandemic Influenza," *JAMA* (Nov. 2, 1918), 1482.

20 Claude, "Nervous and Mental Disturbances," 1635.

21 2002년 6월 13일 로버트 웹스터와 한 인터뷰.

22 Diaries, House collection, Nov. 30, 1918, 다음 문헌에서 인용. Pettit, "Cruel Wind," 186.

23 *New York Telegram*, Jan. 14, 1919, 같은 문헌에서 인용.

24 다음 문헌에서 인용. Arthur Walworth, *Woodrow Wilson*, v. 2 (1965), 279.

25 Tasker Bliss, 다음 문헌에서 인용. Bernard Baruch, *Baruch: The Public Years* (1960), 119, 다음 문헌에서 인용. Crosby, *America's Forgotten Pandemic*, 186.

26 Great Britain Ministry of Health, "Report on the Pandemic of Influenza" (1920), 228, 다음 문헌에서 인용. Crosby, *America's Forgotten Pandemic*, 181.

27 "Paris Letter," March 2, 1919, *JAMA* 72, no. 14 (April 5, 1919), 1015.

28 Walworth, *Woodrow Wilson*, v. 2, 294.

29 Grayson wire to Tumulty, 8:58 A. M., April 4, 1919, box 44, Tumulty papers, LC.

30 Grayson to Tumulty, April 10, 1919, marked personal and confidential, box 44, Tumulty papers.

31 Grayson wire to Tumulty, 11:00 A. M., April 8, 1919, box 44, Tumulty papers.

32 Walworth, *Woodrow Wilson*, v. 2, 297.

33 Edith Wilson, *My Memoir* (1939), 249, 다음 문헌에서 인용. Crosby, *America's Forgotten Pandemic*, 191.

34 다음 문헌에서 인용. Walworth, *Woodrow Wilson*, v. 2, 398.

35 Cary Grayson, *Woodrow Wilson: An Intimate Memoir* (1960), 85.

36 Herbert Hoover, *America's First Crusade* (1942), 1, 40-41, 64, 다음 문헌에서 인용. Crosby, *America's Forgotten Epidemic*, 193.

37 Hugh L'Etang, *The Pathology of Leadership* (1970), 49.

38 Elbert Smith, *When the Cheering Stopped: The Last Years of Woodrow Wilson* (1964), 49.

39 Irwin H. Hoover, *Forty-two Years in the White House*, (1934) 98.

40 Grayson to Tumulty, April 10, 1919, box 44, Tumulty papers.

41 Margaret Macmillan, *Paris 1919: Six Months That Changed the World* (2002), 276.

42 Lloyd George, *Memoirs of the Peace Conference*, (1939) 다음 문헌에서 인용. Crosby, *America's Forgotten Epidemic*, 193.

43 Grayson to Tumulty, April 30, 1919, box 44, Tumulty papers.

44 Walworth, *Woodrow Wilson*, v. 2, 319.

45 같은 문헌.

46 Archibald Patterson, *Personal Recollections of Woodrow Wilson* (1929), 52.

47 Rudolph Marx, *The Health of the Presidents* (1961), 215-16.

48 Elbert Smith, *When the Cheering Stopped: The Last Years of Woodrow Wilson* (1964), 105-6.

49 Edward Weinstein, "Woodrow Wilson's Neurological Illness," *Journal of American History* (1970-71), 324.

50 Macmillan, *Paris 1919*, 276.

51 Grayson, *Woodrow Wilson*, 82.

52 John Maynard Keynes, *Economic Consequences of the Peace* (1920), 297.

53 "Papers Relating to the Foreign Relations of the United States, The Paris Peace Conference" (1942-1947), 570-74, 다음 문헌에서 인용. Schlesinger, *The Age of Roosevelt*, v. 1, *Crisis of the Old Order 1919-1933*, (1957), 14.

33장

1 다음 문헌에서 인용. Michael Bliss, *William Osler: A Life in Medicine* (1999), 469. 오슬러의 병에 관한 자세한 내용은 다음을 참조. Bliss 468-76, 여러 곳.

2 같은 문헌, 469.

3 같은 문헌, 470.

4 같은 문헌, 472.

5 같은 문헌, 470.

6 같은 문헌, 475.

7 같은 문헌, 476.

8 Pettit, "Cruel Wind," 234.

9 Red Cross files, undated, RG 200, NA.

10 독감위원회 의장이 각 지부 책임자에게 보낸 메모. Feb. 7, 1920, RG 200, NA.

11 Pettit, "Cruel Wind," 248.

12 같은 문헌, 241.

13 R. E. Arne to W. Frank Persons, Jan. 30, 1922, RG 200, NA.

14 Associated Press wire, 다음 문헌에서 인용. *Arizona Republican*, Nov. 9, 1918.

15 Alice Latterall to Marjorie Perry, Oct. 17, 1918, RG 200, NA.

16 "Report of Lake Division," Aug. 12, 1919, RG 200, NA.

17 *JAMA* 71, no. 18 (Nov. 2, 1918), 1500.

18 General manager to division managers, March 1, 1919, RG 200, NA.

19 다음 문헌에서 인용. Pettit, "A Cruel Wind," 173.

20 John Dewey, New Republic (Jan. 1923), 다음 문헌에서 인용. Dewey, *Characters and Events: Popular Essays in Social and Political Philosophy*, v. 2 (1929), 760-61.

21 F. Scott Fitzgerald, *This Side of Paradise* (1920), 304.

22 William Maxwell, "A Time to Mourn," *Pen America* (2002), 122-23, 130.

23 2003년 7월 5일 도널드 슈엘러Donald Schueler와 나눈 개인적인 대화.

24 Christopher Isherwood, *Berlin Stories* (New York: New Directions, 1951), 181.

25 *Rocky Mountain News*, Oct. 31, 1918, 다음 문헌에서 인용. Stephen Leonard, "The 1918 Influenza Epidemic in Denver and Colorado," *Essays and Monographs in Colorado History* (1989), 7-8.

26 *Durango Evening Herald*, Nov. 26, 1918, 다음 문헌에서 인용. Leonard, "1918 Influenza Epidemic in Denver and Colorado," 7.

27 Shelley Watts to Fieser, Nov. 13, 1918, RG 200, NA.

28 Kingsley Davis, *The Population of India and Pakistan* (1951), 36, 같은 내용을 인용하고 있는 다음 문헌도 참조. I. D. Mills, "The 1918-19 Influenza Pandemic-The Indian Experience" (1986), 1-40, 여러 곳.

29 Niall Johnson and Juergen Mueller, "Updating the Accounts: Global Mortality of the 1918-1920 'Spanish' Influenza Pandemic," *Bulletin of the History of Medicine* (spring 2002), 105-15, 여러 곳.

30 같은 문헌.

31 사실상 모든 연구가 같은 결과를 보여주었다. 예를 들어 다음 문헌을 참조. Thomson and Thomson, *Influenza*, v. 9, 21.

32 같은 문헌, 165.

10부 결말

34장

1 Winslow to Wade Frost, Feb. 1, 1930, Winslow papers, SLY.

2 Winslow to Frost, Jan. 16, 1930, Winslow papers.

3 Frost to Winslow, Jan. 20, 1930, Winslow papers.

4 다음 문헌에서 인용. Michael Levin, "An Historical Account of the Influence," *Maryland State Medical Journal* (May 1978), 61.

5 Transcript of Influenza Commission minutes, Oct. 30, 1918, Winslow papers.

6 "Association Committee Notes on Statistical Study of the 1918 Epidemic of So-called Influenza" presented at American Public Health Association meeting, Dec. 11, 1918, entry 10, file 1622, RG 90, NA.

7 같은 문헌.

8 Transcript of Influenza Commission minutes, Feb. 4, 1919, Winslow papers.

9 George Soper, M.D., "Epidemic After Wars," *JAMA* (April 5, 1919), 988.

10 Russell to Flexner, Nov. 25, 1918, Flexner papers, APS.

11 다음 문헌에서 인용. Dorothy Ann Pettit, "A Cruel Wind: America Experiences the Pandemic of Influenza, 1918-1920, A Social History" (1976), 229.

12 Maj. General Merritt W. Ireland, ed., *Medical Department of the United States Army in the World War*, v. 9, *Communicable Diseases* (1928), 127-29.

13 David Thomson and Robert Thomson, *Annals of the Pickett-Thomson Research Laboratory*, v. 9, *Influenza* (1934), 259.

14 F. M. Burnet, "Portraits of Viruses: Influenza Virus A," *Intervirology* (1979), 201.

15 Comments by Welch on Influenza bacillus paper, undated, file 17, box 109, WP.

35장

1 Thomson and Thomson, *Influenza*, v. 9, 499.

2 Capt. Edwin Hirsch to SG, Oct. 7, 1919, entry 31D, RG 112.

3 J. Wheeler Smith Jr. to Callender, Feb. 20, 1919, entry 31D, RG 112, NA.

4 Maj. General Merritt W. Ireland, ed., *Medical Department of the United States Army in the World War*, v. 12, *Pathology of the Acute Respiratory Diseases, and of Gas Gangrene Following War Wounds* (1929), 180-81.

5 같은 문헌, 58.

6 같은 문헌, 140.

7 같은 문헌, 144.

8 Ireland, *Communicable Diseases*, 62.

9 Edwin O. Jordan, *Epidemic Influenza* (1927), 393.

10 Thomson and Thomson, *Influenza*, v. 9, 512.

11 William H. Park, "Anti-influenza Vaccine as Pro-phylactic," *New York Medical Journal* (Oct. 12, 1918), 621.

12 Park comments, transcript of Influenza Commission minutes, Dec. 20, 1918, Winslow papers.

13 Thomson and Thomson, *Influenza*, v. 9, 498.

14 Carton 1, chapter 22, p. 24, Anna Wessel Williams papers, Schlesinger Library, Radcliffe College.

15 William MacCallum, "Pathological Anatomy of Pneumonia Following Influenza," *Johns Hopkins Hospital Reports* (1921), 149-51.

16 Thomson and Thomson, *Influenza*, v. 9, 603-8.

17 Charles Nicolle and Charles LeBailly, "Recherches experimentales sur la grippe," *Annales de l'Institut Pasteur* (1919), 395-402.

18 Saul Benison, *Tom Rivers: Reflections on a Life in Medicine and Science, An Oral History Memoir* (1967), 59.

19 Thomson and Thomson, *Influenza*, v. 9, 287, 291, 497.

20 Welch comments, USPHS Conference on Influenza, Jan. 10, 1929, box 116, file 11, WP. 학술 대회는 다음 문헌에서 보도. *Public Health Reports* 44, no. 122.

21 Thomson and Thomson, *Influenza*, v. 9, 512.

22 René Dubos, The *Professor, the Institute and DNA* (1976), 174.

23 같은 문헌, 74.

24 Dubos, "Oswald Theodore Avery, 1877-1955," *Biographical Memoirs of Fellows of the Royal Society* (1956), 40.

25 Michael Heidelberger, oral history, 70, NLM.

26 Dubos, *Professor, Institute and DNA*, 173.

27 같은 문헌, 82.

28 같은 문헌, 175.

29 Heidelberger, oral history, 129.

30 Dubos, *Professor, Institute and DNA*, 143.

31 Oswald Avery, Colin McLeod, and Maclyn McCarty, "Studies on the Chemical Nature of the Substance Inducing Transformation of Pneumococcal Types," *Journal of Experimental Medicine* (Feb. 1, 1944, reprinted Feb. 1979), 297-326.

32 Gunther Stent, Introduction, *The Double Helix: A Norton Critical Edition* by James Watson (1980), xiv.

33 Nobelstiftelsen, *Nobel, the Man, and his Prizes* (1962), 281.

34 James Watson, *The Double Helix: A Norton Critical Edition*, 12, 13, 18.

35 Horace Judson, *Eighth Day of Creation: The Makers of the Revolution in Biology* (1979), 94.

36 같은 문헌, 59.

37 같은 문헌, 62-63.

38 Watson, *Double Helix*, 219.

39 Dubos, *Professor, Institute and DNA*, 156.

40 같은 문헌, 164.

36장

1 Transcript of Influenza Commission minutes, first session, Oct. 30, 1918; second session, Nov. 22, 1918; fourth session, Feb. 14, 1919, Winslow papers.

2 데이비드 애런슨 박사와 2002년 1월 31일, 2003년 4월 8일에 한 인터뷰.

3 Lewis to Flexner, Nov. 29, 1916, Flexner papers, APS.

4 Flexner to Lewis, Jan. 29, 1919, Flexner papers, APS.

5 Lewis to Flexner, April 21, 1921, Flexner papers, APS.

6 Flexner to Lewis, April 22, 1921, Flexner papers, APS.

7 Flexner to Lewis, Jan. 21, 1921, Flexner papers, APS.

8 Flexner to Lewis, Dec. 21, 1921, Flexner papers, APS.

9 Lewis to Flexner, Sept. 8, 1924, Flexner papers, APS.

10 Flexner to Lewis, Jan. 26, 1923, Flexner papers, APS.

11 Lewis to Flexner, Jan. 20, 1923, Flexner papers, APS.

12 Lewis to Flexner, Jan. 24, 1923, Lewis papers, RUA.

13 Flexner to Lewis, undated response to Lewis's Jan. 20, 1923, letter, Flexner papers, APS.

14 Lewis to Flexner, Jan. 24, 1923, Lewis to Flexner, Jan. 30, 1923, Lewis papers, RUA.

15 Lewis to Flexner, June 26, 1924, Lewis papers, RUA.

16 Flexner to Lewis, summer 1924 (probably late June or July), Lewis papers,

RUA.

17 Lewis to Flexner, Sept. 8, 1924, Lewis papers, RUA.

18 Benison, *Tom Rivers*, 341, 344.

19 "Scientific Reports of the Corporation and Board of Scientific Directors" (1927-28), RUA, 345-47; 또한 다음을 참조. George A. Corner, *A History of the Rockefeller Institute: 1901-1953 Origins and Growth* (1964), 296.

20 Smith to Flexner, Nov. 2, 1925, Lewis papers, RUA.

21 Lewis and Shope, "Scientific Reports of the Corporation" (1925-26), 265, RUA.

22 같은 문헌.

23 Flexner to Lewis, draft letter, Dec. 1, 1925, Lewis papers, RUA.

24 Flexner to Lewis, Dec. 1, 1925, Lewis papers, RUA.

25 Lewis to Flexner, Aug. 4, 1927, Lewis papers, RUA.

26 Flexner to Lewis, Sept. 22, 1927, Lewis papers, RUA.

27 Richard Collier, *The Plague of the Spanish Lady*: The *Influenza Epidemic of 1918-1919* (1974), 55; W. I. B. Beveridge, *Influenza: The Last Great Plague: An Unfinished Story of Discovery* (1977), 4; J. S. Koen, "A Practical Method for Field Diagnosis of Swine Diseases," *Journal of Veterinary Medicine Biology* (1919), 468-70.

28 M. Dorset, C. McBryde, and W. B. Niles, *Journal of the American Veterinary Medical Association* (1922-23), 62, 162.

29 Flexner to Smith, phone message, June 21, 1928, Lewis papers, RUA.

30 Flexner to Smith, June 20, 1928, Lewis papers, RUA.

31 Flexner to Smith, June 22, 1928, Lewis papers, RUA.

32 Flexner to Smith, June 29, 1928, Lewis papers, RUA.

33 Paul Starr, *The Social Transformation of American Medicine* (1982), 142.

34 Flexner to Smith, June 29, 1928, Lewis papers, RUA.

35 Benison, *Tom Rivers*, 95.

36 Corner, *History of Rockefeller Institute*, 191.

37 Flexner to Lewis, Nov. 21, 1928, Lewis papers, RUA.

38 Richard E. Shope, "Swine Influenza I. Experimental Transmission and Pathology," *Journal of Infectious Disease* (1931), 349.

39 Lewis to Flexner, Feb. 1, 1929, Lewis papers, RUA.

40 Russell to Smith, Jan. 28 through May 23, 1929, "우리는 매주 '루이스 무사함'이라는 단어가 포함된 전보를 받았다." 그리고 각 전보에는 "루이스 부인에게 사본 전달"이라고 표기되어 있었다. Lewis papers, RUA.

41 Russell to Flexner, June 29, 1929, Lewis papers, RUA.

42 George Soper to Russell, June 29, 1929, Lewis papers, RUA.

43 Davis to Russell, June 28, 1929, Lewis papers, RUA.

44 unsigned to Russell, July 1, 1929, Lewis papers, RUA.

45 Lewis to David Aronson, Aug. 21, 1998, provided by Robert Shope.

46 Smith to Shope, July 16, 1929, Lewis papers, RUA.

47 Janet Lewis to Board of Scientific Directors, July 30, 1929, Lewis papers, RUA.

48 "Scientific Reports of the Corporation" (1929), 6, RUA.

49 같은 문헌, 11.

50 같은 문헌, 10.

51 Flexner to Sawyer, March 17, 1930, Lewis papers, RUA.

52 2002년 1월 로버트 쇼프와의 인터뷰; 2003년 4월 8일 데이비드 애런슨 박사와 한 인터뷰.

53 Simon Flexner, "Paul Adin Lewis," *Science* (Aug. 9, 1929), 133-34.

54 Paul A. Lewis and Richard E. Shope, "Swine Influenza II. Hemophilic Bacillus from the Respiratory Tract of Infected Swine," *Journal of Infectious Disease* (1931), 361; Shope, "Swine Influenza I," 349; Shope, "Swine Influenza III. Filtration Experiments and Etiology," *Journal of Infectious Disease* (1931), 373.

55 C. H. Andrewes, *Biographical Memoirs, Richard E. Shope* (1979), 363.

후기

1 다음을 참조. http://www.who.int/influenza/human_animal_interface/Influenza_ Summary_IRA_HA-interface_10_30_2017.pdf?ua=1. accessed January 19.2018

2 Michael Worobey, Guan-Zuh Han, and Andrew Rambaut, "Genesis and Pathogenesis of the 1918 Pandemic H1N1 Influenza A Virus," *Proceedings of the National Academy of Sciences of the United States of America* 111, no. 22 (June 3, 2014): 8107-12.

3 W. T. Vaughan, *Influenza: An Epidemiologic Study, American Journal of Hygiene*, 1921, 45-46; Jordan, *Epidemic Influenza* (1927), 여러 곳; F. L. Dunn, "Pandemic Influenza in 1957. Review of International Spread of New Asian Strain," *JAMA* 16, no. 10 (1958): 1140-48.

4 Cécile Viboud et al., "Multinational Impact of the 1968 Hong Kong Influenza Pandemic: Evidence for a Smoldring Pandemic," *Journal of Infectious Diseases* 192, no. 2 (July 15, 2005): 233-248.

5 Presentation by Anthony Fauci, Nov. 13, 2017, at Smithsonian Conference on Influenza, https://www.smisonianmag.com/science-nature/watch-livestream-next-pandemic-are-we-prepared-180967069/.

6 George Soper, M.D., "The Influenza Pandemic in the Camps," undated draft report, box 394, RG 112, NA.

7 Bradly J. Condon and Tapen Sinha, "Who Is That Masked Person: The Use of Face Masks on Mexico City Public Transportation During the Influenza A (H1N1) Outbreak (July 4, 2009)," *Health Policy* 95, no. 1 (Apr. 2010): 50-56. doi: 10.1016/j.healthpol.2009.Epub Dec. 4, 2009. https://www.ncbi.nlm.nih.gov/pubmed/19962777. Accessed Jan. 19, 2018.

8 Presentation by Ciro Ugarte, No. 13. 2017, at Smithsonian Conference on Influenza, https://www.smithsonianmag.com/science-nature/watch-livestream-next-pandemic-are-we-prepared-180967069/.

참고문헌

1차 문헌

기록보관소와 컬렉션

Alan Mason Chesney Archives, Johns Hopkins University
Stanhope Bayne-Jones papers
Wade Hampton Frost papers
William Halsted papers
Christian Herter papers
Franklin Mall papers
Eugene Opie papers
William Welch papers

American Philosophical Society
Harold Amoss papers
Rufus Cole papers
Simon Flexner papers
Victor Heiser papers
Peter Olitsky papers
Eugene Opie papers
Raymond Pearl papers
Peyton Rous papers

City Archive, Philadelphia
Alms House, Philadelphia General Hospital Daily Census, 1905-1922 Census Book
Coroner's Office, Interments in Potters Field, 1914-1942
Department of Public Health and Charities Minutes
Journal of the Board of Public Education
Journal of the Common Council
Journal of Select Council
Letterbook of Chief of Electrical Bureau, Department of Public Safety

College of Physicians, Philadelphia
William N. Bradley papers
Arthur Caradoc Morgan papers
Influenza papers

Columbia University, Butler Library, Oral History Research Office
A. R. Dochez oral history
Abraham Flexner oral history

Historical Society of Philadelphia
The Advisory Committee on Nursing, Philadelphia Hospital for Contagious
  Disease, Report for Feb. 1919
Council of National Defense papers
Benjamin Hoffman collection
Dr. William Taylor collection
Herbert Welsh collection
Woman's Advisory Council, Philadelphia General Hospital collection

Jefferson Medical College
Annual Report, Jefferson Hospital, year ended May 31, 1919

Library of Congress
Newton Baker papers
Ray Stannard Baker papers
George Creel papers
Joseph Tumulty papers
Woodrow Wilson papers

National Academy of Sciences
Executive Committee of Medicine 1916-1917 files
Medicine and Related Sciences, 1918 Activities Summary
Committee on Medicine and Hygiene 1918 files
Committee on Psychology/Propaganda Projects files
Influenza files
Biographical files for Oswald Avery, Rufus Cole, Alphonse Dochez, Eugene Opie,
   Thomas Rivers, Hans Zinsser

National Archives
Red Cross records
U.S. Army Surgeon General records
U.S. Navy Surgeon General records
U.S. Public Health Service records

National Library of Medicine
Stanhope Bayne-Jones papers and oral history
Michael Heidelberger oral history
Frederick Russell papers
Donald Van Slyke oral history
Shields Warren oral history

New York City Municipal Archives
Annual Report of the Department of Health of the City of New York for 1918
Collected Studies of the Bureau of Laboratories of the Department of Health of the
   City of New York for the Years 1916-1919, v. 9
Collected Reprints of Dr. William H. Park, v. 3, 1910-1920

Rhode Island Historical Society
Charles Chapin papers

Rockefeller University Archives
Paul Lewis papers
Reports to the Board of Scientific Directors

Sterling Library, Yale University
Gordon Auchincloss papers

Arthur Bliss Lane papers
Vance C. McCormick papers
Frederic Collin Walcott papers
Charles-Edward Winslow papers

Temple University Special Collections
Thomas Whitehead papers

Temple University Urban Archives
Carson College for Orphan Girls
Children's Hospital, Bainbridge
Clinton Street Boarding Home
Housing Association of Delaware Valley papers
Rabbi Joseph Krauskopf papers
Pennsylvania Hospital
Pennsylvania Society to Protect Children from Cruelty
Philadelphia Association of Day Nurseries
Whosoever Gospel Mission of Germantown
Young Women's Boarding Home Association of Philadelphia
Report of the Hospital of the Women's Medical College of Pennsylvania, 1919

Tennessee Historical Society
Oswald Avery papers

University of North Carolina, Chapel Hill
Milton Rosenau papers

University of Pennsylvania Archives
George Wharton Pepper papers

2차 문헌

신문

Arizona Gazette
Arizona Republican

Boston Globe
Chicago Tribune
London Times
Los Angeles Times
New Orleans Item
New Orleans Times-Picayune
New York Times
Philadelphia Inquirer
Philadelphia North American
Philadelphia Public Ledger
Providence Journal
San Francisco Chronicle
Santa Fe Monitor (Kansas)
Seattle Post-Intelligencer
Seattle Times
Washington Post
Washington Star

기사

"Advertisements in the *Laryngoscope*: Spanish Influenza-1918." *Laryngoscope* 106, no. 9, part 1 (Sept. 1996): 1058.

Anastassiades, T. "Autoserotherapy in Influenza." *Grece Medicale*, reported in *JAMA* 72, no. 26 (June 28, 1919): 1947.

Andrewes, C. H. "The Growth of Virus Research 1928-1978." *Postgraduate Medical Journal* 55, no. 64 (Feb. 1979): 73-77.

Ashford, Bailey K. "Preparation of Medical Officers of the Combat Division in France at the Theatre of Operations." *Military Surgeon* 44 (Feb. 1919): 111-14.

Austrian, R. "The Education of a 'Climatologist.'" *Transactions of the American Clininical Climatolology Association* 96 (1984): 1-13.

Avery, Oswald Theodore. "A Selective Medium for B. Influenzae, Oleate-hemoglobin Agar." *JAMA* 71, no. 25 (Dec. 21, 1918): 2050-52.

Avery, Oswald Theodore, Colin MacLeod, and Maclyn McCarty. "Studies on the Chemical Nature of the Substance Inducing Transformation of Pneumococcal Types." *Journal of Experimental Medicine* (1979, originally published Feb. 1, 1944): 297-326.

Baer, E. D. "Letters to Miss Sanborn: St. Vincent's Hospital Nurses' Accounts of

World War I." *Journal of Nursing History* 2, no. 2 (April 1987): 17-32.

Baird, Nancy. "The 'Spanish Lady' in Kentucky." *Filson Club Quarterly* 50, no. 3: 290-302.

Barnes, Frances M. "Psychoses Complicating Influenza." *Missouri State Medical Association* 16 (1919): 115-20.

Benison, Saul. "Poliomyelitis and the Rockefeller Institute: Social Effects and Institutional Response." *Journal of the History of Medicine and Allied Sciences* 29 (1974): 74-92.

Bernstein, B. J. "The Swine Flu Immunization Program." *Medical Heritage* 1, no. 4 (July-Aug. 1985): 236-66.

Bircher, E. "Influenza Epidemic." *Correspondenz-Blatt für Schweizer Aerzte,* Basel. 48, no. 40, (Nov. 5, 1918): 1338, 다음 문헌에서 인용. *JAMA* 71, no. 24 (Dec. 7, 1918): 1946.

Bloomfield, Arthur, and G. A. Harrop Jr. "Clinical Observations on Epidemic Influenza." *Johns Hopkins Hospital Bulletin* 30 (1919).

Bogardus, F. B. "Influenza Pneumonia Treated by Blood Transfusion." *New York Medical Journal* 109, no. 18 (May 3, 1919): 765-68.

Bourne, Randolph. "The War and the Intellectuals." *The Seven Arts* 2 (June 1917): 133-46.

Brown P., J. A. Morris, and D. C. Gajdusek. "Virus of the 1918 Influenza Pandemic Era: New Evidence About Its Antigenic Character." *Science* 166, no. 901 (Oct. 3, 1969): 117-19.

Burch, M. "'I Don't Know Only What We Hear': The Soldiers' View of the 1918 Influenza Epidemic." *Indiana Medical Quarterly* 9, no. 4 (1983): 23-27.

Burnet, F. M. "The Influence of a Great Pathologist: A Tribute to Ernest Goodpasture." *Perspectives on Biology and Medicine* 16, no. 3 (spring 1973): 333-47.

_____. "Portraits of Viruses: Influenza Virus A." *Intervirology* 11, no. 4 (1979): 201-14.

Capps, Joe. "Measures for the Prevention and Control of Respiratory Disease." *JAMA* 71, no. 6 (Aug. 10, 1918): 571-73.

Centers for Disease Control. *AIDS Surveillance Report* 13, no. 2 (Sept. 24, 2002).
Chan, P. K. S. et al. "Pathology of Fatal Infection Associated with Avian Influenza A H5N1 Virus." *Journal of Medical Virology* 63, no. 3 (March 2001), 242-46.

Charles, A. D. "The Influenza Pandemic of 1918-1919: Columbia and South Carolina's Response." *Journal of the South Carolina Medical Association* 73, no. 8

(Aug. 1977): 367-70.

Chesney, Alan. "Oswald Theodore Avery." *Journal of Pathology and Bacteriology* 76, no. 2 (1956): 451-60.

Christian, Henry. "Incorrectness of Diagnosis of Death from Influenza." *JAMA* 71 (1918).

Claude, Henri, M.D. "Nervous and Mental Disturbances Following Influenza." Quoted in *JAMA* 72, no. 22 (May 31, 1919): 1634.

Clough, Paul. "Phagocytosis and Agglutination in the Serum of Acute Lobar Pneumonia." *Johns Hopkins Hospital Bulletin* 30 (1919): 167-70.

Cole, Rufus. "Pneumonia as a Public Health Problem." *Kentucky Medical Journal* 16 (1918): 563-65.

_____. "Prevention of Pneumonia." *JAMA* 71, no. 8 (August 24, 1918): 634-36

Cole, Rufus, et al. "Acute Lobar Pneumonia Prevention and Serum Treatment." *Monograph of the Rockefeller Institute for Medical Research* 7 (Oct. 1917).

Cowie, D. M., and P. W. Beaven. "Nonspecific Protein Therapy in Influenzal Pneumonia." *JAMA* 72, no. 16 (April 19, 1919).

Cumberland, W. H. "Epidemic! Iowa Battles the Spanish Influenza." *Palimpsest* 62, no. 1 (1981): 26-32.

Davenport, F. M. "The Search for the Ideal Influenza Vaccine." *Postgraduate Medical Journal* 55, no. 640 (Feb. 1979): 78-86.

Davenport, R. M., G. N. Meiklejohn, and E. H. Lennette. "Origins and Development of the Commission on Influenza." *Archives of Environmental Health* 21, no. 3 (Sept. 1970): 267-72.

De Grazia, Victoria. "The Selling of America, Bush Style." *New York Times*, Aug. 25, 2002.

Dingle, J. H., and A. D. Langmuir. "Epidemiology of Acute Respiratory Disease in Military Recruits." *American Review of Respiratory Diseases* 97, no. 6 (June 1968): 1-65.

Doty, Permillia. "A Retrospect on the Influenza Epidemic." *Public Health Nurse*, 1919.

Douglas, R. J. "Prophylaxis and Treatment of Influenza." In *Scientific American's Medicine*, edited by E. Rubinstein and D. Federman. New York: Scientific American Inc., 1994.

Dowdle, W. R., and M. A. Hattwick. "Swine Influenza Virus Infections in Humans." *Journal of Infectious Disease* 136, supp. S (Dec. 1977): 386-89.

Draggoti, G. "Nervous Manifestations of Influenza." *Policlinico* 26, no. 6 (Feb. 8, 1919) 161, quoted in *JAMA* 72, no. 15 (April 12, 1919): 1105.

Dubos, René. "Oswald Theodore Avery, 1877-1955." *Biographical Memoirs of Fellows of the Royal Society* 2 (1956): 35-48.

Durand, M. L. et al. "Acute Bacterial Meningitis in Adults: A Review of 493 Episodes." *New England Journal of Medicine* 328, no. 1 (Jan. 1993) 21-28.

Eaton, Ernest. "A Tribute to Royal Copeland." *Journal of the Institute of Homeopathy* 31, no. 9: 555-58.

Ebert, R. G. "Comments on the Army Venereal Problem." *Military Surgeon* 42 (July-Dec. 1918), 19-20.

Emerson, G. M."The 'Spanish Lady' in Alabama." *Alabama Journal of Medical Science* 23, no. 2 (April 1986): 217-21.

English, F. "Princeton Plagues: The Epidemics of 1832, 1880 and 1918-19." *Princeton History* 5 (1986): 18-26.

Ensley, P. C. "Indiana and the Influenza Pandemic of 1918." *Indiana Medical History* 9, no. 4 (1983): 3-15.

"Epidemic Influenza and the United States Public Health Service." *Public Health Reports* 91, no. 4 (July-Aug. 1976): 378-80.

Feery, B. "1919 Influenza in Australia." *New England Journal of Medicine* 295, no. 9 (Aug. 26, 1976): 512.

Fell, Egbert. "Postinfluenzal Psychoses." *JAMA* 72, no. 23 (June 7, 1919): 1658-59

Fennel, E. A. "Prophylactic Inoculation Against Pneumonia." *JAMA* 71, no. 26, (Dec. 28, 1918): 2115-18.

Fincher, Jack. "America's Rendezvous with the Deadly Lady." *Smithsonian Magazine*, Jan. 1989: 131.

Finland, M. "Excursions into Epidemiology: Selected Studies During the Past Four Decades at Boston City Hospital." *Journal of Infectious Disease* 128, no. 1 (July 1973): 76-124.

Flexner, Simon. "Paul Adin Lewis." *Science* 52 (Aug. 9, 1929): 133-34.

_____. "The Present Status of the Serum Therapy of Epidemic Cerebro-spinal Meningitis." *JAMA* 53 (1909) 53: 1443-46.

Flexner, Simon, and Paul Lewis. "Transmission of Poliomyelitis to Monkeys: A Further Note." *JAMA* 53 (1909): 1913.

Friedlander et al. "The Epidemic of Influenza at Camp Sherman." *JAMA* 71, no. 20 (Nov. 16, 1918): 1650-71.

Frost, W. H. "Statistics of Influenza Morbidity." *Public Health Reports* 7 (March 12, 1920): 584-97.

Galishoff, S. "Newark and the Great Influenza Pandemic of 1918." *Bulletin of the History of Medicine* 43, no. 3 (May-June 1969): 246-58.

Gear, J. H. "The History of Virology in South Africa." *South African Medical Journal* (Oct. 11, 1986, suppl): 7-10.

Glezen, W. P. "Emerging Infections: Pandemic Influenza." *Epidemiology Review* 18, no. 1 (1996): 64-76.

Goodpasture, Ernest W. "Pathology of Pneumonia Following Influenza." *U.S. Naval Bulletin* 13, no. 3 (1919).

Grist, N. R. "Pandemic Influenza 1918." *British Medical Journal* 2, no. 6205 (Dec. 22-29, 1979): 1632-33.

Guerra, F. "The Earliest American Epidemic: The Influenza of 1493." *Social Science History* 12, no. 3 (1988): 305-25.

Halpern, Sue. "Evangelists for Kids." *New York Review of Books*, May 29, 2003.

Hamaker, Gene. "Influenza 1918." Buffalo County, Nebraska, *Historical Society* 7, no. 4.

Hamilton, D. "Unanswered Questions of the Spanish Flu Pandemic." *Bulletin of the American Association of the History of Nursing* 34 (spring 1992): 6-7.

Harris, John. "Influenza Occuring in Pregnant Women: A Statistical Study of 130 Cases." *JAMA* 72, no. 14 (April 5, 1919): 978-80.

Harrop, George A. "The Behavior of the Blood Toward Oxygen in Influenzal Infections." *Johns Hopkins Hospital Bulletin* 30 (1919): 335.

Hayden, Frederick G., and Peter Palese. "Influenza Virus." In *Clinical Virology*, edited by Douglas Richman, Richard Whitley, and Frederick Hayden, 911-30. New York: Churchill Livingstone, 1997.

Heagerty, J. J. "Influenza and Vaccination." *Canadian Medical Association Journal* 145, no. 5 (Sept. 1991, originally published 1919): 481-82.

Herda, P. S. "The 1918 Influenza Pandemic in Fiji, Tonga and the Samoas. In *New Countries and Old Medicine: Proceedings of an International Conference on the History of Medicine and Health*, edited by L. Bryder and D. A. Dow, 46-53. Auckland, New Zealand: Pyramid Press, 1995.

Hewer, C. L. "1918 Influenza Epidemic." *British Medical Journal* 1, no. 6157 (Jan. 1979): 199.

Hildreth, M. L. "The Influenza Epidemic of 1918-1919 in France: Contemporary Concepts of Aetiology, Therapy, and Prevention." *Social History of Medicine* 4, no. 2 (Aug. 1991): 277-94.

Holladay, A. J. "The Thucydides Syndrome: Another View." *New England Journal of Medicine* 315, no. 18 (Oct. 30, 1986): 1170-73.

Holland, J. J. "The Origin and Evolution of Chicago Viruses." In *Microbiology and Microbial Infections*, v. 1, *Virology*, edited by Brian W. J. Mahy and Leslie

Collier, 10-20. New York: Oxford University Press, 1998.

Hope-Simpson, R. E. "Andrewes Versus Influenza: Discussion Paper." *Journal of the Royal Society of Medicine* 79, no. 7 (July 1986): 407-11.

———. "Recognition of Historic Influenza Epidemics from Parish Burial Records: A Test of Prediction from a New Hypothesis of Influenzal Epidemiology." *Journal of Hygiene* 91, no. 2 (Oct. 1983): 293-308.

"How to Fight Spanish Influenza." *Literary Digest* 59 (Oct. 12, 1918).

Hyslop, A. "Old Ways, New Means: Fighting Spanish Influenza in Australia, 1918-1919." In *New Countries and Old Medicine: Proceedings of an International Conference on the History of Medicine and Health*, edited by L. Bryder and D. A. Dow, 54-60. Auckland, New Zealand: Pyramid Press, 1995.

Irwin, R. T. "1918 Influenza in Morris County." *New Jersey Historical Community Newsletter* (March 1981): 3.

Jackson, G. G. "Nonbacterial Pneumonias: Contributions of Maxwell Finland Revisited." *Journal of Infectious Disease* 125, supp. (March 1972): 47-57.

Johnson, Niall, and Juergen Mueller. "Updating the Accounts: Global Mortality of the 1918-1920 'Spanish' Influenza Pandemic." *Bulletin of the History of Medicine* 76 (spring 2002): 105-15.

Kass, A. M. "Infectious Diseases at the Boston City Hospital: The First 60 Years." *Clinical Infectious Disease* 17, no. 2 (Aug. 1993): 276-82.

Katz, R. S. "Influenza 1918-1919: A Further Study in Mortality." *Bulletin of the History of Medicine* 51, no. 4 (winter 1977): 617-19.

———. "Influenza 1918-1919: A Study in Mortality." *Bulletin of the History of Medicine* 48, no. 3 (fall 1974): 416-22.

Katzenellenbogen, J. M. "The 1918 Influenza Epidemic in Mamre." *South African Medical Journal* 74, no. 7 (Oct. 1, 1988), 362-64.

Keating, Peter. "Vaccine Therapy and the Problem of Opsonins." *Journal of the History of Medicine* 43 (1988), 275-96.

Keegan, J. J. "The Prevailing Epidemic of Influenza." *JAMA* 71 (Sept. 28, 1918), 1051-52.

Keeton, Riet, and A. Beulah Cusman. "The Influenza Epidemic in Chicago." *JAMA* 71, no. 24 (Dec. 14, 1918): 2000-2001.

Kerson, T. S. "Sixty Years Ago: Hospital Social Work in 1918." *Social Work Health Care* 4, no. 3 (spring 1979): 331-43.

Kilbourne, E. D., M.D. "A History of Influenza Virology." In *Microbe Hunters-Then and Now*, edited by H. Koprowski and M. B. Oldstone, 187-204. Bloomington, Ill.: Medi-Ed Press, 1996.

_____. "In Pursuit of Influenza: Fort Monmouth to Valhalla (and Back)." *Bioessays* 19, no. 7 (July 1997): 641-50.

_____. "Pandora's Box and the History of the Respiratory Viruses: A Case Study of Serendipity in Research." *History of the Philosophy of Life Sciences* 14, no. 2 (1992): 299-308.

King, John. "The Progress of Medical Reform." *Western Medical Reformer* 6, no. 1846: 79-82.

Kirkpatrick, G. W. "Influenza 1918: A Maine Perspective." *Maine Historical Society Quarterly* 25, no. 3 (1986): 162-77.

Knight, C. P. "The Activities of the USPHS in Extra-Cantonment Zones, With Special Reference to the Venereal Disease Problem." *Military Surgeon* 44 (Jan. 1919): 41-43.

Knoll, K. "When the Plague Hit Spokane." *Pacific Northwest Quarterly* 33, no. 1 (1989): 1-7.

Koen, J. S. "A Practical Method for Field Diagnosis of Swine Diseases." *Journal of Veterinary Medicine* 14 (1919): 468-70.

Kolmer, John, M.D., "Paper Given at the Philadelphia County Medical Society Meeting, Oct. 23, 1918." *Pennsylvania Medical Journal*, Dec. 1918.

Krumwiede, Charles, Jr., and Eugenia Valentine. "Determination of the Type of Pneumococcus in the Sputum of Lobar Pneumonia, A Rapid Simple Method." *JAMA* 70 (Feb. 23, 1918): 513-14.

Kyes, Preston. "The Treatment of Lobar Pneumonia with an Anti-pneumococcus Serum." *Journal of Medical Research* 38 (1918): 495-98.

Lachman, E. "The German Influenza of 1918-19: Personal Recollections and Review of the German Medical Literature of that Period." *Journal of the Oklahoma State Medical Association* 69, no. 12 (Dec. 1976): 517-20.

Lamber, Arthur. "Medicine: A Determining Factor in War." *JAMA* 21, no. 24 (June 14, 1919): 1713.

Langmuir, A. D. "The Territory of Epidemiology: Pentimento." *Journal of Infectious Disease* 155, no. 3 (March 1987): 349-58.

Langmuir, A. D., et al. "The Thucydides Syndrome: A New Hypothesis for the Cause of the Plague of Athens." *New England Journal of Medicine* 313, no. 16 (Oct. 17, 1985): 1027-30.

Lautaret, R. L. "Alaska's Greatest Disaster: The 1918 Spanish Influenza Epidemic." *Alaska Journal* 16 (1986): 238-43.

Lehman, Joseph. "Clinical Notes on the Recent Epidemic of Influenza." *Monthly Bulletin of the Department of Public Health and Charities* (Philadelphia), March

1919.

Leonard, Stephen, "The 1918 Influenza Epidemic in Denver and Colorado." *Essays and Monographs in Colorado History*, essays no. 9, 1989.

Levin, M. L. "An Historical Account of 'The Influence." *Maryland State Medical Journal* 27, no. 5 (May 1978): 58-62.

Lewis, Paul A., and Richard E. Shope. "Swine Influenza II. Hemophilic Bacillus from the Respiratory Tract of Infected Swine." *Journal of Infectious Disease* 54, no. 3 (1931): 361-372.

Lichtenstein, A. M. "The Influenza Epidemic in Cumberland, Md." *Johns Hopkins Nurses Alumni Magazine* 17, no. 4 (Nov. 1918): 224-27.

Lyons, D., and G. Murphy. "Influenza Causing Sunspots?" *Nature* 344, no. 6261 (March 1, 1990): 10.

MacCallum, William G. "Pathological Anatomy of Pneumonia Following Influenza." *Johns Hopkins Hospital Reports* 20 fasciculus II (1921): 149-51.

____. "The Pathology of Pneumonia in the U.S. Army Camps During the Winter of 1917-18." *Monographs of the Rockefeller Institute for Medical Research* (10), 1919.

McCann, T. A. "Homeopathy and Influenza." *Journal of the American Institute for Homeopathy*, May 1921.

McCord, C. P. "The Purple Death: Some Things Remembered About the Influenza Epidemic of 1918 at One Army Camp." *Journal of Occupational Medicine* 8, no. 11 (Nov. 1966): 593-98.

McCullers, J. A., and K. C. Bartmess. "Role of Neuraminidase in Lethal Synergism Between Influenza Virus and Streptococcus Pneumoniae." *Journal of Infectious Diseases* 187, no. 6 (March 15, 2003): 1000-1009.

McCullum, C. "Diseases and Dirt: Social Dimensions of Influenza, Cholera, and Syphilis." *Pharos* 55, no. 1 (winter 1992): 22-29.

Macdiarmid, D. "Influenza 1918." *New Zealand Medical Journal* 97, no. 747 (Jan. 1984): 23.

McGinnis, J. D. "Carlill v. Carbolic Smoke Ball Company: Influenza, Quackery, and the Unilateral Contract." *Bulletin of Canadian History of Medicine* 5, no. 2 (winter 1988): 121-41.

MacLachlan, W. W. G., and W. J. Fetter. "Citrated Blood in Treatment of Pneumonia Following Influenza." *JAMA* 71, no. 25 (Dec. 21, 1918): 2053-54.

MacLeod, Colin. "Theodore Avery, 1877-1955." *Journal of General Microbiology* 17 (1957): 539-49.

McMichael, A. J. et al. "Declining T-cell Immunity to Influenza, 1977-82. *Lancet* 2, no. 8353 (Oct. 1, 1983): 762-64.

MacNeal, W. J. "The Influenza Epidemic of 1918 in the AEF in France and England." *Archives of Internal Medicine* 23 (1919).

McQueen, H. "Spanish'Flu"—1919: Political, Medical and Social Aspects." *Medical Journal of Australia* 1, no. 18 (May 3, 1975): 565-70.

Maxwell, William. "A Time to Mourn." *Pen America* 2, no. 4 (2002).

Mayer, J. L., and D. S. Beardsley. "Varicella-associated Thrombocytopenia: Autoantibodies Against Platelet Surface Glycoprotein V." *Pediatric Research* 40 (1996): 615-19.

Meiklejohn, G. N. "History of the Commission on Influenza." *Social History of Medicine* 7, no. 1 (April 1994): 59-87.

Meltzer, Martin, Nancy Cox, and Keiji Fukuda. "Modeling the Economic Impact of Pandemic Influenza in the United States: Implications for Setting Priorities for Intervention." In *Emerging Infectious Diseases*, CDC, 1999, www.cdc.gov/ncidod/eid/vol5no5/melt back.htm.

Mencken, H. L. "Thomas Henry Huxley 1825-1925." *Baltimore Evening Sun*, May 4, 1925.

Mills, I. D. "The 1918-19 Influenza Pandemic—The Indian Experience." *Indian Economic and Social History Review* 23 (1986): 1-36.

Morens, D. M., and R. J. Littman. "'Thucydides Syndrome' Reconsidered: New Thoughts on the 'Plague of Athens.'" *American Journal of Epidemiology* 140, no. 7 (Oct. 1, 1994): 621-28, discussion 629-31.

Morton, G. "The Pandemic Influenza of 1918." *Canadian Nurse* 69, no. 12 (Dec. 1973): 25-27.

Mullen, P. C., and M. L. Nelson. "Montanans and 'The Most Peculiar Disease': The Influenza Epidemic and Public Health, 1918-1919." *Montana* 37, no. 2 (1987): 50-61.

Murphy, Brian R., and Robert G. Webster. "Orthomyxoviruses." In *Fields' Virology*, third edition, Bernard Fields, editor in chief. Philadelphia: Lippincott-Raven, 1996.

Nicolle, Charles, and Charles LeBailly. "Recherches experimentales sur la grippe." *Annales de l'Institut Pasteur* 33 (1919): 395-402.

Nutton, Vivian. "Humoralism." In *Companion Encyclopedia to the History of Medicine*, edited by Bynum and Porter. London: Routledge, 1993.

Nuzum, J. W. et al. "1918 Pandemic Influenza and Pneumonia in a Large Civil Hospital." *Illinois Medical Journal* 150, no. 6 (Dec. 1976): 612-16.

Osler, William. "The Inner History of Johns Hopkins Hospital." Edited by D.

Bates and E. Bensley. *Johns Hopkins Medical Journal* 125 (1969): 184-94.

"Outbreak of Influenza, Madagascar, July-August 2002." *Weekly Epidemiological Report* (2002): 381-87.

Oxford, J. S. "The So-Called Great Spanish Influenza Pandemic of 1918 May Have Originated in France in 1916." In *The Origin and Control of Pandemic Influenza.* edited by W. Laver and R. Webster, *Philosophical Transactions of the Royal Society* 356, no. 1416 (Dec. 2001).

Palmer, E., and G. W. Rice. "A Japanese Physician's Response to Pandemic Influenza: Ijiro Gomibuchi and the 'Spanish Flu' in Yaita-Cho, 1918-1919." *Bulletin of the History of Medicine* 66, no. 4 (winter 1992): 560-77.

Pandit, C. G. "Communicable Diseases in Twentieth-Century India." *American Journal of Tropical Medicine and Hygiene* 19, no. 3 (May 1970): 375-82.

Pankhurst, R. "The Great Ethiopian Influenza (Ye Hedar Beshita) Epidemic of 1918." *Ethiopian Medical Journal* 27, no. 4 (Oct. 1989): 235-42.

_____. "A Historical Note on Influenza in Ethiopia." *Medical History* 21, no. 2 (April 1977): 195-200.

Park, William H. "Anti-influenza Vaccine as Prophylactic." *New York Medical Journal* 108, no. 15 (Oct. 12, 1918).

Park, William H. et al. "Introduction." *Journal of Immunology* 6, Jan. 1921: 2-8.

Patterson, K. D., and G. F. Pyle. "The Diffusion of Influenza in Sub-Saharan Africa During the 1918-1919 Pandemic." *Social Science and Medicine* 17, no. 17 (1983): 1299-1307.

_____. "The Geography and Mortality of the 1918 Influenza Pandemic." *Bulletin of the History of Medicine* 65, no. 1 (spring 1991): 4-21.

Pennisi, E. "First Genes Isolated from the Deadly 1918 Flu Virus." *Science* 275, no. 5307 (March 21, 1997): 1739.

Persico, Joe. "The Great Spanish Flu Epidemic of 1918." *American Heritage* 27 (June 1976): 28-31, 80-85.

Polson, A. "Purification and Aggregation of Influenza Virus by Precipitation with Polyethylene Glycol." *Prep Biochemistry* 23, nos. 1-2 (Feb.-May 1993, originally published 1974): 207-25.

Porter, Katherine Anne. "Pale Horse, Pale Rider." *The Collected Stories of Katherine Anne Porter*. New York: Harcourt, 1965, 304-317.

Pusey, William Allen, M.D. "Handling of the Venereal Problem in the U.S. Army in Present Crisis." *JAMA* 71, no. 13 (Sept. 28, 1918): 1017-19.

Raff, M. J., P. A. Barnwell, and J. C. Melo. "Swine Influenza: History and Recommendations for Vaccination." *Journal of the Kentucky Medical Association*

74, no. 11 (Nov. 1976): 543-48.

Ranger, T. "The Influenza Pandemic in Southern Rhodesia: a Crisis of Comprehension." In *Imperial Medicine and Indigenous Societies*, edited by D. Arnold, 172-88. Manchester, England, and New York: Manchester University Press, 1988.

Ravenholt, R. T., and W. H. Foege. "1918 Influenza, Encephalitis Lethargica, Parkinsonism." *Lancet* 2, no. 8303 (Oct. 16, 1982): 860-64.

Redden, W. R., and L. W. McQuire. "The Use of Convalescent Human Serum in Influenza Pneumonia." *JAMA* 71, no. 16 (Oct. 19, 1918): 1311-12.

"Review of *Offensive Fighting* by Major Donald McRae." *Military Surgeon* 43 (Feb. 1919). Rice, G. "Christchurch in the 1918 Influenza Epidemic: A Preliminary Study." *New Zealand Journal of History* 13 (1979): 109-37.

Richmond, Phyllis Allen. "American Attitudes Toward the Germ Theory of Disease, 1860-1880." *Journal of the History of Medicine and Allied Sciences* 9 (1954): 428-54.

_____. "Some Variant Theories in Opposition to the Germ Theory of Disease." *Journal of the History of Medicine and Allied Sciences* 9 (1954): 290-303.

Rivers, Thomas. "The Biological and the Serological Reactions of Influenza Bacilli Producing Meningitis." *Journal of Experimental Medicine* 34, no. 5 (Nov. 1, 1921): 477-94.

_____. "Influenzal Meningitis." *American Journal of Diseases of Children* 24 (Aug. 1922): 102-24.

Rivers, Thomas, and Stanhope Bayne-Jones. "Influenza-like Bacilli Isolated from Cats." *Journal of Experimental Medicine* 37, no. 2 (Feb. 1, 1923): 131-38.

Roberts, R. S. "A Consideration of the Nature of the English Sweating Sickness." *Medical History* 9, no. 4 (Oct. 1965): 385-89.

Robinson, K. R. "The Role of Nursing in the Influenza Epidemic of 1918-1919." *Nursing Forum* 25, no. 2 (1990): 19-26.

Rockafellar, N. "'In Gauze We Trust': Public Health and Spanish Influenza on the Home Front, Seattle, 1918-1919." *Pacific Northwest Quarterly* 77, no. 3 (1986): 104-13.

Rogers, F. B. "The Influenza Pandemic of 1918-1919 in the Perspective of a Half Century." *American Journal of Public Health and Nations Health* 58, no. 12 (Dec. 1968): 2192-94.

Rosenberg, Charles. "The Therapeutic Revolution." In *Explaining Epidemics and Other Studies in the History of Medicine*. Cambridge, England, and New York: Cambridge University Press, 1992.

_____. "Toward an Ecology of Knowledge." In Edited by A. Oleson and J. Voss. Baltimore: Johns Hopkins University Press, 1979.

Rosenberg, K. D. "Swine Flu: Play It Again, Uncle Sam." *Health/PAC Bulletin* 73 (Nov.-Dec. 1976): 1-6, 10-20.

Ross, Katherine. "Battling the Flu." *American Red Cross Magazine* (Jan. 1919): 11-15.

Sage, M. W. "Pittsburgh Plague-1918: An Oral History." *Home Health Nurse* 13, no. 1 (Jan.-Feb. 1995): 49-54.

Salk, J. "The Restless Spirit of Thomas Francis, Jr., Still Lives: The Unsolved Problems of Recurrent Influenza Epidemics." *Archives of Environmental Health* 21, no. 3 (Sept. 1970): 273-75.

Sartwell, P. E."The Contributions of Wade Hampton Frost." *American Journal of Epidemiology* 104, no. 4 (Oct. 1976): 386-91.

Sattenspiel, L., and D. A. Herring. "Structured Epidemic Models and the Spread of Influenza in the Central Canadian Subarctic." *Human Biology* 70, no. 1 (Feb. 1998): 91-115.

Scott, K. A. "Plague on the Homefront: Arkansas and the Great Influenza Epidemic of 1918." *Arkansas Historical Quarterly* 47, no. 4 (1988): 311-44.

Shope, Richard E. "Influenza: History, Epidemiology, and Speculation." *Public Health Reports* 73, no. 165 (1958).

_____. "Swine Influenza I. Experimental Transmission and Pathology." *Journal of Infectious Disease* 54, no. 3 (1931): 349-60.

_____. "Swine Influenza III. Filtration Experiments and Etiology." *Journal of Infectious Disease* 54, no. 3 (1931): 373-390.

Shortt, S. E. D. "Physicians, Science, and Status: Issues in the Professionalization of Anglo-American Medicine in the 19th Century." *Medical History* 27 (1983): 53-68.

Shryock, Richard. "Women in American Medicine." *Journal of the American Medical Women's Association* 5 (Sept. 1950): 371.

Simon, Harvey, and Martin Swartz. "Pulmonary Infections." In *Scientific American's Medicine*, edited by Edward Rubinstein and Daniel Feldman, chapter 20. New York: Scientific American, 1994.

Smith, F. B. "The Russian Influenza in the United Kingdom, 1889-1894." *Social History of Medicine* 8, no. 1 (April 1995): 55-73.

Snape, W. J., and E. L. Wolfe. "Influenza Epidemic. Popular Reaction in Camden 1918-1919." *New Jersey Medicine* 84, no. 3 (March 1987): 173-76.

Soper, George, M.D. "Epidemic After Wars." *JAMA* 72, no. 14 (April 5, 1919):

988-90.

_____. "The Influenza-Pneumonia Pandemic in the American Army Camps, September and October 1918." *Science*, Nov. 8, 1918.

Springer, J. K. "1918 Flu Epidemic in Hartford, Connecticut." *Connecticut Medicine* 55, no. 1 (Jan. 1991): 43-47.

Starr, Isaac. "Influenza in 1918: Recollections of the Epidemic in Philadelphia." *Annals of Internal Medicine* 85 (1976): 516-18.

Stephenson, J. "Flu on Ice." *JAMA* 279, no. 9 (March 4, 1998): 644.

Strauss, Ellen G., James H. Strauss, and Arnold J. Levine. "Viral Evolution." In *Fields' Virology*, Bernard Fields, editor in chief. Philadelphia: Lippincott-Raven, 1996.

Stuart-Harris, C. H. "Pandemic Influenza: An Unresolved Problem in Prevention." *Journal of Infectious Disease* 122, no. 1 (July-Aug. 1970): 108-15.

Sturdy, Steve. "War as Experiment: Physiology, Innovation and Administration in Britain, 1914-1918: The Case of Chemical Warfare." In *War, Medicine and Modernity*, edited by Roger Cooter, Mark Harrison, and Steve Sturdy. Stroud: Sutton, 1998.

"Sure Cures for Influenza." *Public Health Reports* 91, no. 4 (July-Aug. 1976): 378-80.

Symmers, Douglas, M.D. "Pathologic Similarity Between Pneumonia of Bubonic Plague and of Pandemic Influenza." *JAMA* 71, no. 18 (Nov. 2, 1918): 1482-83.

Taksa, Lucy. "The Masked Disease: Oral History, Memory, and the Influenza Pandemic." In *Memory and History in Twentieth Century Australia*, edited by Kate Darian-Smith and Paula Hamilton. Melbourne, Australia: Oxford Press, 1994.

Taubenberger, J. K. "Seeking the 1918 Spanish Influenza Virus." *ASM News* 65, no. 7, (July 1999).

Taubenberger, J. K. et al. "Initial Genetic Characterization of the 1918 'Spanish' Influenza Virus." *Science* 275, no. 5307 (March 21, 1997): 1793-96.

Terris, Milton. "Hermann Biggs' Contribution to the Modern Concept of the Health Center." *Bulletin of the History of Medicine* 20 (Oct. 1946): 387-412.

Thayer, W. S. "Discussion of Influenza," *Proceedings of the Royal Society of Medicine* 12, part 1 (Nov. 13, 1918).

Thomson, J. B. "The 1918 Influenza Epidemic in Nashville." *Journal of the Tennessee Medical Association* 71, no. 4 (April 1978): 261-70.

Tomes, Nancy. "American Attitudes Toward the Germ Theory of Disease: The Richmond Thesis Revisited." *Journal of the History of Medicine and Allied*

Sciences 52, no. 1 (Jan. 1997): 17-50.

Tomes, Nancy, and Warner John Harley. "Introduction-Rethinking the Reception of the Germ Theory of Disease: Comparative Perspectives." *Journal of the History of Medicine and Allied Sciences* 52, no. 1 (Jan. 1997): 7-16.

Tomkins, S. M. "The Failure of Expertise: Public Health Policy in Britain During the 1918-19 Influenza Epidemic." *Social History of Medicine* 5, no. 3 (Dec. 1992): 435-54.

Turner, R. Steven et al. "The Growth of Professorial Research in Prussia — 1818-1848, Causes and Context." *Historical Studies in the Physical Sciences* 3 (1972): 137-182.

Van Helvoort, T. "A Bacteriological Paradigm in Influenza Research in the First Half of the Twentieth Century." *History and Philosophy of the Life Sciences* 15, no. 1 (1993): 3-21.

Wallack, G. "The Waterbury Influenza Epidemic of 1918/1919." *Connecticut Medicine* 41, no. 6 (June 1977): 349-51.

Walters, J. H. "Influenza 1918: The Contemporary Perspective." *Bulletin of the New York Academy of Medicine* 54, no. 9 (Oct. 1978): 855-64.

Ware, Lorraine, and Michael Matthay. "The Acute Respiratory Distress Syndrome." *New England Journal of Medicine* 342, no. 18 (May 4, 2000): 1334-49.

Warner, John Harley. "The Fall and Rise of Professional Mystery." In *The Laboratory Revolution in Medicine*, edited by Andrew Cunningham and Perry Williams. Cambridge, England: Cambridge University Press, 1992.

"War Reports from the Influenza Front." *Literary Digest* 60 (Feb. 22, 1919).

Wasserman, I. M. "The Impact of Epidemic, War, Prohibition and Media on Suicide: United States, 1910-1920." *Suicide and Life Threatening Behavior* 22, no. 2 (summer 1992): 240-54.

Waters, Charles, and Bloomfield, Al. "The Correlation of X-ray Findings and Physical Signs in the Chest in Uncomplicated Influenza." *Johns Hopkins Hospital Bulletin* 30 (1919): 268-70.

Webb, G. F. "A Silent Bomb: The Risk of Anthrax as Weapon of Mass Destruction." *Proceedings of the National Academy of Sciences* 100 (2003): 4355-61.

Wein, L. M., D. L. Craft, and E. H. Kaplan. "Emergency Response to an Anthrax Attack." *Proceedings of the National Academy of Sciences* 100 (2003): 4346-51.

Weinstein, Edward. "Woodrow Wilson's Neurological Illness." *Journal of American History* 57 (1970-71): 324-51.

Weinstein, L. "Influenza — 1918, A Revisit?" *New England Journal of Medicine* 294, no. 19 (May 1976): 1058-60.

Wetmore, F. H. "Treatment of Influenza." *Canadian Medical Association Journal* 145, no. 5 (Sept. 1991, originally published 1919): 482-85.

Whipple, George. "Current Comment, Vaccines in Influenza." *JAMA* 71, no. 16 (Oct. 19, 1918).

White, K. A. "Pittsburgh in The Great Epidemic of 1918." *West Pennsylvania History Magazine* 68, no. 3 (1985): 221-42.

"WHO Influenza Surveillance." *Weekly Epidemiological Record* 71, no. 47 (Nov. 22, 1996): 353-57.

Wilkinson, L., and A. P. Waterson. "The Development of the Virus Concept as Reflected in Corpora of Studies on Individual Pathogens, 2: The Agent of Fowl Plague — A Model Virus." *Medical History* 19, no. 1 (Jan. 1975): 52-72.

"Will the Flu Return?" *Literary Digest* (Oct. 11, 1919).

Wilton, P. "Spanish Flu Outdid WWI in Number of Lives Claimed." *Canadian Medical Association Journal 148*, no. 11 (June 1, 1993): 2036-37.

Winslow, Charles-Edward."The Untilled Fields of Public Health." *Science* 51, (Jan. 9, 1920): 30.

Wise, John C. "The Medical Reserve Corps of the U.S. Navy." *Military Surgeon* 43 (July 1918): 68.

Wooley, Paul. "Epidemic of Influenza at Camp Devens, Mass." *Journal of Laboratory and Clinical Medicine* 4 (1919).

Wright, P., et al. "Maternal Influenza, Obstetric Complications, and Schizophrenia." *American Journal of Psychiatry* 152, no. 12 (Dec. 1995): 1714-20.

Yankauer, A. "Influenza: Some Swinish Reflections." *American Journal of Public Health* 66, no. 9 (Sept. 1976): 839-41.

책과 팸플릿

Ackerknecht, Erwin. *Medicine at the Paris Hospital, 1794-1848*. Baltimore: Johns Hopkins University Press, 1967.

American Red Cross. "A History of Helping Others." 1989.

Andrewes, C. H. *Biological Memoirs: Richard E. Shope*. Washington, D.C.: National Academy of Sciences Press, 1979.

Baruch, Bernard. Baruch: *The Public Year*s. New York: Holt Rinehart, 1960.

Benison, Saul. *Tom Rivers: Reflections on a Life in Medicine and Science: An Oral History Memoir*. Cambridge, Mass: MIT Press, 1967.

Berliner, Howard. *A System of Scientific Medicine: Philanthropic Foundations in the Flexner Era*. New York: Tavistock, 1985.

Beveridge, W. I. B. *Influenza: The Last Great Plague: An Unfinished Story of*

Discovery. New York: Prodist, 1977.

Bledstein, Burton J. *The Culture of Professionalism: The Middle Class and the Development of Higher Education in America*. New York: Norton, 1976.

Bliss, Michael. *William Osler: A Life in Medicine*. Oxford and New York: Oxford University Press, 1999.

Bonner, Thomas. *American Doctors and German Universities: A Chapter in International Intellectual Relations, 1870-1914*. Lincoln: University of Nebraska Press, 1963.

_____. *The Kansas Doctor*. Lawrence: University of Kansas Press, 1959.

Brock, Thomas. *Robert Koch: A Life in Medicine*. Madison, Wisc.: Science Tech Publishers, 1988.

Brown, E. Richard. *Rockefeller's Medicine Men*. Berkeley: University of California, 1979.

Brown, Ezra, ed. *This Fabulous Century: The Roaring Twenties 1920-1930*. Alexandria, Va.: Time-Life Books, 1985.

Bulloch, W. *The History of Bacteriology*. London: Oxford University Press, 1938.

Burnet, F. M., and Ellen Clark. *Influenza: A Survey of the Last Fifty Years*. Melbourne: Macmillan, 1942.

Cannon, Walter. *The Way of an Investigator*. New York: Norton, 1945.

Cassedy, James. *Charles V. Chapin and the Public Health Movement*. Cambridge, Mass.: Harvard University Press, 1962.

_____. *Medicine in America: A Short History*. Baltimore, Md.: Johns Hopkins University Press, 1991.

Chase, Marilyn. *The Barbary Plague*. New York: Random House, 2003.

Chesney, Alan. *The Johns Hopkins Hospital and the Johns Hopkins University School of Medicine*. Baltimore, Md.: Johns Hopkins University Press, 1943.

Clark, P. F. *Pioneer Microbiologists in America*. Madison: University of Wisconsin Press, 1961.

Cliff, A. D., J. K. Ord, and P. Haggett. *Spatial Aspects of Influenza Epidemics*. London: Pion Ltd., 1986.

Coleman, William, and Frederic Holmes, eds. *The Investigative Enterprise: Experimental Physiology in Nineteenth Century Medicine*. Berkeley: University of California Press, 1988.

Collier, R. *The Plague of the Spanish Lady: The Influenza Pandemic of 1918-1919*. New York: Atheneum, 1974.

Collins, Selwyn et al. *Mortality from Influenza and Pneumonia in 50 Largest Cities of the United States 1910-1929*. Washington, D.C.: U.S. Government Printing

Office, 1930.

Corner, George A. *A History of the Rockefeller Institute: 1901-1953, Origins and Growth.* New York: Rockefeller Institute Press, 1964.

Creighton, Charles. *A History of Epidemics in Britain.* London: Cambridge University Press, 1894.

Crile, George. *George Crile, An Autobiography.* Philadelphia: Lippincott, 1947.

Crookshank, F. G. *Influenza: Essays by Several Authors.* London: Heinemann, 1922.

Crosby, Alfred W. *America's Forgotten Pandemic: The Influenza of 1918.* Cambridge, England, and New York: Cambridge University Press, 1989.

Cunningham, Andrew, and Perry Williams, eds. *The Laboratory Revolution in Medicine.* Cambridge, England: Cambridge University Press, 1992.

Cushing, Harvey. *A Surgeon's Journal 1915-18.* Boston: Little Brown, 1934.

Cushing, John, and Arthur Stone, eds. *Vermont and the World War, 1917-1919.* Burlington, Vt.: published by act of legislature, 1928.

Davis, Allen, and Mark Haller, eds. *The Peoples of Philadelphia: A History of Ethnic Groups and Lower-Class Life, 1790-1940.* Philadelphia: Temple University Press, 1973.

Davis, Kingsley. *The Population of India and Pakistan.* Princeton, N.J.: Princeton University Press, 1951.

De Kruif, Paul. *Microbe Hunters.* New York: Harcourt, Brace and Company, 1939.

_____. *The Sweeping Wind, A Memoir.* New York: Harcourt, Brace & World, 1962.

Dechmann, Louis. *Spanish Influenza (Pan-asthenia): Its Cause and Cure.* Seattle, Wash.: The Washington Printing Company, 1919.

Dewey, John. *Characters and Events: Popular Essays in Social and Political Philosophy.* New York: Henry Holt, 1929.

Dock, Lavinia et al. *History of American Red Cross Nursing.* New York: Macmillan, 1922.

Dorland's Illustrated Medical Dictionary, 28th ed. Philadelphia: W.B. Saunders and Company, 1994.

Dubos, René. *The Professor, the Institute, and DNA.* New York: Rockefeller University Press, 1976.

Duffy, John. *Epidemics in Colonial America.* Baton Rouge: Louisiana State University Press, 1953.

_____. *A History of Public Health in New York City 1866-1966.* New York: Russell Sage Foundation, 1974.

Eisenhower, John, and Joanne Eisenhower. *Yanks: The Epic Story of the American Army in World War I.* New York: Free Press, 2001.

Fee, Elizabeth. *Disease and Discovery: A History of the Johns Hopkins School of Hygiene and Public Health, 1916-1939.* Baltimore, Md.: Johns Hopkins University Press, 1987.

Fields, Bernard, editor in chief. *Fields' Virology,* third edition. Philadelphia: LippincottRaven, 1996.

Finkler, Dittmar. *Influenza in Twentieth Century Practice,* v. 15. London: Sampson Low, 1898.

Fishbein, Morris, M.D. *A History of the American Medical Association, 1847 to 1947.* Philadelphia: W.B. Saunders & Co., 1947.

Fitzgerald, F. Scott. *This Side of Paradise.* New York: Scribner's, 1920.

Fleming, Donald. *William Welch and the Rise of American Medicine.* Boston: Little, Brown, 1954.

Flexner, James Thomas. *An American Saga: The Story of Helen Thomas and Simon Flexner.* Boston: Little, Brown, 1984.

Flexner, Simon, and James Thomas Flexner. *William Henry Welch and the Heroic Age of American Medicine.* New York: Viking, 1941.

Foucault, Michel. *The Birth of the Clinic: An Archaeology of Medical Perception.* New York: Vintage Books, 1976.

Fox, R., and G. Weisz, eds. *The Organization of Science and Technology in France, 1808-1914.* Cambridge, England, and New York: Cambridge University Press, 1980.

Fulton, John. *Harvey Cushing.* Springfield, Ill.: Chas. Thomas, 1946.

Fye, W. Bruce. *The Development of American Physiology: Scientific Medicine in the Nineteenth Century.* Baltimore: Johns Hopkins University Press, 1987.

Garrison, F. H. *John Shaw Billings: A Memoir.* New York: Putnam, 1915.

Geison, Gerald, ed. *Physiology in the American Context. 1850-1940.* Bethesda, Md.: Williams and Wilkins, 1987.

George, Lloyd. *Memoirs of the Peace Conference.* New Haven: Yale University Press, 1939.

Gibson, John M. *Physician to the World: The Life of General William C. Gorgas.* Tuscaloosa: University of Alabama Press, 1989.

Goethe, Johann Wolfgang. *Faust, Part One.* New York: Penguin Classics, 1949.

Gordon, Richard, M.D. *Great Medical Disasters.* New York: Stein & Day, 1983.

Grayson, Cary. *Woodrow Wilson: An Intimate Memoir.* New York: Holt, Rinehart, & Winston, 1960.

Harries, Meirion, and Susie Harries. *The Last Days of Innocence: America at War, 1917-1918.* New York: Random House, 1997.

Hausler, William Jr., Max Sussman, and Leslie Collier. *Microbiology and Microbial Infections*, v. 3, *Bacterial Infections*. New York: Oxford University Press, 1998.

Hawley, Ellis. *The Great War and the Search for a Modern Order: A History of the American People and Their Institutions, 1917-1933*. New York: St. Martin's Press, 1979.

Hertzler, Arthur E. *The Horse and Buggy Doctor*. New York: Harper & Brothers, 1938.

Hirsch, August. *Handbook of Geographical Historical Pathology*. London: New Sydenham Society, 1883.

Hirst, L. Fabian. *The Conquest of Plague: A Study of the Evolution of Epidemiology*. London: Oxford University Press, 1953.

Hoehling, Adolph A. *The Great Epidemic*. Boston: Little, Brown, 1961.

Hoover, Herbert. *America's First Crusade*. New York: Scribner's, 1942.

Hoover, Irwin H. *Forty-two Years in the White House*. New York: Houghton Mifflin, 1934.

Hope-Simpson, R. E. *The Transmission of Epidemic Influenza*. New York: Plenum Press, 1992.

Ireland, Merritt W., ed. *Medical Department of the United States Army in the World War*, v. 9, *Communicable Diseases*. Washington, D.C.: U.S. Army, 1928.

____. *Medical Department of the United States Army in the World War*, v. 12, *Pathology of the Acute Respiratory Diseases, and of Gas Gangrene Following War Wounds*. Washington, D.C.: U.S. Army, 1929.

Jensen, Joan. *The Price of Vigilance*. New York: Rand McNally, 1968.

Johnson, Richard T., M.D. *Viral Infections of the Nervous System*, 2nd ed. Philadelphia: Lippincott-Raven, 1998.

Jordan, Edwin O. *Epidemic Influenza*. Chicago: American Medical Association, 1927.

Judson, Horace. *The Eighth Day of Creation: The Makers of the Revolution in Biology*. New York: Simon & Schuster, 1979.

Kansas and Kansans. Chicago: Lewis Publishing Co., 1919.

Kennedy, David. *Over Here: The First World War and American Society*. New York: Oxford University Press, 1980.

Keynes, John Maynard. *Economic Consequences of the Peace*. New York: Harcourt, Brace and Howe, 1920.

Kilbourne, E. D., M.D. *Influenza*. New York: Plenum Medical, 1987.

Layton, Edwin. *The Revolt of the Engineers: Social Responsibility and the American Engineering Profession*. Cleveland: Press of Case Western Reserve University,

1971.

Lereboullet, Pierre. *La grippe, clinique, prophylaxie, traitement.* Paris: 1926. L'Etang, Hugh. *The Pathology of Leadership.* New York: Hawthorn Books, 1970.

Luckingham, B. *Epidemic in the Southwest, 1918-1919.* El Paso: Texas Western Press, 1984.

Ludmerer, Kenneth M. *Learning to Heal: The Development of American Medical Education.* New York: Basic Books, 1985.

McAdoo, William. *Crowded Years.* Boston and New York: Houghton Mifflin Company, 1931.

MacCallum, William G. *William Stewart Halsted.* Baltimore, Md.: Johns Hopkins University Press, 1930.

McCullough, David. *The Path Between the Seas: The Creation of the Panama Canal 1870-1914.* New York: Simon & Schuster, 1977.

Macmillan, Margaret. *Paris 1919, Six Months That Changed the World.* New York: Random House, 2002.

McNeill, William. *Plagues and Peoples.* New York: Anchor Press/Doubleday, 1976.

McRae, Major Donald. *Offensive Fighting.* Philadelphia: J.B. Lippincott, 1918.

Magner, Lois. *A History of Medicine.* New York: M. Dekker, 1992.

Mahy, Brian W. J., and Leslie Collier. *Microbiology and Microbial Infections,* v. 1, *Virology.* New York: Oxford University Press, 1998.

Martin, Franklin B. *Fifty Years of Medicine and Surgery.* Chicago: Surgical Publishing Company, 1934.

Marx, Rudolph. *The Health of the Presidents.* New York: Putnam, 1961.

Murray, Robert. *Red Scare: A Study in National Hysteria.* Minneapolis: University of Minnesota Press, 1955.

Nasar, Sylvia. *A Beautiful Mind.* New York: Simon & Schuster, 1998.

Nobelstifelsen. *Nobel, the Man, and his Prizes.* New York: Elsevier, 1962.

Noyes, William Raymond. *Influenza Epidemic 1918-1919: A Misplaced Chapter in United States Social and Institutional History.* Ann Arbor, Mich.: University Microfilms, 1971, c1969.

Nuland, Sherwin. *How We Die.* New York: Vintage, 1993.

Oliver, Wade. *The Man Who Lived for Tomorrow: A Biography of William Hallock Park, M.D.* New York: E. P. Dutton, 1941.

Osborn, June. E. *Influenza in America, 1918-1976: History, Science and Politics.* New York: Prodist, 1977.

Osler, William. *Osler's Textbook Revisited,* edited by A. McGehee Harvey and Victor A. McKusick. New York: Appleton Century Crofts, 1967.

Packard, Francis, M.D. *History of Medicine in the United States.* New York: Hafner, 1963.

Papers Relating to the Foreign Relations of the United States: The Paris Peace Conference, v. 11. Washington, D.C.: Government Printing Office, 1942-1947.

Parish, H. J. *A History of Immunization.* Edinburgh: Livingstone, 1965.

Park, William H. *Collected Reprints of Dr. William H. Park,* v. 3, *1910-1920.* City of New York.

Park, William H., and Anna Williams. *Pathogenic Microorganisms.* Philadelphia: Lea & Febiger, 1939.

Patterson, Archibald. *Personal Recollections of Woodrow Wilson.* Richmond, Va.: Whittet & Shepperson, 1929.

Patterson, K. D. *Pandemic Influenza, 1700-1900: A Study in Historical Epidemiology.* Totowa, N.J.: Rowan & Littlefield, 1986.

Peabody, F. W., G. Draper, and A. R. Dochez. *A Clinical Study of Acute Poliomyelitis.* New York: The Rockefeller Institute for Medical Research, 1912.

Pettigrew, E. *The Silent Enemy: Canada and the Deadly Flu of 1918.* Saskatoon, Sask.: Western Producer Prairie Books, 1983.

Porter, Roy. *The Greatest Benefit to Mankind: A Medical History of Humanity.* New York: Norton, 1998.

Pyle, Gerald F. *The Diffusion of Influenza: Patterns and Paradigms.* Totowa, N.J.: Rowman & Littlefield, 1986.

Ravenel, Mayzyk, ed. *A Half Century of Public Health.* New York: American Public Health Association, 1921.

Rice, G. *Black November: The 1918 Influenza Epidemic in New Zealand.* Wellington, New Zealand: Allen & Unwin, 1988.

Richman, Douglas, Richard Whitley, and Frederick Hayden, eds. *Clinical Virology.* New York: Churchill Livingstone, 1997.

Robertson, John Dill. "Report of an Epidemic of Influenza in Chicago Occurring During the Fall of 1918." City of Chicago.

Roosevelt, Eleanor. *This Is My Story.* New York, London: Harper & Brothers, 1937.

Rosenberg, Charles. *The Cholera Years: The United States in 1832, 1849, and 1866.* Chicago: University of Chicago Press, 1962.

_____. *Explaining Epidemics and Other Studies in the History of Medicine.* Cambridge and New York: Cambridge University Press, 1992.

Rosenberg, Steven, and John Barry. *The Transformed Cell: Unlocking the Secrets of Cancer.* New York: Putnam, 1992.

Rosenkrantz, Barbara Gutmann. *Public Health and the State: Changing Views in*

Massachusetts, 1842-1936. Cambridge, Mass: Harvard University Press, 1972.

Rubenstein, Edward, and Daniel Feldman. *Scientific American Medicine.* New York: Scientific American, 1995.

Sabin, Florence. *Franklin Paine Mall: The Story of a Mind.* Baltimore: Johns Hopkins University Press, 1934.

St. John, Robert. *This Was My World.* Garden City, N.Y.: Doubleday, 1953.

Schlesinger, Arthur. *The Age of Roosevelt,* v. 1, *Crisis of the Old Order 1919-1933.* Boston: Houghton Mifflin, 1957.

Sentz, Lilli, ed. *Medical History in Buffalo, 1846-1996, Collected Essays.* Buffalo: State University of New York at Buffalo, 1996.

Shryock, Richard. *American Medical Research Past and Present.* New York: Commonwealth Fund, 1947.

_____. *The Development of Modern Medicine,* 2nd ed. New York: Knopf, 1947.

_____. *The Unique Influence of the Johns Hopkins University on American Medicine.* Copenhagen: Ejnar Munksgaard Ltd., 1953.

Silverstein, Arthur. *Pure Politics and Impure Science: The Swine Flu Affair.* Baltimore, Md.: Johns Hopkins University Press, 1981.

Simon Flexner Memorial Pamphlet. New York: Rockefeller Institute for Medical Research, 1946.

Smith, Elbert. *When the Cheering Stopped: The Last Years of Woodrow Wilson.* New York: Morrow, 1964.

Starr, Paul. *The Social The Social Transformation of American Medicine.* New York: Basic Books, 1982.

Steele, Richard W. *Free Speech in the Good War.* New York: St. Martin's Press, 1999.

Stent, Gunther. Introduction to *The Double Helix: A Norton Critical Edition,* by James Watson, edited by Gunther Stent. New York: Norton, 1980.

Sternberg, Martha. *George Sternberg: A Biography.* Chicago: American Medical Association, 1925.

Thompson, E. Symes. *Influenza.* London: Percival & Co., 1890.

Thomson, David, and Robert Thomson. *Annals of the Pickett-Thomson Research Laboratory,* vols. 9 and 10, *Influenza.* Baltimore: Williams and Wilkens, 1934.

U. S. Census Bureau. *Mortality Statistics 1919.* Washington, D.C.: General Printing Office.

U.S. Congress, Senate Committee on Appropriations. "Influenza in Alaska." Washington, D.C.: Government Printing Office, 1919.

Van Hartesveldt, Fred R., ed. *The 1918-1919 Pandemic of Influenza: The Urban Impact in the Western World.* Lewiston, N.Y.: E. Mellen Press, 1992.

Vaughan, Victor A. *A Doctor's Memories*. Indianapolis: Bobbs-Merrill, 1926.

Vaughn, Stephen. *Holding Fast the Inner Lines: Democracy, Nationalism, and the Committee on Public Information*. Chapel Hill: University of North Carolina Press, 1980.

Vogel, Morris, and Charles Rosenberg, eds. *The Therapeutic Revolution: Essays on the Social History of American Medicine*. Philadelphia: University of Pennsylvania Press, 1979.

Wade, Wyn Craig. *The Fiery Cross: The Ku Klux Klan in America*. New York: Simon & Schuster, 1987.

Walter, Richard. *S. Weir Mitchell, M.D., Neurologist: A Medical Biography*. Springfield, Ill: Chas. Thomas, 1970.

Walworth, Arthur. *Woodrow Wilson*. Boston: Houghton Mifflin, 1965.

Warner, John Harley. *Against the Spirit of System: The French Impulse in Nineteenth Century American Medicine*. Princeton, N.J.: Princeton University Press, 1998.

Watson, James. *The Double Helix: A Norton Critical Edition*, edited by Gunther Stent. New York: Norton, 1980.

Weigley, Russell, ed. *Philadelphia: A 300 Year History*. New York: Norton, 1982.

Wilson, Edith. *My Memoir*. Indianapolis and New York: Bobbs-Merrill, 1939.

Wilson, Joan Hoff. *Herbert Hoover: Forgotten Progressive*. Boston: Little Brown, 1974.

Winslow, Charles-Edward Amory, *The Conquest of Epidemic Disease: A Chapter in the History of Ideas*. Princeton: Princeton University Press, 1943.

_____. *The Evolution and Significance of the Modern Public Health Campaign*. New Haven: Yale University Press, 1923.

_____. *Life of Hermann M. Biggs*, Philadelphia: Lea & Febiger, 1929.

Winternitz, Milton Charles. *The Pathology of Influenza*. New Haven: Yale University Press, 1920.

Young, James Harvey. *The Medical Messiahs: A Social History of Health Quackery in Twentieth Century America*. Princeton, N.J.: Princeton University Press, 1967.

_____. *The Toadstool Millionaires: A Social History of Patent Medicines in America before Federal Regulation*. Princeton, N.J.: Princeton University Press, 1961.

Zinsser, Hans. *As I Remember Him: The Biography of R. S.* Gloucester, Mass.: Peter Smith, 1970.

_____. *Rats, Lice, and History*. New York: Black Dog & Leventhal, 1963.

미출간 자료

Allen, Phyllis. "Americans and the Germ Theory of Disease." Ph.D. diss., University of Pennsylvania, 1949.

Anderson, Jeffrey. "Influenza in Philadelphia, 1918." MA thesis, Rutgers University, Camden, 1998.

Fanning, Patricia J."Disease and the Politics of Community: Norwood and the Great Flu Epidemic of 1918." Ph.D. diss., Boston College, 1995.

"Influenza 1918." *The American Experience*, Boston, Mass.: WGBH, 1998.

Ott, Katherine. "The Intellectual Origins and Cultural Form of Tuberculosis in the United States, 1870-1925." Ph.D. diss., Temple University, 1990.

Parsons, W. David, M.D. "The Spanish Lady and the Newfoundland Regiment." Paper presented at Newfoundland and the Great War Conference, Nov. 11, 1998.

Pettit, Dorothy Ann. "A Cruel Wind: America Experiences the Pandemic Influenza, 1918-1920, A Social History." Ph.D. diss., University of New Hampshire, 1976.

Smith, Soledad Mujica. "Nursing as Social Responsibility: Implications for Democracy from the Life Perspective of Lavinia Lloyd Dock (1858-1956)." Ph.D. diss., Louisiana State University, 2002.

Wolper, Gregg. "The Origins of Public Diplomacy: Woodrow Wilson, George Creel, and the Committee on Public information." Ph.D. diss., University of Chicago, 1991.

사진 출처

사진 1, 2, 3: The Alan Mason Chesney Medical Archives of The Johns Hopkins Medical Institutions F

사진 4, 5: American Review of the Respiratory Diseases; Reuben Ramphal, Werner Fischlschweiger, Joseph W. Shands, Jr., and Parker A. Small, Jr.; "Murine Influenzal Tracheitis: A Model for the Study of Influenza and Tracheal Epithelial Repair"; Vol. 120, 1979; official journal of the American Thoracic Society; copyright American Lung Association.

사진 6: National Museum of Health and Medicine (#NCP-1603)

사진 7, 8, 15, 17, 22: Courtesy of the National Library of Medicine

사진 9, 23, 24, 25: Courtesy of the American Red Cross Museum. All rights reserved in all countries.

사진 10: Library of the College of Physicians of Philadelphia

사진 11, 12: Temple University Libraries, Urban Archives, Philadelphia, Pennsylvania

사진 13, 14: National Archives

사진 16: Courtesy of the Rockefeller Archive Center

사진 18: The Schlesinger Library, Radcliffe Institute, Harvard University

사진 19: Courtesy of The Bureau of Naval Medicine

사진 20: Courtesy of The Naval Historical Center

사진 21: California Historical Society, Photography Collection (FN-30852)

사진 26: Courtesy of *Professor* Judith Aronson

사진 27: Courtesy of Dr. Thomas Shope

찾아보기

옮긴이의 말

역사는 되풀이된다는 말이 있다. 왠지 이 첨단 문명의 시대에는 더 이상 들어맞지 않는 말처럼 느껴지기도 하는데, 이 책은 그 생각을 싹 접게 만든다. 지금 벌어지고 있는 팬데믹 상황이 어쩌면 이렇게 백여 년 전과 똑같을까 하는 생각이 절로 들게 된다.

이 책은 1918년에 대유행했던 독감을 다루고 있다. 예전에 유행병을 다룬 책들을 번역할 때 보면, 이 책이 인용되어 있곤 했다. 그래서 아주 낯설지는 않았지만, 과학적인 내용을 주로 다루고 있을 것이라고 지레 짐작하고 있었다. 그런데 아니었다. 이 책이 다루고 있는 것은 한 시대 자체였다. 세계적인 유행병이 휩쓸던 바로 그 시기에 세상이 어떠했는지를 낱낱이 파헤치고 있다. 읽다 보면 저자가 이 책을 쓰는 데 7년이 걸렸다고 한 것도 수긍이 간다.

저자는 이 책에서 독감이 세계적으로 유행하기 이전의 미국 의학이 어떤 상황이었는지부터 이야기를 펼쳐 나간다. 과학 지식이 없어도, 아니 일자무식인 사람이라도 수업료를 내고 대학 강의 몇 개만 들으면 의사가 될 수 있었던 시대였다. 진료나 실습 같은 것은 아예 할 기회도 없었고, 대학에 실험실조차도 없던 시대였다. 겨우 백여 년 전의 미국 의학이 그랬다니 어처구니가 없다는 생각이 들 법도 하다.

그리고 그런 상황을 바꾸려고 노력하는 이들이 있었다. 당시의 의학 선진국인 유럽에 유학을 가서 의학과 과학을 공부하고 돌아온 이들이었다. 그들은 미국 의학을 혁신하기 위해 아예 새로운 대학을 설립하고, 올바른 의료 지식과 기술을 갖춘 의사들을 배출하고, 제도를 바꾸면서 빠르게 의학 수준을 높여 갔다. 그럼으로써 수십 년 사이에 몇몇 의학 분야에서는 유럽에 맞먹을 만치 수준을 끌어올렸다.

그리고 바로 그 무렵에 제1차 세계대전이 터졌다. 이윽고 미국도 참전 선언을 했다. 의학 혁신을 이끈 이들은 역사를 보면 전쟁 때마다 전투로 죽은 이들보다 감염병으로 죽은 이들이 훨씬 더 많았다는 사실을 잘 알고 있었다. 그들은 이번 전쟁에서는 그 추세를 뒤엎겠다는 야심을 품고 여러 가지 대책까지 수립했다.

하지만 자연은 인간의 의도대로 행동하지 않았다. 유행병이 돌면서 전선에서, 훈련소에서, 배에서, 도시에서 사람들이 쓰러지고 죽어 나갔다. 그런데 그 유행병의 원인이 무엇인지 아무도 몰랐다. 지금이야 독감을 인플루엔자 바이러스가 일으킨다는 것을 잘 알고 있지만, 당시에는 그 사실조차 몰랐다.

이 책은 세계대전과 유행병이라는 양쪽 전선에서 전투를 벌여야 했던, 당시 세계가 얼마나 우왕좌왕했는지를 세세하게 파헤친다. 사기 진작과 단결만을 염두에 두고서 유행병의 진실을 외면하고 왜곡한 정치인과 언론, 대책 없이 외면하고 손을 놓고 있던 행정가, 경고에 주의를 기울이지 않은 군 당국 등등. 읽다 보면 어쩌면 이렇게 무책임한 이들이 많았나 하고 절로 한숨이 나오고 분노가 치솟는다.

그런 한편으로 이 책은 위기 상황에서 최선을 다해 대처하고자 고군분투한 이들의 모습도 상세히 보여준다. 자신도 죽을 수 있음을 예상하면서도 진료에 매진한 의사와 간호사, 슬픔과 무력감에 빠진 지역사회를 돌보는 일에 앞장선 적십자와 자원봉사 단체, 그리고 병의 원인을 찾고 치료제와 백신을 개발하기 위해 밤낮을 가리지 않고 연구에 몰두한 이들이 있었다.

이 책은 유행병으로 사람들이 쉴 새 없이 죽어 나가는 상황에서 개인과 사회가 어떤 행동을 하는지를 다양하게 보여주는 한편으로, 전쟁과 유행병이 겹친 복잡한 상황에서 정치, 경제, 사회, 국제 관계가 어떤 양상으로 전개되는지도 상세히 살펴본다. 저자는 1918년의 독감이 없었다면, 제2차 세계대전도 없었을 것이라는 주장까지 펼친다.

그리고 이 책은 그 뒤의 상황까지 자세히 다루고 있다. 무엇이 독감을 일으키는지를 연구자들이 알아낸 것은 여러 해가 지난 뒤였다. 이미 독감 유행은 끝나고 사람들의 관심도 점점 시들해지고 있던 시기였다. 그래도 누군가는 그 일에 계속 매달렸고, 그 결과 인류는 독감을 서서히 이해하기에 이르렀다. 또 독감 유행병 연구는 다른 방향으로도 영향을 미쳤다. 훗날 DNA의 발견으로 이어지는 연구도 그 독감 유행병에서 비롯되었다.

더욱 중요한 점은 이 책이 코로나19가 유행하는 지금의 상황에 시사하는 바가 많다는 점이다. 저자는 지난 시절에 겪은 유행병으로부터 인류가 많은 것을 배울 수 있었음에도, 똑같은 일이 되풀이되곤 한다는 사실에 안타까움도 드러낸다. 1918년 이래로 인구가 몇 배나 늘어났기에, 세계적 유행병도 더 많이 찾아오리라는 것은 당연한 일이다.

그런데 최근의 코로나19 사례는 인류가 너무나도 과거를 잊고 안일하게 대처하고 있다는 사실을 잘 보여준다. 이 책은 비슷한 일이 이미 백여 년 전에도 있었음을 잘 보여준다. 아마 백여 년 뒤에 누군가는 인류가 과거를 잊고 비슷한 상황에서 비슷한 일을 겪은 사례로 이 두 팬데믹을 인용한 책을 쓸지도 모르겠다.

이한음

옮긴이_이한음

서울대학교에서 생물학을 공부했고, 전문적인 과학 지식과 인문적 사유가 조화된 번역으로 우리나라를 대표하는 과학 전문 번역가로 인정받고 있다. 케빈 켈리, 리처드 도킨스, 에드워드 윌슨, 리처드 포티, 제임스 왓슨 등 저명한 과학자의 대표작이 그의 손을 거쳐 갔다. 과학의 현재적 흐름을 발 빠르게 전달하기 위해 과학 전문 저술가로도 활동하고 있으며, 청소년 문학을 쓴 작가이기도 하다. 저서로는 『바스커빌가의 개와 추리 좀 하는 친구들』, 『생명의 마법사 유전자』, 『청소년을 위한 지구 온난화 논쟁』 등이 있으며, 옮긴 책으로는 『노화의 종말』, 『바디: 우리 몸 안내서』, 『다윈의 진화 실험실』, 『북극곰과 친구 되기』, 『인간 본성에 대하여』, 『핀치의 부리』, 『DNA : 생명의 비밀』, 『조상 이야기』, 『매머드 사이언스』, 『초등학생이 알아야 할 우리 몸 100가지』, 『생명이란 무엇인가』, 『인에비터블, 미래의 정체』, 『제2의 기계 시대』, 『우리는 왜 잠을 자야 할까』, 『늦깎이 천재들의 비밀』, 『햇빛의 과학』 등이 있다. 『만들어진 신』으로 한국출판문화상 번역 부문을 수상했다.

그레이트 인플루엔자

인류 역사상 가장 치명적이었던 전염병 이야기

초판 1쇄 발행 2021년 11월 30일

지은이 존 M. 배리

옮긴이 이한음

펴낸곳 해리북스

발행인 안성열

주소 경기도 고양시 일산동구 정발산로 24 웨스턴타워 3차 815호

전자우편 aisms69@gmail.com

전화 031-901-9619

팩스 031-901-9620

ISBN 979-11-91689-03-7 03510